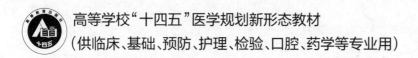

高等学校"十四五"医学规划新形态教材

（供临床、基础、预防、护理、检验、口腔、药学等专业用）

急诊医学

Jizhen Yixue

第 2 版

U0193794

主　审　李春盛

主　编　谢苗荣　张国强

副主编　陈玉国　吕传柱　潘曙明　曾红科

编　者　（按姓氏拼音排序）

柴湘平（中南大学湘雅二医院）　　　　　　陈　兵（天津医科大学第二医院）

陈凤英（内蒙古医科大学附属医院）　　　　陈晓辉（广州医科大学附属第二医院）

陈旭岩（北京清华长庚医院）　　　　　　　陈玉国（山东大学齐鲁医院）

丁　宁（首都医科大学附属同仁医院）　　　韩小彤（湖南师范大学附属第一医院）

康　健（大连医科大学附属第一医院）　　　李春盛（首都医科大学附属北京友谊医院）

林兆奋（海军军医大学第二附属医院）　　　刘晓巍（首都医科大学附属北京妇产医院）

刘晓伟（中国医科大学附属第一医院）　　　吕传柱（四川省人民医院）

马　渝（重庆大学附属中心医院）　　　　　马岳峰（浙江大学医学院附属第二医院）

潘曙明（上海交通大学医学院附属新华医院）　裴红红（西安交通大学第二附属医院）

邱泽武（中国人民解放军总医院第五医学中心）　商德亚（山东第一医科大学附属省立医院）

唐子人（首都医科大学附属北京朝阳医院）　童朝阳（复旦大学附属中山医院）

王国兴（首都医科大学附属北京友谊医院）　谢苗荣（首都医科大学附属北京友谊医院）

邢吉红（吉林大学白求恩第一医院）　　　　许　铁（徐州医科大学附属医院）

曾红科（广东省人民医院）　　　　　　　　曾　俊（四川省人民医院）

詹　红（中山大学附属第一医院）　　　　　张国强（中日友好医院）

张剑锋（广西医科大学第二附属医院）　　　张劲松（江苏省人民医院）

张新超（北京医院）　　　　　　　　　　　赵　斌（北京积水潭医院）

赵　剡（武汉大学中南医院）　　　　　　　朱华栋（北京协和医院）

朱继红（北京大学人民医院）

中国教育出版传媒集团

高等教育出版社·北京

内容简介

本书由首都医科大学附属北京友谊医院谢苗荣教授和中日友好医院张国强教授担任主编,全国30余所高等医学院校急诊医学领域的专家、教授共同编写完成。全书内容包括总论、急诊常见症状、各系统常见急症、急诊危重症、灾害医学与院前急救、急诊急救技术。全书内容深入浅出、文字精练、重点突出,及时反映急诊医学新知识、新理论、新技术。本书配有数字课程,包括教学PPT、微视频、拓展阅读、自测题等丰富的数字资源,为学生提供了增加知识广度和深度的空间,便于学生理解掌握急诊医学知识。

本书不仅适用于临床、基础、预防、护理、检验、口腔、药学等专业学生,也可作为参加国家执业医师资格考试、住院医师规范化培训用书,还可供临床医务人员及科研人员参考阅读。

图书在版编目（ＣＩＰ）数据

急诊医学 / 谢苗荣,张国强主编 . -- 2 版 . -- 北京 ：高等教育出版社,2022.9
  供临床、基础、预防、护理、检验、口腔、药学等专业用
  ISBN 978-7-04-058057-0

Ⅰ. ①急… Ⅱ. ①谢… ②张… Ⅲ. ①急诊 – 临床医学 – 高等学校 – 教材 Ⅳ. ①R459.7

中国版本图书馆CIP数据核字(2022)第020853号

策划编辑　杨　兵　尹　璐　　　责任编辑　尹　璐　　　封面设计　马天驰　　　责任印制　田　甜

出版发行	高等教育出版社	网　　址	http://www.hep.edu.cn
社　址	北京市西城区德外大街 4 号		http://www.hep.com.cn
邮政编码	100120	网上订购	http://www.hepmall.com.cn
印　刷	北京七色印务有限公司		http://www.hepmall.com
开　本	889 mm×1194 mm 1/16		http://www.hepmall.cn
印　张	23	版　次	2011 年 8 月第 1 版
字　数	720 千字		2022 年 9 月第 2 版
购书热线	010-58581118	印　次	2022 年 9 月第 1 次印刷
咨询电话	400-810-0598	定　价	59.80 元

本书如有缺页、倒页、脱页等质量问题,请到所购图书销售部门联系调换
版权所有　侵权必究
物　料　号　58057-00

数字课程(基础版)

急诊医学

(第2版)

主编　谢苗荣　张国强

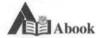

急诊医学
(第2版)

急诊医学(第2版)

急诊医学(第2版)数字课程与纸质内容一体化设计,紧密配合。数字课程资源内容包括教学 PPT、微视频、拓展阅读、自测题等,丰富了知识的呈现形式,在提升学习效果的同时,为读者提供思维与探索的空间。

http://abook.hep.com.cn/58057

扫描二维码,下载 Abook 应用

急诊医学(第2版)

数字课程编委会(按姓氏拼音排序)

蔡文伟(浙江省人民医院)

高成金(上海交通大学医学院附属新华医院)

顾　伟(清华大学附属垂杨柳医院)

花　嵘(徐州医科大学附属医院)

李　毅(北京协和医院)

林珮仪(广州医科大学附属第二医院)

马青变(北京大学第三医院)

秦宇红(北京大学国际医院)

孙传政(中南大学湘雅三医院)

吴彩军(北京中医药大学东直门医院)

熊　辉(北京大学第一医院)

张晓霞(新疆医科大学第一附属医院)

周光居(浙江大学医学院附属第二医院)

陈旭锋(南京医科大学第一附属医院)

龚　平(大连医科大学附属第一医院)

郭　伟(首都医科大学附属北京天坛医院)

季宪飞(山东第一医科大学附属省立医院)

练　睿(中日友好医院)

芦照青(首都医科大学附属北京友谊医院)

米玉红(首都医科大学附属北京安贞医院)

宋振举(复旦大学附属中山医院)

万　智(四川大学华西医院)

谢永鹏(连云港市第一人民医院)

徐　峰(山东大学齐鲁医院)

张　蕴(首都医科大学附属北京同仁医院)

周晟昂(浙江省人民医院)

前 言

急诊医学是一门用最先进的理念、最尖端的技术、最快捷的流程、最有效的手段为急危重症患者提供救治服务的综合学科。急诊医学自诞生之日起，就受到了全社会的重视和关注，为保障人民群众的健康发挥了巨大的作用。由首都医科大学李春盛教授主编的《急诊医学》第1版自2011年8月出版发行以来，受到广大医学院校师生的欢迎，被评为"十二五"普通高等教育本科国家级规划教材。然而第1版教材距今已超过十年，在这段时间里，急诊医学发生了很大变化：一是经过多年的探索，急诊医学已经有了自己的专科方向、专业队伍、理论体系，越来越多关于急诊医学的指南和专家共识不断出台，急诊医学已逐渐成为一个成熟的临床学科。二是急诊科设置不断完善，以急诊科为核心的多学科诊疗模式正在形成，急诊科在第一时间处置各系统急危重症的能力不断增强。急诊科已经成为一个开放的急救平台，是许多综合医院发挥急危重症救治功能的主阵地。三是急诊医学的重要性正在不断提高，其内涵和外延也在不断扩大，除了急危重症的救治，急诊医学在突发公共卫生事件及各种灾害的应对中也显示出其巨大的作用和潜力。

学科的发展离不开人才培养。随着社会的发展，急诊医学课程与教材在整个医学人才培养体系中的作用日益凸显。高等教育出版社于2021年5月组织全国急诊医学界的专家对第1版进行修订，历时1年余，编写、出版《急诊医学》第2版，为广大高校医学师生提供反映急诊医学学科特点的、适教适学的教材。

《急诊医学》第2版具有以下特点：一是汇集了全国急诊医学领域的权威专家、学者，他们大多是在高等医学院校从事急诊医学医、教、研工作的专家，代表了当今急诊医学界的较高水平。二是秉承传承创新的宗旨，在第1版基础上，对教材的内容进行精挑细选，做到重点突出，内容精练，图文并茂，便于学生学习掌握重要的核心内容；三是配有数字课程，与纸质教材内容有机衔接。数字课程包括教学PPT、视频、拓展阅读、自测题等丰富的数字资源，有助于学生开拓思路，加深学生对急救技术的理解和掌握。

《急诊医学》第2版的编写得到了高等教育出版社的大力支持，在此深表谢意！同时感谢《急诊医学》第1版的所有编委，此次再版是在他们工作的基础上才得以顺利完成；感谢第2版的主审首都医科大学李春盛教授对全书的精心审阅和指导把关；感谢《急诊医学》第2版的各位编委，他们丰富的临床经验和教学智慧在本书中得以充分体现。希望本书的出版能对我国急诊医学学科发展和急诊医学人才培养有所裨益，也希望广大师生对本教材存在的问题和疏漏予以指正。

谢苗荣　张国强

2022年5月21日

目　录

第一篇　总　　论

第一章　急诊医学概论 ……… 2
第一节　急诊医学发展史 ……… 2
第二节　急诊科的设置及管理 ……… 4
第三节　急诊医生应具备的特殊能力 ……… 8

第二章　急诊医学教育与科学研究 ……… 16
第一节　急诊住院医师规范化培训 ……… 16
第二节　急诊医学科学研究与
研究生培养 ⓔ ……… 19

第二篇　急诊常见症状

第一章　发热 ……… 22

第二章　呼吸困难 ……… 26

第三章　咯血 ……… 32

第四章　胸痛 ……… 39

第五章　腹痛 ……… 43

第六章　黄疸 ……… 50

第七章　腹泻 ……… 56

第八章　意识障碍 ……… 63
第一节　昏迷 ……… 63
第二节　谵妄 ……… 69

第九章　头痛 ……… 77

第十章　抽搐 ……… 82

第三篇　各系统常见急症

第一章　循环系统急症 ……… 90
第一节　急性冠脉综合征 ……… 90
第二节　暴发性心肌炎 ……… 94
第三节　心脏压塞 ……… 99
第四节　高血压急症 ……… 102
第五节　主动脉夹层 ……… 105
第六节　急性心力衰竭 ……… 109

第七节 严重心律失常 …………… 115

第二章 消化系统急症 …………… 123

第一节 急性消化道出血 …………… 123
第二节 急性胰腺炎 …………… 131
第三节 急性腹膜炎 …………… 137
第四节 急性阑尾炎 …………… 140
第五节 急性肠梗阻 …………… 142
第六节 急性胆道感染和胆石症 …………… 149
第七节 急性肠系膜缺血 …………… 155

第三章 呼吸系统急症 …………… 160

第一节 支气管哮喘急性发作 …………… 160
第二节 气胸 …………… 165
第三节 急性肺栓塞 …………… 169
第四节 社区获得性肺炎 …………… 173
第五节 急性呼吸窘迫综合征 …………… 180
第六节 呼吸衰竭 …………… 184

第四章 泌尿生殖系统急症 …………… 188

第一节 尿路结石 …………… 188
第二节 尿路感染 …………… 192
第三节 高危孕产妇的识别与处理 …………… 197
第四节 异位妊娠 …………… 199

第五章 神经系统急症 …………… 202

第一节 脑卒中 …………… 202
第二节 中枢神经系统感染 …………… 211
第三节 癫痫持续状态 …………… 219
第四节 高颅压综合征 @ …………… 222

第六章 内分泌及代谢性急症 …………… 223

第一节 糖尿病急症 …………… 223
第二节 甲状腺急症 …………… 234
第三节 垂体危象 @ …………… 239

第七章 皮肤与血液系统急症 …………… 240

第一节 重症药疹 …………… 240
第二节 出凝血功能障碍 …………… 242
第三节 溶血危象 …………… 247

第八章 水、电解质紊乱及酸碱平衡失调 …………… 254

第一节 水、电解质紊乱 …………… 254
第二节 酸碱平衡失调 …………… 260

第九章 环境及理化因素损伤急症 …………… 267

第一节 中暑 …………… 267
第二节 电击伤 @ …………… 271
第三节 溺水 …………… 271
第四节 急性高原病 @ …………… 273
第五节 动物咬伤 @ …………… 273

第十章 急性创伤 …………… 274

第一节 多发伤评估及处理原则 …………… 274
第二节 加强创伤生命支持 @ …………… 281
第三节 急性伤口处理 @ …………… 281

第十一章 急性中毒 …………… 282

第一节 急性中毒的救治原则 …………… 282
第二节 有害气体中毒 @ …………… 287
第三节 急性农药中毒 @ …………… 287
第四节 镇静催眠药中毒 …………… 287
第五节 抗精神病药中毒 @ …………… 290
第六节 水杨酸盐类中毒 @ …………… 290
第七节 急性亚硝酸盐中毒 …………… 290
第八节 急性酒精中毒 @ …………… 292
第九节 急性毒品中毒 @ …………… 292

第十二章　急诊常见感染性疾病 ………… 293

第一节　流行性脑脊髓膜炎 *e* ……… 293
第二节　破伤风 *e* …………………… 293
第三节　细菌性食物中毒 ……………… 293

第四节　流行性感冒 ………………… 297
第五节　肾综合征出血热 *e* ………… 302
第六节　狂犬病 *e* …………………… 302
第七节　突发公共卫生事件救援 *e* …… 303

第四篇　急诊危重症

第一章　生命支持 ………………… 306

第一节　基础生命支持 ……………… 306
第二节　加强生命支持 ……………… 312

第二章　休克 ………………………… 318

第一节　低血容量性休克 …………… 318

第二节　心源性休克 ………………… 322
第三节　过敏性休克 ………………… 329

第三章　脓毒症和多器官功能障碍综合征 ……… 335

第一节　脓毒症和感染性休克 ………… 335
第二节　多器官功能障碍综合征 ……… 342

第五篇　灾害医学与院前急救 *e*

第六篇　急诊急救技术 *e*

参考文献 ……………………………………………………………………………………… 353

第一篇
总　论

第一章

急诊医学概论

▶▶▶ **第一节　急诊医学发展史** ◀◀◀

人类自文明开始起,就伴随着医学,尤其是急诊医学的发展。这一方面是由于科学技术的不断进步,另一方面也是社会需求不断增加的结果。

一、西方现代急诊医学

现代急诊医学可追溯到 20 世纪的第一次和第二次世界大战。各国在战场救治中积累了很多创伤处理和安全转运的经验,形成了急救的雏形。20 世纪 60—70 年代,美国有一些专科医师自愿专职从事急救工作,这支队伍不断壮大,于 1968 年成立了美国急诊医师学院(American College of Emergency Physicians,LCEP)。LCEP 成立后致力于美国急诊医师专业化,制订了急诊医师培训计划和专业标准,带动了美国急诊医学的飞速发展。1979 年,急诊医学得到了美国医学专业委员会的认可,成为美国第 23 个临床医学专业。可以说,美国是现代急诊医学的发源地。

二、中国现代急诊医学

我国现代急诊医学诞生于 20 世纪 80 年代,一般认为经历了三个连续的发展阶段。

1. 急诊室阶段　从临床医学诞生之日起,医院和医务人员实际上就从事着各种各样的急救工作。随着急症患者的增多,一些医院陆续成立了专门接待急症患者的"急诊室(emergency room)"。这在急诊医学史上是一大进步。这个阶段的特点是医院开始提供 24 h 急诊服务,但此时的急诊室不是一个独立的科室,只有固定的护士,没有固定的急诊医师,尚未形成明确的专业方向,急诊工作缺乏系统性。

2. 急诊科阶段　1980 年 10 月 30 日和 1984 年 6 月 11 日,《卫生部关于加强城市急救工作的意见》(〔80〕卫医字 43 号)及《关于发布〈医院急诊科(室)建设方案(试行)〉的通知》发布,明确提出"有条件的医院可以建立独立的急诊科",对急诊科的建设起到了很大的推动作用。1983 年,邵孝锇教授在北京协和医院成立了我国第一个独立的急诊科。

1987 年中华医学会急诊医学分会成立,成为我国急诊医学诞生的标志。

20 世纪 90 年代是我国急诊医学发展的重要时期,主要表现为各大医院相继成立了独立的急诊科,急诊医师队伍和技术力量不断壮大,急诊的硬件条件大幅度改善,急诊医学概念逐渐明确,急诊医学的管理模式逐渐形成。由于各地的差别较大,所谓独立的急诊科也有"依赖型""支援型""自主型"等多种形式。

2001 年,北京首先提出了"急诊一站式服务"的概念,对完善急诊科功能起到了积极的推动作用。

3. 急诊医学体系建设阶段　2009 年,国家卫生部颁布了《急诊科建设与管理指南(试行)》,明确提出:

"急诊科是医院急症诊疗的首诊场所,也是社会医疗服务体系的主要组成部分。急诊科实行 24 h 开放,承担来院急诊患者的紧急诊疗服务,为患者及时获得后续的专科诊疗服务提供支持和保障。"这一定义意味着急诊工作不仅仅局限在急诊科内部,还要延伸到院前和院内其他科室。

21 世纪,现代急诊医学科已经发展为集院前急救、急诊科、急诊重症监护三位一体的大型急救医疗技术中心和急诊医学科学研究中心。2017 年,《进一步改善医疗服务行动计划(2018—2020)年》发布,要求符合条件的县以上医院要建设五大中心(胸痛中心、卒中中心、创伤中心、危重孕产妇救治中心和新生儿救治中心),为患者提供医疗救治绿色通道和一体化综合救治服务,提升重大急性病医疗救治质量和效率。进一步促进了急诊医疗体系的建设。

由于指导思想的不同,国际上出现了 2 种代表性的急救医疗服务系统(emergency medical service system,EMSS)的模式,即英美模式和法德模式。

(1) 英美模式　认为实施急诊救护的最佳场所在医院,院前急救的主要目的是把患者快速、安全地转送到医院。在这一思想的指导下,英美模式主要关注的是如何快速到达现场和快速转送到医院、如何保持伤病者的基本生命体征、如何在医院对伤病者进行快速有效的治疗。

多数实行"英美模式"的国家和地区将现场急救职责赋予了消防队,对消防队员进行基本生命支持的技能培训,使其达到初级急救员(emergency medical technician-basic,EMT–B)和中级急救员(emergency medical technician-intermediate,EMT–I) 的水平,部分消防员可达到高级急救员(emergency medical technician-paramedic,EMT–P)的水平。现场急救的主要目的是保持伤病者的基本生命体征,主要强调的是生命支持及相应的技术操作。

由于英美模式认为对伤病员的医疗救护主要应在医院进行,一切急救医疗活动理论上是从急诊科开始的,由急诊科医生对各类伤员进行评价和治疗,所以急诊医学(emergency medicine,EM)得到了有力的促进和发展。院前急救和医院的衔接点一般都是急诊科。

(2) 法德模式　认为影响患者急救效果的主要因素是抢救时间,应尽可能将急诊科的医疗救护功能移到事发现场。院前急救的目的是在现场对伤病者进行全面的紧急医疗救护。在这一思想的指导下,经验丰富的急救调度医生是实施法德模式的关键。医生通过对呼叫者的询问,将伤病者进行初步的分类,决定调遣必要的急救资源。院前急救人员分为两类,急救员(类似于英美模式的急救员)和医务人员(医生、护士、麻醉师等)。对于非急救呼叫者,主要由急救员(来自消防队或其他机构)负责抢救或转运;急、危、重伤病员的抢救,则由装备完善的急救小组承担。

院前急救医生、护士、麻醉师等抢救小组成员,是具有从医资格的专业人员,准入标准较高,一般是在具有院内从医资格的基础上,经过培训和考试后才赋予院前急救资格。其医疗救护能力不逊于医院的同类人员,甚至水平更高。

由于法德模式更关注现场救治,对于急诊医学发展的重视程度远不如英美国家。院前与院内的衔接点比英美模式更向院内延伸,可以是急诊科,也可以是手术室、重症监护室(ICU)或某个专业科室。

(3) 中国模式　我国急救服务的模式既不同于"法德模式",也不同于"英美模式"。从人员和设备配置上看,类似于"法德模式"。按照我国医疗机构管理条例规定,院前急救机构为一类医疗机构,其行为是医疗行为,必须由具有资质的专业技术人员(医生、护士等)提供。许多城市的部分急救车上配备优良的急救设备,相当于急诊科前移到患者家中。从急救的目标上看,类似于"英美模式"。国内对院前急救的目的一般描述为:挽救和维持患者的基本生命,尽量减少途中痛苦和并发症,一般不给予病因性治疗,并快速安全地护送到医院进行进一步的救治,为院内急救赢得时间和条件,减少急危重症患者的病死率和致残率。从院前与院内衔接看,类似于"英美模式",院前与院内的衔接一般在急诊科。从院内急救看,患者的救治主要在急诊科,促进了急诊科的建设和急诊医学的发展,这种情况显然与英美模式相似。

急救模式是建立和发展急救医疗服务体系的基础。我国的国情特殊,急救模式很难完全照搬"英美模式"或"法德模式"。广大急救医疗服务工作者应在总结各地急救医疗服务工作经验的基础上,借鉴国外急救医疗服务的经验,加强理论研究,努力创造和发展符合我国实际情况的急救模式。

三、急诊医学的概念和内涵

急诊医学属于临床医学的范畴。早期的急诊医疗仅限于简单的急救处置,现代急诊医学已经发展成为一门新兴的独立学科,涵盖从院前急救到院内急救和重症监护治疗直至病情稳定的全过程。任何对患者生命构成直接或潜在威胁的医学问题都属于急诊医学的范畴。

中华医学会急诊分会的"三环"概念较好地体现了急诊医学的内涵。"三环"分别代表院前急救、院内急诊和重症监护治疗,三者共同组成 EMSS。

急诊科作为急救体系中重要的一员,其功能至少包括三个方面。第一,是各种急症进行紧急评估及救治的专业科室;第二,是各种急危重症救治的平台;第三,是突发事件应急处置的重要力量。

急诊科必须"急"字当头,以患者的需求为己任,努力实现患者利益的最大化。其业务和可开展的技术应是"横"无边,"纵"无限,不存在"抢了别人的活"的问题,不要让无谓的顾虑束缚自己的手脚。

但同时还要有格局,无论是 5 个中心建设还是各种绿色通道,急诊科都责无旁贷地处于核心地位,一切要以保证患者得到最好的救治为天职,协调各个专科一起完成对患者救治的全过程。打造开放的急救平台是急诊理想的模式,即以急诊科为平台,与院前急救建立通讯联络和信息共享,实现院前 – 院内的无缝衔接。建立急诊 – 专科的绿色通道,确保实现急诊 – 专科通畅的序贯治疗。完善医联体双向转诊和分级诊疗机制,合理使用医疗资源。

(谢苗荣)

▶▶▶ 第二节 急诊科的设置及管理 ◀◀◀

急诊科是急救体系的重要组成部分,其主要的职责和任务是 24 h 为来院的急症患者进行抢救生命、稳定病情和减轻病痛的处置,为患者及时获得后续的专科诊疗提供支持和保障。完善的急诊科设置和管理是急诊科完成其功能的基本保证。

一、急诊科设置

(一) 硬件设置

1. 急诊科的位置 应考虑两个问题,一是周边交通好,有利于救护车快速到达;二是离住院区、手术室、ICU 相对较近,最大限度地缩短急诊患者接受各种检查和手术、住院所需的转运距离。急诊科入口应设置无障碍通道,方便轮椅、平车出入,并设有救护车专用停靠处。有条件的应设救护车专用通道。

2. 急诊科内部设置 急诊科在设置时应尽可能把所有急诊所需的功能放在同一个区域内(最好在一个平面内),大致应分为 4 个部分。

(1) 候诊和分诊挂号区 急诊大厅应宽敞,利于患者及家属短暂候诊或停留,特别是可作为突发事件时临时分拣、处置伤患场所。挂号分诊处的位置应以能够直接看到急诊入口处为宜,应有显著的标志。急诊大厅里还应设 24 h 服务的收费窗口和药房。

(2) 诊疗抢救区 应设置诊室、抢救室、清创缝合室、治疗室、处置室、手术室等。抢救室应设在离分诊台和救护车通道较近的地方,便于危重患者的抢救。

(3) 急诊病房和急诊重症监护室(emergency intensive care unit,EICU) 病房和 EICU 是急诊科重要的组成部分。一方面可解决病情涉及多系患者的出口问题,提高抢救的成功率;另一方面,也有利于急诊医师的业务提高及队伍稳定。

(4) 辅助区域 包括影像检查[普通 X 线、床边 X 线、计算机断层扫描(computed tomography,CT)、超声]、检验(普通临床检验、急诊生化、血气分析)。另外,急诊科还应留有足够的空间,保证医务人员的休息和办公。

急诊区域4个部分的布局以急诊患者有关检查和治疗的空间距离缩短至最小范围为原则。各个部分之间的标识一定要清楚、易辨、一目了然。急诊科不仅要求布局合理,还应有足够的面积。除了日常的急诊医疗所需外,还要考虑两个问题。一是突发事件的应对,包括洗消等设备,以及应对大批伤患的场所;二是要考虑时刻都有遭遇传染病的可能性,应设置数个独立的隔离间,以便在发现传染病患者时临时隔离,减少对其他患者的影响。

急诊科区域内应配置呼叫系统。呼叫系统应覆盖所有范围,不留死角。这是保证医务人员在最短时间内到达抢救现场的重要措施。

（二）人员配置

1. 急诊医师　应该是一类经过专业培训的、独立的临床专业医师。急诊医师应该能够胜任以下常见急症的处理:心肺脑复苏的处理、各类中毒的诊断及处理,常见心脏急诊(如心力衰竭、心律失常、急性冠脉综合征)的诊断处理,各类休克的诊断与处理,各类呼吸急诊(如呼吸衰竭、咯血)的鉴别诊断及处理,昏迷的鉴别诊断与处理,急性气胸的处理,常见创伤(尤其是多发伤、复合伤)的基本处理(包括清创、缝合、包扎、固定),神经科常见急诊(如脑疝、脑血管意外)的诊断与处理。

急诊科独立工作的医师应该至少是经过住院医师第一阶段(3年)培训,具有执业医师资格,并在本院注册的医师。急诊科每个岗位、每班次应配备至少一名符合独立工作资质的急诊医师负责把关,轮转医师、进修医师、实习医师可协助急诊医师完成急诊工作。

2. 急诊护士　要相对固定,除掌握常规护理技术外,还应能进行急症判断、分诊,熟练掌握心肺复苏、洗胃、微泵输液、电除颤等急救技术,以及复苏、休克、昏迷、颅脑外伤、脊髓损伤等患者的急诊护理。

3. 急诊科主任　由具有一定急诊工作经验的,副高以上专业技术职称的医师担任,全面负责科室工作,是本科诊疗质量与患者安全管理和持续改进第一责任人。

4. 急诊科护士长　由从事急诊临床护理5年以上的护师及以上人员担任,负责本科的护理管理工作,是本科护理质量的第一责任人。

急诊科可根据实际需要配置一定量的保安人员及勤杂人员。

医院应保证急诊科有足够的人员配置。其数量不仅要根据本院急诊的工作量,还要考虑到急诊连续运转的特点,以及人员轮休、科研、教学等工作。不能用普通科室人员配置的比例确定急诊工作人员数量。

二、急诊科的功能

急诊科作为急救体系中重要的组成部分,其功能包括三个方面。

（一）各种急症进行紧急评估及诊疗的功能

急诊科服务对象不是按传统的专科分类的,而是按是否紧急及是否需要紧急处置分类,具有跨专科、综合性强的优势。急诊科负责各种急症(包括危重症)的评估和紧急诊疗工作及后续诊疗的衔接。

（二）是各种急危重症救治的平台

急诊科作为连接院前和院内的核心,对急危重症救治工作起着重要枢纽和其他学科不能代替的作用。很多急危重症的救治涉及多学科、多环节,需要急诊科作为一个平台,与其他相关学科组成团队进行合力救治,如各种绿色通道及国家卫健委倡导的"五大中心"建设等。

（三）突发事件应急处置功能

突发事件是指突然发生、造成或者可能造成严重社会危害、需要采取应急处置措施予以应对的自然灾害、事故灾难、公共卫生事件和社会安全事件。突发事件相关健康问题的应急处置已成为急诊科的一项重要功能。急诊科应对突发事件的任务包括:①传染病防控,及时识别和隔离传染病患者,避免造成院内传播;②大批伤患接待、处置;③灾害事故现场救援;④选派技术骨干支援其他接收突发事件伤患的医院。

三、急诊科管理

(一) 急诊科的特点

1. **强调"大急诊"观念**　急诊工作涉及全院各个环节、各个部门。应在全院范围内树立"大急诊"的概念,强调全院参与急诊工作的重要性。医院应建立一系列制度和保障机制,保证急诊工作的顺利进行。尤其要保证各科室急会诊及时到位,急诊患者 24 h 内收入院,各种检查和检验提供 24 h 不间断的服务等。

2. **强调以"时间"为核心的急救意识**　急诊患者发病急、病情变化快,延误诊断和治疗会直接影响急诊的医疗结果。因此,急救意识中最重要的内容是"时间意识",应根据时间意识来强化全院急诊工作的管理水平和技术水平,最终转化为急诊科抢救成功率的提高。

3. **按病情危重程度顺序救治**　急诊应该优先救治病情危重的患者。分诊护士根据患者的病情危重程度及是否有潜在的危险,将来诊患者分为不同等级(一般分濒危、危重、急症、非急症 4 级),保证危重患者得到及时抢救。我国急诊分诊制度尚处于初步实施阶段,还需要不断完善。

4. **按病情危重程度分区域救治**　急诊患者应该根据疾病的危重程度在急诊科不同的区域(红区、黄区、绿区)就诊。一般可分为 3 类:危重症、重症和非重症,分别在不同的区域处置。不同区域的抢救设备配置不同,既要保证危重患者的抢救,又要避免医疗资源的浪费。

5. **不拒绝来诊的急诊患者**　医院不得以任何借口拒绝任何来诊的急诊患者,特别是对于处于极度痛苦或生命危险之中的患者,即使不能支付抢救所需费用,医院也有义务和责任对其进行救治。

(二) 急诊科主要的管理制度

1. **首诊负责制**　急诊科必须为来诊患者负责,完成该患者本次诊疗的全过程或对该患者后续的诊疗工作做出适当的安排和交接,不得以任何理由推诿、拒绝诊治患者。凡涉及他科的患者,应在先做紧急处理的前提下,邀请他科会诊或转科。对病情危重需转科、转院的患者,要预先进行联系落实,写好转科、转院病历,必要时应有医护人员护送以免途中发生意外。

2. **急诊分诊 (triage) 制度**　急诊分诊制度的建立和执行是对按病情危重程度,而不是按来诊的先后顺序。分诊是一项重要、复杂、责任重大、时间性很强的工作,应由具有丰富急诊工作实践经验,并经过培训的急诊护士承担。分诊护士有权决定哪些患者可以优先抢救。一般可将急诊患者按病情分为 3~5 类。生命垂危者要立即复苏和抢救;危重患者应在 5~10 min 内接受病情评估和急救;暂无生命危险的患者应在 30 min 内经急诊检查后,给予急诊处理;普通急诊患者可在 30 min 至 1 h 内给予急诊处理。急性呼吸道梗阻、可疑急性冠脉综合征的急诊胸痛、急性上消化道大出血、脑卒中等在任何情况下都应列为危重症而优先救治。

3. **急诊绿色通道制度**　所谓绿色通道实际上是对某种危重急症紧急处置的一种便捷、快速的工作流程及工作机制,目的是在最短的时间内为危重急症提供最佳的决定性治疗。绿色通道的实施需要有一支精干的队伍、合理的流程及严格的制度保障,同时也需要必要的硬件条件支持和各科室的积极配合。要做到"安全、畅通、规范、高效"。

4. **交接班制度**　急诊患者和医师的流动性都非常大,所以建立严格的交接班制度非常重要。同一岗位的医师或护士换班或患者转移到不同的区域时(如留观、转入抢救室等),均要对所管患者的情况进行详细的交班。对于监护患者或使用呼吸机的患者还应该在床边交班。

5. **知情同意制度**　急诊患者来源复杂,病情变化快。很多患者可能涉及社会、家庭的纠纷,故知情同意特别重要。要及时告知病情变化,并请家属签字。对于没有家属、患者本人神志不清,且需要紧急抢救的患者,要依据国家相关的政策法规,制定切实可行的医务人员签字及病历内容规范书写的制度,保证其合法性。

6. **危重患者规范化抢救程序**　为了保证危重患者的抢救效率、提高抢救成功率,每个急诊科都应根据本地区的疾病谱制定常见危重症的抢救制度和规范化抢救程序。抢救程序要形成文字,经常培训,经常演练,甚至流程上墙。确保参与抢救的人员职责清楚,整个抢救程序合理顺畅。

7. 病历及有关医疗文书书写和管理制度　急诊病历书写中特别要强调的是"时间观念"。病史中的疾病演变时间、来诊时间、医师接待患者的时间、诊断及医嘱时间、各种医嘱执行的时间、观察中病情变化的时间等均要详细、明确地记载。时间要尽可能精确至分钟。每项记录均要有医师或护士的签字。患者在离开急诊科时,主管医师应记录出院时的情况(尤其是生命体征),审核本次就诊的全部记录,并签字。

8. 请示报告制度　凡涉及传染病、各种突发事件及其他敏感事件,要及时请示报告。如遇到突发事件、特殊身份患者、涉及法律问题或发生重大纠纷的患者、涉及较多科室协调诊治并需院方出面组织的患者、特殊传染病及可疑死亡等,均要及时向本院相关部门报告。

9. 感染管理制度　急诊科由于环境拥挤、病种复杂、病情危重、传染病患者多等特点,发生院内感染的概率很高。因此,急诊科是医院感染管理应该特别重视的一个地方。医院应针对急诊科的特点制定专门的感染管理制度和措施,预防控制院内感染的发生。

10. 培训制度　急诊患者的抢救要争分夺秒,需要医护人员熟练掌握急救技术。同时,由于在急诊工作的有很多是其他科室轮转的医师,对急诊工作的特点、流程、习惯并不十分熟悉。因此,培训显得特别重要。急诊培训首先是要有制度,要保证培训落实到位;其次是要有一整套培训的计划和教材,包括急救技术及急诊工作制度和流程。

11. 急会诊制度　急诊疾病涉及多学科和交叉学科,急诊医师的专业水平与专科医师相比有差距,加强会诊,既有利于提高急诊抢救的成功率又利于提高急诊医师的专业水平。急诊会诊制度中要对会诊医师的资质、会诊医师到达的时间做出明确的规定。

12. 急救设备及药品管理制度　急救设备、药品、器材齐全,做到定品种、定数量、定位置。急诊设备和药品一定要强调专人负责管理,定时检查、定时维护、定时充电。用后及时检查,随时补充,使之随时处于备用状态。

急诊科不同于其他的临床科室,是医院对外的直接窗口,也是医院执行其公共卫生职能的重要部门,同时也是一个风险很大的部门。急诊科的建设和管理应该引起医院领导的高度重视,相关的职能部门应该针对急诊工作制定一系列的管理制度以保障急诊科的正常运行。

(三) 急诊医疗质量控制

急诊医疗质量关系到患者的生命安危。急诊质控问题已经得到了业内人士的高度重视,各地陆续成立了急诊质控中心,开展了卓有成效的工作。原国家卫计委于 2015 年 3 月 31 日颁布了《急诊专业医疗质量控制指标》(国卫办医函〔2015〕252 号),对全国急诊科医疗质量的评价起到了基本的规范作用。其指标如下。

1. 急诊科医患比　即急诊科固定在岗(本院)医师总数占同期急诊科接诊患者总数(万人次)的比例,是反映急诊医疗质量的重要结构性指标。

2. 急诊科护患比　即急诊科固定在岗(本院)护士(师)总数占同期急诊科接诊患者总数(万人次)的比例,是反映急诊医疗质量的重要结构性指标。

3. 急诊各级患者比例　急诊患者病情分级:Ⅰ级是濒危患者,Ⅱ级是危重患者,Ⅲ级是急症患者,Ⅳ级是非急症患者。各级患者比例是指就诊的各级患者总数占同期急诊科就诊患者总数的比例,是反映急诊医疗质量的重要结构性指标。

4. 抢救室滞留时间中位数　是指将急诊抢救室患者从进入抢救室到离开抢救室(不包括死亡患者)的时间由长到短排序后取其中位数,是反映急诊抢救室工作量、工作效率的重要指标。

5. 急性 ST 段抬高型心肌梗死 (ST segment elevation myocardial infarction, STEMI) 患者平均门药时间及门药时间达标率　STEMI 患者平均门药时间是指行溶血栓药治疗的 STEMI 患者从进入急诊科到开始溶血栓药治疗的平均时间。达标是指在溶血栓药时间窗(发病12 h)内,就诊的 STEMI 患者门药时间在 30 min 内。达标率是指 STEMI 患者门药时间达标的患者数占同期就诊时在溶血栓药时间窗内应行溶血栓药治疗的 STEMI 患者总数的比例,反映急诊绿色通道的效率。

6. **急性 ST 段抬高型心肌梗死（STEMI）患者平均门球时间及门球时间达标率** STEMI 患者平均门球时间是指行急诊经皮冠状动脉介入治疗（percutaneous coronary intervention,PCI）的 STEMI 患者,从进入急诊科到开始 PCI 的平均时间。STEMI 患者门球时间达标是指在 PCI 时间窗（发病 12 h 内）,就诊的 STEMI 患者门球时间在 90 min 内。STEMI 患者门球时间达标率是指 STEMI 患者门球时间达标的患者数占同期就诊时在 PCI 时间窗内应行 PCI 的 STEMI 患者总数的比例,反映急诊绿色通道的效率。

7. **急诊抢救室患者死亡率** 急诊抢救室死亡是指患者从进入急诊抢救室开始 72 h 内死亡（包括因不可逆疾病而自动出院的患者）。急诊抢救室患者死亡率是指急诊抢救室患者死亡总数占同期急诊抢救室抢救患者总数的比例,反映急危重症患者救治成功率。

8. **急诊手术患者死亡率** 急诊手术患者死亡是指急诊患者接受急诊手术,术后 1 周内死亡,除外与手术无关的原发疾病引起的死亡。急诊手术患者死亡率是指急诊手术患者死亡总数占同期急诊手术患者总数的比例,反映急诊手术救治成功率。

9. **心肺复苏术后自主呼吸循环恢复（return of spontaneous circulation,ROSC）成功率** ROSC 成功是指急诊呼吸心搏骤停患者,心肺复苏术（cardiopulmonary resuscitation,CPR）后自主呼吸循环恢复超过 24 h。ROSC 成功率是指 ROSC 成功总例次数占同期急诊呼吸心搏骤停患者行心肺复苏术总例次数的比例。同一患者 24 h 内行多次心肺复苏术,记为“一例次”,反映急诊心肺复苏质量。

10. **非计划重返抢救室率** 因相同或相关疾病,72 h 内非计划重返急诊抢救室患者总数占同期离开急诊抢救室（出院或转其他区域）患者总数的比例,反映急诊医师对患者病情评估的准确性。

我国的急诊医学起步相对较晚,在很多方面尚不完善,急诊医疗服务体系及急诊科的建设在理念、模式、制度、内容、方法、流程等方面还有很多的不足,需要广大从事急诊事业的仁人志士团结协力,加快发展步伐,使之更好地承担起保障人民群众生命健康的尖刀兵的重任。

（谢苗荣　吕传柱）

▶▶▶ 第三节　急诊医生应具备的特殊能力 ◀◀◀

一、正确的临床思维能力

科学的临床思维方式是高水平诊疗技术的基础,临床思维是医生将其掌握的疾病的一般规律用到判定患者个体的假设、推理的逻辑思维过程,既是重要的诊断方法,也适用于疾病的治疗。传统专科诊断过程是根据患者临床资料做出病因、病变部位、病变性质、病变严重程度和危险性判断,最后做出处理,但在急诊科诊断和处理的顺序不同于其他的专科。急诊医学是一门用最少的数据和最短的时间来挽救生命、减轻病痛的艺术,其临床任务是抢救生命、缓解症状、稳定病情和安全转诊,根据急诊患者的特点要求急诊医师不能按照常规程序,按部就班地详细询问病史、全面查体和进行系统的实验室检查,而应迅速做出决策,给予患者恰当的处理。这就要求急诊医师要有科学思维,在限定时间内尽可能快速分析,综合判断,有的放矢,救死扶伤。掌握科学的急诊临床思维方法是提高医疗质量、减少误诊漏诊的重要基础。

急诊危险分层是指患者到达急诊科时对其快速分类的过程,分辨出患者病情的严重程度,决定患者就诊的顺序。目标是让患者在合适的时间到合适的区域获得合适的医疗资源。急诊危险分层是急诊医疗服务体系中的重要环节,进行有效的危险分层能快速发现需要紧急干预的患者,对危重患者的及时救治至关重要。要重视生命“八征”（T,P,R,Bp;C,A,U,S）：体温、脉搏、呼吸、血压、神志、瞳孔、尿量、皮肤黏膜,而一些急诊病情评估系统,如早期预警评分（early warning score,EWS）、改良的早期预警评分（modified early warning score,MEWS）、HOTEL 评分（低血压、血氧饱和度、低体温、心电图变化及丧失自主能力）等,能够协助急诊医师评估病情,降低医疗风险。正确识别致命危险疾病和迅速恶化疾病,可以给予患者生存机会,最大限度地保护器官功能。

（一）急诊临床思维特点

1. **风险观**　不同于传统专科医师的先诊断后治疗的程序逻辑,急诊医师在临床上遇到患者时会首先想:患者预后如何? 危及生命的情况是什么? 可能的来源是什么? 原发病的部位在哪? 原发病可能的病因是什么? 我们把急诊的这种思维称为"先开枪,后瞄准"(图1-1-1),即"先稳住生命体征,再说其他"。当然,并非盲目开枪,而是瞄准患者的病理生理改变扣动扳机。急危重症的治疗具有明确的对时间要求的特点,要抓住时机,对最关键的位点进行及时干预,甚至边治疗,边诊断,寻找更进一步的病因。在其急性加重阶段,通常会有多种病理生理紊乱同时出现,有多种治疗方法可供选择。及时找出相应的病因,是确定这个方法的关键步骤,这个病因一旦被纠正,后续的生理改变过程通常会发生变化,后续的治疗方案也与之前有所不同。

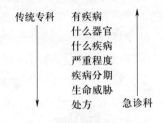

图1-1-1　急诊科与传统专科临床思维的区别

2. **降阶梯思维**　最早在急诊界由王佩燕教授提出,是指将患者所患疾病按照一定的方法依次进行排除,先从危及生命的疾病到一般性疾病,从进展迅速的疾病到进展缓慢的疾病,从器质性病变到功能性病变。这种思维完全不同于一般慢性病鉴别诊断的思维方式,后者首先强调诊断的正确性,不强调治疗的紧迫性。

由于同一症状和体征可以是重症和轻症、迅速恶化性疾病和短暂稳定性疾病、器质性疾病和功能性疾病的共同表现,因此,为争取时间,以便尽快给高危患者以有效救治,在症状鉴别诊断中就必须依次从高危急症到低危急症、从器质性疾病到功能性疾病加以鉴别,并给予相应处理。例如,胸痛和胸部不适是多种疾病的共同症状,其中"致死性胸痛"包括急性冠脉综合征(acute coronary syndrome,ACS)、急性主动脉夹层(acute aortic dissection,AAD)、急性肺栓塞(acute pulmonary embolism,APE)、张力性气胸和心脏压塞等,需要首先进行排除,然后再考虑一般性疾病所致胸痛。

3. **动态性原则**　临床思维的动态性是人体和疾病本身的性质决定的,充分认识临床思维的这一特性,就要求我们密切观察患者,运用动态比较的方法去把握患者病情变化。

急诊患者病情复杂,往往一时很难明确诊断,或者患者就诊时处于疾病的早期阶段,不确定因素多,病情不断变化,需要治疗性观察,逐步完善诊断;在治疗阶段,还要不断观察患者的种种反应,随时调整治疗方案,消除不良反应,增强疗效,加速患者的痊愈和康复。对极危重症患者,需要立即抢救生命,稳定病情,在做出明确诊断前就要积极干预,有时难免出现误诊、漏诊,需要在治疗过程中不断补充、完善;对于一般急危重症患者,要在初步处理后观察其治疗反应,进行动态评估、动态危险分层,不断分析总结,最终完善诊断。

4. **概率论思维**　对于疾病的诊断应首先考虑常见病、多发病或流行病,同时不能忽略少见病。由于急诊患者多以症状就诊,加上病程短,临床信息少,因此常以症状鉴别诊断为主进行横向思维,根据概率论,找出初始的诊断方向,即最可能的一些疾病,然后进行相应的检查,缩小诊断范围,得出最终的诊断。时间、地点和人物这三个要素是确定患者初步诊断方向的奠基石,也是"常见病与多发病"原则的具体运用。

5. **整体观与个体性原则**　人体是一个有机的整体,局部病变可以影响到全身,全身疾病不仅可以影响到局部,有时还可能仅从局部表现出来。急诊医学的诊治手段囊括了临床各专科急症的诊断、鉴别诊断和紧急处理的所有内容,但与临床各专科不同的是,急诊医学不满足于对局部的处理,而是立足于患者全身情况,以挽救生命和最大限度地减少各种致命性并发症为目标。因此,急诊医师需要摆脱单一医学模式的思维局限,去除先入为主的定式思维,对危急情况的多种因素进行综合评估,诊断思路要宽广、全面,坚持整体观,避免主观性、片面性、狭隘性,要发散思维,捕捉每一处信息。

急诊临床思维是医师把已知人群的一般规律运用到个体中去,由于人体的个体差异,临床表现在每一位患者身上都会有所不同,一般规律无论多么完善,都无法覆盖到每一个个体。疾病的共性寓于临床患者千差万别的个性表现之中,因此在研究具体患者时,切不可完全照搬书本理论,犯教条主义错误。

（二）急诊临床思维流程

急诊患者具有以下特点:发病急骤,变化迅速,不确定因素多,危重患者明确诊断前就要给予医疗干预;时间性强;随机性大,成批而至,具有不可预测性,社会性强;病程短,病情复杂,危重症多,病死率高,疾病谱广,涉及多学科;患者以某种症状、体征来诊,不是以某种病为主导,病情轻重相差大,病情与表现不相符;患者及家属对缓解症状和稳定病情的期望值高;工作紧张复杂,风险性极高。因此,急诊医师可遵循以下临床思维过程,使自己的思考更缜密,条理更清晰,措施更严谨。

1. 病情如何?

2. 是否需要立即采取稳定病情或缓解症状的干预措施?

3. 最可能的病因是什么?

4. 除此病因,是否还有其他可能?

5. 哪些辅助检查是必需的?

6. 患者到急诊科后,病情发生了哪些变化?

7. 往何处分流作进一步的诊治?

8. 患者及家属理解和同意我们的做法吗?

医学知识的最终目的是实现临床应用,而正确的临床思维就是要抓住临床现象的本质,掌控发展趋势。思维是行动的向导,临床思维能力是高水平临床决策的基础,任何先进的仪器设备都无法替代。急诊医师要具备和培养不同于专科碎片化的思维模式,将患者看成一个整体,抓住"患者安全第一"的原则,首先考虑常见病与多发病,选用最快捷、最有效的诊断治疗手段,找出危重疾病,稳定患者的生命体征,动态观察患者的病情变化,先治可治性疾病,后治不可治疾病,突出时间的重要性,最大限度地降低急诊患者的病死率和病残率。

二、良好的医患沟通能力

妥善处理医患关系是医学临床实践工作中的一大重点。而急诊工作由于病情紧急、患者就医需求紧迫等特点,更需处理好医患关系,缓解医患矛盾及防控医疗风险,便于临床工作的和谐开展。

从社会学角度出发,医患关系属于社会领域一种特定的主体之间的互动关系,具有明显的主体间性。患者作为疾病的主体去求医,医生作为医疗主体来治病,他们在这种相互为对方需要的互为性的基础上联系了起来。

纵观医学发展,医患关系的模式也经历了逐步演化,由家长式模式、消费式模式演变为目前较为推崇的伙伴式模式。这是一种"利益共同体"模式。双方的共同目标是战胜病魔,其中既要靠精湛医术,又要靠患者的信心和积极配合,对抗疾病是双方共同责任,医患双方应该是统一战线的战友。该模式倡导基于医患双方平等的合作努力。只有两方一起合作,互为补充,治疗才能取得成功。医生将分析后的专业信息告知患者,使其能做出合理的决策。患方作为能自主做决策的成熟的人而受到尊重。

因此,医学绝不仅是医疗技术,医学需要为具体的人服务。没有适当的沟通就谈不上把患者看成完整的"人",也就谈不上尊重患者的自主性。而医患沟通的目的就是建立起信任、合作的关系,更好地了解患者这个"人",将医学知识和技能在这些前提下用于与患者共同面对、处理疾病问题,最终实现改善患者治疗结局、就医体验及医患关系。

（一）急诊工作特点和医患关系特点

1. 病情危重患者多,就医需求紧迫　急诊患者中危重症者比例较高,且病情多来势凶险。患方此时往往心急如焚,情绪难以控制。针对这类病势急、病情重、变化快的急危重症患者,医生须迅速、准确判断病情,立即采取抢救措施。急诊医务人员需具备快速反应能力,严密的组织抢救能力,专业全面的急救专业技能,且在此基础上要与家属进行简洁而有效的沟通,取得其全面配合。如有不慎产生医患矛盾,将延误患者诊治且消耗医务人员大量精力。

2. 群体突发事件多,随机性大　急诊科常会遇到各种突发紧急事件,如自然灾害、交通事故、群体中毒事件等,此时常可能有大批伤员同时应诊,因此急诊工作量随机性大,不可预见性强,医务人员长期处于超负荷工作状态。危重症及成批伤的抢救往往需要多科室协作,各科之间的有效配合也是急诊工作的重要保证。同时,医务人员也要做好危重伤员和急诊其他患者的安抚工作,避免就医公众的恐慌以及急诊资源分配变化所带来的矛盾。

3. 预后不良患者多,矛盾突出　急诊重症患者多,即使抢救及时,也可能出现一些不良后果。然而部分家属对患者预后不良没有充分的心理准备,难以接受事实,容易造成医患双方的矛盾。患方容易将责任推卸到医务人员身上,引发医患矛盾。如家属情绪冲动,更易使矛盾尖锐化。因此在急诊工作中,及时沟通病情变化显得尤为重要。

4. 患方负面情绪多,难于应对　患者的个性特点及急诊疾病的急危特点均影响个体对疾病的感知和应对。在急诊临床工作中,常充斥着患方的负面情绪,情绪反应常表现为焦虑、恐惧、悲伤、内疚、愤怒等。急诊医务工作者应更充分地了解患者的情绪并做出相应应对。

(二) 急诊医患沟通的作用

很多医生对于医患沟通的理解存在局限。有人认为医患沟通即说话,是与生俱来的能力,无需学习、锻炼。更有人认为,急诊科工作环境紧张忙碌,医务人员已疲于应对各种突发状况,没有时间与患者进行沟通。殊不知医患沟通实际上与多学科都有着密切关系,沟通能力是临床思维能力的有力保障,也是医生综合能力的体现。

1. 决定正确临床判断　在急诊临床诊疗过程中,正确判断病情是关键的首要环节,它决定着能否治愈疾病。同时,病情评估与诊断技能也是急诊医学的精髓部分。而正确的临床判断是获取患者足够多的相关信息,并把这些信息经过特定思维方式加工、整理、排序,再用一定的实验室检查结果分析和验证,最后得出诊断结论。如此才是一个较为完整、科学的临床思维程序。其中,患者病史、个人相关信息和体格检查信息的充分获取,都需要医生表现出较强的语言和行为沟通能力和沟通意识。因此从一定程度上来说,医患沟通能力是临床思维能力的重要组成部分,临床思维能力的增强有赖于医患沟通能力的提高(图 1-1-2)。

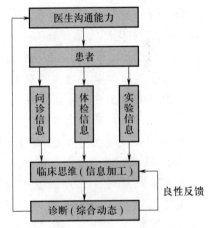

图 1-1-2　医患沟通促进诊断机制

2. 提高治疗效果　长期从事临床工作的医务人员都有这样一种体会:依从性好的患者能积极配合诊疗工作,康复痊愈的概率更大,这就是医患沟通干预治疗的结果,是医务人员积极的语言和行为沟通产生的良性反应。前人总结,医生的三大法宝是药物、手术刀和语言。现有研究证实了这种观点。人对语言、行为及环境等信息产生良性心理效应会导致良性生理反应。当人接受到积极的认知评价时,良性情绪就刺激大脑产生有利于增强免疫系统的神经肽 – 激素组合,并构成神经 – 内分泌 – 免疫良性反馈调节运动机制,使机体活力增强,免疫力强化,趋向并保持健康的身心状态。

医务人员要发挥特有的职业优势,高度重视医患沟通,使患者得到积极的认知评价,产生良性情绪,对康复抱以强烈的信心和期望,主动努力地配合医护人员治疗,那么不论药物还是手术治疗,疗效都会有明显增加。

3. 融洽医患关系

(1) 沟通使医患形成共同认知　达成共识,是医患沟通最重要的一步。有了观念和认识上的共同语言,就为医患关系奠定了较扎实的理解与信任的关系,这是医患双方理性合作的基石。

(2) 沟通使医患心理相容　当医患双方有了基本的共同认识后,就会对对方产生较大的心理包容度,常常会容忍、接受对方的缺点和过错,甚至原谅对方的无意伤害。事实证明,沟通越密切,心理包容度越大。

(3) 沟通使医患产生情感　患者在诊疗过程中的情感需求较强烈。所以,医生在对患者表现出职业性关爱后,患者容易对医生产生积极情感,这不论对诊疗效果还是对解决医患纠纷都十分有益。

(4)沟通使医患相互满足尊重的需要 获得尊重是人最重要的高级需求。患者因病成为社会弱势者,迫切需要尊重;医者的社会地位也强烈需要获得患者、家属及社会尊重。建立良好沟通后,双方的认识、思想、情感及行为互被接纳,尊重的需要得到相互满足。

(5)沟通使医患获得应得利益 医患双方的利益点各有不同,患者的利益点是身心健康、合理费用,医者的利益点是个人成就、社会声誉等。但医患双方获取利益的方法和途径是高度一致的,即治愈伤病,康复身心。只有使患者伤病治愈,医患才能真正得到各自的利益。因此,医患沟通就是医患分享利益,共同发展(图1-1-3)。

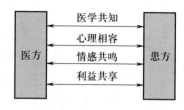

图1-1-3 医患沟通融洽
医患关系的机制

4. 推进现代医学模式 要实现现代医学模式,即生物－心理－社会医学模式,就是在传统生物医学模式的基础上,把心理因素和社会因素有机地融合到诊疗疾病的过程中。这就需要运用语言、行为、环境等进行心理治疗和施以影响。所以,医方应将医患沟通作为临床工作的重要思维方式和行为准则,更有效调动患者的主观能动性,战胜伤病。

(三)医患沟通的基本原则

1. 平等和尊重的原则 医生必须以平等的态度对待患者,这也是一切人际沟通关系的前提和基础。所谓平等,一是医患双方地位平等,没有高低贵贱之分;二是平等对待所有的患者。医生不仅对某个患者有义务,还对更广大患者群体或社会有公平分配资源的义务。

尊重就是尊重患者的人格,尊重患者的感情。例如在体格检查前做出解释,取得患者许可等。做到尊重患者也就会获得患者的尊重,在彼此尊重的基础上,双方才能进行友好的沟通。同时尊重也体现在尊重患者的自主性。具有决策能力的成年患者有权对他们的医疗做出倾向性选择。在医患沟通过程中,医生应充分告知每一个医疗行为的含义与利弊,尊重患方的反馈意见,达到个体化治疗。而不应该过于专断,在不考虑患者个人想法的前提下给予诊疗方案。

2. 真诚和诚信原则 诚信是一切人际交往的根本原则之一,也是医患沟通的基础和前提。医者应主动去赢得患者的信任,增强患者的依从性,也使患者更加尊重医务人员。

而真诚是医患沟通得以延续和深化的保证。真诚的表达使人在沟通时有明确的可知性和预见性。只有抱着真诚的态度,才能使患者放心,确信医生愿意帮助自己,才能使患者愿意进行推心置腹的沟通。

3. 行善与不伤害的原则 从道德层面讲,行善即医生有义务为患者的最大利益作为,是医学核心价值的体现。不伤害原则适用于医生权衡某个治疗干预给患者带去的帮助多还是伤害多。同时,注重隐私保护也是不伤害原则的体现。医生在沟通过程中往往会主动或被动地了解患者的隐私信息,因此必须做到对患者隐私权的保护。

而从法律层面讲,行善与不伤害体现在对患方权益的维护。在与患者沟通时,医生要严格遵守法律法规。医患间通过一系列重要信息的沟通,能够直接保护患方的平等医疗权、疾病认知权、知情同意权、个人隐私权、医疗监督权等。因此,医务人员必须将维护患方合法权益作为重要的职业操守,并利用医患沟通这个有效临床路径加以实现。

4. 尊重科学原则 医患沟通是医患双方在医疗专业服务中的信息传递。信息则是由医药科学及高科技手段所构成的,医患沟通的核心内容都与之相关。因此,医务人员应把握好尊重医学科学与实施人文关怀的尺度,将医学科学作为沟通的基础,将人文关怀作为沟通的目标,客观、真实地反映诊断、治疗、风险及预后,即理性传达医学科学信息,从而使患方全面、正确地认知医疗相关信息。

(四)医患沟通的临床模式

医患沟通,应是人文言行与医学言行密切结合的机制,是医方主导,医患全方位信息交流的模式。医患沟通的临床模式需要契合医患双方的特征,综合国内外比较成功的方法和经验,可以按照以下模式——

GLTC 模式进行,即医方示善(goodwill)—医方倾听(listening)—医患交流(talking)—医患合作(cooperation)。进行每一次临床沟通时,医务人员首先要有效地表达出善意并保持;其次,医方要倾听患方的诉求;第三,医患有效地交流;第四,医患积极地合作。不论是一次性的沟通,还是连续性的沟通,都要遵守这个流程,形成良性沟通循环圈。GLTC 模式不仅适用于医护人员采集患者信息,更适用于医患交流及处理医患矛盾。

而不同临床场景下,医方和患方的心理表现也各有特点,医患沟通 GLTC 模式需要将临床思维和就医思维进行科学融合,才能有效发挥效果。例如在急诊与危重病抢救中,医方可率先选择主导、控制双方思维,即以医生为中心的沟通。因为在患者病情急发或危重的情况下,患方多数主动弱化参与权,希望医生全面掌控诊疗。从治疗疾病的本质来看,这显然有利于提高诊疗效率。但在此前提下,仍应注意几点:一是医方仍要遵循 GLTC 模式进行沟通,切忌忽视人文关怀。主导沟通并不意味着放弃或简化沟通环节。在危急情况下,医方更应增加关怀言行并沟通关键信息,改善患方心理的不良感受度。二是切忌忽视患者参与疾病诊疗的权利。可在时间可控的前提下满足患者的倾诉愿望,适当将沟通中心转向患者,以建立良好的医患关系。三是患方在非理性心态下,很容易导致过激行为。医方在保护自己的前提下,应通过理性沟通化解矛盾,引导患方回归到医方可控的思维模式下。

(五) 急诊医患沟通基本技能

1. 沟通的时间管理　急诊医患沟通的时间管理是十分重要的,而对时间的控制也需要一些技巧:如在谈话初始设定时间框架,告知患者谈话所用时间;告知患者此轮沟通想要完成的任务;宣布谈话结束或转换至新的话题时,必须明确强调。

另外,还需掌握必要的打断谈话的时机和限制。如可以以总结对方观点的形式给予患方信号,让对方明白医务人员已掌握所需信息。在谈话内容的预定框架无法维持时,再次重复谈话目标以暗示,或直接向患方询问,取得转换交谈内容的同意。

2. 语言沟通技能　良好的语言理解和表达能力是医务人员职业胜任力的基本要求。医务人员应当熟练运用职业性语言,如医疗性语言、鼓励性语言、劝导性语言、积极的暗示语言等,同时避免伤害性语言。

(1) 注重礼节用语　从建立沟通开始,医务人员应多用礼貌用语示善。无论对方如何回应,都以"您"相称,注意多使用"您好、请"等礼貌用语。如此可以表现医生的修养,从而给有效沟通建立良好的开局。

(2) 通俗表达医学术语　医生表达的目的是让对方获得更多有用的信息。对患方来说,"听得懂"才算是有用的信息。因此在沟通过程中,医方应为患者着想,尽量将专业术语通俗化。此时专业词汇的堆砌不会显得医生更权威,反而让对方觉得医生高高在上,缺乏尊重。

(3) 倾听的技巧　在沟通中,每个人都既是信息的传送方,也是接收方。因此,倾听患者的诉求是医生必备的能力。好的倾听具有以下特点:①有观察,医生尝试通过患者的表情、眼神、姿态等外部表现去了解患者。②有思考,不断体会患者的心理状态、言语的潜台词,从中发现与诊疗相关的线索信息以及相关的心理社会因素。③有反馈,在倾听过程中应有敏锐的反应和恰当的语言、动作反馈。

(4) 重视医患双方的反馈　医生在倾听过程中应收集患者提供的信息并分析整理信息,以复述或总结的方式反馈给对方进行确认,从而增进了解。医生在输出信息时,也应经常确认对方的反馈信息,判断对方是否能明白你所表达的意思。

3. 非语言沟通技能

(1) 仪表举止　医生要保持良好的气质形象。着装穿戴整齐,没有不符合身份的配饰。给对方留下"我是专业的,值得信赖并且可以解决问题"的第一印象。

(2) 表情　医生的表情和举止在患者眼里可能会有特定的含义,例如患者可能会把医生的笑脸理解成友好或病情好转的信息,可能会因医生眉头紧皱联想到自己病情恶化。因此,医生必须把握好自己的表情表达,时刻谨记沟通中的表情也是信息传递的一部分,避免因不恰当的情感流露传递给患者错误的信号。

（3）姿态与距离 注意沟通姿势，如对方为站立位，最初请跟对方保持同样站姿，并且尽量给对方提供座位，因为人坐着时更容易控制情绪。不建议自己坐位而对方站立位进行沟通，其一会显得有失尊重；其二这种位置关系容易使对方形成强势姿态，不利于控制场面。另外，通常情况下 0.5~1.5 m 的距离是正常的社交距离，适合医患双方初次沟通。而 120° 左右的夹角方位更有利于双方坦诚交流。

（4）声音和语调 使用恰当的语调、语速和音量。在急诊抢救环境下，谈话往往会提高音量、加快速度。但是当讲话速度相当快时，声音必然会尖厉刺耳，也容易让人产生对方情绪不稳定的判断。而相对缓慢且镇定的语言表达，则会给人信心。另外，当降低语速时，声音会变得低沉，显得庄重。所以，试着下意识地"降低声音、放慢语速"进行交流。

（5）肢体接触 医务人员对患者实施医疗行为时，通常会有肢体接触。如果医方善于运用肢体接触，例如体格检查时手法轻柔，搀扶患者下床活动等，就能够传达对患者的关怀，快速建立信任，从而对患者治疗疾病、康复身心发挥直接、关键的作用。

4. 共情的能力 共情是一个心理学范畴的词汇，若明确共情的含义，需首先明确同理心与同情心的含义。同理心就是设身处地地理解对方的想法和感受，能站在对方的立场上处理问题。著名心理学家罗杰斯将其解释为能体验他人的精神世界，就好像那是自己的精神世界一样。这种将心比心看待对方、体验对方感受并做出恰当回应的技能被看作所有良好沟通的必备技能。但同理心不同于日常生活中所说的同情心。同情更多的是站在自己视角的情感反应。而同理心则包含较多理智的成分。两者都包含认知因素和情感因素，但两者包含这两种因素的比例不同。同理心和同情心存在重叠的部分，可理解为共情。

医务人员在沟通中应善于运用共情能力，让患者感到被关注、尊重、理解，从而更愿意与医生配合，有利于良好医患关系的建立，也有利于提高患者的依从性和治疗效果。

为了培养共情的能力，医生应做到：避免主观臆断，努力做到高层次的同理心反应；注意验证自己是否做到了共情；能够因人而异、适时适度地表达共情；善于运用口头和躯体语言表达共情。

三、急诊的风险防控能力

在临床工作中应注意防范暴力风险。这些风险可能演变成对人身安全产生威胁。早期识别与防范是基本的指导原则。绝大多数造成严重后果的暴力事件都有预兆征象，通过仔细甄别，采取措施可避免或减少伤害。因此，应以最大的可能将风险扼杀在摇篮里。

暴力风险往往起源于患方的极端不良情绪，如焦虑、恐惧、愤怒等。而愤怒情绪有着易变且强烈外显的特征，是临床工作中最需额外关注也相对较难应对的一类情绪反应。这就更需要掌握相应的预判和沟通技巧，防止事态向不可控的方向恶化发展。

当然，一切沟通的前提是确保自身安全。医生首先需要快速评估对方是否为可沟通对象，以及是否有潜在暴力行为倾向。临床工作中，确实会遇到完全丧失理智的患者或家属，这时尝试语言沟通并不明智。这种情况在急诊科较为常见，如醉酒的患者或家属，甚至可能碰到吸毒人员。此时需要与患者保持一定距离评估对方的精神状态，并且注意自己与逃生通道的位置关系，确保在他们有暴力倾向的情况下，医生能够很快离开，保护自己不被伤害。

当然上述情况属于极端案例，面对大多数有愤怒情绪的患者或家属，医生仍应尝试积极沟通，来缓和或化解负面情绪，让其与医生一起积极面对病痛。

与愤怒情绪的患方沟通，首先要了解愤怒情绪本身。愤怒是指需求受到抑制或妨碍，造成紧张的积累时产生的情绪体验。当我们分析这种情绪的产生时，需要特别留意一点，就是引起愤怒的直接元凶并不是某一事件本身。因为人的情绪不是由某一事件直接引起的，而是经受了这一事件的人对事件的不正确认识和评价，从而形成了某种信念，在这种信念的支配下，导致负面情绪的出现。这一观点在心理学上被称为"ABC"理论。A 代表某一事件，B 代表信念，C 代表情绪与行为。A 不会直接导致 C 的发生，而是通过中间的 B 起作用。因此，愤怒或随之而来的负面情绪往往反映了人们面对自己或亲人的疾病时所感到的无助和失去亲人或害怕失去亲人的悲伤。愤怒情绪通常表现出以下特征:情绪化,对治疗和服务不满意,带有敌意的认知和想象,带有攻击性的言语和行为。与有愤怒情绪的患方沟通,应针对以上几方面特征采取有效策略。

(一) 稳定自己和患者的情绪

首先管理好自己的情绪,保持冷静。始终提醒自己,行医的根本是在帮助他人解除痛苦,站在患者面前的目的是解决问题,所以在工作中尽量理智、专业地处理每一件事。使用平和的语言为对方消气。也可以通过言行表达出诚恳的解决问题的态度或采用幽默的口吻化解尴尬。总之,确保自己是沟通中情绪的控制和引导者。

(二) 倾听患者的抱怨

对于处于愤怒情绪中的患者或家属,在初始阶段,鼓励其倾诉,甚至在一定程度上让其发泄怒气,不要轻易打断他们。这样可以让对方体会到尊重,并且认为医生不是一个轻率自负的人。倾听的同时要善于观察和分析对方提供的信息,不断调整对整个事件的判断。切忌固执己见,被第一印象左右。如留意沟通对象受教育程度及沟通感受,留意其对疾病的认知程度和对交流的期望值,留意沟通对象的情绪状态等。

(三) 在共情的基础上表达

诚恳解释,耐心引导,要注意在共情的基础上沟通。经常对患者的痛苦情绪做出回应,包括言语上的回应以及肢体语言,如点头、眼神交流,表现出对其处境的关心及忧虑等。善于使用积极的语言,避免使用伤害性语言。

(四) 必要的致歉

接受批评要比强词夺理更有利于问题的解决,也容易化解患方的愤怒。如果能够诚心地表达歉意,并对其提出的问题表示感谢,可以让对方感到得到了重视,火气会有所减小。

(五) 随时回应患者的信息

在沟通过程中随时重视患者信息的反馈,确保完成闭环沟通。确定患者或家属对医生的解释认可,并最终在情绪上得到释怀。有时候,医生认为把事情说清楚了,但对方仍有疑虑或不明,这时如果单方面终止沟通,常常会使对方更加失望、愤怒,他们甚至会开始怀疑背后一定有阴谋,导致矛盾升级。

(六) 明确自己的权限范围

患者的有些诉求可以由医生处理,有些则是医务人员无法处理的。遇此情况应该向医院管理人员报告,让具有决定权的人员去解决,并向患方表示会积极配合。

(闰圣涛 张国强 赵 斌)

数字课程学习……

📚 教学 PPT　　　📹 微视频　　　📖 拓展阅读　　　📝 自测题

第二章

急诊医学教育与科学研究

▶▶▶ 第一节 急诊住院医师规范化培训 ◀◀◀

急诊医学是一门新兴的、多专业交叉的临床医学专业学科,它与临床各专科既密切关联,又有自身独特的理论体系和特殊的临床医疗范畴。其服务于任何急性病症(包括心理急症)和急性创伤等患者,专业涉及院前急救、院内急诊(救)、危重症监护等。急诊医学的特点之一是高度时效性,即在有限临床资料的情况下,用最短的时间、最快捷有效的方法挽救患者的生命,稳定病情,减轻患者的痛苦。因此,从事急诊医学专业的医师需要掌握更加宽泛的医学专业知识,学会应用各种紧急救援医疗技术和方法来挽救患者的生命。

一、急诊住院医师规范化培训的历史及概况

住院医师制度在国外已有100多年历史,欧美等国已建立比较完善和统一的住院医师培养、准入及管理制度。实践证明,这一制度的建立和实施对于规范临床医师的培养、准入和保证医师的基本临床技术水平和服务质量,满足居民健康需求和促进医学发展具有非常重要的作用。住院医师规范化培训通常包括普通专科医师培养和亚专科培训。医学生从医学院校毕业后,在某一医学专业领域(通常二、三级学科)接受以提高临床能力为主要目标的系统化、规范化的综合训练,使其达到从事某临床专科实践所需要的基本要求,能独立从事某一专科临床医疗工作。普通专科住院医师培训以医学二级学科为基础,以培养普通专科医师为目标(全科、普通内科),培训时间通常为3年。

二、部分国家认定的急诊住院医师培训特点

美国的急诊住院医师培训3年,有亚专科,包括为期1年的轮转期培训和在此基础上的专科培训,都称为住院医师培训,参加培训的医师统称为住院医师。在这个专科医师培养过程中,有两个重要的认证组织行使质量监控职能,分别是美国毕业后医学教育认证委员会(ACGME)和美国医学专业委员会(ABMS)。英国专科住院医师培训管理局(STA)负责保证英国毕业后专科医师培训标准的实施,定期评定和考核培训项目,视察培训基地。每一阶段培训结束,国家举行统一的考试,通过国家考试后方可获得资格证书,才能到医院竞聘相应等级的医师职位。法国急诊住院医师培养和准入的整个过程由教育部和卫生部联合管理,培训机构和培训项目要求以及培训岗位数也由教育部和卫生部共同制定。法国的医师培养是通过实行法制化和规范化的医学教育管理制度实现的,依现行的教育法,法国的高等医学教育分为三个阶段,最终成为全科医师或专科医师,整个过程需要8~10年(包括6年医学院本科教育)。不管是进入全科医师培训还是专科医师培训,住院医师培养阶段只是法定的高等医学教育体系的一个组成部分,

一个特殊的阶段。

共性:为本科毕业后进入专科住院培训,时间均为3年,无亚专科培训,培训时间分配大致为专科轮转与急诊科各一半,经过专科委员会考试合格即可执业。

三、我国急诊住院医师培训

我国急诊住院医师培训2002年在北京实施,2011年在全国开展,2013年将住院医师规范化培训与硕士研究生学位培养统一起来,为期3年。通过3年的规范化培训,使住院医师打好急诊科临床工作基础,能够学会正确的临床工作方法,准确采集病史,规范体格检查,正确书写病历,了解各轮转科室诊疗常规(包括诊疗技术)和临床路径。能以患者为中心,掌握急诊医师特殊的"四步(判断、处理、诊断、治疗)"临床思维模式,掌握急诊患者的病情分级、常见急症的鉴别诊断及各种常用的急救技术和方法,对常见急症进行基本正确的独立判断和快速诊治,并能够基本具备独立诊治常见危重症患者的能力;培训结束时,住院医师能够具有良好的人际沟通和独立从事急诊临床工作的能力。经过第一阶段理论和技能考试合格,发第一阶段培训合格证,如硕士学位研究生通过论文答辩可同时获硕士学位。

我国香港所有专科训练必须在学院认可的培训中心中进行。每个受训学员必须身处培训职位内受训。每个受训学员必须将其受训数据详列于个人受训记录册内,每6个月评估一次学员表现。急诊科考试分基础、中期及期末考试,首先要通过为期不短于20个月的基础训练方可参加考试,学员在中期考试合格后,才能进行高等训练。为公平起见,导师不能直接考核其训练的学员。考试通过率40%。我国台湾的急诊住院医师在专科医师训练中必须培养六大基本核心能力,包括病患照护(patient care)、专业知识(medical knowledge)、执业中学习与改进、人际沟通技巧、执业道德,以及结合医疗体系的执业方式。完成住院医师训练后,急诊医师可以选择在导师的指导下接受为期1~2年的次专长研究医师训练,成为急诊次专长领域的专门研究型人才。

四、急诊住院医师培训方法

所有接受急诊住院医师培训的人员均在国家或本省市卫生行政部门(卫生健康委员会)认证的三级甲等综合医院进行。本阶段为二级学科基础培训,采用以急危重症出现概率较高的临床科室轮转为主,同时兼顾其他相关专科。轮转的同时进行理论授课、模拟培训和临床带教的培训方法,加深住院医师对医学知识的理解,促进各门类知识的关联和应用。理论课程的设定以及临床科室的轮转着重于急诊医学相关知识和学科,规范地书写病历,认真填写《住院医师规范化培训登记手册》;参与见习/实习医生和住院医师的各临床专科临床教学工作。

临床科室轮转总体安排为:急诊科[含急诊危重症监护室(EICU)]轮转时间为15个月,其他急诊医学相关学科轮转17个月,机动1个月。详细安排见表1-2-1。

表1-2-1 急诊科住院医师培训临床轮转安排表

轮转科室		时间(个月)
内科	呼吸内科/呼吸监护室(RCU)	2
	心血管内科/心脏监护室(CCU)	2
	神经内科	1
	消化内科	1
	其他(血液、内分泌、肾病内科等)	1
感染科		1
麻醉科		1
急诊科(含EICU 3~4个月,院前急救0.5个月)		15

续表

轮转科室		时间(个月)
综合重症监护室(ICU)		2
外科	普通外科	1
	创伤外科或骨科	1
	神经外科	1
	心胸外科	1
妇产科(急诊)		1
影像科(以放射为主)		1
机动	(可选择输血科、儿科、皮肤科等)	1
合 计		33

五、培训内容与要求

在各学科轮转中,要努力学习和掌握各学科的临床思维、工作方法,并学习与急诊医学密切相关的常见病症的诊疗技术;熟悉和了解各专科特殊疾病和诊疗技术。

六、急诊住院医师应具备的能力

(一)临床思维能力

作为急诊医师在接诊与处置急诊患者时,不同于其他专科医师,首先要对急诊患者的病情进行简单的病史询问及生命体征(如体温、血压、呼吸、心率、意识、血氧饱和度)的测量,对病情进行识别,评估有无生命危险,是否需要紧急救治,及早进行早期合理处置,稳定生命体征,为进一步明确诊断、治疗创造条件。在患者稳定后要反复评估,注意新发的症状,对于老年人或慢性疾病的急性发作要注意在慢性疾病中发现恶化因素。对于一般疾病要注意识别潜在的问题作为引爆点,注意跟踪患者的检查结果,注意判断干预措施的得与失。

(二)科研思维能力

临床是科研思路的源泉,实践灵感往往是在临床诊治疾病中不经意出现的,瞬时即逝。在实践中发现问题,分析问题,寻找方法解决,会有新的意外发现。医师在临床中发现问题,形成科研思路,再通过基础实验解决这些问题,将成果应用到临床实践,医学才得以发展。临床医师要有批判性思维能力、对复杂问题的逻辑推理能力、流畅书面表达能力。

(三)人文关怀及沟通能力

医学不同于其他自然科学:它既是科学,也是艺术,还与人文密切相关,曾有人说,在科学范围内,没有哪门学科比医学还与人密切相关的了。这是因为医学服务的对象是人,而且是生病的人。因此,对医生的要求不但需技术精湛,而且要富有同情心、怜悯心,对患者要充满爱意、关怀,让患者感到温暖。古语云:德近佛者,才近仙者方为医。同时,医生也应有良好的沟通技巧,这涉及语言、对患者家庭人员的尊重,用非常通俗易懂的语言将病情与家属讲清楚,避免造成误解。

小结

作为一名优秀的急诊医师,应具备以下条件:思维敏捷,不三心二意,求知若渴,不妄自菲薄,心底柔和,精神饱满,不拒人千里,端庄得体,沉着冷静,知而后用,重誉轻财,善抓机遇,以患为本,实事求是,不固执己见,一视同仁。

住院医师培训是培养具有临床能力的好医生的必由之路,在我国才刚刚开始,因此要在借鉴国外经验的同时,结合我国具体国情制定我国急诊住院医师培训规则。通过一半专科,一半轮转,重点是通过亲自管理患者,在临床思维、人文医患沟通、病史采集、体格检查、临床技术操作等方面得到全面训练,成为一名合格的急诊医师。

(李春盛)

▶▶▶ 第二节　急诊医学科学研究与研究生培养 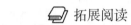 ◀◀◀

数字课程学习……

 教学 PPT　　　 微视频　　　拓展阅读　　　自测题

第二篇
急诊常见症状

第一章

发　热

一、概述

发热（fever）是指机体在内、外致热原作用下，或各种原因引起的体温调节中枢功能障碍时，体温升高超出正常范围。发热见于各种全身性和局部性感染以及非感染性疾病，是内科急诊中最常见的症状。一般而言，腋下、口腔或直肠内温度分别超过37℃、37.3℃和37.6℃，可诊断为发热。发热按照程度可分为：①低热：37.3~38℃；②中度发热：38.1~39℃；③高热：39.1~41℃；④超高热：41℃以上。

二、病因与发病机制

（一）病因

发热的病因很多，临床可分为感染性发热和非感染性发热两大类，感染性发热较为多见。

1. 感染性发热　各种病原体包括细菌、病毒、支原体、衣原体、立克次体、螺旋体、真菌、寄生虫等引起的感染，不论是急性、亚急性或慢性，全身性或局部性，均可出现发热。

2. 非感染性发热　主要有下列几类病因：①血液病：如白血病、恶性组织细胞病、淋巴瘤等。②变态反应性疾病：如风湿热、血清病、药物热、溶血反应等。③结缔组织疾病：如系统性红斑狼疮、硬皮病、皮肌炎、结节性多动脉炎和类风湿关节炎等。④血栓及栓塞疾病：如心肌梗死、肺梗死、脾梗死和肢体坏死等，通常称为吸收热。⑤内分泌代谢疾病：如甲状腺功能亢进症、痛风、甲状腺炎和重度脱水等。⑥颅内疾病：如脑出血、脑震荡、脑挫伤等，为中枢性发热。癫痫持续状态可引起发热，为产热过多所致。⑦恶性肿瘤：各种恶性肿瘤均有可能出现发热。⑧皮肤病变：皮肤广泛病变致皮肤散热减少而发热，见于鱼鳞癣、广泛性皮炎等。慢性心力衰竭使皮肤散热减少也可引起发热。⑨物理及化学性损害：如中暑、内出血、骨折、大手术术后、大面积烧伤及重度催眠药中毒等。⑩自主神经功能紊乱：由于自主神经功能紊乱，影响人体正常的体温调节过程，使产热大于散热，体温升高，多为低热，常伴有自主神经功能紊乱的其他表现，属于功能性发热范畴。常见的功能性低热有：原发性低热、夏季低热、生理性低热、感染治愈后低热。

（二）发病机制

人体在正常情况下产热和散热保持动态平衡，若产热增加或散热减少，则出现发热。

1. 致热原性发热　致热原包括外源性和内源性两大类。

（1）外源性致热原　包括各种微生物病原体及其产物、抗原抗体复合物、炎性渗出物及无菌性坏死组织、某些类固醇物质、淋巴细胞激活因子、多糖体成分及多核苷酸等。外源性致热原多为大分子物质，不能通过血脑屏障直接作用于体温调节中枢，而是通过激活血液中的中性粒细胞、嗜酸性粒细胞和单核吞噬细胞系统，使其产生并释放内源性致热原产生发热。

（2）内源性致热原　又称白细胞致热原，包括肿瘤坏死因子、白细胞介素和干扰素等。一方面可通过血脑屏障直接作用于下丘脑体温调节中枢,使体温调定点上升,通过垂体内分泌因素使代谢增加或通过运动神经使骨骼肌阵挛,使产热增多;另一方面可通过交感神经使皮肤血管及竖毛肌收缩,停止排汗,散热减少,产热大于散热,体温升高引起发热。

2. 非致热原性发热 常见于以下几种情况:①引起产热过多的疾病,如甲状腺功能亢进、癫痫持续状态等。②引起散热减少的疾病,如心力衰竭、广泛性皮肤病变等。③体温调节中枢直接受损,如脑出血、炎症、颅脑外伤等。

三、急诊诊治路径

(一) 初步评估与急救

对生命体征稳定的低热和中等程度发热,应在动态监测体温的同时,积极查找病因;对高热和超高热应在查找病因的同时,予以积极降温和对症处理,以稳定病情并缓解患者的痛苦。

患者出现呼吸窘迫、血流动力学不稳定、神志改变等危及生命的症状与体征时,应立即实施监护、气道管理、建立静脉通路、补液以及氧疗,必要时予以呼吸机支持治疗。发热患者应动态监测体温,一旦出现超高热,应以最快速度降低中心体温、代谢率,打断超高热引起的恶性循环,同时防治各种并发症。

降温的主要方法包括:①物理降温:一般可用冷毛巾湿敷额部,可每 5~10 min 更换,或用冰袋置于额、枕后、颈、腋下和腹股沟处降温,或用 25%~50% 酒精擦浴。或头置冰帽、冷盐水洗胃、冰水灌肠,或将患者置于空调房内(使室温维持在 27℃ 左右)。应根据具体条件选用。②药物降温:视发热程度可采用口服或肌内注射解热镇痛药。常用的口服解热镇痛药有阿司匹林(0.3~0.6 g/ 次)、布洛芬(0.2~0.4 g/ 次)、对乙酰氨基酚(0.3~0.5 g/ 次)等。常用的注射用解热镇痛药有:赖氨匹林(阿司匹林赖氨酸盐,0.9~1.8 g/ 次)、精氨酸阿司匹林(0.5~1.0 g/ 次)、对乙酰氨基酚(0.15~0.25 g/ 次)、复方氨林巴比妥注射液(1 支/ 次)等。高热者病情需要时可短期应用糖皮质激素,如地塞米松 5~10 mg 静脉注射或肌内注射,或地塞米松 12~20 mg/d 或氢化可的松 300~600 mg/d 静脉滴注。

(二) 临床表现

1. 病史 发热的规律、热度、时限、热型等对诊断有重要价值。

(1) 起病方式 急性感染性疾病起病多较急骤,常有疲劳、受凉、外伤或进食不洁食物等病史,发热前有明显寒战者,多属化脓性细菌感染或疟疾;而一般非感染性发热,以及伤寒、结核、立克次体和病毒感染多无寒战。

(2) 发热的分期与分型 发热临床经过一般分为以下 3 期。

1) 体温上升期 可表现为疲乏、不适感、肌肉酸痛、皮肤苍白、无汗、干燥、畏寒或寒战等症状。体温上升有两种形式:①骤升型:体温在数小时内达到 40℃ 以上,常伴有寒战,多见于急性肾盂肾炎、细菌性肺炎、疟疾等。②缓升型:体温于数日内缓慢上升达到高峰,常见于伤寒、结核、布鲁氏菌病等。

2) 高热持续期 此时体温已达高峰,表现为皮肤潮红而灼热,呼吸加快加强,可有出汗。此期可持续数小时、数天或数周。其热型(体温曲线)可表现为:①弛张热:体温在 39℃ 以上,波动幅度大,24 h 体温波动范围超过 2℃,最低时一般仍高于正常水平。见于脓毒症、重症结核、风湿热、化脓性炎症(如肝脓肿)等。②稽留热:体温持续于 39~40℃ 达数天或数周,24 h 体温波动范围不超过 1℃。见于大叶性肺炎、斑疹伤寒、伤寒等。③间歇热:高热期与无热期交替出现。体温波动幅度可达数度。无热期(间歇期)持续一天至数天,反复发作。见于急性肾盂肾炎、局限性化脓性感染、疟疾等。④波状热:体温逐渐升高达 39℃ 或以上,数天后逐渐下降至正常水平,数天后又逐渐升高,如此反复多次,常见于恶性淋巴瘤、布鲁氏菌病等。⑤回归热:体温骤升至 39℃ 以上,持续数天后又骤降至正常水平,高热期与无热期各持续若干天,即规律地互相交替一次。见于霍奇金病、回归热、周期热等。⑥不规则热:发热持续时间不定,变动无规律,可见于感染性心内膜炎、肺结核等。

3) 体温下降期 由于机体的防御功能以及适当的治疗,疾病得到控制,体温恢复正常。体温下降的方式有两种:①骤降:体温于数小时内迅速降至正常,有时可低于正常,常伴有大汗。常见于急性肾盂肾炎、肺炎、疟疾及输液反应等。②渐降：体温于数天内逐渐降至正常。如风湿热、伤寒等。

（3）重视发热的伴随症状 在询问病史时，应当重视具有定位意义的伴发的局部症状，以便确定主要病变在哪个系统。如发热伴有鼻塞、流涕、咳嗽、咽痛，而一般情况良好者，多为上呼吸道感染；若有胸痛、咳铁锈色痰和呼吸困难，则多为下呼吸道感染，如肺炎。发热伴有恶心、呕吐、腹痛、腹泻者，多考虑急性胃肠道炎症。发热、黄疸伴右上腹疼痛应注意胆系感染。发热伴有腰肋部疼痛及尿频、血尿、脓尿者，多为尿路感染。发热伴神经系统症状，如头痛、呕吐、惊厥、昏迷、脑膜刺激征等则表示病变在中枢神经系统，应考虑各种脑膜炎、脑炎、急性脑卒中、中暑等。发热伴有明显关节痛或关节炎症状者，多考虑风湿热等结缔组织病。依此类推。

除上述病史外，还应重视流行病学资料，如患者来自地区、年龄、性别、职业、发病季节、接触感染史、旅游史等，尤其是传染病的流行病学史非常重要。如静脉注射毒品成瘾者的发热待查以患获得性免疫缺陷综合征（AIDS，简称艾滋病）或者合并机会性感染的可能性较大，布鲁氏菌病多见于从事畜牧业人群。

2. 体格检查 遇急重发热患者，应首先监测脉搏、呼吸、血压等重要生命体征，并快速进行全面体格检查，重点检查皮肤、黏膜有无皮疹、瘀点以及肝、脾、淋巴结肿大等。发热伴有感染性休克时，患者面色青灰，脉细速，血压下降或测不出，见于暴发型流行性脑脊髓膜炎、休克型肺炎、脓毒症、中毒性菌痢、流行性出血热等。

（1）面容 一般急性感染多呈急热面容。斑疹伤寒、恙虫病、流行性出血热患者常呈醉酒样面容。伤寒、副伤寒者常表情淡漠，即所谓"伤寒面容"。猩红热患者见口周苍白。急性白血病、恶性组织细胞病和再生障碍性贫血常因贫血而呈面色苍白。发热伴面部蝶形红斑是系统性红斑狼疮（SLE）的特殊体征。麻疹患者常见眼睑水肿、结膜充血、分泌物增多等。口唇疱疹可见于大叶性肺炎、流行性感冒、流行性脑脊髓膜炎、大肠埃希菌脓毒症、间日疟等。

（2）皮肤特征 注意有无皮疹及出血点。皮肤多汗可见于结核病、脓毒症、风湿热、恶性淋巴瘤。皮疹见于药物热、风湿热、结节性红斑、渗出性红斑、血清病等。皮肤发疹可见于猩红热、风疹、麻疹、斑疹伤寒、伤寒、水痘、恙虫病、传染性单核细胞增多症、红斑狼疮、急性皮肌炎、丹毒等，根据其特征性皮疹及出疹日期可对急性发疹性传染病做出诊断。出血性皮疹或有出血倾向常提示重症感染或血液病，前者包括脓毒症、感染性心内膜炎、流行性脑脊髓膜炎、重型肝炎、流行性出血热、登革热和钩端螺旋体病等，后者包括白血病、恶性组织细胞病和急性再生障碍性贫血等。发热伴皮肤黄染（黄疸）要注意胆道感染、重型肝炎、急性溶血、钩端螺旋体病等。皮肤或软组织有化脓性病灶，常提示为发热原因或脓毒症的来源。发生于掌跖的皮疹常可以缩小鉴别诊断的范围，如落基山斑点热、手足口病、二期梅毒、感染性心内膜炎、奈瑟菌感染及 SLE 等均可以见到较为特殊的掌跖部皮疹。

（3）脾大 发热伴脾大见于脓毒症、病毒性肝炎、伤寒、黑热病、感染性心内膜炎、疟疾、血吸虫病、布鲁氏菌病、淋巴瘤、白血病、恶性组织细胞病等。

（4）淋巴结肿大 全身性淋巴结肿大是原发性淋巴组织病变或全身性感染的病征，如伴不规则发热，应注意传染性单核细胞增多症、急性淋巴细胞白血病、恶性组织细胞病、结核病等；如伴周期发热，是霍奇金病的临床特征。局部淋巴结肿大常提示局部有急性炎症，如下肢感染可有腹股沟淋巴结肿大，口腔和咽部感染常有下颌下淋巴结肿大等。但也有例外，如急性出疹性发热伴耳后、枕骨下淋巴结肿痛，提示风疹的诊断。对增大淋巴结的组织病理学检测可能有助于疾病的诊断。

（5）胸部体征 如闻及肺部干湿啰音或实变体征等，应考虑呼吸系统感染；发热伴心包摩擦音或心包积液体征，常提示心包炎；发热伴有栓塞、心脏杂音，尤其是原有器质性心脏病心脏杂音发生明显改变时，应注意感染性心内膜炎。而急性心肌炎常表现为发热与心率不成比例，心率增快常超过发热程度。

（6）肌肉与关节 发热伴有肌肉疼痛见于许多传染病，一般无特殊意义，但如果腓肠肌剧烈疼痛甚至不能站立或行走，常提示钩端螺旋体病。局部肌肉疼痛伴发热与白细胞增多，须检查有无深部脓肿，尤其注意药物肌内注射引起的无菌性脓肿。发热伴多关节肿痛，常为各种关节炎所致，如化脓性、变态反应性和脓毒性等，而结核性与淋病性关节炎常侵犯单个大关节。

3. 辅助检查 对发热患者完善辅助检查须掌握检查目的,以简便快捷为原则。常用辅助检查包括:①血、尿、便常规检查。②血清学检查,如肥达试验、外斐反应、钩端螺旋体病的凝集溶解试验,系统性红斑狼疮的抗核抗体试验,流行性乙型脑炎(简称乙脑)的补体结合试验等。③血或骨髓培养,对伤寒、副伤寒、细菌性心内膜炎、脓毒症等疾病的病原诊断具有决定性意义。④活体组织检查,如肝穿刺活组织检查、淋巴结以及皮损与皮下结节活体组织检查等。骨髓检查对恶性组织细胞病、白血病等具有决定性诊断价值。⑤X线、CT与MRI检查,CT与MRI检查对诊断膈下、骨盆内与腹腔深部隐蔽性脓肿,尤其对发现腹膜后病灶(如脓肿、血肿、淋巴瘤等)有重要价值。⑥超声检查,对疑有感染性心内膜炎和急性渗出性心包炎患者,可行超声心动图检查。腹部超声检查适用于疑有腹腔内占位性病变、肝胆道结石、肝脓肿及尿路结石、肾脓肿等患者。

(三)常见发热相关疾病的诊治要点

发热治疗的根本是针对病因治疗。

1. 感染性发热 对早期感染性发热,经验性应用抗菌药物是有益的。一般来讲,若有明确的病原菌感染,应选择覆盖特定病原菌感染的窄谱抗菌药物;若不明确,则可选择覆盖革兰氏阳性和革兰氏阴性需氧菌、厌氧菌的广谱抗菌药物。

2. 非感染性发热 对于非感染性发热,在对症支持治疗的同时,应积极治疗引起发热的疾病。

3. 诊断性治疗 当发热病因一时难以查明时,在不影响进一步检查的情况下,可按可能性较大的病因进行诊断性治疗(如疑阿米巴性肝脓肿,行抗阿米巴治疗;疑疟疾,可试用氯喹;疑结核病,行抗结核治疗),期望获得疗效的同时做出临床诊断。诊断性治疗宜选用疗效确切、特异性强及安全性大的治疗药物,剂量充足并完成整个疗程,无特殊原因不得随便更换治疗药物。

四、注意事项

1. 发热不一定是感染性疾病引起,临床上不能盲目滥用抗菌药物。

2. 发热是一个病因较为复杂的症状,而不是一种疾病,是机体对于致病因子的一种全身性代偿反应。发热的治疗包括正确使用物理降温和解热镇痛药,合理应用抗菌药物等。对于急性发热,需要快速评估病情,密切监测生命体征。出现危及生命的症状与体征时,尽早收入监护病房。

3. 发热患者中有部分具有呼吸道或者消化道传染性,早期预检分诊发热患者进入发热门诊、隔离病房,有助于减少传染病的医源性传播和流行。对于法定传染病,医务人员有责任、有义务严格按照我国传染病防治法进行疫情报告,并切实做好患者隔离和医务人员防护工作。

(康 健)

数字课程学习……

教学PPT　　微视频　　拓展阅读　　自测题

第二章

呼 吸 困 难

一、概述

呼吸困难是指患者主观上感到空气不足、呼吸费力或不适，客观上表现为呼吸费力，严重时可出现张口呼吸、鼻翼扇动、端坐呼吸甚至发绀，呼吸肌参与呼吸运动，并可有呼吸频率、深度与节律的改变。《呼吸困难诊断、评估与处理的专家共识 2014》将呼吸困难定义为：患者的某种不同强度、不同性质的空气不足、呼吸不畅、呼吸费力及窒息等呼吸不适感的主观体验，伴或不伴呼吸费力表现，如张口呼吸、鼻翼扇动、呼吸肌辅助参与呼吸运动等，也可伴有呼吸频率、深度与节律的改变，患者的精神状况、生活环境、文化水平、心理因素及疾病性质等对其呼吸困难的描述具有一定影响。

呼吸困难为心肺疾病患者住院和死亡的原因之一，病因涉及呼吸、循环、消化、神经、血液、精神等多个系统，且患者因不耐受搬动、体位受限、辅助检查相对困难，在临床诊治中常发生误诊，故提高呼吸困难诊断与处理水平十分重要。

二、病因与发病机制

(一) 病因

1. 按病因可将呼吸困难分为肺源性呼吸困难、心源性呼吸困难、神经精神性呼吸困难、中毒性呼吸困难和系统性疾病所致呼吸困难。

(1) 肺源性呼吸困难

1) 气道阻塞　喉与气管、支气管疾病，如炎症、肿瘤、异物、气管受压、支气管哮喘、慢性阻塞性肺疾病（chronic obstructive pulmonary disease，COPD）等。

2) 肺部疾病　肺炎、肺脓肿、肺不张、弥漫性肺间质纤维化、急性呼吸窘迫综合征等肺部疾病。

3) 肺部血管疾病　肺栓塞。

4) 胸壁、胸廓与胸膜疾病　胸腔积液、气胸、胸膜广泛粘连增厚、胸廓畸形与外伤等。

(2) 心源性呼吸困难

1) 心力衰竭　冠状动脉粥样硬化性心脏病（简称冠心病）、心肌炎、高血压、心肌病、风湿性心脏病、肺动脉高压、心律失常等多种原因引起的左心衰竭、右心衰竭及全心衰竭。

2) 心包疾病　心脏压塞、缩窄性心包炎等。

(3) 神经精神性呼吸困难

1) 颅脑疾病　如脑血管病、颅脑外伤、颅脑肿瘤及感染性疾病等。

2) 神经肌肉疾病　如重症肌无力、脊髓灰质炎、多发性神经炎、破伤风等。

3) 精神心理疾病　如抑郁症、癔症等。

（4）中毒性呼吸困难

1）农药中毒　如有机磷中毒、百草枯中毒等。

2）镇静催眠药中毒　如苯二氮䓬类药物中毒、巴比妥类中毒等。

3）化学物质中毒　如一氧化碳中毒、亚硝酸盐中毒、氰化物中毒等。

（5）系统性疾病所致呼吸困难　贫血、甲状腺功能亢进症（简称甲亢）、糖尿病酮症酸中毒、代谢性酸中毒、休克、脓毒症、慢性肝肾疾病等。

2. 呼吸困难病因鉴别诊断见表 2-2-1。

表 2-2-1　呼吸困难病因鉴别诊断

病变系统	危急症	急症	非急症
肺	气道阻塞	自发性气胸	胸腔积液
	肺栓塞	支气管哮喘	肺癌
	非心源性肺水肿	肺源性心脏病	肺炎
	超敏反应	误吸性肺炎	慢性阻塞性肺疾病
	通气障碍		
心脏	肺水肿	心包炎	先天性心脏病
	心肌梗死		心脏瓣膜病
	心脏压塞		心肌病
腹部		机械性干扰	妊娠
		低血压、脓毒症	腹水、肥胖症
神经精神性			过度通气综合征
			躯体障碍
			惊恐发作
代谢/内分泌	毒物摄入	肾衰竭	高热
	糖尿病酮症酸中毒	电解质紊乱	甲状腺疾病
		代谢性酸中毒	
感染	会厌炎	肺炎	肺炎（轻症）
创伤	张力性气胸	闭合性气胸、血胸	肋骨骨折
血液学	一氧化碳中毒	贫血	
神经肌肉	脑血管意外	多发性硬化	肌萎缩侧索硬化
	颅内创伤	吉兰-巴雷综合征	多发性肌炎
	有机磷中毒	蜱麻痹	卟啉病

（二）发病机制

1. **肺源性呼吸困难**　各种原因如呼吸道阻塞、肺实质病变、胸廓运动障碍等引起肺通气功能障碍、肺通气血流比例失调、弥散功能障碍，从而导致呼吸困难。

2. **心源性呼吸困难**　左心衰竭所致呼吸困难主要是肺循环淤血引起肺间质水肿弥散功能障碍、肺泡张力增高兴奋呼吸中枢、肺泡弹性降低肺通气量减少所致；右心衰竭所致呼吸困难主要是体循环淤血血氧含量降低、酸性代谢产物增多刺激呼吸中枢，以及肝大、胸腔积液、腹水限制呼吸运动等所致。

3. **神经精神性呼吸困难**　颅脑疾病时，脑水肿颅内压增高，脑供血减少，抑制呼吸中枢，可引发呼吸困难;神经肌肉疾病时,呼吸肌运动障碍致肺通气功能下降而出现呼吸困难;神经精神因素可导致呼吸频率加快、过度通气引起呼吸困难。

4. 中毒性呼吸困难 中毒可直接抑制呼吸中枢,使呼吸运动减弱,肺通气功能障碍导致呼吸困难;一氧化碳中毒时一氧化碳与血红蛋白形成碳氧血红白,亚硝酸盐中毒时血红蛋白转变为高铁血红蛋白,导致血红蛋白失去携氧能力。

5. 系统性疾病所致呼吸困难 贫血时红细胞携氧减少,血氧含量减低,组织供氧减少出现呼吸困难;酸中毒、休克时刺激呼吸中枢,呼吸加快出现呼吸困难。

三、急诊诊治路径

(一) 初步评估与急救

1. 初步评估 对任何呼吸困难者应首先评估患者是否存在紧急症状及生命体征是否平稳,查找濒临呼吸衰竭的临床表现,如出现心动过速(>120 次 / min)、呼吸急促(>35 次 / min)、血氧饱和度降低、血压降低、端坐呼吸、喉鸣音,呼吸肌参与呼吸,说话费力,躁动不安,发绀则提示存在明显缺氧状态,呼吸不规则则提示即将发生呼吸停止。

2. 急救处理措施

(1) 吸氧与通气 先使用鼻导管或面罩吸氧,同时监测血氧饱和度、呼吸频率,若给氧后,呼吸困难不能缓解,血氧饱和度不能维持或呼吸频率大于 35 次 / min,开始机械通气。

(2) 体位 呼吸困难时平卧困难,取坐位或半坐位。

(3) 生命体征监测 监测血压、心率、呼吸、经皮脉搏氧饱和度等。

(4) 建立静脉通路 保持静脉通路开放,开始输注维持液。

(5) 对症处理 包括对气道梗阻及时解除梗阻、张力性气胸紧急排气、急性心脏压塞紧急穿刺等。

(二) 临床表现

患者生命体征平稳后,进行全面的诊断检查。

1. 病史与症状 要全面详细地询问病史,主要包括呼吸困难的特征、诱因、加重因素、起病时间、持续时间、缓解因素及伴随症状、既往史等。

(1) 起病缓急

1) 发作性呼吸困难 指突然发生,有明确的发病时间点的呼吸困难,见于上呼吸道梗阻、支气管哮喘急性发作、自发性气胸、急性呼吸窘迫综合征、心脏破裂等。

2) 急性呼吸困难 指在短时间内发生,病程 3 周以内的呼吸困难,见于肺炎、急性左心衰竭、肺血栓栓塞、积液量迅速增大的胸腔积液或心包积液、急性呼吸窘迫等。

3) 慢性呼吸困难 指在较长时间内缓慢发生,病程持续 3 周以上的呼吸困难,见于慢性阻塞性肺疾病、肺间质纤维化、肺部肿瘤、肺源性心脏病、慢性心力衰竭、胸腔或心包积液、贫血、神经肌肉疾病等。

(2) 体位变化 端坐呼吸见于左心衰竭、慢性阻塞性肺疾病、神经肌肉性疾病等,有时端坐呼吸就是神经肌肉疾病导致横膈无力的最早症状;夜间阵发性呼吸困难常见于左心衰竭,但亦可见于慢性阻塞性肺疾病;劳力性呼吸困难见于慢性阻塞性肺疾病,亦见于心脏功能障碍或腹压增高。

(3) 呼吸困难的特点

1) 吸气性呼吸困难 表现为吸气费力、喘鸣,吸气期延长,吸气运动增强,呼吸频率基本不变或减慢,吸气时胸骨、锁骨上窝及肋间隙凹陷,即三凹征,常见于气管上段及咽喉部的阻塞性疾病(如急性喉头水肿、气道异物或肿瘤)。

2) 呼气性呼吸困难 表现为呼气费力、呼气缓慢,呼气期延长,呼气运动增强,常见于小支气管阻塞性疾病(如支气管哮喘、肺气肿)。

3) 混合性呼吸困难 表现为吸气期及呼气期均有呼吸困难,常见于气道中、下段或上、下呼吸道同时患有阻塞性疾病,如喉气管支气管炎。

（4）伴随症状

1）发热　提示肺炎、胸膜炎、心包炎、咽后壁脓肿及会厌炎。

2）胸痛　提示心肌梗死、气胸、肺栓塞、肺炎、胸膜炎、肺癌等。心肌梗死为内脏性疼痛,其他为胸膜性疼痛。

3）咳嗽　咳大量粉红色或白色泡沫痰提示急性左心衰竭或有机磷农药中毒,咳铁锈色痰提示大叶性肺炎,咳大量脓痰提示肺脓肿,咳白色黏痰或黄痰提示肺部感染等。

4）咯血　提示支气管肺癌、肺梗死、大叶性肺炎、空洞性肺结核、二尖瓣狭窄、肺脓肿。

5）腹痛　提示坏死性胰腺炎及其他继发性腹膜炎。

6）意识障碍　提示肺性脑病、重症肺炎、代谢性酸中毒、急性中毒等。

7）心因病史　提示癔症。

2. 体格检查

（1）生命体征　呼吸急促提示肺炎、气胸,呼吸减弱提示颅内损伤、药物或毒物摄入,心动过速提示肺栓塞、胸部创伤,低血压提示张力性气胸,发热提示肺炎。

（2）一般情况　消瘦提示结核、肿瘤,肥胖提示睡眠呼吸暂停综合征,情绪异常、焦虑、神经质提示精神心理因素所致呼吸困难。

（3）皮肤/指甲　杵状指提示慢性缺氧、心内分流或肺血管畸形,皮肤结膜苍白提示贫血,肌肉萎缩提示神经肌肉性疾病,挫伤青肿提示胸壁疾病、血小板减少症、长期服用糖皮质激素或抗凝血药,皮下气肿提示肋骨骨折、气胸、气管支气管破裂,荨麻疹、皮疹提示过敏、感染等。

（4）颈部查体　颈静脉扩张提示右心衰竭、心包积液,喉鸣音提示上呼吸道水肿/感染、异物堵塞、创伤、超敏反应,气管移位提示大量胸腔积液、积气,肺不张,纵隔肿瘤等。

（5）肺部查体

1）呼吸频率和呼吸深度　呼吸浅快见于呼吸肌麻痹及肺部疾病（如广泛肺炎、大量胸腔积液、气胸）,呼吸深快常见于糖尿病酮症酸中毒、尿毒症酸中毒。

2）肺泡呼吸音　减弱可见于气胸、胸腔积液,肺泡呼吸音增强可见于发热、贫血、酸中毒、代谢亢进。

3）啰音　局限性湿啰音提示局部病灶（如肺部炎症、肺结核、支气管扩张、肺脓肿）,两侧肺底部湿啰音见于心功能不全,肺尖部湿啰音多见于肺结核,双肺弥漫性湿啰音见于急性肺水肿、支气管肺炎、慢性支气管炎等。局限性干啰音可见于支气管内膜结核、支气管异物等,弥漫性干啰音见于慢性支气管炎、支气管哮喘和心源性哮喘等。

（6）心脏查体　心浊音界增大提示心包积液,心浊音界移位提示大量胸腔积液和气胸,心音遥远提示心包积液。

（7）神经系统　对称性肌无力提示神经肌肉疾病,腱反射低下提示低钾血症。

3. 辅助检查

（1）血常规　可发现感染性疾病及贫血。

（2）肝肾功能　可确定肝肾疾病。

（3）电解质　可发现电解质紊乱及酸中毒。

（4）血气分析　可确定是否缺氧及缺氧程度,作为给氧或机械通气的依据。

（5）心电图　可发现心脏疾病或肺动脉高压。

（6）心肌损伤标志物及 D- 二聚体　可发现心肌缺血或肺栓塞,脑钠肽可鉴别肺源性呼吸困难与心源性呼吸困难。

（7）胸部 X 线、CT 检查　可发现心肺疾病,怀疑肺栓塞时,可行肺动脉 CT 血管成像（CTA）检查。

（8）超声心动图　可确定心包、心内结构异常及心功能异常。

（三）常见呼吸困难相关疾病的诊治要点

1. 急性上呼吸道阻塞 患者有异物吸入或呛咳史，表现为突然出现的呼吸困难，患者烦躁不安，表情痛苦，可有发作性咳嗽、声嘶、喉鸣、发绀及三凹征，听诊可在喉部或大气道闻及吸气相哮鸣音。多见于咽喉部感染（会厌炎等）、气道异物、气道分泌物潴留、喉水肿等。

处理：根据不同病因采取针对性的急救措施，迅速解除梗阻，恢复气道通畅。

2. 急性重症哮喘发作 表现为端坐前倾位，呼吸急促，喘鸣，焦虑或烦躁，大汗，仅能说一两个字，连不成句子。查体精神状态差，疲乏无力，烦躁或嗜睡，呼吸浅快，呼吸频率常≥30 次 / min，心动过速，心率≥120 次 / min，可见三凹征，出现发绀提示急性重症哮喘。听诊可闻及双肺弥漫性哮鸣音，如出现哮鸣音消失，提示哮喘严重。动脉血气分析 PaO_2<60 mmHg，$PaCO_2$>45 mmHg，提示出现呼吸衰竭，为急性重症哮喘，$PaCO_2$ 进一步升高，可能需要气管插管、呼吸机辅助通气。

处理：吸氧、短效 β_2 受体激动药、异丙托溴铵、全身糖皮质激素、茶碱，纠正水、电解质紊乱和酸中毒等。当出现意识进行性恶化或呼吸困难进行性加重，自主呼吸微弱甚至停止时，为气管插管机械通气的绝对适应证。

3. 慢性阻塞性肺疾病急性加重 表现为呼吸困难加重，常伴有咳嗽、咳痰加重，喘息、胸闷加重，有时会伴随发热、心动过速，二氧化碳潴留严重者可出现肺性脑病，意识障碍。肺部查体可见桶状胸，呼吸运动减弱，听诊呼吸音减弱，呼气相延长，可闻及哮鸣音，合并感染时可有湿啰音。

处理：氧疗、抗生素、支气管扩张药、糖皮质激素、机械通气，其他治疗措施包括补充液体和电解质，补充营养，排痰治疗等。

4. 肺炎 常见症状为咳嗽、咳痰，痰为脓性痰或血痰，伴或不伴胸痛，多数伴有发热，严重者可有呼吸困难，呼吸窘迫。肺部听诊可有湿啰音。外周血白细胞计数升高，X 线影像学可见边缘模糊的片状或斑片状浸润影。

处理：抗感染治疗及对症、支持治疗。重症肺炎可辅助雾化、体位引流、氧疗，维持水、电解质及酸碱平衡，营养支持，出现呼吸衰竭应及时进行机械通气。

5. 急性肺栓塞 主要表现为不明原因的呼吸困难、胸痛、晕厥、咯血等，常伴有下肢深静脉血栓形成的临床表现，如患肢肿胀、周径增大、疼痛或压痛等。心电图表现为窦性心动过速，右束支传导阻滞，还可出现房性心律失常，典型的心电图表现为 $S_1Q_{III}T_{III}$ 改变。超声心动图可发现肺动脉近端或右心腔的血栓。动脉血气分析提示低氧血症及低碳酸血症。血浆 D- 二聚体升高。胸部 X 线提示肺纹理稀疏，肺野局部浸润性阴影，肺不张。CT 肺动脉造影可明确诊断。

处理：一般治疗（卧床、吸氧，监测患者生命体征等）、溶栓、抗凝、肺动脉血栓摘除术、经皮导管介入治疗。

6. 自发性气胸 表现为突发胸痛，伴胸闷和呼吸困难，可有咳嗽。查体可见胸部饱满，叩诊呈鼓音，听诊呼吸音多消失，气管向健侧移位，心率和呼吸增快，严重时血压下降，可出现休克，X 线可明确诊断。

处理：迅速行胸腔穿刺或闭式引流，降低胸腔内压力，治疗原发病。

7. 大量胸腔积液 表现为呼吸困难伴感染症状或消耗症状。病情的严重程度取决于症状出现的缓急、基础疾病状态及是否累及呼吸、循环系统。

处理：胸腔穿刺或闭式引流。

8. 急性心力衰竭 临床最常见，主要表现为突发呼吸困难，呼吸频率达 30~40 次 / min，咳嗽、咳大量白色或粉红色泡沫样痰，伴有烦躁不安或有恐惧感。查体可见口唇发绀，皮肤湿冷，大汗淋漓，心率增快，舒张期奔马律，听诊双肺布满湿啰音和哮鸣音。

处理：给氧、镇静、强心、利尿和扩血管。

9. 心脏压塞 主要表现为呼吸困难，可有端坐呼吸、身体前倾，查体呼吸浅快，面色苍白，口唇发绀，血压低或休克，心音遥远，心电图提示低电压或 ST 段凹面向上抬高，或心电交替，超声心动图检查可明确诊断。

处理：心包穿刺抽液、心包腔引流术，同时治疗原发病。

(四) 诊断流程

呼吸困难的诊断流程见图 2-2-1。

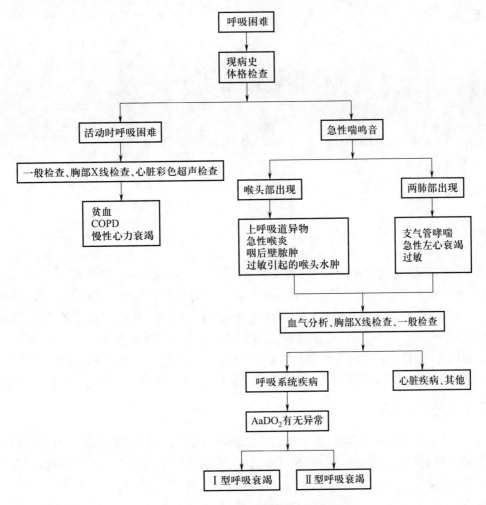

图 2-2-1 呼吸困难的诊断流程

注:COPD,慢性阻塞性肺疾病;AaDO_2,肺泡 – 动脉氧分压差。

四、注意事项

1. **气道肿瘤、异物梗阻** 易被误诊为支气管哮喘,前两者是吸气性呼吸困难,有局限哮鸣音;后者是呼气性呼吸困难,有弥漫性哮鸣音。

2. **慢性阻塞性肺疾病** 是临床常见疾病,易过度诊断。肺癌、限制性通气障碍等(如睡眠呼吸暂停)易被误诊为 COPD。应强调 COPD 是一个漫长的发病过程,而肺癌不是。

3. **心源性呼吸困难** 患者心脏病病史明确,对于昏迷、气管插管呼吸机支持的患者,如从插管冒出泡沫痰或血性泡沫痰,应考虑为急性左心衰竭。

(邢吉红)

数字课程学习……

📖 教学 PPT   ▶ 微视频   📖 拓展阅读   📝 自测题

第三章

咯　血

一、概述

咯血又称咳血,通常是指喉部以下的呼吸器官(即气管、支气管或肺组织)出血,并经咳嗽动作从口腔排出的过程。其严重程度可从痰中带血丝到无痰情况下的明显咯血不等。咯血不仅可由呼吸系统疾病引起,也可由循环系统疾病、血液系统疾病及风湿免疫系统疾病引起,另外,使用抗凝血药、各种创伤性检查和治疗以及外伤等均可引起咯血。临床上应与口腔、咽、鼻出血以及呕血相鉴别。

24 h 内咯血大于 500 mL(或出血速度不低于 100 mL/h)为大量咯血,100~500 mL 为中等量咯血,小于 100 mL 为小量咯血。对于咯血量的判断除了评估出血量以外,还应当考虑咯血的持续时间及咯血的频率。

二、病因与发病机制

虽然咯血以呼吸系统疾病为多见,但引起咯血的疾病并非只局限于呼吸系统。按照病因可分为支气管－肺和肺血管结构异常、感染性疾病、肿瘤性疾病、血液系统疾病、自身免疫病、物理因素等。咯血的常见病因见表 2-3-1。

表 2-3-1　咯血的常见病因

原因分类	疾病名称
气道疾病	支气管扩张、慢性支气管炎、气管支气管结核、原发性支气管癌、良性支气管肿瘤、气道异物、支气管溃疡、外伤性支气管断裂等
肺源性疾病	肺炎、肺结核、肺真菌病、肺脓肿、肺原发及继发性肿瘤、肺寄生虫病、肺尘埃沉着病、肺含铁血黄素沉着症、肺泡蛋白沉着症等
心肺血管疾病	肺栓塞、肺动脉高压、肺动静脉瘘、单侧肺动脉发育不全、支气管动脉和支气管瘘、心脏瓣膜病、先天性心脏病(房间隔缺损和动脉导管未闭)、心力衰竭等
结缔组织病和血管炎	系统性红斑狼疮、抗中性粒细胞胞质抗体(ANCA)相关性肺小血管炎、结节性多动脉炎、白塞综合征、干燥综合征、肺出血肾炎综合征等
血液系统疾病	血小板减少性紫癜、白血病、血友病、弥散性血管内凝血等
全身性疾病	流行性出血热、肺出血性钩端螺旋体病、子宫内膜异位症、特发性咯血等
药物和毒物	抗凝血药、抗血小板药、非甾体抗炎药、抗甲状腺药及灭鼠药等
有创性检查和治疗	经皮肺穿刺活检、支气管镜下组织活检、介入治疗(如射频消融)、肺动脉漂浮导管损伤

　　在我国,咯血最常见的病因主要是肺结核、支气管扩张、支气管肺癌、肺脓肿。其中青少年多见于肺结核和支气管扩张,老年人则多见于肺结核和支气管肺癌。大咯血多见于支气管扩张、空洞性肺结核及心源性肺水肿。

　　咯血部位可接受体循环和肺循环多重血液供应。体循环动脉供血多为支气管循环供血,其他血管也可提供血运,如胸廓内动脉、胸长动脉、肋间动脉、膈动脉等。体循环常可为肺癌、肺结核、肺脓肿、坏死性肺炎病灶供血,而肺循环通常与肺血栓栓塞出血、肺动脉漂浮导管损伤、胸部外伤以及某些肺动静脉畸形出血有关。90%的大量咯血患者的出血来源于支气管动脉。某些病灶的血液供应更为复杂,常涉及肺及支气管循环吻合或其他体循环双重或多重供血,如动静脉畸形、支气管扩张、肺隔离症及慢性感染。各种病因导致咯血的机制不同,常见的机制有血管壁通透性增加、血管壁侵蚀或破裂、肺血管压力骤增、止血或凝血机制障碍及机械损伤等。

三、急诊诊治路径

(一) 初步评估与急救

　　1. **初步评估**　咯血后发生窒息是最危急的情况,如不能及时发现和实施有效抢救,患者则可以在几分钟内突然死亡。因此,熟悉和掌握咯血,尤其是大咯血的紧急救治具有重要的临床意义。

　　致命性大量咯血表现为患者咯血量突然增多(如满口血痰或连续咳嗽并咯出鲜血),或胸闷、气促,伴烦躁、大汗等。当咯血患者突发呼吸加快,出现三凹征,一侧肺呼吸音减弱或消失,甚至突发意识不清时,均提示发生窒息。

　　2. **急救处理措施**　重点是控制出血,纠正低血容量及休克,防止窒息。

　　(1) **严密观察病情**　吸氧、心电、血压、氧饱和度监测;大量咯血患者更要绝对卧床,就地抢救,避免不必要的搬动,以免加重出血。出血部位明确者应采取患侧卧位,呼吸困难者可取半卧位。解除患者紧张情绪,鼓励患者轻轻将痰咳出,避免误吸和窒息,必要时给予小剂量镇静药(心肺功能不全或全身衰竭咳嗽无力者禁用)。嘱患者保持二便通畅,勿屏气用力。如患者已出现窒息,即刻进行体位引流(患者取头低脚高45°俯卧位,迅速拍背,拍出积血,尽快清理口腔内积血,若患者有义齿应尽快取出,保持呼吸道通畅,有效给氧)。

　　(2) **建立静脉通路**　低血容量性休克者,早期快速补液或输血;有凝血障碍者,给予输注新鲜冰冻血浆、血小板、冷沉淀。

　　(3) **气管插管**　如患者出现窒息,应迅速行气管插管,同时将口腔、气道内血液尽可能吸出(必要时用支气管镜吸血),直至窒息缓解。在持续大量出血时,如已知病变部位,可将气管插管在支气管镜引导下直接插入健侧单肺,以保护健侧肺免受血液溢入,保障气体交换,然后再做栓塞治疗。

　　(4) **镇咳**　咳嗽剧烈的患者可用祛痰药或镇咳药,频繁剧烈咳嗽后发生咯血者,考虑咳嗽可能为咯血原因时,可给予可待因15~30 mg,每日2~3次;或给予含有可待因的复方制剂,如止咳糖浆10 mL,每日3次;或右美沙芬15~30 mL,每日3次。禁止使用吗啡等强镇咳药,对老年、体弱、慢性阻塞性肺疾病、肺功能中度减退以下患者,尽量不用镇咳药,避免抑制咳嗽反射而导致窒息。

　　(5) **药物止血治疗**

　　1) **垂体后叶素**　具有收缩支气管动脉和肺小动脉的作用,使肺内血流量减少,降低肺循环压力,从而达到止血的目的,是治疗咯血尤其是大量咯血的首选药物。通常以5~10 U垂体后叶素加入25%葡萄糖溶液20~40 mL,缓慢静脉注射,继之以10~20 U的垂体后叶素加入5%葡萄糖溶液250~500 mL中,缓慢静脉滴注,直至咯血停止1~2 d后停用。用药期间需要严格掌握药物的剂量和滴速,并严密观察患者有无头痛、面色苍白、虚汗、心悸、胸闷、腹痛、便意、血压升高等不良反应,如出现上述不良反应,应及时减慢输液速度,甚至停药。对于同时患有冠心病、动脉粥样硬化、高血压、心力衰竭及妊娠妇女应慎用或禁用。如非妊娠者可改为不含有升压素的缩宫素10~20 U加入5%葡萄糖溶液250~500 mL中静脉滴注,每日2次,起效后改为每日1次,维持3 d,可明显减少心血管系统的不良反应。

2）酚妥拉明　为 α 受体拮抗药,可以直接舒张血管平滑肌,降低肺动静脉血管压力,达到止血目的,主要用于垂体后叶素禁忌或无效时。可用 10~20 mg 酚妥拉明加入 5% 葡萄糖溶液 250~500 mL 中静脉滴注,每日 1 次,连用 5~7 d。用药时患者需要卧床休息,注意观察患者的血压、心率和心律的变化,并随时酌情调整药物的剂量和滴速。

3）氨基己酸或氨甲苯酸　通过抑制纤维蛋白溶解起到止血作用。可将氨基己酸 4~6 g 加入 5% 葡萄糖溶液 250 mL 中静脉滴注,每日 1~2 次;或将 100~200 mg 的氨甲苯酸加入 25% 葡萄糖溶液 20~40 mL,缓慢静脉注射,每日 1~2 次;或将 200 mg 的氨甲苯酸加入 5% 葡萄糖溶液 250 mL 中静脉滴注,每日 1~2 次。

4）酚磺乙胺　能增强毛细血管抵抗力,降低毛细血管通透性,并可增强血小板的聚集性和黏附性,促进血小板释放凝血活性物质,缩短凝血时间,达到止血效果。可用酚磺乙胺 0.25~0.50 g,肌内注射,每日 2 次;或将 0.25 g 的酚磺乙胺加入 25% 葡萄糖溶液 40 mL 中静脉注射,每日 1~2 次;或酚磺乙胺 1~2 g 加入 5% 葡萄糖溶液 500 mL 中静脉滴注,每日 1 次。

5）矛头蝮蛇血凝酶　是由蛇毒中分离提纯的凝血酶,可以静脉注射或肌内注射,成年人每日用量 1~2 kU。

6）其他药物　包括卡巴克络(肾上腺色腙)、维生素 K_1、鱼精蛋白、云南白药、生长抑素、阿托品或山莨菪碱等。

(6) 输血　大量咯血造成血红蛋白进行性下降或血流动力学不稳定者,应考虑输血。如果患者存在凝血因子异常,可考虑给予新鲜冰冻血浆或重组凝血因子Ⅶa;如果患者血小板减少,也可以考虑补充血小板。

(7) 纤维支气管镜治疗　经药物治疗无效者可通过纤维支气管镜清除积血并止血。也可考虑冷盐水灌洗、微波和气囊导管止血、弹簧圈压迫止血、激光冷冻止血等。

(8) 支气管动脉栓塞治疗　主要适用于:①任何原因所致的急性大量咯血,病因不明需及时止血者;②无条件实施急症手术的大量咯血患者,或病变范围广泛或心肺功能不能耐受手术者;③咯血量不大但反复发生者。栓塞治疗通常在选择性支气管动脉造影确定出血部位的同时进行。如果患者无法进行支气管动脉造影,可先行支气管镜检查,以明确大量咯血的原因及出血部位。一旦明确出血部位后即可用明胶海绵、氧化纤维素、聚氨基甲酸乙酯或无水乙醇等材料,将可疑病变的动脉尽可能全部栓塞。必须注意的是,脊髓动脉是从出血的支气管动脉发出时,此项治疗是禁忌证,因为这样有可能造成脊髓损伤和截瘫。如果在支气管动脉栓塞后仍有咯血,需要考虑肺动脉出血的可能,最多见的是侵蚀性假性动脉瘤、肺脓肿、肺动脉畸形和动脉破裂,此时需要进行肺动脉造影,一旦明确诊断需要做相应的动脉栓塞治疗

(9) 肺切除术　对于反复大量咯血经积极保守治疗无效,24 h 内咯血量超过 1 500 mL,或一次咯血量达 500 mL,有引起窒息先兆而出血部位明确且没有手术禁忌证者,可考虑急诊手术止血。手术的禁忌证包括双肺广泛性弥漫性病变、出血部位不明确、凝血功能障碍者,以及全身状况或心肺功能差不能耐受手术者。

(二) 临床表现

1. 病史与症状　咯血患者的定向病史采集应包括咯血严重程度、呼吸功能受损程度及病因相关线索。

(1) 首先明确是否为咯血,应除外消化道出血或口腔、鼻腔出血。

(2) 仔细询问咯血发生时间、诱因(有无感染、外伤或有无使用抗凝血药)、起病急缓、咯血量及咯血频次,既往是否有咯血病史,此次咯血与以往有无不同(如为多次),对于反复咯血者应追问是否有呼吸系统疾病(如肺结核和支气管扩张)和心源性疾病的病史。

(3) 咯血的颜色及性状。空洞性肺结核、气管支气管结核、支气管扩张患者,咯血颜色多为鲜红;大叶性肺炎可见铁锈色痰;肺炎克雷伯杆菌肺炎可见砖红色胶冻样血痰;卫氏并殖吸虫病患者的典型特征是咳出烂桃样血痰;肺血栓栓塞时常咳黏稠暗红色血痰;急性左心衰竭致肺水肿患者常咳出粉红色泡沫样血痰(表 2-3-2)。

表 2-3-2 痰血颜色及性状与提示意义

痰血颜色及性状	提示意义
鲜红色	肺结核、支气管扩张、肺脓肿和出血性疾病
铁锈色血痰	肺炎链球菌肺炎、肺吸虫病和肺泡出血
砖红色胶冻样痰	肺炎克雷伯杆菌肺炎
暗红色	二尖瓣狭窄
浆液性粉红色泡沫痰	急性左心衰竭
黏稠暗红色血痰	肺梗死

（4）伴随症状。咯血伴有急性发热者常见于肺炎或急性传染病,如流行性出血热;咯血伴长期低热、盗汗、消瘦者,应考虑肺结核;咯血伴反复咳嗽、咳脓痰,多见于支气管扩张;咯血伴胸痛、呼吸困难,常见于肺血栓栓塞和肺癌;咯血伴关节痛、肌肉痛,常见于狼疮性肺炎;咯血伴皮肤瘀斑或口腔出血,应考虑血液系统疾病。咯血伴血尿,应考虑 ANCA 相关性血管炎、肺出血肾炎综合征及系统性红斑狼疮等。

（5）患者年龄、性别、吸烟史及个人生活史。儿童慢性咳嗽、小量咯血伴有贫血,应注意特发性含铁血黄素沉着症;青壮年咯血多注意肺结核、支气管扩张等;中年以上咯血伴有慢性咳嗽和吸烟者,应警惕支气管肺癌的可能性;生育期女性咯血应考虑子宫内膜异位症;骨折外伤、长期卧床、口服避孕药者发生咯血伴有胸痛,需要警惕肺栓塞;有长期职业性粉尘接触者要考虑肺尘埃沉着病（表 2-3-3）。

表 2-3-3 病史特点与提示意义

病史特点	提示意义
年龄	青壮年常见于肺结核、支气管扩张症、风湿性心脏病二尖瓣狭窄,40 岁以上注意肺癌
年轻女性反复咯血	支气管内膜结核、支气管腺瘤
儿童慢性咳嗽伴小量咯血与低血红蛋白贫血	特发性含铁血黄素沉着症
使用抗凝血药	药物不良反应、凝血功能紊乱
月经期发病	子宫内膜肺内异位和雌激素周期性浓度增高
慢性肺部疾病史、反复呼吸道感染、咳大量脓痰	支气管扩张症、肺脓肿
艾滋病、免疫功能低下	肿瘤、结核、卡波西（Kaposi）肉瘤
吸烟史	急、慢性支气管炎,肺癌,肺炎
旅游史	结核、寄生虫或生物因素
消瘦	肺气肿、肺癌、结核、支气管扩张症、肺脓肿、艾滋病
乳房、肠道和肾肿瘤病史	支气管内转移癌

2. 体格检查 应观察咯血的量、性质和颜色;患者的基本生命体征;皮肤颜色,有无贫血、皮肤黏膜出血、皮下结节和杵状指（趾）,浅表淋巴结有无肿大;注意有无肺部干湿啰音、心脏杂音,有无下肢水肿及体重减轻等（表 2-3-4）。

表 2-3-4　体征特点与提示意义

体征特点	提示意义
恶病质、杵状指(趾)、喘鸣、库欣综合征、霍纳(Horner)综合征、锁骨上淋巴结肿大、体重减轻	支气管肺癌、小细胞肺癌及其他原发性肺癌
杵状指(趾)	原发性肺癌、支气管扩张、肺脓肿、严重慢性阻塞性肺疾病、肺转移癌
肺实变体征、发热、单侧湿啰音	肺炎
面部压痛、发热、黏性鼻涕和后鼻滴涕	急性支气管炎、急性鼻窦炎
发热、呼吸急促、低氧血症、桶状胸、肋间隙增宽、缩唇呼吸、干啰音、喘息、叩诊呈鼓音、心音遥远	慢性阻塞性肺疾病急性加重期、原发性肺癌和肺炎
牙龈增生、牙龈暗红色、鞍状鼻、鼻中隔穿孔	坏死性肉芽肿性血管炎
心脏杂音、漏斗胸	二尖瓣狭窄
淋巴结肿大、恶病质、皮肤紫色肉瘤	卡波西肉瘤
面部和黏膜毛细血管扩张、鼻出血、心动过速、呼吸急促、低氧血症、颈静脉充盈、第三心音奔马律、呼吸音降低、双侧肺部啰音、双下肺叩诊浊音	严重的二尖瓣狭窄或急性左心衰竭
呼吸困难、低氧血症、心动过速、第二心音固定分裂、胸膜摩擦音、单侧下肢疼痛或水肿	肺血栓性疾病
肺尖部叩诊鼓音、恶病质	结核
黏膜及皮下出血	血液病

3. 辅助检查

(1) 血常规　红细胞计数和血红蛋白测定可用于判断出血的程度及有无活动性出血;外周血检测白细胞总数及中性粒细胞增高提示肺、支气管化脓性感染性疾病,如肺脓肿、支气管扩张等;外周血中嗜酸性粒细胞增多提示寄生虫感染,如肺吸虫病;外周血检测血小板计数明显下降提示血小板减少症。

(2) 出凝血全套　有助于出血性疾病的诊断,凝血酶原时间(prothrombin time,PT)、活化部分凝血活酶时间(activated partial thromboplastin time,APTT)、国际标准化比值(international normalized ratio,INR)等指标延长提示抗凝血药过量或凝血功能障碍相关疾病;D- 二聚体检测有助于肺血栓栓塞的诊断。

(3) 其他炎症指标　如 C 反应蛋白、降钙素原、细胞因子[白细胞介素 -2 受体(interleukin-2 receptor, IL-2R)、肿瘤坏死因子(tumor necrosis factor,TNF)-α、白细胞介素(interleukin,IL)-6、IL-8 等]升高常提示肺、支气管细菌性感染。

(4) 抗结核抗体 T-SPOT A、B　有助于结核病的诊断。

(5) 肺部肿瘤标志物　如细胞角蛋白 19 片段、神经元特异性烯醇化酶(neuron specific enolase,NSE)、癌胚抗原(carcinoembryonic antigen,CEA)等,有助于肺癌的诊断。

(6) 免疫指标　如自身抗体、抗中性粒细胞胞质抗体、类风湿因子、红细胞沉降率等,有助于风湿性疾病和 ANCA 相关性血管炎引起的咯血的诊断。

(7) 痰液检查　有助于发现肺结核、肺真菌感染、支气管肺癌和肺吸虫病。

(8) 尿常规　发现血尿常提示肺出血肾炎综合征、坏死性肉芽肿性血管炎、流行性出血热等。

(9) 胸部 X 线检查　在病情允许的条件下,咯血患者均应及时行胸部 X 线检查(包括后前位和侧位),以便了解病变性质和出血部位(表 2-3-5)。

表 2-3-5 胸部 X 线影像学特点与提示意义

胸部 X 线影像学特点	提示意义
心脏增大,肺纹理增多	慢性心力衰竭、二尖瓣狭窄
空洞	肺结核、肺脓肿
广泛肺小叶渗出	慢性充血性心力衰竭、肺水肿、吸入性肺损伤、中毒损害
肺门病变、巨大肿块影	肺肿瘤、转移癌、肉状瘤、感染
肺小叶或节段性渗出改变	肺炎、血栓栓塞、肿瘤堵塞
巨大肿块、结节影、肉芽肿	肺肿瘤、转移癌、坏死性肉芽肿性血管炎、菌栓、系统性血管炎
正常影像学表现	支气管炎、上呼吸道感染、鼻窦炎、肺栓塞
多发出血灶	出血性疾病、特发性肺含铁血黄素沉着症、肺出血肾炎综合征

(10) 胸部 CT 检查　咯血患者有条件时应及时行胸部 CT 检查。胸部 CT 检查有助于咯血病因的确定,尤其是对诊断肺癌、肺脓肿很有帮助。高分辨率 CT 检查有助于诊断支气管扩张、肺动静脉瘘和肺癌引起的咯血等疾病。增强 CT 是诊断肺血栓栓塞、肺动脉高压和肺动脉畸形的重要手段,同时还有助于发现血管炎。咯血原因不明的患者还可在 CT 引导下行经皮肺活检以协助诊断。

(11) 纤维支气管镜检查　可以快速、准确诊断出血的原因和部位,并可在直视下吸血及局部止血治疗,可进一步进行病原体和病理组织学检查。对于咯血者,在确保患者生命安全的前提下快速进行支气管镜检查具有诊断和治疗的双重意义。在咯血未止的情况下行纤维支气管镜检查,应做好严密生命监测及抢救准备。

(12) 支气管动脉造影　当胸部 X 线或 CT 检查阴性而咯血量较大,临床上疑有支气管动脉受累时,可考虑进行支气管动脉造影,如发现支气管动脉异常,可同时进行支气管动脉栓塞手术。适应证有支气管动脉异常扩张、动脉瘤(如结核所致 Rasmussen 动脉瘤)、肺支气管动脉瘘等。

(三) 常见咯血相关疾病的诊治要点

1. **支气管扩张症**　多见于青壮年,一般以多次中等量、少量咯血较常见,有时炎症波及支气管动脉或扩张的血管瘤也可大量咯血。患者常有慢性咳嗽、咳大量脓痰的病史。体格检查肺部可闻及部位固定的湿啰音,也可有呼吸音减弱、杵状指(趾)。X 线胸片可无异常发现,或仅有单侧或双侧肺纹理增粗,或肺纹理粗乱及卷发状阴影。胸部 CT 可协助明确诊断。

处理:药物止血、抗感染治疗,大咯血时可行介入治疗止血,必要时行外科手术治疗。

2. **肺结核**　约 1/2 肺结核患者在病程中有程度不等的咯血,常因咯血就诊而发现肺结核。肺结核患者常有低热、盗汗、消瘦等症状,胸部影像学检查可协助诊断,痰结核菌涂片或培养阳性可确定诊断。

处理:止血治疗的同时予抗结核治疗,必要时可行纤维支气管镜下治疗、介入治疗。

3. **肺肿瘤**　多见于老年男性,约 20% 患者以血痰为起始症状。患者多为持续或间断的痰中带血或少量咯血,大量咯血较为少见。X 线检查可发现肺内占位、肺门增大、肺不张、阻塞性肺炎、癌性空洞及胸腔积液等征象。CT 可协助诊断。

处理:在药物止血治疗的同时,针对原发病治疗,可行手术切除病灶或放化疗。

4. **肺栓塞**　患者多有长期卧床及口服避孕药等高危因素,临床表现为突发胸痛、咳嗽、气促、发热及少量咯血或痰中带血。心电图有右心负荷增加表现。螺旋 CT、肺动脉 CTA 或肺通气灌注扫描可明确诊断。

处理:溶栓或抗凝治疗,必要时可行介入溶栓或取栓。

5. **急性左心衰**　患者多有基础心脏病病史,表现为突然起病的咳嗽、咳大量粉红色泡沫痰或血色泡沫痰、呼吸困难、端坐呼吸、烦躁不安、大汗淋漓、发绀。查体双肺可闻及弥漫性湿啰音,心脏听诊可闻及杂音或心尖部奔马律。X 线胸片呈双侧从肺门向外延伸的蝶形斑片影。脑钠肽、超声心动图检查有助于明确诊断。

处理：利尿、扩血管等抗心衰治疗，纠正和治疗心衰的病因。

（四）诊治流程

咯血的临床诊治流程见图 2-3-1。

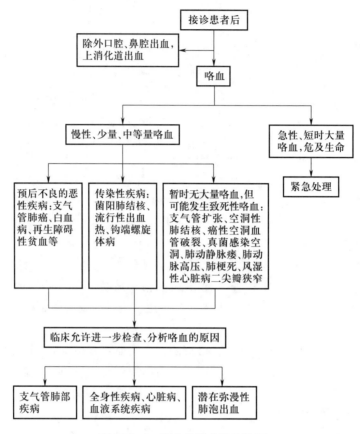

图 2-3-1　咯血的临床诊治流程

四、注意事项

1. 病情严重程度的判断不能单凭咯血量的多少，应结合患者的生命体征、基础疾病和营养状态等因素综合判断。大咯血患者的预后主要与出血量和速度、肺内残留血量及窒息时的呼吸复苏等因素有关，与引起咯血的病因无直接关系。

2. 咯血期间进行纤维支气管镜检查具有一定危险性，在检查前应做好抢救准备，在检查过程中应给氧并密切监测患者病情变化。

（童朝阳）

数字课程学习……

📋 教学 PPT　　　▶️ 微视频　　　📖 拓展阅读　　　📝 自测题

第四章

胸　痛

一、概述

胸痛是急诊科常见症状,病因繁多,病情严重性差异极大。胸痛包括非创伤性胸痛和创伤性胸痛,本章所讲的主要是非创伤性胸痛。急性非创伤性胸痛既包括解剖学胸部范围内的各种原因所导致的任何不适,也包括由于躯体其他部位疾病放射至胸部的疼痛。不同病因所致胸痛的危重程度差异巨大,疼痛程度常与预后不完全平行,诊治措施的不同可致预后相差甚大。胸痛患者获得医疗救助过程中有5个重要环节:患者、社区医师、调度中心、急救车和急诊科,各环节均能影响胸痛患者的诊疗效率。因此,及时、正确地评估、诊断和处理各种胸痛有非常重要的临床意义,应力求贯彻"早期评估、危险分层、正确分流、科学救治"的十六字方针。

二、病因与发病机制

急性胸痛的病因列于表2-4-1。常见致命性病因包括:急性冠脉综合征(acute coronary syndrome,ACS)、主动脉夹层、急性肺栓塞、张力性气胸;常见低危性病因包括:稳定型心绞痛、自发性气胸、反流性食管炎、食管裂孔疝、胆结石、胆囊炎、急性肋软骨炎、心脏神经症、胸膜炎、心包炎等。其中,ACS、主动脉夹层、肺栓塞是致命性非创伤性胸痛的最常见病因。

表 2-4-1　急性胸痛的病因

分类		病因
心血管系统疾病		急性冠脉综合征、稳定型心绞痛、心肌炎、梗阻性肥厚型心肌病、急性心包炎、二尖瓣病变、主动脉瓣狭窄、主动脉夹层、主动脉瘤破裂、主动脉窦瘤破裂、肺栓塞、肺动脉高压、梅毒性心血管病等
非心血管系统疾病	呼吸系统疾病	气胸、胸膜炎、胸膜肿瘤、血胸、血气胸、脓胸、肺炎、急性气管支气管炎、肺癌等
	消化系统疾病	反流性食管炎、食管裂孔疝、食管癌、胆结石、胆囊炎、肝癌、肝脓肿等
	胸廓疾病	急性肋软骨炎、肋间神经炎、带状疱疹、急性皮炎、皮下蜂窝织炎、肌炎、肋软骨炎(Tietze病)、肋骨骨折、胸椎疾病、流行性胸痛(Bornholm病)、胸壁浅表血栓性静脉炎(Mondor病)等
	纵隔疾病	纵隔气肿、纵隔炎、纵隔肿瘤等
	其他病变	颈椎疾病、膈疝、膈下脓肿、急性白血病、多发性骨髓瘤、强直性脊柱炎、脾梗死、心脏神经症等

躯体传入纤维支配皮肤与壁层胸膜,它在某个水平进入脊髓,并定位于皮肤区。躯体性疼痛容易描述,能准确定位,常呈锐痛。内脏传入纤维支配心脏、肺、大血管、食管及脏层胸膜,它从多个水平进入脊髓,投射到大脑皮层。内脏性疼痛不易描述,不能定位,患者常诉难受、有沉重感或钝痛。当胸部某器官发生病变,患者除感觉患病器官的局部疼痛外,还可以感到远离该器官的某浅表部位或深部组织的疼痛,称为牵涉痛或放射痛。由于各器官(如心脏、肺、血管、食管)的传入纤维均集中到胸背部神经节,负责胸部上、中、下3个部位的疼痛传入,故任何胸腔器官疾病都可表现为下颌至上腹任意部位的疼痛。

三、急诊诊治路径

(一)初步评估与急救

1. 初步评估　对急性胸痛患者,应立即评估其意识、呼吸、脉搏、心率、血压、氧饱和度等基本生命体征,应"先挽救生命,再辨别病情",在识别引起胸痛的致命性疾病、评估病情的同时进行危险分层。怀疑为ACS、主动脉夹层、急性肺栓塞、张力性气胸等的患者应被评估为高危,需迅速进行检查、治疗。

(1)识别危及生命的症状和体征　包括:①意识改变;②动脉血氧饱和度低(<90%),呼吸衰竭;③血压显著异常;④影响血流动力学的严重心律失常;⑤既往有冠心病史,此次发作使用硝酸酯类药物不缓解;⑥既往有马方综合征,伴有严重高血压;⑦伴呼吸困难,患侧胸廓饱满。

(2)心电图　所有患者在首次医疗接触后应尽快完成常规十二导联心电图,必要时需加做后壁、右心室导联,并根据病情及时复查。

2. 急救处理措施　若患者存在生命危险,立即进入抢救室或在院前建立静脉通路和吸氧,并给予药物对症处理,以求尽快稳定生命体征,必要时进行心肺复苏。经抢救处理生命体征稳定后,尽快完善检查,识别胸痛病因,对因治疗。

(二)临床表现

1. 病史询问　向患者本人或其家属了解病史,包括此次胸痛发作时间,既往胸痛病史,既往心脏病、糖尿病和高血压等病史,既往药物治疗史,既往有无药物过敏史等情况。

常见的致命性胸痛症状不尽相同,但要注意非典型胸痛仍不能完全除外致命性病因,需动态评估。

(1)ACS　胸痛为压迫性、紧缩性、烧灼感或沉重感;无法解释的上腹痛或腹胀;放射至肩部、背部或左臂或双上臂、颈部、下颌、牙齿、耳;"烧心",胸部不适伴恶心和(或)呕吐;伴持续性气短或呼吸困难;伴无力、眩晕、头晕或意识丧失;伴大汗。须注意,女性、糖尿病患者和老年患者有时症状不典型。

(2)急性主动脉夹层(AAD)及大血管疾病　多表现为持续撕裂样胸、背痛,部位随时间延长向上或下逐渐移动,可伴血压明显升高,双侧肢体血压差别较大等。

(3)急性肺栓塞(APE)　常伴呼吸困难或咯血,常同时合并氧饱和度下降,甚或晕厥、猝死。

(4)张力性气胸　患者表现为极度呼吸困难,缺氧严重者出现发绀甚至窒息。

2. 体格检查　尽早完成体格检查,主要注意颈静脉有无充盈,胸痛与呼吸的关系,双肺呼吸音是否对称一致,双肺有无啰音,双上肢血压是否一致,心音是否可听到,心脏有无杂音,腹部有无压痛和肌紧张等情况。

3. 辅助检查　尽量在10 min内完成第一份心电图;并尽快完成血气分析、心肌损伤标志物、D-二聚体、肝肾功能、血常规、血生化等实验室检查;在患者身体许可的情况下,尽快选择床旁X线胸片、床旁超声心动图、主/肺动脉增强CT或胸部CT等检查辅助诊断。

(三)常见胸痛相关疾病的诊治要点

1. ACS　多在劳累、情绪波动、饱食、大便、输血输液等增加心脏负荷诱因下出现,常表现为心前区或胸骨后压榨样剧痛,持续时间多在10~15 min以内,严重的持续20 min以上,可伴肩臂、后背、腹部、下颌等部位放射痛。疼痛可在休息、含服硝酸脂类药物后渐缓解。辅助检查:心电图可有ST-T缺血改变,或心肌酶学有动态变化;心脏彩超可有助于诊断。

处理:STEMI的治疗目标是尽可能缩短再灌注时间,挽救生命,改善预后。治疗措施包括:心肌再灌注治疗(急诊 PCI 术或溶栓治疗),并给予抗血小板、抗凝血及优化心肌能量代谢等对症处理。不稳定型心绞痛(unstable angina,UA)/非 ST 段抬高型心肌梗死(non-ST elevated myocardial infarction,NSTEMI)的治疗关键是准确进行危险分层,早期识别高危患者,根据不同危险分层给予相应介入或药物治疗方案。

2. 急性主动脉夹层 表现为胸骨后持续性剧痛,疼痛开始即达高峰,常放射至背、肋、腹、腰和下肢,双上肢血压和脉搏可有显著差异,可有主动脉瓣关闭不全的表现,但一般无心肌酶学显著异常,行主动脉增强 CT 和超声有助于诊断。

处理:经临床初步评估高度怀疑急性主动脉夹层的患者,应立即进行监护,限制活动,并尽快完成检查并为手术治疗做准备。尽快给予有效镇痛(可适当肌内注射或静脉应用阿片类药物)、控制心率和血压,控制夹层发展,降低主动脉夹层破裂的风险。确诊后尽快行手术或介入治疗。

3. 急性肺栓塞 患者可发生胸痛、咯血、呼吸困难和休克,有右心负荷急剧增加的表现如发绀、肺动脉瓣区第二心音亢进、颈静脉充盈、肝大、下肢水肿等,心电图典型表现为 $S_IQ_{III}T_{III}$,肺动脉增强 CT 有助确诊。

处理:根据 Wells 评分或 PESI 分级等评估手段动态评估患者,对于高危肺栓塞患者,应尽快完成床旁超声检查,尽快进行抗凝治疗。对于排除溶栓禁忌证的患者,及时给予静脉溶栓治疗。有溶栓禁忌证者应考虑导管碎栓、溶栓或手术取栓。

4. 张力性气胸 患者通常首先出现突发而剧烈的胸痛,呼吸困难,偶有干咳。疼痛可放射至同侧肩部、对侧胸部或腹部,可类似于 ACS 或急腹症。体征可以出现患侧胸部叩诊鼓音,语颤减弱或消失。胸部 X 线显示肺外周部分无肺纹理可以确诊。

处理:一经确诊应立即施行胸腔穿刺术(穿刺位置常为患侧锁骨中线第 2 肋间,可使用粗针头穿刺排气),予紧急排气、减压。

5. 低危胸痛 排除高危疾病的患者,应对症处理,逐步完善检查,症状缓解后到相关专业门诊进一步诊疗。

(四) 诊治流程

急性胸痛的诊治流程见图 2-4-1。

四、注意事项

1. 急性胸痛病因繁多,病情严重性差异极大,预后常与疼痛程度不完全平行,早期诊断、危险分层十分重要。

2. 以急诊科为核心的胸痛中心建设可整合院内外多学科医疗资源,采用标准化的诊治流程,提供以患者为中心的胸痛救治平台。

3. 对急性胸痛患者,应立即评估生命体征,先救命,再辨病。

4. ACS 是致命性非创伤性胸痛的最常见病因,缺血风险和出血风险均需动态评估。

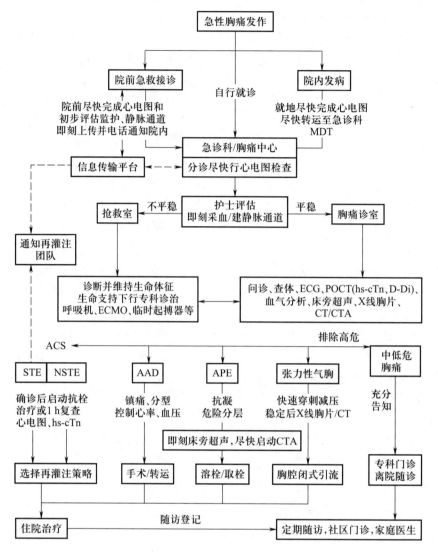

图 2-4-1 急性胸痛的诊治流程

（徐　峰　陈玉国）

数字课程学习……

教学 PPT　　　微视频　　　拓展阅读　　　自测题

第五章

腹　痛

一、概述

腹痛（abdominal pain）是急诊科常见的主诉之一，占急诊总人数的 5%~10%。腹痛患者中约 7% 存在生命体征不稳定或危及生命的情况。急性腹痛是指在 1 周内发生的，各种原因引起腹腔内外器官病变导致的，以急性腹部疼痛为特征的一组疾病的总称，简称急腹症。因其具有发病急、进展快、变化多、病情重和病因复杂等特点，一旦延误诊治，将会给患者带来严重危害甚至死亡。尽管腹痛在诊断和评估方面极具挑战性，急诊医师的职责是快速识别危及生命的病情，寻找急腹症的病因，并给予及时、正确的处理。

老年人和免疫功能低下的患者是急腹症的高危人群，65 岁以上的腹痛患者高达 40% 需要手术干预。免疫力低下的患者因免疫反应迟钝，感染后可能不累及腹膜，因此其查体和实验室检查往往不典型，容易造成误诊。育龄女性腹痛时均应警惕异位妊娠的可能，因其最容易被漏诊而造成严重后果。婴幼儿腹痛常因病史表达不清或未及时发现病情而延误诊治，且其抵抗力差，病情进展快，也需给予足够的重视。

二、病因与发病机制

(一) 病因

腹痛的病因涵盖了外科、内科、妇产科及儿科疾病，腹腔内、外疾病或全身性疾病均可引起（表 2-5-1）。

表 2-5-1　不同部位腹痛的常见病因

腹痛部位	炎症	穿孔	梗阻	出血	缺血 / 扭转
右上腹痛	胆囊炎、胆管炎 肝脓肿 肝炎、肝淤血 肾盂肾炎 右下肺肺炎、胸膜炎 盲肠后位阑尾炎	胆汁性腹膜炎	急性梗阻性化脓性胆管炎 输尿管结石梗阻	肝破裂出血（肿瘤、创伤） 肾错构瘤破裂出血	右肾梗死 肺栓塞
中上腹痛	胆管炎、胆囊炎 胰腺炎 阑尾炎早期	胃溃疡 / 癌穿孔 十二指肠溃疡穿孔	胆管炎 幽门梗阻	腹主动脉瘤破裂 主动脉夹层破裂	急性冠脉综合征

续表

腹痛部位	炎症	穿孔	梗阻	出血	缺血/扭转
左上腹痛	消化性溃疡 胰腺炎 肾盂肾炎 脾脓肿 左下肺肺炎	胃溃疡并穿孔	输尿管结石梗阻 (肾绞痛)	脾破裂(外伤、肿瘤)	左肾梗死 脾梗死 肺栓塞 急性冠脉综合征
脐周疼痛	阑尾炎早期 急性胃肠炎	/	小肠梗阻	腹主动脉瘤破裂 主动脉夹层破裂	肠系膜缺血
右下腹痛	阑尾炎 结肠炎 梅克尔憩室 肠系膜淋巴结炎 盆腔炎症 输卵管-卵巢脓肿 炎性肠病 泌尿系感染	阑尾穿孔	右侧输尿管结石梗阻	异位妊娠破裂出血 黄体破裂出血 卵巢囊肿破裂	卵巢扭转 睾丸扭转 嵌顿疝
左下腹痛	左侧结肠憩室炎 炎性肠病 结肠炎 尿路感染 妇科炎症或脓肿	结肠憩室炎或结肠肿瘤合并穿孔	左侧输尿管结石梗阻	异位妊娠破裂出血 黄体破裂出血	缺血性肠炎 乙状结肠扭转 卵巢扭转 睾丸扭转 嵌顿疝
下腹痛/耻骨上	子宫附件炎 膀胱炎 阑尾炎	阑尾穿孔	尿潴留 大肠梗阻	异位妊娠破裂出血 黄体破裂出血	卵巢扭转 睾丸扭转
弥漫性全腹痛	腹膜炎(任何原因) 急性重症胰腺炎 阑尾炎早期 胃肠炎	消化性溃疡穿孔 阑尾穿孔 肠穿孔	肠梗阻	腹主动脉瘤破裂 主动脉夹层破裂 肝、脾破裂出血	肠系膜缺血性疾病 肠扭转 糖尿病酮症酸中毒

(二) 发病机制

腹部的疼痛感觉可划分为内脏痛、躯体痛和牵涉痛 3 种。

1. 内脏痛　病理性刺激通过内脏的传入神经末梢,经自主神经传入中枢神经系统,产生腹痛感觉,称为内脏痛。内脏对张力变化,如过度牵拉、突然膨胀、剧烈收缩(特别是缺血疼痛)感觉十分敏感,但是对外界的刺激,如刀割、针刺、烧灼等感觉较迟钝。内脏痛开始不固定,患者对疼痛定位不明确,描述模糊不清,疼痛程度可轻可重。胚胎期器官发育使腹部相同组群器官的腹痛位置相似。胃、十二指肠、肝、胆囊和胰腺都是前肠器官,被牵拉时可表现为上腹痛。从十二指肠远端到横结肠,包括阑尾,属于中肠器官,病变时表现为脐周疼痛。下腹痛提示后肠器官(远端横结肠、直肠以及泌尿生殖道)有问题。内脏痛常伴有恶心、呕吐、出汗等迷走神经兴奋症状。

2. 躯体痛　壁腹膜受脊神经支配,壁腹膜受刺激后引起的疼痛称为躯体痛,如感染(腹膜炎)、理化刺激(腹壁创伤)引起,此外还有腹壁疾病(如带状疱疹、腹壁肌肉损伤等)。躯体痛的疼痛较固定,具有定位准确、痛感敏锐的特点,与病变器官所在部位一致。当病变累及整个腹膜腔时,疼痛是弥漫性的。

3. 牵涉痛　指在远离病变器官处被感知的疼痛,其解剖基础是病变器官与牵涉痛部位(皮肤)的传入神经共享了同一节段的脊髓,病源可牵涉相应的浅表部位(如腹壁或胸壁)产生放射痛,范围往往比较局限。如胆囊炎的牵涉痛在右侧肩胛部,输尿管痉挛的牵涉痛位于阴囊附近,下壁心肌梗死时引起上腹痛等。

三、急诊诊治路径

(一)急诊降阶梯思维的初步评估

急性腹痛适合用降阶梯思维进行初步评估。

1. 患者的病情是否危重或紧急 首先要评估急性腹痛患者的全身情况,包括神志、呼吸、脉搏、血压等,特别关注患者是否合并有休克表现,如有血压低、面色苍白、心率增快、呼吸急促、出汗、进行性血红蛋白与红细胞计数降低等表现时,说明患者病情危重,需行紧急处理稳定患者生命体征,此时应遵循"先救命,再治病"的原则。

2. 确定患者是否属于外科急腹症 对于腹痛持续超过 6 h 的任何患者均应怀疑外科疾病。外科急腹症腹内器官的病理基础是炎症、穿孔、梗阻、缺血和出血等,因此表现的疼痛症状比较重,多数患者存在腹膜炎表现。在患者生命体征平稳的情况下,注意警惕并识别潜在致命危险的病因,如腹主动脉瘤、肠系膜缺血、消化道穿孔、重症胰腺炎、肠扭转、急性肠梗阻、化脓性胆道感染、腹腔实质器官(肝、脾)破裂、心肌梗死、肺栓塞、异位妊娠及胎盘早剥等,这些疾病可发生血流动力学障碍,尽早识别和干预非常关键。

3. 是否排除器质性病变,或需要留院观察进一步评估 若患者生命体征平稳,但临床表现不典型,一时难以明确诊断,急诊医师应当考虑到腹痛的少见病因或全身性疾病的可能性。如一时难以排除器质性病变,可先进行一段时间的急诊观察(6~8 h),特别是对于特殊人群(如老年人、儿童、免疫功能低下及脊髓损伤或瘫痪的患者),并注意反复查体,动态评估病情变化。如患者腹痛缓解但仍诊断不明,考虑非特异性腹痛,可允许离院,但应嘱其 24 h 内在门诊或社区医院随诊。

(二)急诊处理原则

按照急诊降阶梯思维评估患者后,可将急性腹痛大致按 4 种临床情况分类处置。

1. 腹痛伴休克

(1) 常见疾病 血管阻塞(肠系膜血管栓塞或血栓形成)、腹腔大出血(腹主动脉瘤破裂,肝、脾破裂,异位妊娠)、消化道穿孔、性腺扭转(如卵巢囊肿蒂扭转),以及重症急性胰腺炎等。

(2) 临床特点 突然发作的剧烈持续性疼痛、腹膜炎体征、迅速出现的休克。

(3) 病情评估重点 鉴别休克属于失血性休克还是感染性休克,反复查体,动态监测血红蛋白,使用床旁超声动态评估,必要时行诊断性腹腔穿刺。

(4) 急诊处理原则 "先救命,再治病",积极液体复苏,支持治疗,纠正休克,尽快手术。如为失血性休克,关键在于早期配血输血,争取手术机会,一边抗休克一边送手术治疗。重症急性胰腺炎则多采用非手术治疗,如胰腺坏死合并腹水时可首选经皮或后腹膜穿刺置管引流或内镜下的透壁引流,如有必要再采取内镜或手术清除坏死组织。

2. 空腔器官梗阻

(1) 常见疾病 急性肠梗阻、胆道结石梗阻、尿路结石梗阻等。

(2) 临床特点 剧烈的阵发性疼痛,伴有胃肠道症状(恶心、呕吐)。

(3) 病情评估重点 反复查体,动态评估和识别患者是否进展为危重症的情况。

(4) 急诊处理原则 "正确选择手术时机"。允许一定的时间观察和非手术治疗。如肠梗阻患者关键在于识别是否存在绞窄情况,如已发展到肠坏死、休克,需尽快手术治疗。胆道、尿路结石可先予镇痛药、解痉药等对症治疗,如合并感染则加用抗生素治疗。进展为急性梗阻性化脓性胆管炎、肾积脓等情况时,往往表现为感染性休克,应立即采取外科干预或超声引导下经皮穿刺置管引流,解除梗阻,通畅引流,以减少炎症反应。

3. 腹痛伴腹膜炎体征

(1) 常见疾病 急性阑尾炎、急性胆囊炎、急性水肿性胰腺炎、结肠憩室炎、妇科炎症(如附件炎)等。

(2) 临床特点 腹痛由轻至重,逐渐出现腹膜炎体征,常伴发热和白细胞升高。

(3) 病情评估重点 腹部查体有无腹膜刺激征,是弥漫性腹膜炎还是局限性腹膜炎,注意识别不典型的腹膜炎体征,如无明显反跳痛。

(4)急诊处理原则　"判定是否需行急诊手术",在诊断明确或决定手术之前,慎用强效镇痛药,给予支持治疗的同时密切观察病情变化。

4. 复杂的不典型腹痛

(1)常见疾病　糖尿病酮症酸中毒、铅中毒、过敏性紫癜(腹型)等全身性疾病或少见疾病。

(2)临床特点　腹痛缺乏特异性,早期诊断困难。

(3)病情评估重点　腹痛的部位和性质是寻找病因的最好线索,重新综合分析患者腹痛与全身情况的关系,寻找支持诊断的线索。

(4)急诊处理原则　严密观察是诊治中极为重要的一个步骤,切勿误诊为外科急腹症而采取手术治疗,必要时复查相关的辅助检查,及时诊断并合理治疗。

(三)急诊手术指征

1. 诊断明确腹痛患者的急诊手术指征

(1)需要立即手术者　如急性化脓性或坏疽性阑尾炎,伴有发热、黄疸甚至低血压的急性梗阻性化脓性胆管炎,绞窄性肠梗阻,发生在饭后且有弥漫性腹膜炎的胃、十二指肠溃疡急性穿孔,肝癌破裂出血等。

(2)暂时不需要手术者　如急性单纯性阑尾炎,急性胆囊炎无高热、黄疸,胃、十二指肠溃疡急性穿孔发生在空腹或腹膜炎局限。

(3)不需要手术者　如急性水肿性胰腺炎等。

2. 诊断不明腹痛患者的剖腹探查手术指征

(1)弥漫性腹膜炎而病因不明者。

(2)腹膜炎刺激征经观察无好转,反而恶化者。

(3)腹部症状和体征经非手术治疗后范围不断扩大和加重者。

(4)腹腔穿刺抽出不凝固血液,伴失血性休克者。

(5)疑有空腔器官穿孔无局限趋势,且有明显移动性浊音者。

(6)腹膜刺激征不典型,腹痛、腹胀进行性加重,体温和白细胞计数上升,脉速,全身炎症反应严重者。

(7)疑有器官绞窄者。

(8)腹内病变明确,伴有感染性休克,难以纠正或逐渐加重者。

(四)常见腹痛相关疾病的诊治要点

1. 腹腔内炎症性病变　腹痛特点为起始较慢,由轻转重,呈持续性、固定部位压痛,常伴发热。

(1)急性胆囊炎　多发生在进油腻食物后或夜间,突发右上腹剧烈疼痛,由于膈肌刺激可向右肩背部放射,常伴有恶心、呕吐,严重者可出现寒战、高热。墨菲(Murphy)征阳性是典型的胆囊炎体征,患者右上腹可有明显的压痛、反跳痛和腹肌紧张。实验室检查可见白细胞增多、核左移,血清谷丙转氨酶升高。超声评估为首选检查方法,其诊断敏感性高于CT检查,可了解胆囊有无结石,胆囊壁厚是否在 4.0 mm 以上,以及胆囊周围有无积液等。

处理:大多数(80%~85%)早期急性胆囊炎的患者采用非手术治疗有效,包括禁食,解痉镇痛,使用抗生素,纠正水、电解质紊乱和酸碱平衡失调,以及全身的支持疗法。非手术治疗有效的患者可采用延期手术,一般在 6 周之后进行。如病情无缓解,或者已诊断为化脓性或坏疽性胆囊炎,建议在发病 72 h 内行急诊手术。

(2)急性阑尾炎　典型表现以转移性右下腹痛为特点,开始时上腹或脐周疼痛,数小时后转移并局限于右下腹痛,70%~80% 的患者具有这种转移性腹痛,也有部分患者起病时即出现右下腹痛。右下腹局限性固定性压痛,以麦氏点最常见;结肠充气试验常为阳性,如阑尾发炎位于腰大肌前方或靠近闭孔内肌,则可有腰大肌试验或闭孔内肌试验阳性。白细胞不增多不能排除阑尾炎,但白细胞和 C 反应蛋白联合检测敏感性可高达 98%。诊断不明或腹痛大于 48 h 的非妊娠患者应行 CT 检查,以协助诊断或排除阑尾脓肿形成,妊娠妇女和儿童可选择超声进行评估。

处理:原则上一经确诊,早期行阑尾切除术,术前即使用抗生素和禁食、补液及对症治疗。婴幼儿、老年人、妊娠早期或后期等特殊类型的急性阑尾炎应早期积极手术治疗。

(3) 急性胰腺炎 常因暴饮暴食、酗酒、胆道梗阻等因素诱发,表现为突发剧烈上腹痛,呈持续性,常向左腰背部放射,约90% 的患者伴恶心、呕吐,可伴腹胀、发热等,腹部体征相对较轻,多为上腹部轻压痛,早期腹膜刺激征不明显。水肿性胰腺炎症状轻,也最多见,积极内科治疗有效。出血性或坏死性胰腺炎病情危重,病死率高。血淀粉酶和脂肪酶超过正常上限的3倍具有高特异性,CT可确定急性胰腺炎是否存在及其严重程度,以及有无局部并发症。

处理:以非手术治疗为主的早期综合治疗,可行禁食、胃肠减压、控制性液体复苏、抑制胰液分泌及抗胰酶药物的应用,解痉镇痛、防治感染、器官功能支持和并发症防治,对于胆源性胰腺炎可行内镜治疗,解除梗阻和减轻炎症。

2. 腹腔内空腔器官穿孔性病变 腹痛特点为突发持续性腹痛,先局限后弥漫,腹膜刺激征,可伴休克。

(1) 胃、十二指肠溃疡急性穿孔 既往多有消化道溃疡病史,穿孔前有溃疡活动症状,突发上腹刀割样剧烈疼痛,并迅速扩散到全腹部,明显的腹膜刺激征,甚至呈"板状腹",肝浊音界缩小或消失,肠鸣音消失,严重者可出现感染性休克。腹部立位X线检查膈下见游离气体时可明确诊断。

处理:近一半溃疡穿孔的患者因部位局限可自行闭合或经非手术治疗而闭合,治疗措施是持续胃肠减压,维持水、电解质和酸碱平衡,加强营养支持,静脉使用抗酸药,全身应用广谱抗生素等,严密观察患者症状和腹部体征变化,如治疗6~8 h无好转甚至加重,则需及时急诊手术治疗。

(2) 肠穿孔 常见于结肠憩室并发结肠穿孔、伤寒并发肠穿孔和肠道肿瘤并发肠穿孔,急性憩室炎的患者多有长期左下腹痛和便秘,穿孔时为突发左下腹持续性局部疼痛,可放射至阴茎、阴囊或耻骨上区域,后扩大为弥漫性疼痛,常伴发热、休克。伤寒并发肠穿孔好发于夏秋季节,常有1~2 周发热、头痛、腹泻等病史,腹痛常突然发生,并迅速扩大到全腹,呈弥漫性腹膜炎体征,肠鸣音消失,下胸部和上腹部皮肤常有玫瑰疹。腹部立位X线可见膈下游离气体,发病1~3 周内做血、尿、便培养,常可发现沙门伤寒菌,部分患者肥达试验为阳性。

处理:一旦发现肠穿孔,应积极手术治疗,术前予禁食、胃肠减压、镇痛、应用抗生素和维持水、电解质平衡等处理。

(3) 阑尾穿孔 阑尾炎患者如出现全腹部压痛、腹肌紧张或者右下腹可触及肿块,应怀疑阑尾穿孔可能,但压痛仍以右下腹最明显。应立即行CT检查以明确阑尾有无穿孔或周围脓肿形成。

处理:穿孔性阑尾炎在发病72 h 内应切除阑尾,清除腹腔脓液或冲洗腹腔,放置腹腔引流;阑尾周围脓肿多可行超声引导下置管引流,如脓肿无局限趋势,应手术切开引流。

3. 腹腔内空腔器官梗阻性病变 腹痛特点为阵发性腹痛,伴腹胀和呕吐,严重者可出现休克。

(1) 急性肠梗阻 表现为阵发性脐周绞痛,伴呕吐、腹胀、肛门停止排气排便,腹部体征多不明显,可有肠鸣音亢进、气过水声或金属音。发生绞窄时呈持续性疼痛并阵发性加重,并出现消化道出血、腹膜炎体征。诊断性腹腔穿刺可有血性腹水,腹部立卧位X线检查可见胀气的肠襻和液气平面,绞窄时可见咖啡豆征。

处理:禁食,胃肠减压,纠正水、电解质紊乱和酸碱平衡失调,抗感染,解痉镇痛,必要时可予生长抑素减少胃肠液的分泌量。如患者诊断为绞窄性肠梗阻,应尽早手术治疗。

(2) 胆道系统结石并梗阻 胆总管结石和肝内胆管结石梗阻、继发感染均可引起右上腹痛或右季肋部疼痛,伴发热、黄疸,可有剑突下和右上腹部压痛、腹肌紧张。如进展为急性梗阻性化脓性胆管炎,可有典型的 Reynolds 五联征:腹痛、寒战高热、黄疸、休克和神志障碍。急诊超声可了解胆道梗阻的部位和病变性质,以及肝内外胆管扩张情况。

处理:急性重症胆管炎应边抗休克边准备手术,首先建立静脉输液通道,加快补充水、电解质,补充有效循环血量,同时给予足量有效抗生素,休克者使用血管活性药维持血压,防止病情恶化,紧急行手术或超声下穿刺置管解除胆道梗阻,减压引流。

(3) 输尿管结石并梗阻 多为夜间或运动后突然发作的患侧肋、腹部剧烈绞痛,放射到会阴部或患侧腹股沟区,严重者合并频繁的恶心、呕吐。可有血尿(或镜下血尿),患侧腹部输尿管走行处深压痛,患侧肾区轻叩痛。超声检查可了解患侧肾盂积水和结石情况,X线检查95%以上可见结石的高密度影像。

处理:早期积极控制疼痛,如合并感染可使用抗生素治疗,行排石治疗或手术治疗。

4. 腹腔器官破裂出血性病变 腹痛特点为突发腹部持续性胀痛,腹膜刺激征轻微,可伴有移动性浊音和失血性休克。

(1) 异位妊娠破裂出血 育龄女性有停经史,突发的持续性下腹痛,可放射至肩部,并伴有会阴部下坠感,可伴有恶心、呕吐。查体下腹有轻度触痛,患侧稍重,无局限性压痛点,可有移动性浊音,常有脉搏细速、血压下降等。经阴道后穹隆穿刺,抽出不凝固的血液即可确诊,盆腔超声检查对诊断也有帮助。

处理:积极抗休克和输血,行手术探查,酌情保留或切除患侧输卵管。

(2) 实质器官破裂出血 最常见的是外伤或肿瘤导致肝、脾破裂出血,表现为突发的腹部剧烈胀痛,伴恶心、呕吐,以及面色苍白、冷汗、心悸等内出血的表现,红细胞和血红蛋白进行性下降,甚至发生休克;腹膜刺激征较轻,范围较广。诊断性腹腔穿刺可抽出不凝固的血液。可使用床边超声动态观察有无腹水。

处理:积极进行液体复苏和输血治疗,肝、脾外伤有活动性出血者应积极手术探查,自发破裂出血则评估破口大小和出血量,可先行动脉造影和栓塞术,必要时手术切除出血病灶。

5. 腹腔血管性病变 腹痛特点为持续剧烈的腹痛,加重时有腹膜刺激征,可伴有休克,存在致病的危险因素。

(1) 腹主动脉瘤破裂出血 典型的"三联征"为剧烈的腰腹痛、腹部搏动性包块和低血压。常有濒死感,迅速发生休克,特异性体征是腹部可触及搏动性肿块。红细胞和血红蛋白进行性下降,床旁超声可快速协助诊断。

处理:一旦确诊应立即手术治疗,一边纠正失血性休克一边送手术室。

(2) 肠系膜血管缺血性疾病 肠系膜动脉栓塞发病初期腹痛剧烈,腹部体征轻微,呈症状与体征不相符,随着病情恶化,肠管发生缺血坏死,随即出现腹膜刺激征、肠鸣音消失和感染性休克的表现。腹部选择性动脉造影或腹部CT血管成像有较高的诊断价值。肠系膜上静脉血栓形成症状更无特异性,当出现肠坏死时,多有消化道出血、腹膜刺激征和血性腹水。

处理:应及早诊断和治疗,在急诊应积极补液纠正低血压和应用抗生素治疗,急性动脉栓塞、血栓形成及出现肠坏死,均应手术治疗。

(3) 性腺扭转 包括睾丸扭转和卵巢囊肿蒂扭转。睾丸扭转常见于青少年,多有剧烈运动或外伤的诱因,突发睾丸剧烈疼痛,一旦确诊,在发病6h内治疗的睾丸挽救率可达80%以上。育龄女性突发的剧烈下腹痛应警惕卵巢囊肿蒂扭转,多呈持续性绞痛,常出现四肢发凉、面色苍白、脉搏细速等类似休克的症状;下腹部可触及压痛性肿块,若囊肿破裂则有腹膜炎体征。急诊床边超声可快速评估睾丸的血运情况和卵巢扭转的情况。

处理:性腺扭转尤其是卵巢囊肿蒂扭转的临床表现变化多,不易被诊断。因器官存活与时间密切相关,需要早期诊断、积极支持治疗和及时手术治疗。

6. 腹腔外病变或全身性病变 腹痛特点为腹痛无明确定位,常存在精神因素或全身性疾病史。

腹腔外或全身性疾病也常引起不典型的腹痛,如肺炎、肋间神经痛、膈胸膜炎、急性心包炎、急性心肌梗死、急性右心衰竭等胸部疾病均可引起不同程度的腹痛;慢性铅中毒、急性铊中毒、糖尿病酮症酸中毒、肝性血卟啉病、原发性高脂血症等中毒或代谢障碍性疾病亦伴发不同程度腹痛,造成诊断困难。过敏性紫癜(腹型)、腹型风湿热、某些原因造成的急性溶血亦可表现为急性腹痛,应注意鉴别。

处理:在对症、支持治疗的基础上严密观察,寻找病因,合理治疗。

四、注意事项

1. 熟悉腹部解剖结构与每种疾病的病理生理变化过程是诊断急性腹痛的基础,临床医师不应过度依赖辅助检查来进行诊断。

2. 腹部术后短期内出现的急性腹痛,多与手术相关,如出血、吻合口漏、肠梗阻等,少数是腹腔内暴发性感染(如产气性细菌感染)、术后急性胰腺炎或血管栓塞导致器官梗死等,病情常严重且复杂。

3. 40 岁以上急性腹痛患者,特别是上腹痛,均应常规做心电图检查,以避免遗漏急性心肌梗死。如心电图提示心房颤动,则应考虑肠系膜上动脉栓塞的可能。

4. 剧烈腹痛患者可使用中等强度的镇痛药止痛,不影响病情评估。镇痛可将疼痛降至可控的范围,从而使患者的自主肌紧张减至最低来提高腹部查体的配合度和准确性。

5. 如患者出现明显病情变化,需反复细致地查体,并合理地动态监测必要的实验室检查和影像学检查(如胸腹部超声、X 线和 CT 检查)。

(詹　红)

数字课程学习……

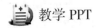 教学 PPT　　　　 微视频　　　　 拓展阅读　　　　 自测题

第六章

黄　疸

一、概述

黄疸（jaundice）是由于血液中胆红素浓度增高使巩膜、皮肤、黏膜及其他组织和体液发生黄染的临床征象，是高胆红素血症（hyperbilirubinemia）的临床表现。黄疸在皮肤和眼等蛋白质浓度高的组织中明显。正常血清总胆红素为 $1.7{\sim}17.1\ \mu mol/L$（$0.1{\sim}1.0\ mg/dL$）。胆红素在 $17.1{\sim}34.2\ \mu mol/L$（$1.0{\sim}2.0\ mg/dL$）时临床不易察觉，称为隐性或亚临床黄疸，超过 $34.2\ \mu mol/L$（$2.0\ mg/dL$）时出现临床可见黄疸。如血中胆红素浓度不高，而巩膜或皮肤发黄，则称为假性黄疸，常见于服用含丰富胡萝卜素的某些食物（如柑橘、南瓜等），或服用某些药物（如新霉素或米帕林等）。黄疸可见于从婴儿到老年各个年龄段的患者。

二、病因与发病机制

黄疸的病因见表 2-6-1。

表 2-6-1　黄疸的病因

病因分类	危急	急症	非急症
肝源性	暴发性肝衰竭 毒素 病毒 酒精 缺血性损害 Reye 综合征	各种类型的肝炎伴有意识模糊、出血或凝血障碍 肝豆状核变性（Wilson 病） 原发性胆汁性肝硬化 自身免疫性肝病 肝移植排斥 浸润性肝病 药物性（异烟肼,苯妥英钠,对乙酰氨基酚,利托那韦、氟烷、磺胺类药）肝损伤 服毒或暴露	意识正常、生命体征正常和无活动性出血的肝炎
胆源性	胆管炎	胆道梗阻（结石、炎症、结构异常、肿瘤）	
全身性	脓毒症 中暑	结节病 淀粉样变性 器官移植排斥反应	创伤后血肿吸收 全胃肠外营养
心血管性	腹主动脉瘤引起的肝动脉闭塞 Budd-Chiari 综合征 严重的充血性心力衰竭	右侧充血性心力衰竭 静脉闭塞性疾病	

续表

病因分类	危急	急症	非急症
血液 - 肿瘤	输血反应	溶血性贫血 恶性肿瘤大量浸润 胰头肿瘤 转移癌	Gilbert 综合征 新生儿生理性黄疸
生殖性	先兆子痫 /HELLP 综合征 妊娠期急性脂肪肝	先天性代谢异常 妊娠剧吐	妊娠期肝内胆汁淤积

　　胆红素由血红素的代谢产物产生,血红素主要来源于衰老的红细胞。在单核吞噬细胞内,血红素被氧化成胆绿素,然后胆绿素转变成胆红素,占总胆红素来源的 80%~85%。另外还有少量胆红素来源于骨髓幼稚红细胞的血红蛋白和肝、肾内含有血红素的铁卟啉蛋白质,占总胆红素的 15%~20%。胆红素进入血液,并与白蛋白结合,在血液循环中形成胆红素 - 白蛋白复合物,且以此形式存在和运载至肝。因此胆红素未经肝细胞摄取、未与肝内葡糖醛酸结合,称为游离胆红素或非结合胆红素(unconjugated bilirubin,UCB),又名间接胆红素(indirect reacting bilirubin)。非结合胆红素为脂溶性,且与白蛋白结合,相对分子质量大,不能从肾小球滤出,所以尿液中不出现非结合胆红素。UCB 经血液运输到肝,与白蛋白分离后,约 80% 在微粒体内经葡糖醛酸转移酶催化,与葡糖醛酸基结合,形成胆红素双葡糖醛酸酯或称结合胆红素(conjugated bilirubin,CB)又称直接胆红素(direct reacting bilirubin);约 20% 在肝细胞内与葡萄糖、木糖、双糖和甘氨酸等结合。结合胆红素为水溶性,能被肾小球滤过,但不能透过生物膜。

　　结合胆红素经胆道系统进入肠道后,在回肠末端和结肠内经胆道细菌脱氢酶作用而被还原成尿胆原,大部分随粪便排出,称为粪胆原。小部分经肠道吸收,经门静脉回到肝,在肝细胞中被氧化成结合胆红素或未经转变又随胆汁再排入肠道。这一过程被称为胆红素的肠肝循环,被吸收回肝的小部分尿胆原经体循环由肾排出体外。

　　正常的胆红素的生成和排泄处于平衡状态。胆红素代谢的生理机制可在 3 个主要方面发生改变:血红素产物的过量产生(溶血),肝细胞不能吸收、结合和排泄胆红素(肝细胞功能障碍),或胆道排泄物进入肠道受阻,从而使血中胆红素增高而发生黄疸。

　　按病因学分类,可将黄疸分为以下 4 类:①溶血性黄疸;②肝细胞性黄疸;③胆汁淤积性黄疸;④先天性非溶血性黄疸。

三、急诊诊治路径

(一) 初步评估与急救

　　1. 初步评估　黄疸患者可能无症状或仅有一些非特异性症状,如瘙痒、乏力或恶心。首先应仔细观察巩膜和皮肤黄疸的色泽,并先排除黄染或假性黄疸。假性黄疸者特点为黄疸以手掌和足跖最为明显,而巩膜正常。老年人两内眦球结膜可有微黄色脂肪蓄积的黄色斑,巩膜黄染不均匀,且皮肤不黄染。米帕林(阿的平)黄染主要在两眼角膜缘与巩膜暴露部位。假性黄疸血清胆红素浓度测定均正常。

　　黄疸患者合并有以下任何一种症状则视为危重状态:意识状态改变、低血压、发热伴腹痛,或活动性出血。如果患者存在黄疸、脑病和凝血功能障碍,考虑为暴发性肝衰竭。

　　2. 急救处理措施

　　(1) 伴有意识障碍的患者应做床旁血糖测定。如果意识障碍持续无改善,需要采取保护性措施或应进行气管插管以保持气道通畅。

　　(2) 伴有低血压,应立即建立静脉通道,输注晶体溶液,快速评估患者的血容量,视病情变化,酌情使用血管活性药以维持生命体征稳定。

　　(3) 发热伴腹痛的患者,应进一步完善影像学检查,明确是否存在胆道梗阻。若黄疸患者有腹水,应考虑做腹腔穿刺检查以排除自发性细菌性腹膜炎,应用抗生素经验性治疗。

(4)肝衰竭伴有肝性脑病的患者可用乳果糖治疗,暴发性肝衰竭患者应收入 ICU 或转到肝移植中心。

(二)临床表现

1. 病史与症状

(1)发病年龄 婴儿期黄疸常见的有新生儿生理性黄疸、先天性胆道闭锁、先天性非溶血性黄疸、溶血性黄疸和新生儿肝炎等。儿童期至 30 岁以前青年人的黄疸多见于病毒性肝炎、溶血性黄疸和先天性非溶血性黄疸,而先天性非溶血性黄疸可见于 Gilbert 综合征、特发性黄疸的 Dubin-Johnson 综合征和 Rotor 综合征,偶也见于轻型先天性胆道闭锁、先天性肝内胆管囊状扩张症(Caroli 病)。30~40 岁的黄疸以肝胆结石为主要原因。40 岁左右的黄疸也见于慢性肝炎、各种类型的肝硬化。40 岁以后肿瘤增多,尤其是肝癌、胰腺癌、胆囊癌、胆管癌等。乙型、丙型、戊型病毒性肝炎可发生于任何年龄。

(2)性别 肝内胆管结石、胆管癌、原发性肝癌和胰腺癌好发于男性,而胆道肿瘤则以女性多见。胆道系统疾病、原发性胆汁性肝硬化好发于女性,特别是 30 岁以后的女性胆囊结石增多,而男性则肝内胆管结石发病增多。

(3)接触史 黄疸与职业、药物和污染注射器、肝毒性化学品的接触或暴露有关。医务人员接触肝炎患者的概率较高,易患各种类型肝炎。接触不洁注射器和血制品 6 个月内易感染丙型肝炎和乙型肝炎。接触肝毒性工业化学品(如四氯化碳、砷等)可患中毒性肝病,服用可引起肝损害的药物(如氯丙嗪、异烟肼、利福平、对乙酰氨基酚、红霉素等)可出现黄疸。长期酗酒可致酒精性肝硬化。有冶游史者可通过性行为传播病毒性肝炎。

(4)既往史 既往有黄疸史,本次又出现黄疸,其原因可能为:①胆道系统疾病;②溶血性或先天非溶血性疾病;③不同类型的病毒性肝炎;④慢性肝病活动或重叠其他细菌或病毒感染。既往有胆绞痛病史,出现黄疸首先应考虑胆道结石或胆道蛔虫病。既往胆道手术史患者要考虑术后胆管狭窄,残余胆道结石及结石复发等。非胆道手术患者要考虑感染、缺血缺氧、麻醉药等引起的肝细胞性黄疸。

(5)妊娠生育史 妊娠期常合并肝胆系统疾病。妊娠期黄疸多因妊娠期肝内胆汁淤积、胆管结石、病毒性肝炎、药物性肝炎、妊娠高血压综合征和妊娠期急性脂肪肝引起,戊型病毒性肝炎发生于孕妇特别严重,因此须鉴别与妊娠有关的黄疸。

(6)黄疸的伴随症状 是发现病因的重要线索。

1)腹痛 伴随的腹痛部位、性质、放射痛、缓解的方式等,常可提供一定的诊断线索。肝区胀痛、隐痛多见于病毒性肝炎、肝硬化和肝癌;剧痛伴有右肩胛及背部放射痛,常见于胆石症;中年以上,且疼痛以夜间为甚,可见于胰腺疾病伴胆管梗阻;上腹部和腰背部酸痛可见于溶血性黄疸。

2)发热 病毒性肝炎在黄疸前一般先有短暂发热,热退后出现黄疸。急性溶血性黄疸多先有寒战、高热,继而出现黄疸。胆道系统感染时,发热常在 38.5℃ 以上,并伴寒战、上腹痛,继而出现黄疸,称为 Charcot 三联征。持续高热、恶病质和外周血细胞减少应考虑恶性组织细胞病。

3)皮肤瘙痒 胆汁淤积性黄疸患者常有明显的皮肤瘙痒,以足底瘙痒最甚,且有晨轻暮重的特点,持续时间较长。肝细胞性黄疸也可有皮肤瘙痒,而溶血性黄疸一般无皮肤瘙痒。

4)消瘦 由肿瘤引起的黄疸,常伴有消瘦,而非肿瘤原因的黄疸体重下降不明显。

5)尿、粪颜色的改变 先天性非溶血性黄疸尿色正常;急性溶血性黄疸时尿色呈酱油色,粪便颜色加深;肝细胞性黄疸时尿色加深,粪便浅黄;而胆汁淤积性黄疸,尿色深黄,近橘色或浓茶色,粪便颜色变浅灰或陶土色。

2. 体格检查 黄疸的识别要在充分的自然光下进行,首先应注意患者的意识状态,评估是否存在肝性脑病,仔细观察巩膜和皮肤黄疸的色泽,并先排除黄染或假性黄疸。认真观察有无贫血貌,蜘蛛痣,男性乳腺发育,腹壁静脉曲张,睾丸萎缩等。注意肝、脾的质地和大小,有无压痛,有无腹胀、腹水和包块等。

(1)肝 检查肝的大小、质地变化和有无压痛。肝质地变硬提示纤维增生或肿瘤。有压痛提示有炎症或肝淤血,小范围压痛见于肝细胞癌。急性病毒性肝炎、药物性肝炎、中毒性肝炎和肝的感染性疾病时,肝常为轻度增大,质软,表面光滑,可有压痛或叩击痛;急性和亚急性重型肝炎时,肝大不明显甚至反而缩小,而黄疸迅速加深,有时肝浊音界消失;慢性肝炎肝大常不明显,质偏硬,无压痛,后期常缩小;肝硬化时可呈中度增大;而显著增大见于肝脓肿、肝癌、肝淤血、继发性胆汁性肝硬化;肝癌时肝质地变硬,表面可有不规则结节,有压痛;胆汁淤积性黄疸时,肝可增大,质地软,有压痛。

(2)胆囊 黄疸时胆囊可肿大或缩小。伴胆囊肿大的黄疸属肝外梗阻,提示胆总管下端有阻塞。而一般胆囊结石、慢性胆囊炎、肝内胆汁淤积时,胆囊常缩小。

(3)脾 黄疸时常伴有脾大,应注意脾的大小、质地。慢性溶血性疾病、全身急性感染性疾病、急慢性肝炎常有轻度、质软的脾大或肝脾大;恶性组织细胞增多症、霍奇金病、先天性溶血性贫血、肝豆状核变性、血色病和粟粒性结核可有中、重度脾大伴黄疸。

(4)腹水 多见于失代偿期肝硬化、肝癌、急慢性重型肝炎及肝静脉血栓形成等,并发腹膜炎时可有腹部压痛,腹水呈脓性;血性腹水常见于肝癌。

3. 辅助检查

(1)实验室检查 黄疸患者的基础实验室检查包括全血细胞计数,凝血常规检查,血清酶学检查,胆红素测定,尿常规及特别检查项目血氨、妊娠试验及毒物筛查。根据血生化及尿常规进行初步分类。进一步检查项目包括网织红细胞计数、外周血涂片、抗球蛋白试验(Coombs 试验)、肝炎病毒标志物、自身抗体(抗核抗体、抗线粒体抗体等)及病原标志物(EB病毒抗体、巨细胞病毒抗体、钩端螺旋体凝集素、肝吸虫、阿米巴、棘球蚴的补体结合试验)、肿瘤标志物、铜蓝蛋白测定等有利于病因的诊断。

(2)超声检查 B超可作为黄疸的首选影像学检查。B超可清楚地探测肝的大小、肝内有无占位性病变及病变的性质,肝内外胆管及其分支有无扩张、梗阻,有无结石等;B超可清楚地显示胆囊的大小、形状、囊壁的情况;B超对脂肪肝的诊断也很有价值;B超也能显示胰腺的形态、大小、局灶性病变、胰管扩张和胰腺周围情况,对诊断胰腺疾病也有一定价值。由于B超检查无创伤、无痛苦、安全、方便,可在床边进行,可反复多次检查,甚至动态观察。

(3)CT检查 可提示有无胆道梗阻、梗阻的部位及可能的病因。CT能显示胆囊的大小、胆囊壁厚度、占位性质,对胰腺癌伴肝外胆管梗阻时可显示梗阻的部位和病因。

(4)磁共振成像(MRI)检查 对肝胆系统疾病黄疸的鉴别并不优于 CT,仅在血色病和肝内铁质沉积时有特殊价值。磁共振胰胆管成像(magnetic resonance cholangiopancreatography,MRCP)是一种非介入性胰胆管成像技术,可清晰显示胆管系统的形态结构,对梗阻性黄疸胆道扩张情况的诊断具有重要价值。

(5)肝胆系核素扫描 对胆汁淤积和胆道梗阻性黄疸有一定的诊断和鉴别诊断价值。

(6)经皮经肝胆管造影(percutaneous transhepatic cholangiography,PTC) 能清楚显示整个胆道系统,可区分肝外阻塞性黄疸与肝内胆汁淤积性黄疸,并对胆道阻塞的部位、程度及范围进行了解。除诊断作用外,尚可作胆管引流。

(7)内镜逆行胰胆管造影(endoscopic retrograde cholangiopancreatography,ERCP) 可通过内镜直接观察壶腹区与乳头部有无病变,可经造影区别肝外或肝内胆管阻塞的部位,也可间接了解胰腺有无病变。此外,尚可做括约肌切开取石术、气囊扩张狭窄胆管术、鼻胆管引流术、内支架等治疗措施。

(8)肝穿刺活检 对疑难黄疸病例的诊断有重要帮助。但肝穿刺活检具有一定危险性,尤其是凝血功能异常者。对先天性非溶血性黄疸诊断价值较大。

(9)腹腔镜检查 采用纤维腹腔镜床边检查可观察肝的大小、形态、色泽、表面有无结节,是否光滑等,且腹腔镜直视下也可作肝活检、胆囊穿刺造影,有利于疾病的诊断。

(三)常见黄疸相关疾病的诊治要点

1. 溶血性黄疸 由溶血导致的黄疸称为溶血性黄疸。溶血时,红细胞破坏使胆红素生成增加,以UCB 为主,CB 基本正常。致病因素有感染、药物、自身免疫反应等。溶血性黄疸一般皮肤无瘙痒,黏膜呈浅柠檬黄色,可有肝脾大,急性溶血性黄疸可出现寒战、高热、呕吐、腰酸背痛等全身不适。实验室检查出现尿胆原排出增加,伴无胆色素尿,粪胆原排出增加,粪色加深。外周血网织红细胞增加,出现有核红细胞,骨髓红细胞系增生活跃。珠蛋白生成障碍性贫血时红细胞脆性降低,遗传性红细胞增多症时红细胞脆性增加。

处理:应根据溶血性贫血的病因进行积极治疗,若无法针对病因则针对其发病机制治疗。

2. 肝细胞性黄疸 肝细胞广泛受损而引起的黄疸。由于肝细胞损伤致肝细胞对胆红素的摄取、结合功能降低,因而血中的 UCB 增加。而未受损的肝细胞仍能将部分 UCB 转变为 CB。CB 部分仍经毛细胆管从胆道排泄,另一部分则由于肿胀的肝细胞及炎症细胞浸润压迫毛细胆管和胆小管,或因胆栓的阻塞使胆汁排泄受阻而反流入血液循环中,最终导致血内 UCB 和 CB 均增高而引起黄疸,且以 CB 升高为主。感染、肝毒性药物及化学品接触、病毒性肝炎、肝硬化、肝癌、甲状腺功能亢进等均可造成肝细胞广泛受损而引起黄疸。皮肤、黏膜、巩膜呈不同程度黄染,从浅黄色到金黄色。实验室检查表现为肝功能异常,粪胆原排出可正常、减少或缺如,使粪便相应地正常或变浅甚至呈白陶土色。尿胆红素、尿胆原排出增加,但在疾病高峰期,因肝内胆汁淤积可使尿胆原减少或消失。免疫学检查、甲胎蛋白的测定及 B 超、CT、MRI 检查可帮助明确黄疸的病因诊断。

处理:应针对不同的肝损害病因作相应的治疗,包括休息、抗氧化剂、中药保肝、对症支持治疗、手术治疗甚至肝移植等。

3. 胆汁淤积性黄疸 分为肝内阻塞性胆汁淤积、肝内胆汁淤积和肝外胆管梗阻性胆汁淤积三类。肝内阻塞性胆汁淤积常见于肝内泥沙样结石、原发性肝癌侵犯肝内胆管、癌栓堵塞肝内胆管、华支睾吸虫阻塞肝内胆管等。肝内胆汁淤积常见于胆汁淤积型急慢性病毒性肝炎,药物性、感染性、妊娠期胆汁淤积,原发性胆汁性肝硬化等,主因胆红素排泄障碍,可单独或与肝实质损害同时出现。肝外胆管梗阻性胆汁淤积包括胆总管内阻塞和胆管外压迫梗阻。血清总胆红素升高,且以 CB 升高为主,常有引起胆汁淤积的相关病史,相关原发病的临床表现,其皮肤瘙痒明显,可在黄疸出现之前存在,常见皮肤搔抓痕迹,皮肤、黏膜、巩膜呈不同程度的黄染,从暗黄色、黄绿色、绿褐色至黑色。实验室检查尿中尿胆红素排出增加,尿胆原减少或消失,粪胆原排出减少或缺如,粪便变浅灰色或呈白陶土色。肝功能异常,最主要出现碱性磷酸酶升高、γ-谷氨酰转肽酶升高。

处理:主要采取对症治疗的方法以减轻黄疸和瘙痒,对明确病因者同时也予以对因治疗,可采用药物、内镜、介入或手术治疗等多种相关治疗措施。

4. 先天性非溶血性黄疸 系由肝细胞对胆红素的摄取、结合和排泄有缺陷所致的黄疸,临床上较少见,主要有以下 4 种类型。

(1) Gilbert 综合征 系由肝细胞摄取 UCB 功能障碍及微粒体内葡糖醛酸转移酶不足或白蛋白与 UCB 的分离障碍致血中 UCB 增高而出现黄疸。一般黄疸较轻,呈波动性,肝功能检查正常。

(2) Dubin-Johnson 综合征 系由肝细胞对 CB 和其他有机阴离子在肝内向毛细胆管的转运发生障碍,致 CB 增加而出现黄疸。

(3) Crigler-Najjar 综合征 系由肝细胞缺乏葡糖醛酸转移酶,致 UCB 不能形成 CB,导致血中 UCB 增多而出现黄疸。

(4) Rotor 综合征 系由肝细胞摄取 UCB 和排泄 CB 存在先天性缺陷致血中胆红素增高而出现黄疸。

处理:目前除对 Gilbert 综合征和 Crigler-Najjar 综合征 II 型用苯巴比妥治疗,Crigler-Najjar 综合征 I 型采取换血疗法外,尚无特效治疗。

(四) 诊断流程

黄疸的诊断流程见图 2-6-1。

四、注意事项

对于黄疸合并意识障碍的患者,需警惕肝衰竭、低血糖昏迷的可能,对肝细胞性黄疸患者应及时监测血糖。

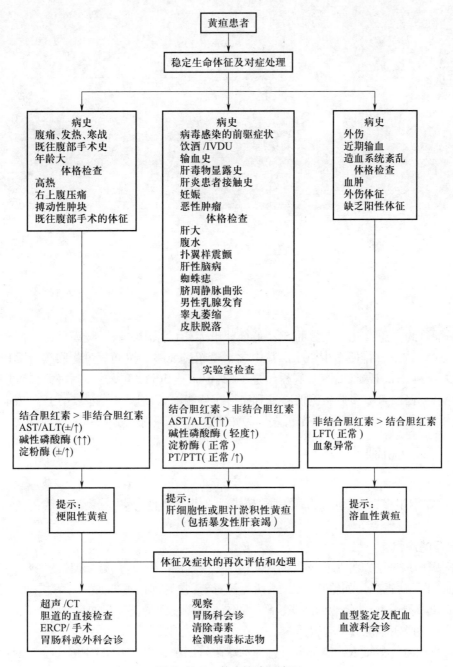

图 2-6-1　黄疸的诊断流程

注:ERCP,内镜逆行胰胆管造影;IVDU,静脉吸毒者;LFT,肝功能试验;PT,凝血酶原时间;PTT,部分凝血活酶时间。

（邢吉红）

数字课程学习……

📚 教学 PPT　　　▶ 微视频　　　📖 拓展阅读　　　📝 自测题

第七章

腹　泻

一、概述

腹泻(diarrhea)约占急诊就诊人数的 5%,是全球十大死亡原因之一。腹泻是指排便异常,包括每日排便次数大于 3 次,或每日排便至少 200 g,其中含水量超过 80%。按病程可将腹泻分为以下 3 种:①急性腹泻,病程少于 14 d;②迁延性腹泻,病程超过 14 d,但未达 30 d;③慢性腹泻,病程超过 30 d。大部分腹泻是感染性病因导致,且大多数病例仅通过对症治疗就能治愈,但严重的感染性腹泻或有并发症者,可出现致命性脱水和低血容量性休克,甚至可发展为脓毒症或感染性休克。

二、病因与发病机制

(一) 病因

引起腹泻的病因很多,大致可分为两大类:感染性和非感染性,其中感染所致腹泻约占 85%,具体病因分类如下。

1. 急性腹泻的病因

(1) 肠道疾病　多见于急性肠道感染如病毒、细菌、真菌、寄生虫等感染导致的肠炎或急性出血性坏死性肠炎。其中常见病毒感染如轮状病毒、诺沃克病毒等,常见细菌感染如沙门菌、空肠弯曲菌和志贺菌等,寄生虫感染如隐孢子虫、溶组织内阿米巴等。此外,还有慢性肠道疾病如克罗恩病或溃疡性结肠炎急性发作、急性缺血性肠病等也会引起腹泻。

(2) 急性食物中毒　如摄入污染了金黄色葡萄球菌等细菌毒素,砷、铅、汞等重金属的食物,或食用毒蘑菇、桐油、河豚、鱼胆等都可以引起呕吐、腹泻。

(3) 全身性感染　累及肠道可表现为腹泻,如严重脓毒症、伤寒或副伤寒、钩端螺旋体病等。

(4) 药物　如泻药(包括硫酸镁、磷酸钠盐、聚乙二醇、乳果糖、大黄等)、细胞毒性药物(如奥沙利铂等)、非甾体抗炎药、质子泵抑制剂、抗生素等,尤其是应用广谱抗生素后部分患者可继发艰难梭菌感染引起假膜性结肠炎。

(5) 其他　变态反应性肠炎、过敏性紫癜、内分泌疾病、肾上腺皮质功能减退危象、甲状腺危象、盆腔炎症(如急性阑尾炎)、放射治疗等均可引起腹泻。

2. 慢性腹泻的病因　人群中约 5% 的人存在慢性腹泻,其中 40% 的患者在 60 岁以上,慢性腹泻常由非感染因素引起。

(1) 消化系统疾病　①胃部疾病:慢性萎缩性胃炎、胃次全切除术后胃酸缺乏;②肠道感染:肠结核、慢性细菌性痢疾、慢性阿米巴痢疾、血吸虫病、肠鞭毛虫病、钩虫病、绦虫病等;③肠道非感染性疾病:克罗恩病、溃疡性结肠炎、结肠多发性息肉、吸收不良综合征等;④肠道肿瘤:结肠绒毛状腺瘤、肠道恶性肿瘤;

⑤胰腺疾病：慢性胰腺炎、胰腺癌、胰腺切除术后；⑥肝胆疾病：肝硬化、胆汁淤积性黄疸、慢性胆囊炎与胆石症。

（2）全身性疾病 ①内分泌及代谢障碍疾病：甲状腺功能亢进、肾上腺皮质功能减退、促胃液素瘤、血管活性肠肽（VIP）瘤、类癌综合征及糖尿病性肠病；②其他系统疾病：系统性红斑狼疮、硬皮病、尿毒症、放射性肠炎等；③药物不良反应：利血平、甲状腺素、洋地黄类、考来烯胺、某些抗肿瘤药和抗生素等；④神经功能紊乱：如肠易激综合征。

（二）发病机制

正常情况下，人体每日分泌的消化液和摄入液体总量的99%经肠道吸收，任何能使肠道水分吸收量减少1%以上的病生理状态均可引发腹泻。腹泻的发病机制相当复杂，可由一种或几种机制共同参与，但往往以其中一种机制起主导作用。从病理生理角度可分为分泌性、渗出性、渗透性、动力性和吸收不良性腹泻。

1. 分泌性腹泻 肠道分泌液体量过多超过肠黏膜吸收即为分泌性腹泻，多由产生细胞毒素的病原体感染后致使细胞通透性增加所致，如霍乱弧菌肠毒素引起的大量水样泻属于典型的分泌性腹泻。肠道非感染性分泌性腹泻的病因有药物或毒物、内分泌疾病、肿瘤性疾病和放射性肠炎等。

2. 渗出性腹泻 是感染性或非感染性病因导致肠黏膜上皮细胞受损，渗出大量液体（包括黏液、脓血和血浆蛋白）所致。常见感染性病因有痢疾，非感染性病因有化学和放射治疗、超敏反应、炎性肠病、自身免疫性肠病和缺血性肠病等。

3. 渗透性腹泻 是肠内容物渗透压升高所致，常见于渗透活性溶质摄入和吸收不良，使水分进入肠腔内渗透运动过强，并超过肠道吸收能力。某些渗透性药物（如甘露醇等）所致腹泻，消化吸收不良综合征患者因肠内脂肪不吸收发生的脂肪泻都属于此类。

4. 动力性腹泻 一般见于慢性腹泻患者，因肠道蠕动亢进，肠内容物与肠黏膜接触时间过短，使水和电解质吸收减少所致。如甲状腺功能亢进、糖尿病肠道神经病变，某些物理或药物刺激所致腹泻也属于动力性腹泻。

5. 吸收不良性腹泻 由肠黏膜吸收面积减少或吸收障碍引起，如小肠大部分切除术后、吸收不良综合征、小儿乳糜泻、热带口炎性腹泻、成年人乳糜泻及消化酶分泌减少（如慢性胰腺炎）引起腹泻等。

三、急诊诊治路径

（一）初始评估与急救

1. 初始评估 首要评估患者是否存在容量不足，如深黄色尿或尿量减少、皮肤弹性下降、肢体湿冷、直立性低血压和意识障碍等，并确定症状持续时间、排便的频率和粪便性状，以及相关症状如发热和腹膜刺激征。必要的监测包括血压、脉搏、呼吸频率、经皮动脉血氧饱和度和肛温。若患者严重脱水，计划进行静脉输液时，则要监测血电解质。

急性腹泻患者应在排除阑尾炎、肠梗阻和异位妊娠等外科急腹症后再进行对症支持处理，避免造成严重后果。初始评估应重视并识别特殊的人群如老年人和儿童患者腹泻相关的潜在危险病因，如在儿童患者中，腹泻可能是多种疾病的非特异性表现，包括代谢性酸中毒、颅内压增高、中毒／药物中毒、肠套叠和肠扭转等；在老年腹泻患者中，要警惕高病死率的缺血性结肠炎的可能。

2. 急救处理措施

（1）补液 急性腹泻死亡多由脱水引起，因此首先需评估患者的脱水程度。严重脱水者或循环不稳定者应予吸氧和快速建立静脉通道，使用林格液或生理盐水进行液体复苏，并酌情补充钾和碳酸氢钠。对于清醒的轻中度脱水且能进食的患者，口服补液盐与静脉补液同样有效。

（2）止泻 成年人推荐洛哌丁胺4 mg口服，之后每排一次不成形便时可使用2 mg，每日剂量不超过16 mg，持续使用不超过2 d。高危患者（如老年人）感染性腹泻患者，应谨慎使用止泻药物，洛哌丁胺可使病原菌延迟排出，但对急性腹泻不伴高热、脓血便的患者相对安全，加用蒙脱石散及益生菌可缓解症状。

抗分泌药物消旋卡多曲对症治疗也有效。化学治疗和放射治疗引起的轻至中度腹泻可予洛哌丁胺和非甾体抗炎药,严重腹泻可予奥曲肽。

(3) 抗生素的应用　大多数食源毒素性腹泻不需要使用抗生素,如果腹泻怀疑由感染所致,并且有全身感染的表现,或以发热、中毒症状和血便为表现的侵袭性腹泻,可早期给予经验性抗生素治疗,通常首选喹诺酮类抗菌药或利福昔明。

(二) 临床表现

经过初始的评估和处理之后,如患者生命体征稳定,可做全面检查进一步明确腹泻的病因。

1. 病史与症状

(1) 起病及病程　急性腹泻起病急骤,病程短而腹泻次数频繁,多为感染或食物中毒所致,一般在进食不洁食物 24 h 内出现腹泻。慢性腹泻多见于慢性感染、非特异性炎症、吸收不良、消化功能障碍、肠道肿瘤或神经功能紊乱等。

(2) 腹泻次数及粪便性质　粪便量 >500 mL/d 多为分泌性腹泻。脓血便为渗出性腹泻。如脓血和粪便不混,常是直肠或乙状结肠炎症。果酱样便见于阿米巴痢疾,蛋花样便见于假膜性结肠炎,粪便有油脂光泽、有泡沫为脂肪吸收障碍,粪便恶臭为蛋白质消化吸收不良,酸臭糊状便为糖吸收障碍。根据腹泻的次数、粪便的量和特征,以及伴随症状,还可分为小肠性或结肠性腹泻(表 2-7-1)。

表 2-7-1　小肠性腹泻与结肠性腹泻的鉴别

鉴别点	小肠性腹泻	结肠性腹泻
腹痛特点	脐周,常绞痛,间歇性	下腹部或左下腹,常持续性
粪便	量常多,烂或稀薄,可含脂肪,黏液少,臭,可无肉眼可见的血液	量少,肉眼可见脓、血,有黏液
大便次数	2~10 次 /d	次数可更多
里急后重	无	可有
体重减轻	常见	少见

(3) 伴随症状　①腹痛:急性腹泻多伴有腹痛,尤以感染性腹泻较为明显。小肠性腹泻者的腹痛常位于脐周,便后腹痛缓解不明显;结肠性腹泻疼痛多在下腹或左下腹,便后疼痛常可缓解。分泌性腹泻如霍乱弧菌感染的水样泻通常无明显腹痛。②发热:腹泻伴发热者可见于急性细菌性痢疾、伤寒或副伤寒、肠结核、肠淋巴瘤、克罗恩病、溃疡性结肠炎急性发作期、脓毒症等。③里急后重:腹泻伴里急后重者提示病变位于直肠、乙状结肠,如细菌性痢疾、直肠炎、直肠肿瘤等。④明显消瘦:腹泻伴明显消瘦的患者提示病变位于小肠可能性大,如胃肠道恶性肿瘤、肠结核及吸收不良综合征等。⑤皮疹或皮下出血:多见于脓毒症、伤寒或副伤寒、麻疹、过敏性紫癜等。⑥关节痛或关节肿胀:多见于克罗恩病、溃疡性结肠炎、系统性红斑狼疮、肠结核、惠普尔(Whipple)病等。

(4) 进食史　用餐后发生的急性腹泻提示急性感染或毒素相关。如果患者曾食用未经巴氏消毒的奶制品、生的或未煮熟的肉或鱼,或摄入有机维生素制剂,则可提示某些特殊病原体感染。

(5) 既往病史　了解患者有无人类免疫缺陷病毒(HIV)感染史、甲状腺功能亢进、糖尿病、胃肠道出血、恶性肿瘤、腹部手术和内分泌疾病等基础疾病,最近是否接受抗生素治疗、免疫抑制剂和使用缓泻剂,以寻找腹泻的病因和诱因。

(6) 个人史　应特别注意患者近期的饮食情况、旅游史和户外活动情况;有无毒物接触史,包括重金属、一氧化碳、水杨酸盐和地高辛;有无超敏反应。此外,注意异性和同性性接触可以引起阿米巴痢疾、沙门菌属、志贺菌属、蓝氏贾第鞭毛虫和弯曲菌的交叉感染。

(7) 同食者群体发病史及地区和家族中的发病情况　了解同食者和家庭成员的腹泻情况、公众接触史、性接触史,对诊断食物中毒、流行病、地方病及遗传病具有重要价值。

2. 体格检查 要评估患者的一般情况,查找容量不足的证据和中毒表现,排除腹部外科情况。

(1) 全身状况 包括生命体征、营养状况、贫血、恶病质、淋巴结肿大、皮肤黄染和突眼等。低血压和心动过速则提示容量不足,应当检查黏膜的湿度、皮肤的弹性、是否有意识状态的改变、排尿有无减少,以及体重下降。

(2) 腹部查体 有明显腹痛的患者应先考虑是否有感染性胃肠炎以外的其他原因,如外科急腹症等。腹部查体时应注意有无腹胀、腹部肿块、压痛、肠鸣音、肠蠕动等。

(3) 直肠检查 直肠指检可确定有无粪便嵌塞、黑便和血便。明显的出血可见于消化道出血、缺血性肠病、肠套叠和放射治疗等。

3. 辅助检查

(1) 粪便常规及隐血检查 新鲜粪便检查是诊断急性腹泻病因的重要步骤。发现红白细胞、吞噬细胞提示肠道感染,但需注意,粪便中检出白细胞对细菌性结肠炎不具特异性,许多因素引起的炎症性腹泻在粪便中都可出现红细胞和白细胞,包括许多非感染性因素,如化学和放射治疗、超敏反应、自身免疫病和炎性肠病等。粪便中红细胞不一定与白细胞同时存在,如果粪便中只有红细胞而没有白细胞往往提示阿米巴感染、恶性肿瘤、重金属中毒、穿孔、痔、肠缺血和消化道出血。类乳铁蛋白有助于鉴别炎性与非炎性腹泻。

(2) 粪便培养 阳性率低,但重度腹泻、免疫抑制状态、血性腹泻以及有炎性肠病基础的患者应及早行粪便培养,可发现弯曲菌、沙门菌、志贺菌、艰难梭菌及真菌等致病菌。粪便培养还有助于发现耶尔森菌属、邻单胞菌属、肠出血性大肠埃希菌 O_{157} : H_7、气单胞菌属等。

(3) 艰难梭菌毒素检测 艰难梭菌引起的腹泻最常见于抗生素使用过程中,25%~40% 的病例在使用抗生素后 12 周才出现腹泻。如果患者近期用过抗生素,则应考虑进行该项检查。

(4) 大肠埃希菌 O_{157} : H_7 毒素检测 对流行地区和怀疑溶血性尿毒综合征(hemolytic uremic syndrome,HUS)的患者可以考虑进行该项检查。

(5) 粪便寄生虫和虫卵检测 不推荐作为常规检查。仅下列情况可考虑:①慢性腹泻;②有旅游史;③接触过托儿所的婴儿;④HIV 感染者;⑤血性腹泻。连续检查数日可提高阳性率。

(6) 血常规检查 白细胞增高有助于感染性腹泻的诊断。血小板计数低可能要考虑患者是否发生了溶血性尿毒综合征,类白血病反应符合艰难梭菌感染的诊断。

(7) 血培养 对于表现为全身性疾病或有高热的患者,应进行血培养。

(8) 影像学检查 急性腹泻患者通常无需进行腹部影像学检查,但对于有明显腹膜刺激征或肠梗阻的患者,需要进行 CT 检查寻找病因及潜在并发症,如肠穿孔、脓肿、暴发性结肠炎、中毒性巨结肠或肠梗阻等。

(9) 结肠镜检查 大部分腹泻不需行结肠镜检查,当与炎性肠病难以鉴别,疑似假膜性结肠炎,应用免疫抑制剂的患者疑巨细胞病毒感染等可行肠镜检查,但需警惕肠穿孔。

(三) 常见腹泻相关疾病的诊治要点

1. 急性侵袭性细菌性肠炎 常见于沙门菌、志贺菌、弯曲菌和肠产毒性大肠埃希菌的感染,其临床特点主要包括血性腹泻、发热、腹部绞痛和脱水。

(1) 沙门菌感染 因进食受污染的鸡蛋、奶类制品或家禽而感染。沙门菌直接侵入肠黏膜可导致严重脓毒症。通常有血便,且伴有里急后重、发热及腹痛。症状一般在 10~14 d 可自行消退。确诊需要行粪便培养。

处理:补液治疗,禁止单独使用止泻药物或抑制肠动力药物。轻症患者不推荐经验性抗生素治疗,容易延长带菌状态的时间。严重者或高危人群推荐使用抗生素,选用头孢曲松或喹诺酮类、大环内酯类。

(2) 志贺菌感染 也称细菌性痢疾。我国以宋内志贺菌和福氏志贺菌占优势。潜伏期通常为 1~4 d,通过粪－口途径或受污染的食品传播。急性细菌性痢疾临床表现为发热、腹痛、腹泻、里急后重及黏液脓血便,左下腹有明显压痛。中毒性菌痢以 2~7 岁儿童为多见,有高热、惊厥、意识障碍及呼吸、循环衰竭,起病时胃肠道症状轻微,甚至无腹痛、腹泻,常需盐水灌肠或肛拭子行粪便检查方可诊断。粪便镜检有大量白细胞(≥15 个 / 高倍视野)、脓细胞及红细胞即可诊断,确诊有赖于粪便培养出志贺菌。

处理:补充液体和纠正电解质紊乱。病情无改善或有免疫缺陷的患者应在 48 h 内给予抗生素治疗,首选喹诺酮类,二线用药推荐头孢曲松和匹美西林。

(3)弯曲菌感染 因进食未煮熟的家禽或污染的水源("背包族的腹泻")引起。弯曲菌感染后可直接侵袭结肠黏膜上皮细胞而致病。潜伏期为 2~5 d,起病急,表现为发热、腹部绞痛和大量血便,伴有厌食、乏力、肌痛和头痛等全身症状,部分患者有呕吐、关节痛。腹泻常在发热、腹痛后 24~48 h 发生。确诊需要行粪便培养。

处理:初始治疗重点在于补液,临床症状改善者不需要抗生素治疗;症状无改善者,推荐使用喹诺酮类或大环内酯类抗生素治疗,可缩短病程。

(4)肠产毒性大肠埃希菌感染 血清型 O_{157}:H_7 大肠埃希菌能产志贺样毒素而致出血性结肠炎,病前多有吃生或未煮熟牛肉、生乳等不洁饮食史。症状通常在暴露后 3~4 d(范围是 1~9 d)发作,典型表现为突发剧烈腹痛、水样便,数天后出现血性便,伴低热或不发热,极易被误诊为痢疾。严重者伴有剧烈腹痛、高热、血便,感染 1 周后可并发 HUS、血栓性血小板减少性紫癜、脑神经障碍等,甚至危及生命,病死率达 5%~10%。针对志贺毒素的检测优于传统培养。

处理:补充液体和纠正电解质紊乱。值得注意的是,使用抗生素容易增加 HUS 的风险,不推荐经验性抗生素治疗。

2. 其他急性细菌性肠炎 常见的急性肠道传染病主要是霍乱和伤寒,腹泻特点主要以水样便为主,两者的临床特点又各不相同。

(1)霍乱 是由霍乱弧菌的产毒菌株引起的烈性肠道传染病,主要通过摄入污染的食物或水途径传播,潜伏期为 1~3 d。重型霍乱的特征性症状是大量的米泔水样便,常有鱼腥味,通常无腹痛,无里急后重感。由于大量腹泻患者呈严重的脱水状态,渐出现血压下降,脉搏微弱(休克期),重症者如不及时救治往往死亡。所有怀疑霍乱的患者均应留取粪便培养,若培养霍乱弧菌阳性可确诊。

处理:严格隔离,2 h 内进行传染病报卡,及时对容量不足的程度进行快速评估,并积极地液体复苏;有中至重度容量不足者,抗生素可作为辅助治疗,可选用氟喹诺酮类和四环素类、大环内酯类。

(2)伤寒 是伤寒沙门菌(*Salmonella typhi*)引起的一种急性肠道传染病。伤寒沙门菌通过粪 – 口途径传播。临床特征为持续发热超过 1 周、表情淡漠、相对缓脉、玫瑰皮疹、肝脾大和白细胞减少等,严重者可出现肠出血、肠穿孔等并发症。仅有 10% 左右的伤寒患者出现腹泻,且多为水样便。实验室检查可见外周血白细胞计数减少,淋巴细胞比例相对增高,嗜酸性粒细胞减少或消失。血和骨髓培养阳性可确诊,且在病程第 1~2 周阳性率最高。发病第 2 周起出现肥达试验阳性有辅助诊断意义。

处理:按肠道传染病隔离,抗生素可选择第三代喹诺酮类药物或第三代头孢菌素,如有肠穿孔并发腹膜炎的患者,需要及时进行外科手术治疗。

3. 病毒性肠炎 发病机制是病毒扰乱小肠微绒毛吸收细胞,减少其吸收液体和电解质而致腹泻。临床特点主要包括水样腹泻、呕吐、低热,以及白细胞计数正常。

(1)轮状病毒相关性肠炎 6~24 个月婴幼儿容易出现轮状病毒相关性肠炎,潜伏期为 1~3 d,突发呕吐、水样泻和低热,常无腹痛,无黏液及脓血便,每天十次至数十次不等。严重者可出现脱水及代谢性酸中毒、电解质紊乱,甚至导致死亡。部分患儿可伴有咳嗽、流涕等上呼吸道症状。

(2)诺如病毒相关性肠炎 潜伏期为 1~2 d,临床特征为急性起病,以恶心、呕吐、腹痛、腹泻为主要症状,粪便多为黄色稀水便或水样便,无黏液脓血,每日数次至十数次,偶有腹部绞痛。成年人以腹泻为主,儿童患者先出现呕吐,而后出现腹泻。体弱、老年人及免疫功能低下者症状多较重。确诊需电镜下找到病毒颗粒,或检出粪便中特异性抗原,或血清检出特异性抗体效价呈 4 倍以上增高。

处理:口服补液盐或静脉补充液体和电解质,严重腹泻者可以蒙脱石散剂进行辅助治疗,对各种腹泻及新生儿腹泻有良好疗效,不良反应少。消旋卡多曲对水样泻有较好疗效。无须特异性抗病毒治疗。

4. 急性肠寄生虫病

(1) 溶组织内阿米巴 是一种普遍存在的病原体,有滋养体和包囊两种存在形式,通过粪便中的包囊污染食物和水而传播。亚急性起病,发病期为1~3周,主要表现为腹痛、腹泻,每天排暗红色果酱样粪便3~10次,每次粪便量较多,腥臭味浓,常无发热或仅有低热,常无里急后重感,但腹胀、腹痛、右下腹压痛常较明显,肠鸣音亢进。诊断较困难,因为囊包或滋养体很难被发现,常被误诊为炎性肠病。采用单克隆抗体酶学免疫试验检测溶组织内阿米巴抗原,其敏感性和特异性约为95%。

处理:类固醇可使症状恶化。治疗良性包囊携带者时,用巴龙霉素(氨基杀菌素)500 mg口服,每日3次,连用7 d。

(2) 其他原虫 贾第鞭毛虫,是旅行者腹泻的主要原因之一,通过污染的水源传播。潜伏期1~3周,临床表现主要是腹胀、腹部绞痛、胃胀,腹泻和频繁发作的暴发性腹泻,粪便为苍白、稀便,有恶臭味,可持续7~10 d。闻及肠鸣音是其典型特征。外周血白细胞计数一般正常,无嗜酸性粒细胞增高。95%以上急性病例可检测到贾第鞭毛虫,免疫荧光、酶联免疫吸附试验(enzyme-linked immunosorbent assay,ELISA)法、非酶学免疫试验或直接荧光抗体技术检测贾第鞭毛虫抗原逐渐成为新的诊断方法。

处理:首选治疗方案是甲硝唑等硝基咪唑类药物。

5. 炎性肠病 是一种特发性肠道炎症性疾病,以慢性、复发性、病因不明为其特征,包括溃疡性结肠炎和克罗恩病,其病因可能与环境、遗传及肠道微生态等多因素相互作用导致肠道异常免疫失衡有关。结肠镜是炎性肠病诊断与鉴别诊断的重要手段之一,肠黏膜活检可协助鉴别溃疡性结肠炎和克罗恩病,胶囊内镜适用于怀疑小肠克罗恩病的患者。CT检查有助于克罗恩病的诊断。

(1) 溃疡性结肠炎 病变主要局限于大肠黏膜与黏膜下层,呈连续性弥漫性分布,可发生在任何年龄,多见于20~40岁,典型的表现是腹泻、黏液脓血便和里急后重。可有厌食、消瘦、发热,可伴局限性痉挛性腹痛。并发中毒性结肠炎时呈持续性疼痛,伴肠鸣音减弱和腹胀。肠外表现为外周关节炎、结节性红斑、坏疽性脓皮病、巩膜外层炎、虹膜睫状体、复发性口腔溃疡等。

(2) 克罗恩病 病变多见于末段回肠和邻近结肠,但从口腔至肛门全消化道均可受累,呈节段性分布。青少年多见,发病高峰年龄为18~35岁。临床表现为腹痛、腹泻、体重下降,常有发热、疲乏等全身表现,肛周脓肿(perianal abscess)或肛瘘等局部表现,肠外表现与溃疡性结肠炎相似但发生率更高,以口腔黏膜溃疡、皮肤结节性红斑、关节炎及眼病较为常见。

处理:控制炎症反应,如使用氨基水杨酸制剂、糖皮质激素或其他免疫抑制剂;急诊对症治疗和支持治疗包括及时纠正水、电解质紊乱,纠正贫血,改善低蛋白血症等。病情严重者应禁食,并予全肠外营养治疗,腹痛、腹泻必要时可酌情使用抗胆碱药或止泻药,合并感染者静脉途径给予广谱抗生素。如出现严重并发症如难以控制的大出血、肠穿孔、中毒性巨结肠或癌变,可行手术治疗。

(四) 诊治流程

腹泻患者的诊治流程见图2-7-1。

四、注意事项

1. 腹泻患者的严重程度和紧急程度更多地取决于腹泻的并发症(如血容量不足,肾功能损害等)和合并症(如免疫缺陷、高龄和炎性肠病等)。

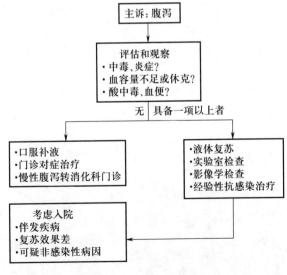

图2-7-1 腹泻的诊治流程

2. 积极进行液体复苏是急诊处理的关键。

3. 在急性腹泻的诊治中应注意避免漏诊外科急腹症。

（詹　红）

数字课程学习······

📊 教学 PPT　　　▶️ 微视频　　　📖 拓展阅读　　　📝 自测题

第八章

意 识 障 碍

意识障碍（disorder of consciousness，DOC）是指人们对自身和环境的感知发生障碍，或人们赖以感知环境的精神活动发生障碍的一种状态，包括觉醒度的改变和意识内容的改变。意识的觉醒由感觉传导通路和脑干网状上行激动系统维持，意识内容由双侧大脑半球的皮质功能活动产生。由于脑缺血、缺氧、葡萄糖供给不足、酶代谢异常等因素可引起细胞代谢紊乱，从而导致网状结构功能损害和脑活动功能紊乱，产生意识障碍。

按觉醒程度的不同，意识障碍水平由轻到重分为嗜睡、昏睡、昏迷。其中，昏迷是意识障碍的最严重阶段，表现为觉醒状态、意识内容、躯体运动的完全丧失，处于对语言和物理刺激均完全无反应状态，根据其程度不同分为浅昏迷、中昏迷和深昏迷。昏迷为急性意识障碍，往往起病急，进展快，常常危及患者生命或造成严重残疾，故要对昏迷患者及时做出准确诊断，采取正确的救治措施，降低病死率及致残率。

谵妄是以意识内容改变为主的意识障碍，表现为急性、波动性意识障碍，注意力不集中，思维紊乱或意识水平变化，实质上是一组急性脑功能障碍的临床综合征。谵妄与疾病不良后果相关，应及时识别和采取救治措施。

▶▶▶ 第一节 昏 迷 ◀◀◀

一、概述

昏迷是指机体对外界各种刺激无反应的深度无意识状态，伴有运动、感觉、反射功能障碍及大、小便失禁等，并缺乏正常的睡眠－觉醒周期，而生命体征（呼吸、脉搏、血压等）存在。昏迷不仅见于神经系统的许多严重疾病，如脑梗死、脑出血、重症颅内感染、脑外伤、脑肿瘤，也可由心、肺、肝、肾等重要器官功能严重受损所致。昏迷特点有：①觉醒过程的障碍，以疼痛刺激或言语不能唤醒，没有意识清醒的活动。②意识内容的障碍，没有正常的思维、知觉、情绪、行为、记忆、注意、理解及其他智能活动。③丧失运用文字与语言的能力，丧失运用工具的能力。④不能认识自己，不能认识周围的人物与环境。

通常临床上判断患者是否发生昏迷或判断昏迷的程度，主要是根据患者对声、触、压、疼痛等刺激的反应及各种反射障碍的表现。临床医师在做出准确诊断前的首要目标是及时稳定昏迷患者，接下来进一步评估昏迷的原因，采取正确的救治措施，才能挽救患者的生命，降低致残率。

二、病因与发病机制

昏迷发生的病因较为复杂，可牵涉多个学科的一系列疾病。目前临床尚无统一的病因分类方法，较为常用的方法有以颅内或颅外病变进行分类,以感染及非感染性疾病进行分类,以有无神经定位体征进行分类等。表2-8-1就颅内外病变分类法进行简单的介绍。

表2-8-1 昏迷的病因

病因分类	危急症	重症	轻症或非急症
颅内病变			
颅内幕上病变	脑出血、硬膜下血肿、脑梗死、硬膜外血肿	脑脓肿、闭合性颅脑损伤	脑肿瘤
颅内幕下病变	脑干梗死、脑干出血、脑干血肿、脑干脱髓鞘性病变、颅后窝硬膜下或硬膜外血肿	基底动脉瘤、小脑出血、小脑梗死、小脑脓肿	脑干肿瘤、小脑肿瘤
颅内弥漫性病变	蛛网膜下腔出血、癫痫	乙型脑炎、散发性脑炎、森林脑炎、其他病毒性脑炎、各种原因的细菌性脑膜炎、脑型疟疾、脑膜白血病、风湿性脑脉管炎、高血压脑病	脑震荡、脑挫伤
颅外疾病			
重症、急性、感染性疾病		病毒性心肌炎、病毒性肺炎、大叶性肺炎、脓毒症、伤寒与副伤寒、波状热、急性血行播散型肺结核、中毒性菌痢、肺炎、痢疾、尿路感染	
内分泌及代谢障碍性疾病	尿毒症昏迷、肝性脑病、甲状腺危象、黏液性水肿昏迷、糖尿病昏迷、糖尿病高渗性昏迷	慢性酒精中毒、低血糖性昏迷	
水、电解质紊乱		稀释性低钠血症、低氯性碱中毒、高氯性酸中毒	
心血管疾病	阵发性心动过速、房室传导阻滞、病态窦房结综合征引起的阿-斯综合征		
外源性中毒	一氧化碳急性中毒,有机磷、有机氯、巴比妥酸盐、吗啡等急性中毒,毒蛇咬伤		

凡脑干网状上行激活系统、丘脑、丘脑下部激活系统或大脑皮质发生器质性或不可逆性病变时,就可引起意识障碍;一侧大脑半球的急性广泛病变,尤其是在优势侧半球,以及颅内局灶病变发展迅速并伴有脑循环障碍、脑水肿、颅内压增高等时,亦可发生昏迷。缓慢发展的大脑局灶病变一般无意识障碍,但如合并脑疝,患者可迅速陷入昏迷。除此之外,颅外因素如毒素和代谢性物质通过血脑屏障引起弥漫性颅内神经元功能障碍、脑水肿,也可导致昏迷。

三、急诊诊治路径

(一)初步评估与急救

1. 初步评估 昏迷是意识障碍中最严重的状态,当出现以下情况意味着病情危重:①深度昏迷[格拉斯哥昏迷评分(Glasgow coma score,GCS)<8分](表2-8-2),尤其是有去大脑强直、去皮质状态;②一侧或两侧瞳孔散大;③呼吸节律异常;④血压降低(休克);⑤脑干反射消失。

2. 急救处理措施 对于重症昏迷患者要简化对患者的观察和问诊,按照以下操作全力稳定患者的生命体征。

(1)扩容 如有低血容量状态,则先扩充血容量(低分子右旋糖酐或生理盐水静脉滴注),必要时使用血管收缩药、强心药。有心律失常者,进行抗心律失常治疗。

表 2-8-2 格拉斯哥昏迷量表

反应	功能状态	得分
睁眼反应	自动睁眼	4
	语言刺激睁眼	3
	疼痛刺激睁眼	2
	任何刺激不睁眼	1
语言反应	定向正确,可对答	5
	定向不佳,答错话	4
	不恰当的词汇	3
	含混的发音	2
	不能言语	1
运动反应	按指令动作	6
	刺激能定位	5
	刺激时有逃避反应	4
	刺激时有屈曲反应	3
	刺激时有过伸反应	2
	肢体无活动	1

注:格拉斯哥昏迷量表最高分 15 分,最低分 3 分,分数越高,意识越清晰。

(2) 开放气道 对昏迷患者确保气道开放非常重要。除用手抬起患者下颌开放气道外,器具也经常应用于气道开放,如口咽通气道/鼻咽管,喉罩及气管插管等。

(3) 给氧 对昏迷的患者均应给氧,因低氧血症可使意识障碍的患者大脑进一步受损。但须注意,快速的高浓度给氧可能会引起呼吸停止,要准备好辅助呼吸的器具。

(4) 对症处理

1) 呕吐 昏迷患者常常出现呕吐,误吸后可引起低氧血症,致使大脑功能恶化,以及高二氧化碳血症引起颅内压显著增高可能诱发脑疝。在患者出现呕吐时要快速吸引口腔内分泌物,如患者出现频繁呕吐,应保持侧卧体位。

2) 抽搐 用地西泮静脉注射,预防咬伤舌头、出现骨折等继发损伤。

(5) 根据病因进行处理

1) 低血糖 用 50% 葡萄糖溶液静脉注射。

2) 颅内压增高 用 20% 甘露醇溶液快速静脉滴注。

(二) 临床表现

待患者生命体征稳定后,进行全面检查,确定诊断。首先需确定患者是否昏迷,若为昏迷判断昏迷的程度 (表 2-8-3),然后确定昏迷的病因。

表 2-8-3 觉醒程度分类

分类	临床表现
嗜睡	持续睡眠状态,容易唤醒,唤醒后交谈基本正确,并能配合检查,刺激停止后又进入睡眠。有意识的动作明显减少
昏睡	持续熟睡状态,唤醒困难,答话简短,模糊,不完全,刺激停止后即刻进入熟睡。有意识的动作明显减少
昏迷	
浅昏迷	临床表现睁眼反应消失或偶呈半闭合状态,语言丧失,自发性运动罕见,对外界的各种刺激及内在的需要完全无知觉和反应。但强烈的疼痛刺激可见患者有痛苦表情、呻吟或肢体的防御反射和呼吸加快。吞咽反射、咳嗽反射、角膜反射及瞳孔对光反射仍然存在,眼脑反射亦可存在。呼吸、脉搏、血压一般无明显改变,大小便潴留或失禁

续表

分类	临床表现
中度昏迷	患者的睁眼、语言和自发性运动均已丧失,对外界各种刺激均无反应,对强烈的疼痛刺激或可出现防御反射。眼球无运动,角膜反射减弱,瞳孔对光反射迟钝,呼吸减慢或增快,可见到周期性呼吸中枢神经元性过度换气等中枢性呼吸障碍。脉搏、血压也有改变。伴或不伴四肢强直性伸展和角弓反张(去大脑强直)。大小便潴留或失禁
深昏迷	全身肌肉松弛,对强烈的疼痛刺激也不能引出逃避反应,去大脑强直。眼球固定,瞳孔显著扩大,瞳孔对光反射、角膜反射、眼前庭反射、吞咽反射、咳嗽反射等全部消失。呼吸不规则,血压或有下降,大小便失禁,偶有尿潴留

1. 病史与症状

(1) 昏迷的特点　发病的性质是急性起病还是缓慢起病,发病的时间、地点、季节与环境;有无药物、酒精或其他有毒物质的吞服史。要仔细察看患者身上有无出血、二便失禁和头部受到外伤的迹象。

(2) 伴随症状　病前有无头痛、头晕、晕厥、心悸,有无感染、惊厥。病中是否伴随抽搐、呕吐、呼吸暂停及心动过速、心律不齐。

(3) 危险因素　包括高血压、冠心病、脑梗死、脑出血、重症感染、中毒、药物过敏、头部外伤等。

(4) 既往史　有无糖尿病、肾炎、心脏疾病、高血压及脑血管病、精神病史,有无头痛、癫痫、药物过敏史。

2. 体格检查

(1) 体温　发热见于重症感染,如肺炎、脑膜炎等;脑部病损侵及下丘脑体温调节中枢可出现高热,多见于脑出血;在高温环境下出现者需考虑中暑;体温过低可见于各种代谢性或中毒性昏迷,也见于休克、黏液性水肿与冻伤等。

(2) 脉搏　脉率显著减慢,可 <40 次 /min,需考虑房室传导阻滞;心搏减慢合并潮式呼吸、血压增高提示颅内压增高;脉(心)搏消失则是心搏骤停的表现;脉搏增快见于急性全身感染及药物中毒。

(3) 呼吸　明显减慢见于吗啡类药物等中毒所致的呼吸中枢抑制。脑出血时呼吸深而粗,出现鼾声。代谢性酸中毒时(如糖尿病与尿毒症昏迷)常出现库斯莫尔(Kussmaul)呼吸,呼吸深大而规律,频率正常。呼气带氨臭味见于尿毒症,呼气带烂苹果味见于糖尿病酮症酸中毒。酒精中毒时呼气带浓酒气味。有机磷中毒时呼气带大蒜味。出现肝臭者提示为肝性脑病。

(4) 血压　严重高血压常见于高血压脑病、脑出血等。麻醉剂与安眠药中毒、心肌梗死、革兰氏阴性杆菌脓毒症、慢性肾上腺皮质功能减退症等疾病时血压降低。

(5) 皮肤与黏膜　面色苍白见于休克、尿毒症昏迷;面色潮红见于酒精、颠茄类中毒、中暑、肺性脑病、脑出血等;皮肤黏膜黄染可见于重症肝病、脑型疟疾等。

(6) 脑膜刺激征　首先表现为颈强直,深昏迷时脑膜刺激征可不出现。蛛网膜下腔出血脑膜刺激征明显,此时脑脊液检查呈血性,有诊断价值。

(7) 瞳孔　颠茄类、巴比妥类、可待因、可卡因中毒,肉毒杆菌感染,癫痫发作缺氧时,可见双侧瞳孔扩大;吗啡、毛果芸香碱、新斯的明、有机磷、苯胺、水合氯醛等中毒时则瞳孔缩小。脑桥出血时双侧瞳孔缩小如针尖,但对光反射存在。

(8) 瘫痪　观察肢体的位置,对疼痛的刺激反应,肌张力、腱反射的改变和病理反射的出现,可确定瘫痪的存在。

(9) 体位　去大脑强直呈颈、躯干与四肢的伸直性强直,可见于中脑出血、肿瘤或炎症性病变。

(10) 不随意运动　全身抽搐可见于尿毒症、低血糖、一氧化碳中毒、中毒性昏迷等。扑翼样震颤可见于肝性脑病。舞蹈样运动可见于风湿性脑脉管炎。

3. 辅助检查

(1) 血常规　血红蛋白减少见于重度贫血、出血性休克。白细胞增高见于感染、出血及外伤应激状态。

白细胞减少见于脑病、伤寒及血液系统疾病。

(2) 尿常规 了解尿糖、酮体、尿蛋白、尿胆红素、尿胆原,有无糖尿病酮症酸中毒。尿糖阳性而酮体阴性则考虑糖尿病乳酸酸中毒、高渗性高血糖状态,以及尿毒症、高血压脑病、脑出血、肝性脑病重度感染合并肝损害等。

(3) 血电解质 有无电解质紊乱。

(4) 血糖 血糖升高除糖尿病昏迷外,还应考虑外伤、中毒应激性反应。血糖低则应考虑重症肝损害、胰岛素休克、胰岛细胞瘤等。

(5) 肝肾功能 以除外肝性脑病、尿毒症。

(6) 毒物检查 如一氧化碳定性及其他相关毒物检查。

(7) 颅脑 CT 和 MRI 检查 除外颅内病变(外伤、脑梗死、脑出血、肿瘤等)。

(8) 心电图 除外心源性病变。

(9) 腰椎穿刺 除外颅内感染(细菌性、病毒性及结核性)。

(10) 脑电图及视、听、体感诱发 对了解脑功能、判断预后有很大帮助。

(三) 常见昏迷相关疾病的诊治要点

1. **脑血管意外** 脑卒中是昏迷的常见病因,多发生于 50 岁以上的高血压患者。内囊出血表现为突然偏瘫、昏迷、呕吐、血压升高、呼吸紊乱、尿失禁及脑膜刺激征,严重者呈去皮质或去大脑强直,眼底可见视网膜出血或急性视神经盘水肿征,脑脊液压力增高。脑室出血亦骤然起病,迅速昏迷,有明显脑膜刺激征、呕吐、呼吸不规则、四肢去大脑强直表现及高热。脑桥出血除急性昏迷、四肢瘫痪或强直外,尚有针尖状瞳孔与高热。重型小脑出血的临床表现与脑桥出血相似,轻型以眩晕、枕部痛及呕吐开始,之后出现共济失调及逐渐加深的意识障碍。脑动脉血栓形成多见于老年患者,于睡眠与休息安静时发病,昏迷较浅,伴有偏瘫、偏身感觉障碍或失语,血压一般不高。脑动脉栓塞起病急骤,常在数分钟内出现偏瘫等脑局灶性损害体征,意识障碍较轻。动脉主干(如颈内动脉或基底动脉)阻塞时,由于侧支循环差而形成较大的梗死与并发脑水肿,昏迷常深而持久。蛛网膜下腔出血发病急骤,突然发生剧烈头痛、呕吐、脑膜刺激征,脑脊液呈血性,约 2/3 病例有意识障碍。高血压脑病发生于高血压患者血压急骤升高时,出现剧烈头痛、恶心、呕吐、视力减退、意识障碍、痫性发作等症状,脑脊液压力增高,常规与生化检查大多正常,经降血压及颅内压治疗后,症状可迅速好转。头部 CT 对脑卒中的诊断有很高的价值。

处理:出血性脑卒中的治疗原则是脱水、止血、降血压,必要时手术;而缺血性脑卒中以扩张血管、疏通微循环、抗凝、活血化瘀为主。

2. **颅脑外伤** 有明确的头颅外伤史。意识丧失短暂者常为脑震荡。如昏迷持久,可能为脑挫伤,可伴有精神错乱及偏瘫等局灶性神经缺损症,以及呕吐与累及生命中枢等表现,脑脊液混有血液。外伤性颅内血肿的病情呈进行性加剧,一般于伤后有短暂昏迷,继以一段意识好转期,有头痛、呕吐,而后出现躁动不安,再度昏迷,并常伴随脑疝征,如急性硬膜外血肿及慢性硬膜下血肿。也可在伤后昏迷继续加深,迅速出现颅内压增高与脑疝征,如急性或亚急性硬膜下及脑内血肿。弥漫性轴索损伤为严重脑伤之一,系大脑半球白质(如胼胝体)与上部脑干的神经元及其轴索弥漫性损害与变性,伴有脑水肿及血管损伤,见于颅脑损伤后持久昏迷或植物状态的患者,多见于年轻人。一般于伤时即出现深昏迷,伴有两侧肢体伸直性强直及自主神经功能紊乱。

处理:治疗原则是脱水、止血、手术。

3. **脑肿瘤** 一般起病缓慢,主要表现为:①进行性脑实质局灶性症状及体征,如痫性发作、运动与感觉障碍等;②头痛、呕吐、视神经盘水肿等颅内压增高表现。一般无意识障碍,并发脑疝则可引起昏迷。如肿瘤出血则在病程中突然发生意识障碍,临床表现与脑卒中发作相似,故又称瘤卒中。

处理:手术切除肿瘤。

4. **中枢神经系统感染** 各种中枢神经感染均有不同程度的头痛、发热、精神意识障碍、颈强直、凯尔尼格(Kernig)征阳性及脑脊液异常。脑膜炎时以脑膜刺激征及精神、意识障碍为主要表现。脑炎则以意识障碍、精神症状及脑弥漫性或局灶性损害征为主要表现,其意识障碍与精神症状较脑膜炎重。

处理:抗感染、降颅压。

5. 癫痫性昏迷 昏迷可见于癫痫发作后或癫痫持续状态。癫痫小发作或精神运动性发作持续状态则以意识模糊为临床特点。根据癫痫病史、发作特点及脑电图改变可确诊。

处理:控制癫痫发作,防止并发症。

6. 糖尿病昏迷 与糖尿病直接有关的昏迷原因有:①低血糖昏迷;②糖尿病酮症酸中毒或高渗性高血糖状态;③糖尿病乳酸酸中毒,尤其是伴有肾功能不全或服用苯乙双胍(降糖灵)者,也可见于合并严重感染或虚脱的糖尿病患者。

处理:控制血糖,积极治疗并发症。

7. 尿毒症 尿毒症所致昏迷的临床特点为:①昏迷前先有一个时期的表情淡漠、动作缓慢、注意力不集中、智力减退、嗜睡等抑制性症状,亦可出现谵妄、手足抽搐、震颤、惊厥。②发生酸中毒与氮质血症,表现为恶心、呕吐、食欲减退、疲乏、消瘦、贫血、不安、失眠,终至抽搐及昏迷。有时因多尿、呕吐,低钠而失水。血尿素氮、尿酸、肌酐等升高,伴血钾升高及血钙、血钠、二氧化碳结合力均降低。

处理:肾脏替代治疗清除代谢产物,纠正水、电解质紊乱。

8. 肝性脑病 又称肝昏迷、门-体循环性脑病或肝脑综合征,系由严重肝病所引起。如为暴发性肝衰竭,肝功能进行性迅速减损,血清胆红素与氨基转移酶显著升高,由神志错乱很快进入昏迷。若为慢性进行性肝病,常有胃纳减退、腹胀、肝脾大、黄疸、蜘蛛痣、腹壁静脉曲张、肝臭等肝病症状及肝功能损害,发生昏迷较缓慢。

处理:保肝,减少肝代谢产物。

9. 肺性脑病 多见于老年慢性肺气肿、肺源性心脏病患者,常因感染、应用镇静剂、利尿后低钾血症、创伤等而诱发。临床上先有呼吸困难、发绀、头痛、倦怠、健忘等慢性肺功能不全症状,以呼吸衰竭与意识障碍为其突出的临床表现。动脉血氧分压下降,二氧化碳分压与二氧化碳结合力增高,标准碳酸氢盐与碱剩余含量增多,血 pH 降低。脑脊液压力常升高,白细胞与蛋白正常。

处理:改善通气,纠正缺氧及二氧化碳潴留,防止水、电解质紊乱。

10. 脓毒症相关性脑病(sepsis-associated encephalopathy,SAE) 是脓毒症患者严重的中枢神经系统并发症,指大脑在没有直接感染的临床或实验室证据的前提下,因全身感染引起的弥漫性或多灶性脑功能障碍。SAE 以行为、认知、觉醒和意识改变为特征,引起的意识障碍可表现为谵妄、嗜睡、昏睡到昏迷,且相当比例的患者存在长期认知功能障等。SAE 的临床表现多样,且缺乏特异性。SAE 早期主要表现为谵妄等精神状态的急剧改变,从注意力不集中、定向障碍、烦躁到嗜睡、昏睡甚至昏迷。SAE 可伴随出现眼球震颤样运动、扑翼样震颤或手震颤、多病灶肌阵挛、坐立不安、呼吸急促、惊厥、张力性强直、足底伸肌反应及异常屈肌或伸肌姿态等临床症状。

处理:控制感染,降低颅内压。

11. 外源性中毒 引起昏迷的毒物大致可有中枢神经抑制剂、麻醉剂、一氧化碳、酒精、氰化物、抗胆碱能及胆碱能类药物或毒物等。追询毒物接触史,对可疑毒物、排泄物(呕吐物、二便)及血做毒物分析鉴定,可迅速确诊。

处理:脱离环境,排泄毒物,防止并发症。

(四)诊断流程

昏迷的诊断流程见图 2-8-1。

(五)鉴别诊断

1. 闭锁综合征 又称脑桥腹侧综合征。常由于基底动脉血栓使双侧皮质脑干束和皮质脊髓束受损,导致几乎全部运动功能丧失,仅能睁闭眼或上下活动眼球,但认知功能和感觉完全正常。患者可用睁闭眼对指令做出正确的应答。

2. 植物状态 ①认知功能丧失,无意识活动,不能执行指令。②保持自主呼吸和血压。③有睡眠

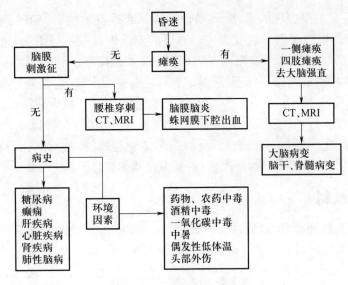

图 2-8-1 昏迷的诊断流程

觉醒周期。④不能理解和表达语言。⑤能自动睁眼或在刺激下睁眼。⑥可有无目的性眼球跟踪运动。⑦丘脑下部及脑干功能存在(心搏、呼吸、血压及脑干反射)。

3. **通过综合征** 昏迷患者逐渐好转,但尚不能回答问题,不能完成指令性动作,即由昏迷向植物状态过渡的阶段。临床表现有睡眠觉醒周期,觉醒时处于高度抑制状态,问话不回答,不能做指令性动作,缺乏主动言语,刺激后引起肢体的某种动作,也可表现为情感反应障碍、幻觉、妄想等。

4. **心因性昏迷** 也称假昏迷,是强烈的精神创伤导致的反应性精神病。这种患者即使在昏迷的状态下,其呼吸正常或过度换气,两眼故意紧闭,两侧瞳孔可缩小但是对光反射正常,用手捏患者的鼻子会出现张口呼吸,眼前庭反射正常,肌肉张力时紧时松。

5. **脑死亡** 诊断标准为:①无反应状态;②自主呼吸停止;③脑干反射消失。电生理检查:①脑电图:脑电波呈静息状态,即脑波直线或脑波活动小于 $2\mu V$,对疼痛和声音刺激无反应;②脑干听觉诱发电位(brainstem auditory evoked potential,BAEP):双侧 I 波存在,而 I 波以后的所有波均消失;③短潜伏期躯体感觉诱发电位(short latency somatosensory evoked potential,SLSEP):双侧 N13 存在,而 N13 以后所有波均消失;④脑血流:完全停止。

6. **晕厥** 是一过性广泛性脑灌注不足所致的短暂意识丧失。一般为突然发作,迅速恢复,典型的晕厥发作一般不超过 20 s,少数可持续 60 s,很少有后遗症。昏迷常表现为持续性意识障碍。

四、注意事项

1. 昏迷是多种疾病引起脑功能障碍的一种表现,在积极处理昏迷的同时仔细寻找导致昏迷的原因并进行针对病因的治疗十分重要。

2. 许多疾病与昏迷极相似,应注意鉴别诊断。

(曾红科)

▶▶▶ 第二节 谵 妄 ◀◀◀

一、概述

谵妄指患者在短时间内快速出现注意力及意识状态受损,且呈现波动性,病程短暂,发展迅速,又称急性脑病综合征。谵妄主要表现为急性、波动性意识状态改变,注意力障碍,思维混乱,意识水平改变。谵妄表现的意识障碍以意识内容改变为主。意识的内容为高级神经活动,包括定向力、感知力、注意力、记忆力、思维、情感和行为等。谵妄的基本特征为:①自我意识和环境意识损害;②定向思维损害;③注意紊乱,警觉性减弱或增强;④记忆损害;⑤知觉辨别力下降,容易产生知觉错误,如错觉和幻觉;⑥时空定向障碍(轻症病例可能没有);⑦精神运动行为紊乱,活动减少或活动过度;⑧睡眠觉醒周期紊乱,通常以白天有睡意和打盹,晚上失眠为特征,或两者兼有;⑨白天警觉性和认知损害严重程度表现难以预测的波动性,夜晚症状全面加剧,夜间觉醒;⑩急性起病,持续时间相对较短(几小时或几周);⑪广泛脑功能紊乱,脑电图背景活动呈弥漫改变(活动减慢或加快)。

二、病因与发病机制

谵妄常由感染、中毒、代谢紊乱、缺氧、低血糖等引起。高龄、既往存在认知障碍(如痴呆)、功能残疾、共病情况严重等是谵妄常见的高危因素。谵妄病因见表 2-8-4。

表 2-8-4　谵妄的病因

分类	病因
代谢障碍	缺氧、低血糖、电解质紊乱、内分泌功能失调(如甲亢、库欣综合征)、重要器官功能衰竭(如肝、肾衰竭)、先天代谢异常、维生素 B_1 缺乏
药物中毒及戒断	酒精、一氧化碳、重金属及其他工业毒物中毒;抗组胺药、抗抑郁药、抗精神病药、抗胆碱药、皮质类固醇等药物不良反应;酒精、巴比妥类、其他弱安定药、镇静催眠药、苯丙胺、可卡因及海洛因等药物戒断引起的戒断综合征
感染	肺炎、脓毒症、颅内感染、艾滋病
颅内疾病	脑外伤、脑卒中、高血压脑病、蛛网膜下腔出血、脑血管炎、癫痫、Wernicke 脑病、帕金森病、路易体病
围手术期	残余麻醉剂及药物的效应(术前用抗胆碱药)、术后缺氧、围手术期低血压、电解质紊乱,感染,心理压力

中枢神经的代谢功能紊乱是所有谵妄的基础。目前,谵妄的具体发病机制尚不明晰,现有证据提示以下几种学说的可能性。

(一) 神经递质学说

谵妄的病理生理学中涉及多种神经递质的功能改变。一般来说,与谵妄相关的最常见的神经递质变化是乙酰胆碱(acetylcholine,ACH)下降,多巴胺(dopamine,DA)、去甲肾上腺素(norepinephrine,NE)或谷氨酸(glutamate,GLU)过度释放,以及 γ- 氨基丁酸(gamma aminobutyric acid,GABA)、5- 羟色胺(5-hydroxytryptamine,5-HT)或组胺(histamine,H_1、H_2)的变化(升高或降低)。

(二) 神经炎性学说

急性外周炎症刺激(感染、手术或创伤)引起的免疫与应激反应可诱导脑实质细胞的激活及中枢神经系统(central nervous system,CNS)中促炎细胞因子和炎症介质的表达,诱导神经元和突触的功能障碍,导致谵妄特征性神经行为和认知障碍。另外,这些细胞因子增加下丘脑 – 垂体 – 肾上腺皮质轴(the hypothalamic-pituitary-adrenal axis,HPA 轴)活动和促进单胺循环,表现为活化 NE、5-HT,DA 增加,而乙酰胆碱减少。

(三) 应激

在急性应激条件下,HPA 轴反应性增高或者对类固醇负反馈作用的敏感性减弱,导致谵妄患者血浆糖皮质激素(glucocorticoid,GC)水平明显增高,因其具有脂溶性故容易透过 BBB,进而对认知、记忆产生消极作用或出现精神病性症状。

(四) 神经退行学说

衰老过程及其伴随的生理变化构成了谵妄的独立危险因素。谵妄的发生与年龄相关的大脑变化如应激调节的神经递质、脑血流量下降、血管密度降低、神经元丢失(特别是蓝斑和黑质)和细胞内信号转导系统有关。

(五) 昼夜节律紊乱

昼夜节律的改变、睡眠不足与谵妄和精神病的发展有关。住院患者、围手期麻醉患者睡眠觉醒周期发生严重变化,包括睡眠缺失、睡眠碎片化和睡眠觉醒周期紊乱,这会影响褪黑激素的分泌,可能导致谵妄的发展。

三、急诊诊治路径

(一) 初步评估与急救

1. 初步评估 《精神疾病诊断与统计手册》(Diagnostic and Statistical Manual of Mental Disorders, DSM) (第五版)是谵妄诊断的金标准(表 2-8-5),但此标准不能量化评分。谵妄为急性起病、发展迅速的急性脑病综合征,可能危及生命,及时的评估和快速的识别有利于防止不良后果的发生。初步评估通过病史采集、体格检查识别患者是否出现谵妄且初步判断潜在的高危因素及诱因。意识模糊评估法(the confusion assessment method, CAM)广泛用于谵妄的快速简易筛查(表 2-8-6),其评估时间约为 5 min,适用于急诊科。CAM 基于患者是否具有以下 4 个特征进行评估:①意识状态急性改变,伴波动性病程;②注意力障碍;③思维混乱;④意识水平改变(同时存在特征①和②,并存在特征③或④,可诊断为谵妄)。

表 2-8-5　DSM-5 谵妄的诊断标准

内容
1. 注意(即指向、聚焦、维持和转移注意的能力)和意识(对环境的定向)障碍
2. 该障碍在较短时间内发生(通常为数小时或数天),表现为与基线注意和意识相比的变化,以及在一天的病程中严重程度的波动
3. 额外的认知障碍(如记忆力缺陷,定向障碍,语言视觉空间能力或知觉障碍)
4. 诊断标准 1 和 3 中的障碍不能用其他已患的、已经确立的,或正在进行的神经认知障碍来更好地解释,也不是出现在觉醒水平严重降低的背景下,如昏迷
5. 病史、体格检查或实验室发现的证据表明,该障碍是其他躯体疾病,物质中毒或戒断(即由于滥用毒品或毒物),或接触毒素,或多种病因的直接的生理性结果

表 2-8-6　意识模糊评估法(CAM)

特征	临床表现
①意识状态急性改变,伴波动性病程	与患者基础精神状态相比是否有急剧变化 这种行为在过去一天是否波动(发作和停止或严重程度的改变)
②注意力障碍	患者是否难以集中注意力,如容易分心或难以记住所说话的内容
③思维混乱	患者的言语是否杂乱无章或不连贯,如谈话漫无边际或无关紧要,思路不清晰或不合逻辑,或无法预测的主题转换
④意识水平改变	机敏(正常) 警觉(对环境刺激高度警惕、过度敏感) 嗜睡(易于唤醒) 昏睡(难以唤醒) 昏迷(不能唤醒)

2. 急救处理措施

(1) 当患者出现激越行为时,先使用言语安抚;如果需要物理约束,需对患者密切监测;必要时根据情况给予药物镇静。

(2) 保持呼吸道通畅,必要时吸氧。

(3) 给予支持治疗,维持水、电解质平衡,适当给予维生素、营养。

(4) 加强护理监护。

(5) 病因治疗。

(二) 临床表现

患者生命体征稳定后,进行全面病史采集和检查,进一步确定诊断及病因。谵妄的诊断主要依赖于病史和体格检查,实验室检测、影像学检查和脑电图(electroencephalogram,EEG)不能替代病史和体格检查,但可以帮助明确谵妄的可能原因和可纠正的因素。

1. 病史与症状

(1) 起病特点　起病急,意识状态急性改变,通常在几小时或几天内进展,经常在晚上发生。起病形式在一定程度上依赖于病因。由脑震荡引起或在重大手术之后发生的谵妄,常紧随这些事件出现;感染及代谢性脑病引起的谵妄渐进起病,有谵妄的前驱阶段,患者在注意力集中和清晰思考方面存在困难,感觉不安和焦虑,可能主诉易激惹、疲乏、不舒服,对光和声过敏,困倦、失眠,生动的梦或梦魇,甚至还有短暂的错觉和幻觉。谵妄的起病诱因包括:手术或麻醉、疼痛、环境变化、电解质紊乱、脱水、尿潴留或粪便阻塞。

(2) 症状　谵妄病程短暂且呈波动性。症状主要为:①认知障碍(以知觉歪曲、记忆障碍、思维和理解障碍、执行功能障碍和定向障碍为特征);②注意力障碍(以意识障碍和引导、聚焦、维持和转移注意力的能力降低为特征);③昼夜节律失调(以睡眠觉醒周期的紊乱为特征);④情绪失调(以困惑、恐惧、焦虑、易怒或愤怒为特征);⑤精神运动失调。谵妄的临床分型分为兴奋型、抑制型和混合型。兴奋型患者表现为躁动,对刺激过度敏感,可能有幻觉和妄想,有攻击行为;抑制型患者面部无表情,说话缓慢,运动迟缓,反应迟钝,精神萎靡,容易被忽视;混合型症状不断变化,精神状态随时改变,患者一段时间情感淡漠,短时间又变得安宁、焦虑或易激惹。

(3) 用药史　病史采集应全面回顾患者的用药史,包括最近开始及停止使用的药物,最近服用药物剂量变化,是否有抗精神病药、阿片类药物、类固醇药物等用药史。抗组胺药、抗抑郁药、抗精神病药、抗胆碱药、皮质类固醇等药物的使用及酒精、镇静催眠药等药物的戒断可能使患者出现谵妄等神经精神症状。

(4) 既往史　患者是否有抗精神病药治疗史、感觉障碍(如视力、听力)、功能障碍(如日常生活活动减少)、痴呆、酒精滥用史、营养不良史或贫血。

2. 体格检查

(1) 生命体征　患者体温过高考虑感染或脑部病损侵及下丘脑体温调节中枢,体温过低可见于各种代谢性障碍导致的谵妄。呼气带氨臭味应怀疑肾性脑病;呼吸带肝臭味则怀疑肝性脑病;酒精中毒时呼气带浓酒气味。

(2) 心、肺体征　心排血量下降、缺氧导致的脑供血、供氧不足可引起脑代谢降低而诱发谵妄。因此,心、肺体格检查至关重要。重点检查有无心力衰竭、肺气肿及肺部感染的表现。

(3) 神经系统体征　评估患者意识状态,是否有意识水平降低,突出的精神运动性兴奋症状,注意力、定向力、知觉、智能、情感的紊乱,丰富的幻觉、恐怖、妄想等。是否有自主神经紊乱症状,如发热、血压变化、出汗。当出现 Babinski 征、Oppenheim 征等病理反射时,提示锥体束受损;出现脑膜刺激征,怀疑为脑膜炎或蛛网膜下腔出血。

3. 辅助检查

(1) 血、尿常规　有助于提示感染、严重贫血及尿路感染等。

(2) 血生化检查　判断有无电解质紊乱,特别是高钠血症和低钠血症;通过血尿素氮、肌酐可了解肾功能;判断机体有无低血糖、严重高血糖、高渗状态;了解肝功能;判断有无甲状腺功能亢进、类固醇激素水平过高等。

（3）血气分析　了解呼吸功能与酸碱平衡状态。

（4）血药浓度　有无血药浓度过高引起的中毒。但某些药物的血清水平正常时也可出现谵妄。

（5）X线胸片　如有发热、咳嗽等症状，行X线胸片检查确认有无肺部感染。

（6）心电图　除外心源性病变，如心肌梗死和心律失常。

（7）脑CT、MRI　病史和体格检查高度怀疑脑卒中，或年轻患者发生持续或意外、无法解释的谵妄。

（8）EEG　是诊断谵妄的重要辅助检查，谵妄患者的脑电图可呈现弥漫性慢波和枕部α活动减弱，不同类型谵妄的EEG之间并无特异性改变，脑电图谱分析和脑电图量化可能对鉴别谵妄与其他意识状态改变（包括痴呆）有一定的帮助。怀疑癫痫发作者可行EEG检查，但对于可逆性病因的诊断帮助不大。

（三）常见谵妄相关疾病的诊治要点

1. 脑卒中后谵妄（post-stroke delirium，PSD）　是脑卒中和短暂性脑缺血发作的常见并发症，与不良结局和病死率增加有关。约1/4的脑卒中患者在脑卒中急性期出现谵妄。CAM作为现阶段常用PSD筛查的方法也具有局限性。CAM谵妄诊断强调急性意识状态改变和波动过程的重要性，而脑卒中通常伴随着急性脑损伤导致的精神状态改变，且可能伴有波动，这可能会被误认为是谵妄。此外，注意力不集中和思维混乱可能难以在有语言功能障碍的脑卒中患者中确定。意识水平改变也是脑卒中后常见现象，这些都给谵妄的诊断带来了困难。EEG对谵妄的诊断有辅助作用。

处理：原发疾病治疗：出血性脑卒中的治疗原则是脱水、止血、降血压，必要时手术；缺血性脑卒中以扩张血管、疏通微循环、抗凝、活血化瘀为主。PSD治疗：适应性交流、康复训练、认知激励、改善睡眠、视力和听力适应以及适量经口进食。通过加强气道管理，维持水、电解质平衡，保持良好的营养状态，适量运动以预防压疮和深静脉血栓形成等支持性治疗，可避免已有谵妄的加重。药物治疗仅在伴有激越行为、明显躁动、幻觉或妄想的情况下才考虑使用。氟哌啶醇、非经典抗精神病药（利培酮、奥氮平、喹硫平）、苯二氮䓬类镇静催眠药（劳拉西泮）及胆碱酯酶抑制药（利斯的明）可视情况用于PSD患者。

2. 酒精戒断性谵妄　酒精戒断症状常开始于在血液乙醇水平下降后的8h以内，高峰期约在72h，症状显著减轻一般发生在戒酒后的第5~7天。戒断性谵妄包括谵妄的特征及戒断综合征的症状体征。DSM-5中对酒精戒断性谵妄的诊断标准如表2-8-7。

表2-8-7　DSM-5戒断性谵妄（震颤性谵妄）诊断标准

内容
酒精戒断综合征诊断标准
大量和长期饮酒后，停止或减少饮酒
减少饮酒后至少出现以下8个症状中的2个
自主神经神经功能亢进
手部震颤
失眠
恶心或呕吐
短暂性幻觉或错觉
精神运动性激越
焦虑
全身强直阵挛性癫痫发作
戒断性谵妄的标准
注意力和意识水平下降
注意力、意识、记忆力、定向力、语言、视空间能力、感知觉障碍；或者所有这些功能与正常水平相比有所改变，在一天中严重程度会出现波动
记忆力、定向力、语言、视空间或感知觉障碍
无昏迷或其他神经系统疾病的证据

处理:支持性治疗,在安静光线好的房间内检测生命体征(如每隔 15~30 min 测量一次),静脉注射硫胺素,每次 500 mg,每日 1 次或 2 次,持续 3 d;改善睡眠,给予药物控制激越,提高癫痫阈值的药物主要采用苯二氮䓬类药物,最好静脉给药,使患者处于轻度嗜睡但可唤醒的状态;同时监测患者的生命体征直至谵妄消除。为控制目标症状,第 1 天用药的剂量最大(如地西泮一次给予 15 mg)。

3. 药源性谵妄　在临床上常见,尤其是存在易感因素(如高龄、神经系统疾病、外科手术和危重症等)的患者。药源性谵妄的表现多样,以幻觉、意识混乱、定位障碍和激动为主,同时可能伴随药物所引起的其他不良反应或中毒反应。

(1)抗胆碱药(阿托品、东莨菪碱、山莨菪碱、索利那新)可诱发中枢神经系统症状(多语、烦躁、苦笑无常、定向力和意识障碍、幻觉等);同时可能伴随胆碱能神经节后纤维麻痹表现,如口干、皮肤变红、咽喉干燥、灼热、体温上升甚至可高达 40℃ 以上,心率增快,瞳孔散大,视物模糊,膀胱麻痹,尿潴留等;中毒重者可有阵发性强直性抽搐、因外周血管扩张及血管运动中枢麻痹而致血压下降或休克,最后进入昏迷和呼吸、循环衰竭。

(2)抗震颤麻痹药左旋多巴可导致的精神障碍表现为激动、焦虑、失眠、多梦、谵妄、幻觉、偏执等,同时可能伴随心血管反应,如直立性低血压、心律失常及运动过多症和"开 - 关现象"。

(3)镇静催眠药、抗精神病药、抗组胺药、糖皮质激素也可诱发谵妄。

(4)阿司匹林过量会引发水杨酸中毒,进而发展为谵妄、激惹等。

(5)肾疾病患者使用抗生素易出现神经系统反应,其中谵妄较为常见。

处理:在多数情况下,药源性谵妄可逆,停药后即可消失。老年、肾功能不全、中枢神经系统损伤等特殊患者应用易诱发谵妄的药物,应酌情减量,避免长期大量使用或突然增减剂量及停药,尤其应注意联合用药药效叠加情况。药物中毒应立即停药、减少药物吸收、增加药物的排泄,应用拮抗药并予对症治疗。

4. 肝性脑病　是严重肝病引起的,以代谢紊乱为基础的中枢神经系统功能失调的综合征,其主要临床表现是精神障碍和神经症状。精神障碍主要表现为:①意识障碍,如嗜睡、谵妄或错乱、昏迷等状态;②抑制状态;③兴奋状态;④智力障碍,常伴随神经症状包括言语不清、扑翼样震颤、眼球震颤、肌痉挛等。

处理:保肝,减少肝代谢产物。

5. 肾性脑病　又称尿毒症性脑病,是急、慢性肾疾病所致的肾衰竭引起以氮质潴留为主的发生严重精神障碍的一组疾病。患者出现肾性脑病时,早期表现为疲劳、乏力、头痛、头晕、理解力和记忆力减退等。患者出现的精神障碍主要表现为:①神经衰弱综合征,早期多见;②抑制状态;③意识障碍,如嗜睡、谵妄甚至昏迷;④幻觉或妄想状态;⑤智力障碍等。常伴随神经症状包括癫痫样痉挛发作、神经炎、面瘫、眼球震颤、听力减退、视力障碍、脑膜刺激征等。

处理:肾脏替代治疗清除代谢产物,纠正水、电解质紊乱。

6. 肺性脑病　多见于老年慢性肺气肿、肺源性心脏病患者,常因感染、使用镇静药、利尿后低钾血症、创伤等诱发。临床上患者先有呼吸困难、发绀、头痛、倦怠、健忘等慢性肺功能不全症状,以呼吸衰竭与意识障碍为突出表现,也可有谵妄表现。动脉血氧分压下降、二氧化碳分压与二氧化碳结合力增高可协助诊断。

处理:改善通气,纠正缺氧及二氧化碳潴留,防止水、电解质紊乱。

7. 脓毒症相关性脑病　脓毒症患者可出现中枢神经系统受累,表现为意识模糊、激动和昏迷或脓毒症相关性谵妄,谵妄状态以幻觉和错觉为主,幻视内容多鲜明生动。脓毒症相关性脑病(SAE)患者可出现高热、头痛、呕吐、烦躁不安、反应迟钝、谵妄、惊厥、意识障碍等症状。SAE 患者脑脊液压力常增高,常规和生化检查正常,少数患者可有白细胞及蛋白轻度增加。脑病症状多在一般症状好转后消失。CAM 为诊断不严重的 SAE 患者谵妄的金标准。

处理:控制感染,降低颅内压。

(四)诊断流程

谵妄的诊断流程见图 2-8-2。

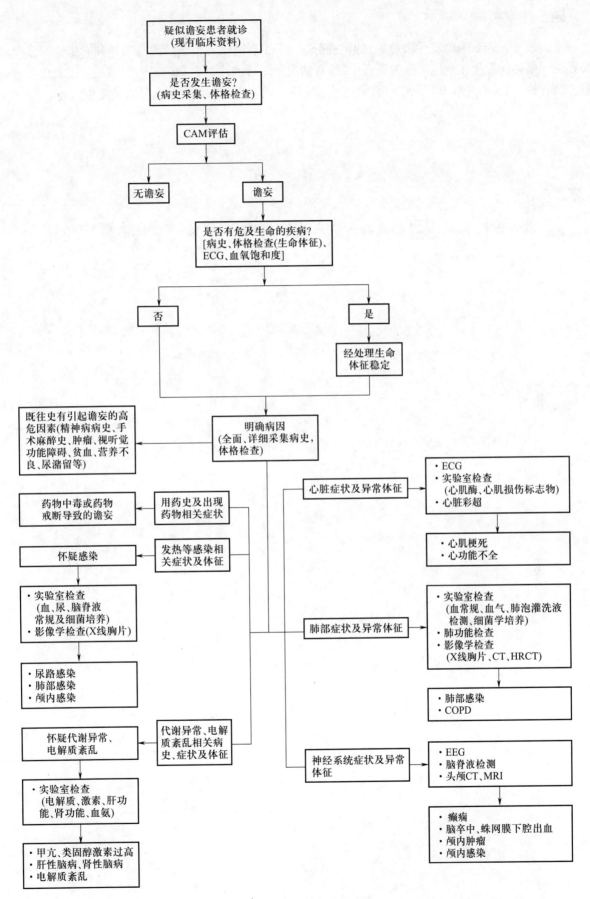

图 2-8-2 谵妄的诊断流程

四、注意事项

谵妄较易被误诊为原发性精神病(如精神分裂症),患者睡眠和情绪障碍与幻觉和妄想同时发生可具误导性。精神病发生在意识清晰的患者中,通常情况下患者的注意力和记忆力保持正常或者仅有轻微障碍,然而谵妄患者的注意力和记忆力会发生显著障碍。谵妄患者的意识状态异常波动更大。

(曾红科)

数字课程学习……

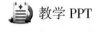 教学 PPT　　　 微视频　　　 拓展阅读　　　 自测题

第九章

头 痛

一、概述

头痛是指头颅上半部(眉弓、耳郭上部和枕外隆凸连线以上部位)的疼痛。按照头痛的国际分类方法分为:原发性头痛、继发性头痛和脑神经痛、中枢和原发性颜面痛及其他头痛。一般发病2周以内的称急性头痛。引起头痛的原因复杂多样,故仔细询问病史,进行认真全面的体格检查,辅以实验室及影像学检查,将有助于确立头痛的危险度和病因。

二、病因与发病机制

(一)病因及分类

头痛的病因与原发病相关,每一种原发性头痛均可视为一种独立的疾病;继发性头痛一般只是某种疾病的一种症状。原发性头痛的分类以临床症状为主要依据,继发性头痛的分类以病因为主要依据,继发性头痛的患者要积极寻找病因(表2-9-1)。

表2-9-1 头痛的分类和病因

分类	亚类
原发性头痛:以临床症状为依据	偏头痛 紧张性头痛 丛集性头痛和其他三叉自主神经性头痛 其他原发性头痛
继发性头痛:以病因为依据	缘于头颈部外伤的头痛 缘于头颈部血管病变的头痛 缘于非血管性颅内疾病的头痛 缘于某一物质或某一物质戒断的头痛 缘于感染的头痛 缘于内环境紊乱的头痛 缘于头颅、颈、眼、耳、鼻、鼻窦、牙、口或其他头面部结构病变的头面痛 缘于精神疾病的头痛
脑神经痛、中枢和原发性颜面痛及其他头痛	脑神经痛和中枢性颜面痛 其他类头痛、脑神经痛、中枢或原发性颜面痛

(二)发病机制

头痛多数是由于致痛因子(物理性或化学性的)作用于颅内外疼痛敏感组织内的感受器,经痛觉传导通路至中枢神经系统进行分析、整合而产生痛觉。颅外结构包括头皮、皮下组织、肌肉、帽状腱膜和血管对痛觉均敏感。颅内结构只有 3 部分对痛觉敏感:①血管:主要是脑膜动脉、脑基底的动脉、大部分静脉窦及其分支。脑动脉中,颈内动脉有痛感;大脑前动脉从起始部到折向内侧面的膝部有痛感,其余部分则痛感极迟钝或无痛感;大脑中动脉从起始部起 1~2 cm 以内有痛感。大脑静脉多无痛感。②脑膜:主要是脑基底的部分硬脑膜,在脑底的大血管周围部分的蛛网膜。③神经:第 5、7、9、10 脑神经及第 1、2、3 颈神经。这些颅内外疼痛敏感组织受到炎症、血管扩张、颅内压变化、肿瘤压迫、变态反应、急性中毒、代谢异常、内分泌紊乱、自主神经功能失调、精神紧张以及颅脑损伤等刺激,均可引起头痛。小脑幕上疼痛敏感结构的刺激产生的疼痛,经三叉神经投射到额、颞和前顶部;小脑幕下疼痛敏感结构的刺激产生的疼痛则经舌咽、迷走神经和上颈神经投射到枕、上颈和耳后。

三、急诊诊治路径

(一) 初步评估与急救

1. 初步评估 以头痛为主要症状的疾病中,患者如伴有意识障碍意味着病情危重,如蛛网膜下腔出血、脑出血、脑膜脑炎等。需要注意的是,头痛的剧烈程度与危重程度并不平行,青光眼、球后视神经炎等虽不会威胁到生命,但可引起失明等严重后果,初步评估要排除严重基础病变并寻找其他继发性头痛原因,识别和紧急处理危险性头痛。

初步评估时注意以下可能提示危险性头痛的征兆,通过 "SNNOOP10" 一词可以记住相关危险征兆(表2-9-2)。

表 2-9-2 危险性头痛的征兆

缩写	征兆
S	全身性(systemic)症状(发热、皮疹等)
N	肿瘤(neoplasm)史
N	神经(neurologic)功能障碍(包括意识下降)
O	突然发作(onset)
O	50 岁以上(older)
P	头痛模式(pattern)改变或近期新发头痛
P	体位性(positional)头痛
P	视神经盘水肿(papilledema)
P	打喷嚏、咳嗽或运动诱发(precipitated)头痛
P	进行性(progressive)头痛和不典型表现
P	眼痛(painful)伴自主神经症状
P	妊娠(pregnancy)或产褥期
P	创伤后(post-traumatic)头痛发作
P	免疫系统病变(pathology),如 HIV 感染
P	镇痛药(painkiller)过度使用(如药物过度使用性头痛)或新使用某药时发生头痛

2. 急救处理措施

(1) 保持呼吸道通畅,防止患者因呕吐导致窒息;吸氧,必要时气管切开或插管行人工辅助通气。

(2) 维持有效组织灌注,尤其是脑循环的灌注。

(3) 对症治疗 ①颅内压增高者给予降颅压药物,如 20% 甘露醇、呋塞米(速尿)、甘油等,必要时进行侧脑室穿刺引流等;②用地西泮(安定)、苯巴比妥(鲁米那)等控制抽搐;③在保证脑灌注的前提下,控制高血压。

(二) 临床表现

由于头痛的病因繁多,全面采集病史可使体格检查更有针对性,并确定是否进一步地检查和影像学评估。

1. 病史与症状

(1) 起病快慢 是新发生的头痛还是反复发作的头痛。新发生的头痛,如 1~2 d,可能是严重疾患;如是以同样类型的头痛反复发作数年甚至十余年,则可能为功能性头痛。如是进行性加重,应考虑颅内占位性病变。急性头痛见于发热、颅内出血、脑膜脑炎、颅脑外伤、腰椎穿刺后、急性青光眼、中毒、静脉窦血栓形成、脑脓肿、中暑等。慢性头痛有颅内占位性病变、慢性硬膜下血肿、结核性脑膜炎、高血压、鼻源性头痛(如鼻窦炎)。

(2) 头痛部位 额部头痛一般由幕上病变引起,但也见于鼻窦炎、颅内压增高等;一侧头痛可见于青光眼、偏头痛、颞动脉炎、神经痛等;枕部头痛常反映颅后窝病变,如为一侧痛则病变在同侧,也见于颈椎病变、肌痛、纤维组织炎等;顶部头痛常见于神经症患者;弥散性者常为颅内压增高、高血压、脑动脉硬化、紧张性头痛等。

(3) 头痛性质 头痛的性质对诊断有一定的提示作用,搏动性头痛多为血管性,如偏头痛、高血压等;头部紧箍样、压迫样疼痛多见于紧张性头痛;脑肿瘤、脑膜炎多为强烈钝痛。

(4) 头痛时间 有规律的早晨痛多为鼻窦炎,也见于颅内压增高;晚上较剧者为紧张性头痛;偏头痛起于下午;丛集性头痛起始于入睡后 2~3 h。

(5) 伴随症状 伴有呕吐者应疑为颅内压增高或血管性头痛,有视力障碍者多见于偏头痛、青光眼、颞动脉炎等,有幻视、眩晕等预兆者为偏头痛,头痛侧伴有流泪、鼻塞、出汗等者为丛集性头痛。

(6) 诱发、加重与缓解的因素 咳嗽常使颅内压增高的头痛加重,直立可使低颅内压头痛增剧,丛集性头痛可因直立而减轻,低头可使鼻窦炎头痛加重;压迫颈动脉而使头痛减轻者多为偏头痛等血管性头痛;为乳酪、海产品、巧克力等诱发者为偏头痛,饮酒可诱发丛集性头痛;麦角胺能使之缓解者多为偏头痛,抗癫痫药能消除头痛者则考虑为癫痫,用降颅压药物后头痛缓解者为颅内压增高所致;头痛发作后经睡眠而好转者多为偏头痛。

(7) 既往史 既往脑血管病史、脑肿瘤病史及手术史、脑外伤史、癫痫发作史、高血压病史、眼耳鼻口腔疾病史有助于相关诊断。

2. 体格检查 重点进行如下检查。

(1) 生命体征 血压、呼吸、脉搏、体温、意识、血氧饱和度。

(2) 神经系统重点筛查 包括评估患者的一般精神状况,检查脑神经(注意面部运动的不对称性和面瘫);瞳孔、眼动、视野的评估,评估患者是否存在单侧肢体无力、反射不对称,评估患者的步态,检查神经系统病理反射和脑膜刺激征等,眼底检查应列为常规检查之一。

(3) 专科检查 怀疑头部五官病变时,注意评估颌骨张开度和咀嚼痛点。

3. 辅助检查 应根据诊断需要,进行有关的检查。

(1) 血、尿、便常规,血液生化,血气分析。

(2) X 线平片 包括头颅平片(颅内压增高)、鼻窦片(鼻窦炎)、颈椎片(颈椎骨质增生)。

(3) 腰椎穿刺 测压力,作脑脊液常规、生化及病原学检查。

(4) CT 与 MRI 可及早发现占位性病变。

(5) 脑电图 可了解是否有癫痫、占位性病变。

(6) 脑血管造影 可明确脑血管畸形及动脉瘤等。

(三) 常见头痛相关疾病的诊治要点

1. 威胁生命头痛疾病的急诊诊断与处理

(1) 颅内感染性疾病 包括各种原因所致的脑膜炎和脑炎,伴有发热、呕吐,头痛程度往往剧烈,部位多在全头部,查体患者有不同程度的意识障碍、脑膜刺激征,脑脊液常规、生化及脑脊液培养以进一步明确感染病因。

处理:监测生命体征,吸氧,保持呼吸道通畅,必要时予呼吸机支持,经验性选择可透过血脑屏障的抗生素抗感染治疗,补液及营养支持,维持电解质及酸碱平衡,除外传染性疾病后收入 ICU 进一步诊治。

(2) 急性脑血管意外 包括急性脑出血、急性脑梗死及蛛网膜下腔出血。此病伴有呕吐及意识水平下降,其中以蛛网膜下腔出血头痛较为剧烈,急性脑梗死的头痛程度不如急性脑出血及蛛网膜下腔出血时剧烈。查体患者有不同程度的意识障碍,伴有局灶神经系统定位体征,急性脑出血患者多有血压升高表现,蛛网膜下腔出血患者有明显的脑膜刺激征。头部 CT 检查可鉴别脑出血或脑梗死;头部 CT 正常者可于 24 h 或 48 h 后复查,以明确或除外急性脑梗死诊断;怀疑脑栓塞患者需行超声心动图及心电图检查,以明确栓子来源。

处理:监测生命体征,吸氧,保持呼吸道通畅,必要时予呼吸机辅助支持,予甘露醇静脉滴注脱水降颅内压,蛛网膜下腔出血者予尼莫地平抗脑血管痉挛。静脉补液避免脱水,主张入量略大于出量,发病 3 d 内不要将血压降至 140/90 mmHg 以下,尽早给予患者营养支持,有手术指征者立即请神经外科会诊。

(3) 高血压脑病 指在原来高血压的基础上,血压进一步升高,可达 200~260/140~180 mmHg。常引起脑水肿和颅内压增高,主要表现为剧烈头痛、喷射性呕吐、神志改变、视力障碍(如偏盲、黑矇),有时出现一过性偏瘫、半身感觉障碍、失语及癫痫样抽搐,眼底检查有局限性或弥漫性视网膜小动脉痉挛。

处理:尽快将血压控制在安全范围,应选用静脉给药的快速降压药物。切忌降压过度;而对于发病前血压正常的患者,可以将血压迅速降至正常水平。及时使用脱水剂和利尿药减轻脑组织水肿,防止脑疝形成。适当使用镇静剂,防止惊厥与抽搐的发生。

(4) 颅内静脉窦血栓形成 较多发生于海绵窦,次为乙状窦和上矢状窦。最常由于眼睑、鼻部、上唇等处的化脓性病变,通过眼静脉进入海绵窦发病。本病有两大特征,即全身感染症状和海绵窦损害症状。患者有急性或亚急性全身感染症状,有头痛、恶心、呕吐、表情淡漠或昏迷;继而出现病侧眼球突出,眼睑、结膜及前额部明显水肿,眼底可见视网膜静脉扩张、迂曲、视网膜水肿、出血,甚至有轻度视神经盘水肿。由于通过海绵窦的第 3、4、6 脑神经受压迫,可引起瞳孔散大,直接、间接光反射消失,眼外肌麻痹,眼球固定,角膜知觉消失以及三叉神经第一支分布区的疼痛等。上述静脉回流受阻及脑神经受累的症状,可因疾病的继续发展而于数日内迅速扩延至对侧。可行头部 CT 及 MRI 明确诊断。

处理:监测生命体征,静脉滴注广谱抗生素,应谨慎应用抗凝治疗,针对颅内压增高和脑水肿可应用脱水和降颅压治疗,维持水、电解质和酸碱平衡等。

2. 非威胁生命头痛疾病的急诊诊断与处理

(1) 偏头痛 是一种周期性发作的神经 – 血管功能障碍引起的头痛。女性发病率为男性的 3~4 倍,发病年龄多在 25~34 岁,发作时常伴有恶心、呕吐。最常见的有典型偏头痛及普通型偏头痛两种类型。典型偏头痛多有家族史,发作时多有先兆,以视觉表现最常见,随即发生搏动性头痛,开始多偏向一侧,头痛常从额部、颞部及眶后部开始,向半侧或全头部扩散,多持续数小时至十余小时,反复发作。普通型偏头痛发作前无先兆,头痛发作的部位、性质和伴发症状等均与典型偏头痛相似,头痛持续时间较长,可达数天。

处理:轻症可选用阿司匹林、布洛芬,或用硫必利或罗通定。重症者可用 5- 羟色胺受体拮抗剂,于先兆期或头痛开始时即服用麦角胺咖啡因 1 片(每片含麦角胺 1 mg,咖啡因 100 mg),每隔 30 min 可再服 1 片,每日不应超过 6 片,孕妇、高血压、肝肾疾病、冠心病和心肌缺血患者禁用。头痛严重用麦角胺无效时,可用盐酸可待因。

(2) 神经性头痛 也称功能性头痛,临床特点是部位不定或弥漫不定,头痛性质多样化;头痛常年存在,头痛的轻重与患者情绪的改变、精神紧张、疲劳、失眠等有关;常合并大脑皮质功能减弱症状,如头晕、失眠、早醒、多梦等,常见于神经症、脑震荡后遗症、围绝经期综合征。

处理:鼓励患者调整自己的情绪,注意休息、保证睡眠,适当服用镇静安神的药物。

(四)诊断流程

头痛的诊断流程见图 2-9-1。

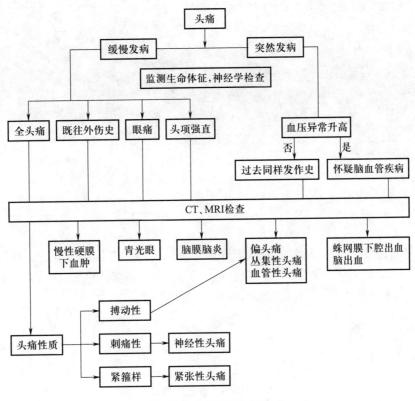

图 2-9-1 头痛的诊断流程

四、注意事项

1. 对头痛就诊患者要认真对待,尤其是对威胁生命的引起继发性头痛疾病的患者。

2. 要注意识别危险性头痛的征兆,对有危险性征兆的头痛患者一定要留观,反复评估。

3. 下列情形可收入监护病房:急性脑血管意外、颅内压增高、外伤后剧烈头痛、颅内感染、怀疑动脉瘤、高血压急症。

4. 经过初步评估仍不能明确诊断者,应及时请相关专业科室会诊。

5. 对血流动力学不稳定的头痛患者,一定要先稳定生命体征,积极处理再寻找原因。

6. 经过反复评估及一系列检查仍未发现问题,家属要求回家或转院者,一定要履行告知和签字手续。

(李艳玲 陈晓辉)

数字课程学习……

📚 教学 PPT   ▶ 微视频   📖 拓展阅读   📝 自测题

第十章

抽　搐

一、概述

抽搐是一种常见的神经–肌肉病理现象,表现为全身或局部成群骨骼肌非自主地抽动或强烈收缩,常可引起关节运动和强直。临床上常见的抽搐有以下几种:惊厥、强直性痉挛、肌阵挛、震颤、舞蹈样动作、手足徐动、扭转痉挛、肌束颤动和习惯性抽搐等。

二、病因与发病机制

抽搐的病因见表 2-10-1。

表 2-10-1　抽搐的病因

病因	危急症	重症	轻症或非急症
颅内疾病			
颅内感染		各类病毒性、细菌性及真菌性脑炎、脑膜炎、脑脓肿等	
脑外伤	脑挫伤、颅内出血、急性颅脑外伤、硬膜下或硬膜外血肿		外伤后瘢痕
寄生虫病		卫氏并殖吸虫病、猪囊尾蚴病、棘球蚴病等	
血管性疾病	高血压脑病、脑梗死、脑出血、蛛网膜下腔出血	脑血管畸形、脑动脉硬化症、脑血管炎	
肿瘤		脑肿瘤	
先天性异常及变性疾病			脑发育不全、小头畸形、脑积水、多发性硬化、弥漫性硬化、阿尔茨海默病晚期
全身性疾病			
感染	中毒性菌痢、脓毒症	百日咳脑病	
缺氧	一氧化碳中毒、窒息、肺水肿、休克、淹溺		严重贫血
心血管疾病	高血压脑病、阿–斯综合征、颈动脉窦过敏		直立性低血压

病因	危急症	重症	轻症或非急症
代谢、营养及内分泌疾病	低血糖、糖尿病性酸中毒、维生素 D 缺乏，低钙及低镁血症	水、电解质紊乱与酸碱平衡失调，尿毒症，肝性脑病，肺性脑病	
自身免疫病		系统性红斑狼疮、狼疮性脑病、自身免疫性脑炎、脑血管炎	
中毒	有机磷农药中毒、药物中毒	工业毒物(苯、铅、砷、汞等)中毒	
物理性损害	严重的热射病、触电	日射病	
其他	淹溺、触电、妊娠高血压综合征、破伤风、狂犬病	戒断症状(催眠药、抗癫痫药)	

抽搐的发病机制尚未完全明了，可能由运动神经元的异常放电所致。这种病理性放电主要是由神经元膜电位的不稳定引起，与多种因素有关。可由代谢、营养、脑皮质肿物或瘢痕等诱发，也与遗传、免疫、内分泌、微量元素、精神等因素有关。

根据引起肌肉异常收缩的兴奋信号的来源不同，抽搐基本上可分为两种情况。

1. 大脑功能障碍　①神经元的兴奋阈下降；②神经递质的改变；③抑制通路阻断；④脑干网状结构的促去同步化系统功能降低；⑤精神因素。

2. 非大脑功能障碍　脊髓的运动神经元或周围运动神经元的异常放电。

三、急诊诊治路径

(一) 初步评估与急救

1. 初步评估　在以抽搐为主要症状的疾病中，癫痫持续状态(status epilepticus，SE)属急危重症(一次发作持续 30 min 以上)。各发作类型癫痫均可呈持续状态，但临床上以强直阵挛发作持续状态最常见。全面性惊厥性癫痫持续状态(generalized convulsive status epilepticus，GCSE)具有潜在致死性，采取有效手段迅速终止临床发作是降低病死率和改善预后的关键。当抽搐伴有持续性意识障碍(格拉斯哥昏迷评分 12 分以下)、脉氧饱和度降低、收缩压 >200 mmHg 或 <90 mmHg，以及伴有瞳孔不等大、瘫痪等脑血管意外的症状时，意味着病情较重。

2. 急救处理措施

(1) **防止继发性损伤**　立即将患者平放于床上，头偏向一侧并略向后仰，颈部稍抬高，将患者领带、皮带、腰带等松解，注意不要让患者跌落地上。防止患者在剧烈抽搐时与周围硬物碰撞致伤，但绝不可用强力把抽搐的肢体压住，以免引起骨折。

(2) **保持呼吸道通畅**　迅速清除口鼻咽喉分泌物与呕吐物，防止误吸，同时防止患者咬伤自己舌头后出现口腔损伤而引起窒息。

(3) **氧疗和呼吸支持**　严重抽搐发作因肌肉抽搐导致氧气消耗增加和呼吸肌运动受限，引起呼吸抑制，发生低氧血症，应立即开放气道和给氧。原则上应对全部抽搐患者使用面罩吸氧。

(4) **控制抽搐发作**　开放静脉，使用地西泮或肌内注射苯巴比妥钠控制抽搐。患者有低血糖时，静脉使用 50% 葡萄糖溶液。

(5) **对症支持治疗**　伴有高热者应配合降温处理。

(二) 临床表现

1. 病史与症状

(1) **诱因**　如过度疲劳、大量饮酒、精神紧张、妊娠、缺氧及外伤等均可诱发。了解诱因对预防发作有积极意义。

(2) **发作先兆**　特殊感觉等先兆常提示大脑皮质局部有病灶。要注意发作时有无意识丧失、外伤、大小便失禁,发作姿态、面色、声音、肢体抽动顺序、发作时刻(清晨、醒后、睡时、饭后等)、持续时间等。

(3) 发热　高热本身会引起肢体抽搐,特别在婴幼儿多见,成年人要注意有无颅内感染征象,如脑膜炎、脑炎等。

(4) 年龄　与各种抽搐有着特殊关系。如儿童以习惯性抽搐、原发性癫痫及抽动秽语综合征常见;儿童多见良性中央区癫痫,青春期后自愈;20 岁以上青壮年癫痫发作所致抽搐,多数是继发性的,即存在脑器质性病变;老年人多见于低钙和心脑血管疾病。

(5) 难产、脑外伤史　有难产史(如宫内缺氧时间过长、出生后窒息、产钳损伤等)的儿童其痫性发作的比例明显增高。有明确颅脑外伤史的患者易发生痫性发作。

(6) 抽搐部位　对痫性发作分类和定位诊断有重要意义,特别最先开始抽搐的部位,往往提示相应皮质功能损害区。局限性抽搐的患者多数都有病因,需仔细查找致病因素。成年人局限性抽搐伴持续性头痛,很可能是颅内肿瘤。

(7) 临床症状　①惊厥:是全身或局部肌群发生的强直和阵挛性抽搐。全身性的如癫痫大发作,局限性的如局限性癫痫。惊厥可伴有或不伴有意识障碍。高热惊厥主要见于 6 个月至 4 岁小儿,发作为时短暂,抽搐后神志恢复快,多发生在发热的早期,在一次患病发热中,常只发作一次抽搐,可以排除脑内疾病及其他严重疾病,且热退后 1 周作脑电图正常。②强直性痉挛:是指肌肉呈强直性收缩,如癫痫大发作的强直期、手足搐搦症的手、足部肌肉痉挛、破伤风的牙关紧闭和角弓反张均属于此种类型。③肌阵挛:是指一种短暂的、快速的、触电样重复的肌肉收缩,可遍及数组肌群或部分肌肉。肌阵挛可能轻微而不致引起机体一部分的运动,也可能十分剧烈而使患者跌倒。④习惯性抽搐:是一种快速、短暂、重复、有目的、刻板式的不随意动作,常见的有眨眼、努嘴、蹙额、耸肩等。⑤全身强直性抽搐:全身肌肉强直,一阵阵抽动,呈角弓反张(头后仰,全身向后弯呈弓形),双眼上翻或凝视,神志不清。⑥局限性抽搐:仅局部肌肉抽动,如仅一侧肢体抽动,或面肌抽动,或手指、足趾抽动,或眼球转动、眼球震颤、眨眼动作、凝视等,大多神志不清。抽搐时间可为几秒钟或数分钟,严重者达数分钟或反复发作。抽搐发作持续 30 min 以上者称惊厥的持续状态。⑦锥体外系病变所致抽搐:a.震颤,是关节的促动肌与拮抗肌的有节律的轮替运动,其幅度可大可小,其速度可快可慢,因不同疾病而异。震颤的常见部位是手指、下颏、唇部和头部等处。b.舞蹈样动作,是一种突发、快速、无定型、无目的、粗大的肌群跳动,最常见于头部、面部和上肢,尤以肢体的远端明显。c.手足徐动,指手指或足趾出现的比较缓慢的扭曲动作,表现为各种奇形怪状,其速度介于舞蹈动作与扭转痉挛之间。d.扭转痉挛,是躯干和四肢发生的不自主的扭曲运动。躯干及脊旁肌受累引起的围绕躯干或肢体长轴的缓慢旋转性不自主运动的特征性表现。e.偏身投掷运动,一侧肢体猛烈、投掷样的不自主运动,运动幅度大,力量强,以肢体近端为重。

(8) 伴随症状　① 伴发热:多见于小儿的急性感染,也可见于胃肠功能紊乱、重度失水等。但须注意,惊厥也可引起发热;②伴血压增高:可见于原发性高血压、肾炎、子痫、铅中毒等;③伴脑膜刺激征:可见于脑膜炎、脑膜脑炎、假性脑膜炎、蛛网膜下腔出血等;④伴瞳孔扩大与舌咬伤:可见于癫痫大发作;⑤惊厥发作前有剧烈头痛:可见于高血压、急性感染、蛛网膜下腔出血、颅脑外伤、颅内占位性病变等;⑥伴意识丧失:见于癫痫大发作、重症颅脑疾病等;

(9) 既往史　有无头部外伤、脑炎、脑膜炎及寄生虫病等病史,服药史、犬咬伤史、家族史等。

2. 体格检查

(1) 有意识障碍者多为脑部器质性病变。发作时瞳孔散大和对光反射消失见于各种原因引起的癫痫大发作。局限性神经功能缺失症状(如单瘫、偏瘫、感觉缺失、脑神经麻痹等)有助于病变的定位,且可明确为颅内疾病所引起的继发性癫痫。

(2) 眼底检查有无视神经盘水肿,以了解是否为肿瘤等颅内压增高所引起,如有视网膜血管改变则考虑脑血管病变所致。

(3) 低钙击面征(Chvostek 征)及低钙束臂征(Trousseau 征)阳性提示低钙惊厥。

(4) 检查皮肤黏膜有无黄染、发绀或特殊颜色改变;有无体重的明显下降;心、肺、肝及肾等重要器官有无异常。

3. 辅助检查

(1) 血、尿常规,血生化(糖、钙、磷、镁、尿素氮、血脂等)及大便虫卵检查 对全身代谢性疾病所致痫性发作有帮助。

(2) 脑脊液检查 原发性癫痫患者的脑脊液正常,脑脊液异常者则多为继发性癫痫。

(3) 脑电图或脑磁图检查 在癫痫患者的发作间歇期,80% 有异常脑电图发现。脑电图检查还有助于明确发作类型。部分性癫痫可见有局灶性脑电异常,也可帮助病灶定位。脑磁图有良好的空间分辨力,可检测出直径小于 3.0 mm 的癫痫灶,有助于难治性癫痫的外科治疗。

(4) 影像学检查 对疑有颅内病变者可选做头颅 X 线平片、脑血管造影、头颅 CT 平扫、脑血管 CTA、头颅 MRI、脑血管磁共振血管成像(magnetic resonance angiography,MRA)、经颅多普勒超声检查或放射性核素检查如正电子发射断层扫描(positron emission computerized tomography,PET)和单光子发射计算机断层显像(single photon emission computerized tomography,SPECT)等检查,对颅内病变诊断有一定帮助。

(5) 脑、神经和肌肉活检 病理性活检对明确病因、得出病理诊断至关重要。

(三) 常见抽搐相关疾病的诊治要点

1. 癫痫发作 癫痫是抽搐中最常见和最有代表性的一种,是由于脑兴奋性过高的神经元异常放电而引起的阵发性大脑功能紊乱。其表现可能是惊厥性的,也可能是无惊厥而以感觉、意识、行为障碍等不同方式表现的。

处理:控制抽搐的主要原则为:①开始为单药治疗,无效时考虑联合有药;②长期定时服药,停药须经充分评估;③不同抗癫痫药对不同的发作类型疗效不同,专科医师指导用药;④血药浓度的监测;⑤预防并发症。

2. 高热惊厥(热性惊厥) 指伴发于高热的惊厥,为婴幼儿时期最常见的惊厥原因。一般发生于 6 个月至 3 岁的儿童,多见于骤起高热至 39~40℃ 的初期,全身阵挛性发作最常见,也有强直性或局限性发作。高热消退后惊厥即可缓解。

处理:降温,控制抽搐。

3. 癔症 临床症状复杂而多变,可有精神障碍、运动障碍、感觉障碍及自主神经障碍等,呈发作性,多见于青年女性。癔症性抽搐发作为本病最常见的一种表现形式,发作时常突然倒在床上或椅子上,双目紧闭,呼之不应。一次发作可持续 10~20 min 或 1~2 h,可一日发作多次。发作时多不引起跌伤,不咬破唇舌,无大小便失禁。

处理:暗示疗法。

4. 手足搐搦症(低钙惊厥) 是血清游离钙浓度降低,使肌肉神经兴奋性增高所致,多见于未成熟儿及佝偻病患者,也可见于甲状旁腺功能减退症及肾衰竭。搐搦发作时,肘、腕及手掌指关节屈曲,指间关节伸直,拇指内收,呈鹰爪状;双足下翻,膝、髋关节屈曲。严重的患者全身骨骼肌及平滑肌均呈痉挛状态,可发生喉痉挛、支气管痉挛,引致哮喘、喉鸣、呼吸暂停,甚至窒息。低钙击面征及低钙束臂征阳性。实验室检查见血钙低于 1.75~2 mmol/L,心电图提示 Q-T 间期延长,均有助于诊断。

处理:静脉补钙,加强营养。

5. 破伤风 是因破伤风杆菌侵入皮肤伤口或深部组织,其毒素侵袭神经系统的运动细胞而引起局部或全身的痉挛和阵发性抽搐。肌肉痉挛一般先从头部咀嚼肌开始,然后向面部其他肌肉、躯干和四肢等肌肉扩展,最后侵犯膈肌。临床表现牙关紧闭、张口及咽下困难,呈苦笑面容,有排尿困难、角弓反张及呼吸困难等。光、声、轻触等刺激均可诱发强烈的阵发性痉挛,患者大汗淋漓、流涎,状甚痛苦,但神志始终清楚,每次数秒至数分钟,抽搐发作间歇期其肌肉仍呈紧张强硬状态。

处理:控制抽搐,抗感染。

6. 狂犬病 又名恐水病,是狂犬病病毒进入身体后经周围神经,也可能通过血流所致的中枢神经系统疾病。表现为微热、头痛、食欲不振、兴奋、恐惧不安,对声、光、风等刺激敏感而发生喉部紧缩感。痉挛期患者高度兴奋、躁动、恐怖、高热,上述各种刺激均易诱发惊厥,恐水现象突出,饮水时因咽喉肌痉挛而无法咽下,甚至看到水或听到水声也出现此现象。最后进入瘫痪期,患者趋安静,肌肉痉挛停止而表现弛缓性瘫痪。发作期神志始终清楚。严重者可因呼吸及心力衰竭而迅速死亡。

处理:控制抽搐,抗感染。

7. 子痫　患者往往伴有高血压、水肿和蛋白尿,有头痛、头晕、眼花、呕吐等先兆子痫病史。子痫发生在妊娠 20 周以后,发作时先有意识模糊,面部及颈项肌肉强直,头扭向一侧,眼球固定,瞳孔散大,口角和面部的肌肉抽搐或抽动,继之全身肌肉强直收缩,两臂屈曲,迅及全身肌肉痉挛性抽搐,呼吸暂停,面色发绀,历时 1~2 min 后抽搐渐停,全身肌肉松弛,呼吸恢复,转入昏睡或昏迷状态。

处理:降压,硫酸镁控制抽搐。

8. 热痉挛　属于中暑的一个类型,为患者大量出汗引起体内氯化物丢失过多所致。严重时腹肌及上肢肌肉,甚至膈肌和肋间肌也发生剧烈痉挛。

处理:降温,积极补充水、电解质。

(四)诊断流程

抽搐的诊断流程见图 2-10-1。

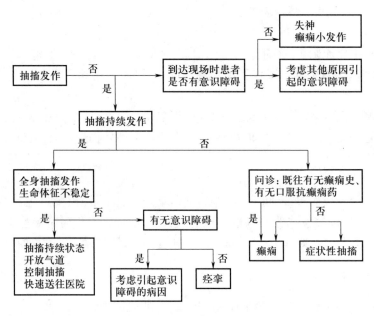

图 2-10-1　抽搐的诊断流程

(五)鉴别诊断

抽搐发作需与下列情况鉴别。

1. 晕厥　由于一过性广泛性脑灌注不足所致的短暂意识丧失。

2. 假性发作　常因心情紧张、暗示而发作。全身抽搐呈多样化,且不对称。部分癫痫患者合并有假性发作时,诊断较难,常需可视脑电图监护鉴别。

3. 短暂性脑缺血发作(transient ischemic attack,TIA)　为脑局部供血不足所致脑功能异常,中、老年常见,有明显脑血管疾病表现。

四、注意事项

抽搐可由多种疾病引起,可造成严重的损害,因此要积极控制抽搐,同时要尽可能寻找病因并给予对因治疗,控制诱发因素有助于避免发作。

(莫均荣 陈晓辉)

数字课程学习……

 教学 PPT　　　 微视频　　　 拓展阅读　　　 自测题

第三篇
各系统常见急症

第一章

循环系统急症

第一节 急性冠脉综合征

一、概念

急性冠脉综合征（acute coronary syndrome，ACS）是一组由急性心肌缺血引起的临床综合征。根据临床症状、心电图表现、心肌损伤标志物等，可分为不稳定型心绞痛（UAP）、非 ST 段抬高心肌梗死（NSTEMI）和 ST 段抬高心肌梗死（STEMI），前两者又可统称为非 ST 段抬高急性冠脉综合征（non-ST segment elevation acute coronary syndrome，NSTE-ACS）（图 3-1-1）。

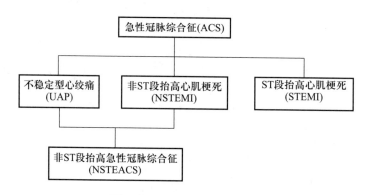

图 3-1-1　ACS 的临床分类

二、病因与发病机制

不同类型的 ACS 有着共同的病理生理基础，即在冠状动脉粥样硬化的基础上，发生斑块破裂或蚀损，继发完全或不完全闭塞性的血栓形成。小部分 ACS 可由冠状动脉痉挛、冠状动脉微血管病变等其他原因导致。

（一）动脉粥样硬化斑块形成

动脉粥样硬化的发病机制至今尚未完全阐明，目前认为动脉粥样硬化是一种多细胞、多因子共同参与的慢性炎症反应性疾病。各种危险因素造成的动脉内皮损伤是动脉粥样硬化的始动环节，内皮损伤后分泌炎症因子，使单核细胞黏附于内皮表面，并促进低密度脂蛋白胆固醇等脂质进入内皮下。单核细胞迁移入内皮下成为巨噬细胞，摄取脂质后形成泡沫细胞。此外，平滑肌细胞增殖、迁移、表型转换，肥大细胞、T细胞的激活等均参与了动脉粥样硬化的形成。

（二）斑块破裂和蚀损

斑块的稳定性取决于纤维帽的厚度、斑块负荷的大小、剪切力的改变等多种因素。斑块破裂和斑块蚀损是导致ACS最常见的两个原因。斑块蚀损多见于女性患者。

（三）血小板聚集和血栓形成

斑块破裂或蚀损后血管内皮下基质暴露，激活血小板并导致血小板聚集，在破裂处形成血栓，随后血栓不断增大导致管腔接近或完全闭塞，或由于纤溶系统激活而自行溶解，导致ACS的不同临床类型。

三、临床表现

（一）症状

1. 胸痛是ACS的典型症状，呈压榨样、紧缩样疼痛，常位于胸骨后、心前区或前胸部两侧，疼痛可放射至颈部、下颌、左肩、左上肢、后背等部位。

2. ACS也可表现为非典型症状，如胸闷不适、呼吸困难、气短、腹痛、消化不良等，这些症状可与胸痛同时存在，也可单独存在。女性、糖尿病及老年患者有时临床症状并不典型。

3. 心绞痛常呈阵发性胸痛，每次持续3~5 min，一般不超过15 min，多发作于劳累或情绪激动后，休息或服用硝酸甘油可缓解，可数天发作1次，也可1天发作数次。

4. 心肌梗死表现为更加剧烈、严重的胸痛，常伴有出汗、濒死感等其他症状，症状持续超过20 min，休息或服用硝酸甘油疼痛缓解不明显。

（二）体格检查

ACS的阳性体征并不多见。如出现阳性体征，注意有无并发症。

1. **肺部检查**　肺部出现湿啰音，提示左心功能不全。

2. **心脏检查**　注意心律失常、心音的异常变化、心脏杂音、心包摩擦音等。

（三）辅助检查

1. **心电图**（electrocardiogram，ECG）　是诊断ACS最简单有效的检查手段，能对ACS进行临床分类和危险分层，观察病情变化和治疗效果。应动态观察，并与既往心电图进行比较。

（1）UAP/NSTEMI的心电图　主要表现为ST段不同程度的压低、T波低平、T波倒置等改变。单凭心电图不能区分UAP和NSTEMI，两者的区分主要依据心肌损伤标志物是否升高。

（2）STEMI的心电图　相邻至少2个心电图导联的ST段弓背向上抬高，且有动态演变。

2. **心肌损伤标志物**　UAP发作时心肌损伤标志物一般不升高，而心肌梗死在急性期可检测到心肌损伤标志物升高（表3-1-1），由于敏感性更高，可更加迅速地检测到心肌损伤，在临床上越来越受到重视和普及。

表3-1-1　急性心肌梗死时血清心肌损伤标志物的出现时间及动态变化

心肌损伤标志物	开始升高时间（h）	达峰值时间（h）	持续时间（d）
肌红蛋白	1~2	4~8	0.5~1.0
CK	6	24	3~4
CK-MB	3~4	10~24	2~4
cTn	2~6	10~24	5~14
hs-cTn	1~3	—	—

注：CK，肌酸激酶（creatine kinase）；CK-MB，肌酸激酶同工酶；cTn，心肌肌钙蛋白（cardiac troponin）；hs-cTn，超敏心肌肌钙蛋白（high sensitivity cardiac troponin）。

3. 影像学检查

（1）超声心动图　有助于了解心室壁的运动情况及左心室功能,同时可发现并发症如心脏破裂、室壁瘤、乳头肌功能失调等。

（2）心脏磁共振成像和冠状动脉 CT 血管成像（CT angiography,CTA）　是重要的辅助无创检查手段。

四、诊断与鉴别诊断

ACS 的危险性评估应遵循以下原则:首先是明确诊断,然后进行临床分类和危险分层,最后确定治疗方案。

（一）诊断

根据典型的缺血性胸痛症状、心电图、心肌损伤标志物及其他辅助检查结果,ACS 的诊断不难建立。

1. UAP　阵发性胸痛发作,心电图 ST-T 改变,血清心肌损伤标志物阴性。

2. NSTEMI　持续性胸痛症状,心电图 ST 段不同程度的压低和(或)T 波改变,血清心肌损伤标志物升高。

3. STEMI　持续性胸痛症状,心电图 ST 段弓背向上抬高,血清心肌损伤标志物升高。

（二）鉴别诊断

本病应注意与主动脉夹层、急性肺栓塞、气胸、急性心包炎、暴发性心肌炎及急腹症相鉴别。

（三）危险性评估

1. STEMI 的危险性评估　STEMI 致死率、致残率高,如合并以下几条则危险性进一步增加:①年龄>70 岁;②前壁心肌梗死;③两个或以上部位的心肌梗死;④伴有血流动力学不稳定;⑤伴发左、右束支传导阻滞或高度房室传导阻滞;⑥既往心肌梗死病史;⑦合并糖尿病或未控制的高血压。

2. 非 ST 段抬高 ACS 的危险分层　见表 3-1-2。

表 3-1-2　非 ST 段抬高 ACS 的危险分层

项目	高度危险性 （至少具备下列一条）	中度危险性 （无高度危险特征但具备 下列任何一条）	低度危险性 （无高、中度危险特征但具备 下列任何一条）
病史	缺血性症状在 48 h 内恶化	既往心肌梗死,脑血管疾病,冠状动脉旁路移植术,或使用阿司匹林	
疼痛特点	长时间(>20 min)持续性胸痛	长时间(>20 min)持续性胸痛,但已缓解	近 2 周新发 CCS 分级Ⅲ级或Ⅳ级心绞痛*,但无长时间(>20 min)静息胸痛
临床表现	持续胸闷憋喘,低血压	有持续时间较长的胸痛、胸闷,但无明显其他伴随症状	症状缓解或消失
心电图	ST 段抬高(>0.1 mV),新出现束支传导阻滞,持续或反复发作恶性心律失常	ST 段压低,伴或不伴 T 波改变	心电图正常或无动态变化
心肌损伤标志物	明显升高	轻度升高	正常

注:*CCS,加拿大心血管病学分会(CCS 将心绞痛分成 4 级)。

五、急诊处置

(一) 救治流程

及早实施再灌注治疗是高危 ACS 最为关键的治疗手段,可挽救濒临坏死心肌,缩小心肌梗死范围。

影响再灌注治疗效果的主要因素是发病至开始治疗的时间,因此,院前急救系统和医疗机构应优化救治流程,分秒必争,尽量缩短患者获得再灌注治疗的时间。ACS 的救治流程见图 3-1-2。

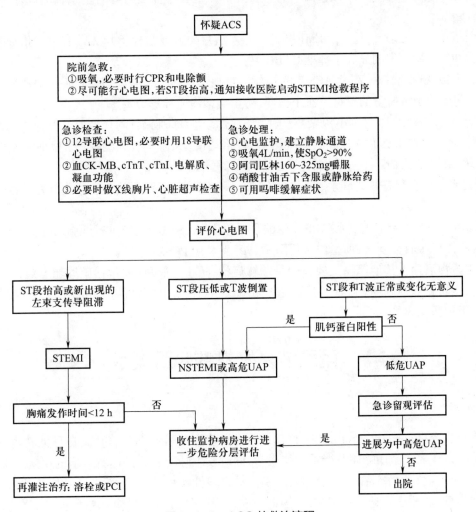

图 3-1-2 ACS 的救治流程

(二) 救治方案

1. 再灌注治疗 开通闭塞冠状动脉,恢复心肌再灌注,是高危 ACS 和 STEMI 的主要治疗策略。再灌注治疗手段包括溶栓治疗、经皮冠状动脉介入治疗(PCI)、冠状动脉旁路移植术(coronary artery bypass graft,CABG)。

(1) 溶栓治疗

1) 首先应强调患者必须没有溶栓禁忌证:① 既往发生过出血性脑卒中,6 个月内发生过缺血性脑卒中或脑血管事件;②颅内肿瘤或畸形;③近期(2~4 周)有活动性内脏出血(月经除外);④可疑主动脉夹层;⑤严重且未控制的高血压(>180/110 mmHg)或慢性严重高血压病史;⑥目前正在使用治疗剂量的抗凝血药或已知有出血倾向;⑦近期(2~4 周)创伤史,或外科大手术史,或较长时间(>10 分钟)的心肺复苏;⑧近期(<2 周)曾有在不能压迫部位的大血管穿刺术。

2）符合下述情况者,应及早给予溶栓治疗:①患者缺血性胸痛持续 30 min 以上;②胸前至少相邻 2 个心电图导联 ST 段抬高≥0.2 mV,或Ⅱ、Ⅲ、aVF 导联 ST 段抬高≥0.1 mV;③胸痛发作时间在 6 h 内;④年龄 <75 岁。近年来将胸痛发作时间放宽至 24 h,年龄放宽至 80 岁,但应视具体情况而定。

3）目前国内较常用的溶栓剂包括尿激酶(urokinase,UK)、链激酶(streptokinase,SK)和重组组织型纤溶酶原激活物(recombinant tissue-type plasminogen activator,rt-PA)等。

(2) 直接 PCI　是目前首选的安全有效恢复心肌再灌注的治疗手段,梗死相关血管的再通率远高于溶栓治疗,且对溶栓有禁忌者也可以做 PCI。直接 PCI 的缺点在于需要有导管室条件的医疗中心和有手术经验的医务人员。

(3) 急诊 CABG　已较少用于 STEMI 患者。介入治疗失败或溶栓治疗无效有手术指征者,争取尽快施行紧急 CABG,但病死率明显高于择期 CABG。

2. 抗血小板、抗凝治疗　高危 ACS 患者应给予抗血小板、抗凝治疗,以降低血液高凝状态;对于急诊 PCI 患者,术前应给予负荷量的双重抗血小板药,防止支架内血栓形成。

(1) 抗血小板治疗　抑制血小板聚集药主要有环氧化酶抑制剂(阿司匹林)、腺苷二磷酸(adenosine diphosphate,ADP)受体 P2Y12 拮抗剂(氯吡格雷、替格瑞洛)和血小板膜糖蛋白Ⅱb/Ⅲa 受体拮抗剂(替罗非班、依替巴肽)等药物。

(2) 抗凝治疗　主要有普通肝素、低分子量肝素、磺达肝癸钠等,无论是否行再灌注治疗,均应给予抗凝治疗。

3. 调脂治疗　血脂异常是导致 ACS 发生的重要原因,ACS 患者均应进行调脂治疗。首选他汀类药物,其他药物有胆固醇吸收抑制剂、前蛋白转化酶枯草溶菌素 9（PCSK9）抑制剂等。

4. 其他药物治疗　其他药物主要目的是缓解症状、防止心肌重构,包括硝酸酯类药物、β 受体拮抗药、血管紧张素转换酶抑制药 / 血管紧张素受体阻滞药(ACEI/ARB)等药物,既可用于 ACS 患者的急性期,亦可用于二级预防。

▶▶▶ 第二节　暴发性心肌炎 ◀◀◀

一、概述

暴发性心肌炎(fulminant myocarditis,FM)是由多种病因(病毒、细菌、药物、自身免疫病、长期疲劳等)导致的严重心力衰竭或循环障碍及严重心律失常,同时发生呼吸系统,肝、肾衰竭的疾病。本病呈全球性分布,青壮年和儿童发病率较高,无性别差异,是一种自限性疾病,度过急性期心功能往往恢复正常,远期预后良好,但早期病死率高达 50%~70%。因此,在急诊科早期识别、尽快开始积极的综合治疗是提高患者生存率的关键。

二、病因与发病机制

本病常见的病因可分为感染、自身免疫病(巨细胞心肌炎、结节病、系统性红斑狼疮)、药物过敏,以及应用化学毒物或有毒药物。最常见的病原体是病毒,包括肠病毒(特别是柯萨奇 B 病毒)、腺病毒、巨细胞病毒、EB 病毒(Epstein-Barr virus,EBV)和流行性感冒(简称流感)病毒。

暴发性心肌炎的发病分为三个阶段:①第一阶段(病毒血症),病毒与心肌细胞结合,并在心肌细胞内复制,病毒蛋白酶和细胞因子的激活导致心肌细胞损伤和凋亡,同时病毒从细胞中释放,继续繁殖并感染其他心肌细胞或组织,使损伤进一步加重;②第二阶段(自身免疫反应阶段),由于细胞因子的招募作用,炎症细胞浸润基质,通过细胞毒性和抗原-抗体反应使心肌受到损伤,同时通过调动细胞免疫和体液免疫产生渗出性炎症和组织细胞释放大量的细胞因子,造成心肌和其他组织的进一步损害;③第三阶段(扩张型心肌病阶段),由细胞免疫的持续激活介导神经激素激活,左心室扩张和重塑导致收缩功能障碍和心力衰竭。

暴发性心肌炎时心肌的直接病毒性损伤非常严重,而免疫系统的异常激活、巨噬细胞过度分化和在组织或器官的积累所导致的间接损伤,是导致疾病快速进展的重要病理生理机制。

暴发性心肌炎的主要病理变化是心肌水肿、细胞凋亡、坏死和炎症细胞浸润。根据不同类型的浸润细胞,分为中性粒细胞、淋巴细胞、嗜酸性细胞或巨细胞心肌炎。在暴发性心肌炎患者中可观察到广泛的心肌坏死和大量浸润的炎症细胞。

三、临床表现

(一) 病史与症状

1. 病史 冬春之际流感史、抗肿瘤药使用史(如抗 PD-1/PD-L1,nivolumab)、长期疲劳史。

2. 症状

(1) 先兆症状 早期可有发热、无力、鼻塞、咽痛、咳嗽和腹泻。许多患者症状轻微,只是轻微的虚弱,食欲下降,或轻度腹泻。持续 3~5 d 甚至更长,通常被忽略。

(2) 心脏损伤症状 在病毒感染先兆症状出现几天或 1~3 周后,患者可因气短、呼吸困难、胸痛、心悸、头晕、极度虚弱和明显食欲不振就医。

(3) 休克症状 如皮肤苍白、发绀、花斑,甚至意识障碍、晕厥或猝死。

(4) 其他器官损伤的症状 暴发性心肌炎也涉及其他器官,导致功能障碍或衰竭,包括肝功能障碍、肾损伤、凝血功能障碍和呼吸损伤,甚至急性呼吸窘迫综合征(acute respiratory distress syndrome,ARDS)。一些患者会有严重的肺损伤,因低氧血症或呼吸困难而被误诊为重症肺炎。

(二) 体格检查

1. 体温 患者体温升高。如果伴随肺部感染或其他细菌感染,体温可达 39℃。但如有体温过低(<36℃),是疾病严重程度的一个指标。

2. 血压 低血压非常常见,严重者出现休克甚至测不到血压。

3. 呼吸 呼吸异常包括呼吸急促、呼吸抑制和动脉血氧饱和度降低。

4. 心率 心动过速或心动过缓。窦性心动过速是暴发性心肌炎最明显的特征之一。心率通常超过 100 次/min,可高于 160 次/min。心率增快与体温不相称是诊断暴发性心肌炎的重要线索。还可出现各种心律失常,包括室性或室上性期前收缩、心动过速和心室颤动等。此外,心脏传导系统的损伤可导致心动过缓、窦房传导阻滞和房室传导阻滞。严重的快速或缓慢心律失常可导致阿-斯综合征。

5. 与心脏相关的体征 通常心界不大,但心脏收缩力降低,心搏减弱,心音低钝,常可以听到第三心音或奔马律,肺部有湿啰音。右心衰竭很少出现。

6. 其他体征 休克时,有四肢皮肤湿冷、花斑和外周循环灌注不良表现。影响脑供血可引起易怒、意识障碍,甚至昏迷。肝损伤可导致黄疸和肝功能异常。凝血功能障碍和微循环功能障碍,可出现皮肤瘀斑。

(三) 辅助检查

1. 实验室检查

(1) 心肌损伤标志物 可有 CK-MB 及肌钙蛋白(T 或 I)增高。暴发性心肌炎与心肌梗死之间心肌酶变化的差异:①暴发性心肌炎没有明显的酶峰值,表明是进行性变化;②酶的升高持续时间较长,表明心肌持续进行性损伤,预后差。

(2) 脑钠肽(brain natriuretic peptide,BNP)或脑钠肽 N 端前体肽(N-terminal pro-brain natriuretic peptide,NTpro-BNP) BNP 水平通常会显著升高,是评估心脏功能障碍严重程度的一个重要指标,并有助于判断疾病的发展和预后。BNP 或 NT-proBNP 也是鉴别暴发性心肌炎和重症肺炎的重要指标。

(3) 血液的常规检测 中性粒细胞数量和比率开始时不上升,但 2~3 d 后会增加。合并有细菌感染时,红细胞沉降率加快,C 反应蛋白等非特异性炎症指标常升高。

2. 心电图 常见 ST-T 改变,包括 ST 段轻度移位和 T 波倒置。有与典型的急性心肌梗死相似的心电图改变,如特异性弓背向上的 ST 段抬高,有时很难单独用心电图进行区分。可出现各型心律失常,特别是室性心律失常和房室传导阻滞等。

3. **X 线胸片**　心影正常或轻微扩大。

4. **超声心动图检查**　结果可正常,也可以显示左心室增大,室壁运动减弱,左心室收缩功能减低,附壁血栓等。

5. **冠状动脉造影术**　冠状动脉造影可帮助快速诊断。应该尽可能少地使用造影剂来避免其对心脏收缩的抑制作用。

6. **血流动力学监测**　Swan-Ganz 漂浮导管可以监测右心房、右心室、肺动脉和肺毛细血管楔压(pulmonary capillary wedge pressure,PCWP)。进行常规的血流动力学监测,以判断患者的病情及其对治疗的反应。

7. **心脏磁共振成像(CMRI)**　对心肌炎诊断有较大价值。典型表现为 T1 和 T2 信号强度增加提示水肿,心肌早期钆增强提示心肌充血,钆延迟增强扫描可见心外膜下或者心肌中层片状强化。

8. **经皮心肌内膜活检**　经皮心肌内膜活检,是暴发性心肌炎诊断的金标准。因其有创,主要用于病情重、状况差,原因不明的患者。对于轻症患者,一般不作为常规检查。

9. **病原体的检测**　病毒性心肌炎通常是由呼吸道病毒或肠病毒引起的,检测 IgM 抗体可能有助于早期诊断。元基因组测序和靶基因测序有助于识别病原体。

四、诊断与鉴别诊断

由于暴发性心肌炎不是基于病因诊断,国际国内尚无统一诊断标准,在诊断上存在一定难度,故其主要为临床诊断,是一种结合临床表现与实验室检查结果的排他性诊断。

(一) FM 的临床诊断标准

1. 30 d 内呼吸道感染或胃肠道感染的证据。

2. 心电图改变:①窦性心动过速、房室传导阻滞、窦房阻滞或束支阻滞;②多源的成对室性期前收缩,自主性房性和交界性心动过速,阵发性或非阵发性室性心动过速,心房或心室扑动或颤动;③两个以上导联 ST 段呈水平型或下斜型下移大于 0.05 mV,或 ST 段异常抬高,或出现异常 Q 波。

3. 病程中血清 cTnI 或 cTnT、CK-MB 明显升高。

4. 感染证据,如体温 >38 ℃,白细胞和 C 反应蛋白水平升高。

5. 冠状动脉 CT 成像或冠状动脉造影排除冠状动脉病变。

6. 心源性休克。

7. 严重血流动力学异常需要大剂量升压药或机械辅助装置维持。

(二) 鉴别诊断

1. **冠心病**　超声心动图可以观察到心室壁有明显的区域运动异常。冠状动脉造影术是最重要和最有用的检查,能够立即区分这两种疾病。

2. **病毒性肺炎**　严重的病毒性肺炎合并感染性休克也可导致心肌损伤标志物或酶的短暂升高。然而,在休克和血氧饱和度改善后,这些酶会迅速恢复正常。

3. **脓毒性心肌病**　严重的细菌性感染,可诱发脓毒性心肌病,从而加重感染性休克,使心脏功能受累。感染病史、外周血白细胞的早期升高和其他全身症状等有助于诊断。

4. **Takotsubo 综合征**　胸痛伴心电图改变和轻度的心肌酶升高,表现类似急性心肌梗死,但是冠状动脉造影没有冠状动脉闭塞性病变。应激性事件的发生是其关键诱因,包括情感刺激、剧烈运动或精神心理应激,通过辅助性治疗左心室功能可迅速恢复正常,患者远期预后良好。

五、急诊处置

一旦怀疑有暴发性心肌炎,应尽快开始基于生命支持的综合治疗。该方案包括严格的卧床休息和严密的监测,以及营养支持和药物治疗。必要时应采用血浆置换或血液净化和生命支持技术。治疗失败时,可以考虑进行心脏移植。治疗临床决策过程见图3-1-3。

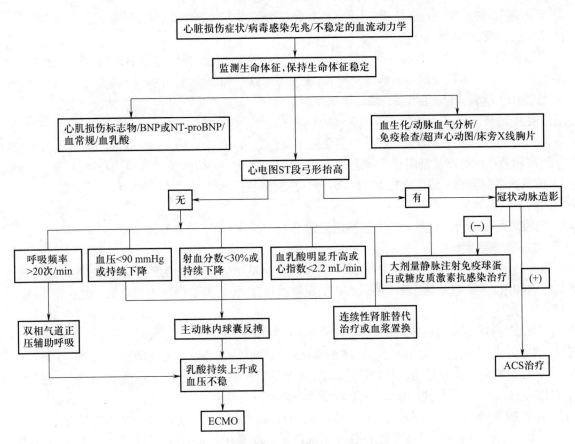

图3-1-3　暴发性心肌炎治疗的临床决策流程图

（一）严密监测

原则：患者应入住重症监护病房，给予呼吸循环监测和生命支持。

1. 应每1~2 h记录一次出入量，为液体管理和评估患者状态提供指导。

2. 心电图、血氧饱和度和血压监测。

3. 实验室监测，如常规血液检测、心脏生物标志物、血气分析等变化的监测。

4. 有明显肺部影像变化和胸腔积液时，可重复进行床旁X线胸片检查。

5. 床旁超声心动图监测，每天进行几次，以评估心室的大小，心室壁运动和射血分数的变化。

6. 侵入性血流动力学或PICCO监测，包括侵入性动脉血压、中心静脉压、肺毛细血管楔压。

（二）一般治疗和对症支持性治疗

1. 绝对卧床休息，减少访问和干扰，以避免情绪刺激。

2. 进食清淡、营养和易消化的食物，少量多餐。

3. 通过鼻导管、面罩或连续气道正压通气。

4. 提供足够的液体和电解质。输液量必须根据患者的出入量确定，并均匀分布。必须避免快速输液或排泄液体，以免引起休克或急性心力衰竭。

5. 补充水溶性和脂溶性维生素。

6. 用磷酸肌酸或辅酶Q10调节心肌代谢。曲美他嗪有利于改善心脏功能。

7. 质子泵抑制剂可以保护胃黏膜，避免应激性溃疡和消化道出血。

8. 高热时，使用物理降温或糖皮质激素，不推荐使用非甾体抗炎药。

(三) 抗病毒治疗

早期使用抗病毒药可以降低病死率,并获得更好的预后。

1. 奥司他韦和帕拉米韦通过抑制流感病毒神经氨酸酶阻止细胞释放病毒,从而抑制病毒的复制和传播,对甲型流感和乙型流感都很有效。

2. 鸟苷酸类似物可以干扰和抑制病毒 DNA 的合成。最广泛使用的阿昔洛韦,能有效对抗 DNA 病毒,对巨细胞病毒有效。未接受确切的病毒检测者,应该考虑这两种抗病毒药的联合。

3. 可使用干扰素,特别是当患者感染肠病毒时。

(四) 免疫调节治疗

应使用大剂量的糖皮质激素和静脉注射免疫球蛋白(intravenous immunoglobulin, IVIg)进行免疫调节治疗。免疫调节疗法可以帮助阻止疾病进展,减少炎症,改善临床症状,挽救濒死的心肌,从而改善预后。

1. **糖皮质激素治疗** 地塞米松 10~20 mg 静脉注射以快速起效,其后每天 200 mg 的甲泼尼龙,3~5 d,然后根据病情减少剂量。

2. **免疫球蛋白治疗** 应尽早给予足够剂量的 IVIg。20~40 g/d,2 d,10~20 g/d,5~7 d。

(五) 生命支持治疗

生命支持治疗是所有治疗计划的中心和关键,应尽早给予生命支持治疗。血液和氧气供应不能满足身体的需求和消耗时,生命支持治疗可以给心脏足够的休息时间,使其在系统治疗下恢复正常功能。

1. **循环支持**

(1) 主动脉内球囊反搏(intra-aortic balloon pump, IABP) 可以帮助心脏减轻负荷,当气球在舒张期充气时,增加舒张压力,并增加对心脏、大脑和其他组织的血供。球囊在心脏收缩前放气,降低主动脉的压力,降低心脏的后负荷和做功,增加每搏量和正向灌注,增加循环和全身血液灌注。在休克患者中使用 IABP 可以提高血压,应避免使用血管收缩药,帮助患者渡过急性期。

(2) 体外膜氧合器(extracorporeal membrane oxygenerator, ECMO) 可以给心脏和肺足够的休息时间,最好与 IABP 结合使用。虽然暴发性心肌炎比普通的心肌炎患者更严重,但如果患者能在急性期存活下来,其心脏功能将完全恢复,预后良好。因此,非常严重的患者,特别是心源性休克患者、心指数小于 2 L/(min·m²)或血乳酸超过 2 mmol/L 的患者,可以从 ECMO 治疗中获得更多的益处。

2. **呼吸支持** 所有暴发性心肌炎患者均应尽早给予呼吸支持。呼吸器辅助通气可以改善肺功能,减轻心脏的负荷,建议尽早使用。当患者出现呼吸急促和呼吸困难等症状时,即使血氧饱和度正常,也应给予呼吸支持,以帮助减轻心脏的负荷。呼吸支持有两种类型:

(1) 无创性辅助通气 连续气道正压通气(continuous positive airway pressure ventilation, CPAP)和间歇正负压通气(intermittent positive negative pressure ventilation, IPNPV)。推荐用于呼吸急促或呼吸频率超过 20 次/min 的合作患者。如果患者治疗无效或不能耐受,应使用气管插管。

(2) 气管插管和人工控制的机械通气 当患者出现呼吸衰竭时,特别是有明显的呼吸或代谢性酸中毒和意识障碍时,应用气管插管机械通气;另外,对于呼吸急促或低血氧饱和度且对无创辅助通气反应不良的患者,也应采用有创通气。

3. **血液净化和连续性肾脏替代治疗** 无论有无肾损伤,所有暴发性心肌炎患者都应尽早接受血液净化治疗。血液净化治疗可以清除毒素和细胞因子,还可以通过超滤降低心脏负荷,维持水盐和酸碱平衡,恢复器官对治疗药物的反应。必须注意,血液净化需要每天至少持续 8~12 h,开始时抽血和结束时回流必须缓慢,以避免因心脏泵功能减弱而引发循环或心力衰竭。对于暴发性心肌炎合并急性左心功能障碍的患者应尽早使用连续性血液透析滤过(continuous venous-venous hemodiafiltration, CVVHDF)和连续性肾脏替代治疗(continuous renal replacement therapy, CRRT)。循环衰竭和休克不是 CRRT 的禁忌证。与利尿药相比,CRRT 可以显著降低体重、缩短 CCU 入住时间、增加心排血量和每搏量、降低肺毛细血管楔压、降低 30 天病死率。最重要的是,CRRT 不会显著干扰血流动力学指标。

4. **休克和急性左心衰竭的药物治疗** 暴发性心肌炎通常伴有心源性休克,如果不能尽早给予生命支持治疗,需要予药物治疗。

(1) **休克药物治疗** 根据休克原因进行治疗。暴发性心肌炎伴有腹泻、呕吐和血容量不足时,可适当补液。通过血流动力学监测指标确定输注速度和剂量,除非有明显的脱水迹象,否则输液速度不应太快。必要时可以短时间使用小剂量肾上腺素受体激动药,若长期使用,可能会加重组织缺氧,对组织和器官造成不可逆转的损害,甚至导致死亡。临床通常使用多巴胺、去甲肾上腺素等,

(2) **急性左心衰竭药物治疗** 当心率明显升高时,可以使用少量洋地黄。应避免使用单胺类药物,以免增加心脏耗氧和诱发心律失常。慎用血管扩张药,以免造成低血压。液体的流出和摄入量应由体液平衡来决定。对严重心力衰竭和心源性休克患者应进行生命支持治疗,以维持稳定的血流动力学和重要器官灌注,使心脏充分休息,并帮助患者成功渡过急性期。

5. 心律失常的治疗 严重心律失常导致血流动力学恶化,甚至威胁生命时,应选择合适的药物和治疗方法给予治疗。

(1) 因心律失常导致严重血流动力学功能障碍的患者,如心动过速性心律失常或心室颤动,应立即同步电复律或除颤。若复律不起作用,可同时使用胺碘酮。

(2) 血流动力学较稳定的患者,可根据临床症状、心功能状态和心律失常类型选择治疗策略和抗心律失常药。

(3) 积极改善心脏功能,纠正低血压,处理内环境紊乱。

(4) 心室率快的心房颤动患者可以给予洋地黄来控制心室率。

(5) 心动过缓患者应植入临时起搏器。若无临时起搏器,可使用异丙肾上腺素或阿托品。

六、注意事项

1. 病情进展迅速,早期病死率高,尽早诊断、及时治疗至关重要。

2. 病理变化与临床表现的严重程度并不平行。暴发性心肌炎在急性期出现相当严重的临床表现,但成功存活下来的患者心功能可恢复,预后良好。

3. 合并细菌感染时,体温升高可达 39℃,中性粒细胞升高;如果体温低于 36℃,中性粒细胞持续降低,血小板持续下降,提示病情严重。

4. 心电图和超声心动图的动态监测有利于诊断与鉴别诊断。

5. 冠状动脉造影可以及时区别暴发性心肌炎和急性心肌梗死,注意冠状动脉造影时尽可能少地使用造影剂。

6. 不建议早期行 CMR 检查和经皮心肌心内膜活检。

7. 急性期心动过缓患者不宜植入永久性起搏器。如果患者的整体状态持续正常 2 周或更长时间,仍存在传导阻滞,则可考虑永久性起搏器植入。也不建议在急性期对室性心动过速或心室颤动患者植入埋藏式自动复律除颤器。

8. 早期包括生命支持的综合治疗至关重要。包括卧床、营养支持、抗病毒、大剂量糖皮质激素和 IVIg 应用,血流动力学不稳定者尽早 IABP、ECMO、呼吸支持、CRRT 等治疗。

(陈凤英 袁 睿)

▶▶▶ 第三节 心 脏 压 塞 ◀◀◀

一、概述

心包疾病或其他病因累及心包可以造成心包积液,当积液迅速形成或积液量达到一定程度时,可造成心排血量和回心血量明显下降而产生临床症状,即心脏压塞(cardiac tamponade)。心脏压塞需紧急处理,

若处理不及时会危及患者生命。心脏相关手术后的心脏压塞通常是致命性的。当患者发生心包积液的原因是恶性肿瘤时,患者12个月内的病死率为80%;当患者发生心包积液的原因不是恶性肿瘤时,患者的病死率低于15%。

二、病因与发病机制

(一)病因

心脏压塞是由心包腔内液体(渗出液、漏出液或血液)积聚引起的,而心包积液的原因很多。迅速积聚的心包液体往往是血性的,如心肌梗死后心室壁破裂或心脏穿透性损伤所致心包积液。而缓慢增加的心包积液原因主要包括:感染性(如结核、心肌炎)、自身免疫病、肿瘤、尿毒症和其他炎症性疾病。与快速积聚的心包积液相比,患者对缓慢积聚的心包积液的耐受性更好。

(二)发病机制

心包是包围心脏的薄纤维膜,由内(脏)层和外(壁)层组成。在健康状态下,有小于50 mL的液体分离这两层,有助于减少摩擦和润滑心脏运动。心包内少量积液一般不影响血流动力学,如果短期内心包腔内液体快速增长200 mL以上,即可引起急性心脏压塞的症状。

心包积液由于重力作用,首先聚集在心脏的膈面,当积液量增加时充盈胸骨后心包间隙及心脏两侧。当积液量迅速增加,心包腔内压力急剧增加,心室舒张期充盈受阻,周围静脉压升高,射血分数下降,心排血量显著降低,循环衰竭而产生休克。在这种情况下,必须立即急诊处理。而缓慢增长的心包积液,会逐渐拉伸心包,当积液量达到一定程度时可导致心脏压塞症状。

三、临床表现

(一)症状

呼吸困难是心包积液时最突出的症状,呼吸困难的程度与心包积液的量和发展速度有关。也可因压迫气管、食管而出现干咳、声音嘶哑及吞咽困难。严重时患者可出现端坐呼吸、身躯前倾、发绀、面色苍白、烦躁不安甚至休克。

(二)体征

1. 心脏体征 心前区饱满;心尖搏动减弱、消失或位于心浊音界左缘的内侧;叩诊时心浊音界向两侧增大,相对浊音界消失,患者由坐位变为卧位时第2、3肋间的心浊音界增宽。心音低而遥远,心率快。少数患者在胸骨左缘第三、四肋间可闻及舒张早期附加音,亦称心包叩击音。

2. 左肺受压的征象 大量心包积液时,左肺下叶可因心包积液的挤压出现肺不张,体检时可发现左肩胛下区语音震颤增强,叩诊为浊音,听诊闻及支气管呼吸音,称为尤尔特(Ewart)征。

3. 心脏压塞征象 心包积液短时间快速增加,即使仅100 mL,也可引起急性心脏压塞,出现明显的心动过速、血压下降和静脉压上升,如出现心排血量显著下降,可导致急性循环衰竭、休克。当渗液积聚较慢时,除心率加快外,静脉压显著升高,可出现颈静脉扩张、搏动和库斯莫尔(Kussmaul)征、肝颈静脉反流征阳性,肝大伴触痛,腹水和皮下水肿等体循环淤血表现。依心脏压塞程度,脉搏可减弱或出现奇脉。

(三)辅助检查

1. 心电图 P、QRS、T波电交替为心脏压塞的特征性心电图表现。当大量心包积液时,心脏似悬浮于液体中,摆动幅度增大,如心脏以心率一半的频率做逆钟向转位又回复的规律运动时,则引起心脏电轴的交替改变。但反映心脏在心包内摆动的电交替也可见于严重心力衰竭和张力性气胸,需注意鉴别。

2. X线检查 当心包积液量大于250 mL时可出现心影增大或呈"烧瓶"状(图3-1-4),并随体位变化而变化,透视下心脏搏动减弱或消失。若只有少量的积液,胸部X线下显示正常大小的心脏。

3. CT检查 胸部CT对心包积液的识别较X线更为敏感,可检出超过50 mL的积液,主要表现为沿心脏轮廓分布的环形异常密度影,多为低密度,出血时为高密度(图3-1-5);增强扫描时心包壁层强化,使心包积液显示更清楚。

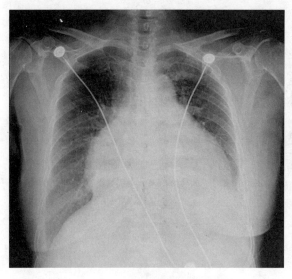

图 3-1-4 心包积液的 X 线表现

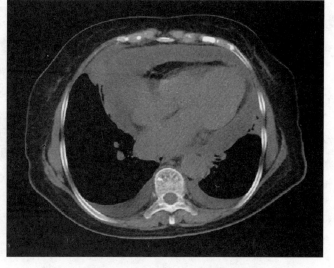

图 3-1-5 心包积液的 CT 表现

4. 超声心动图 是诊断心包积液敏感、简单而安全的方法；超声心动图中见到液性暗区，即可诊断心包积液（图 3-1-6）。根据舒张期心包液性暗区直径大小可将心包积液分为少量（<10 mm）、中量（10~20 mm）和大量心包积液（>20 mm）。舒张末期右心房塌陷和舒张早期右心室游离壁塌陷是诊断心脏压塞敏感且特异性的表现。此外，还可观察到吸气时右心室内径增大，左心室内径减小，室间隔左移等。它可在床旁进行，是一种安全、简便、无创、敏感的诊断心包积液和心脏压塞的检查。

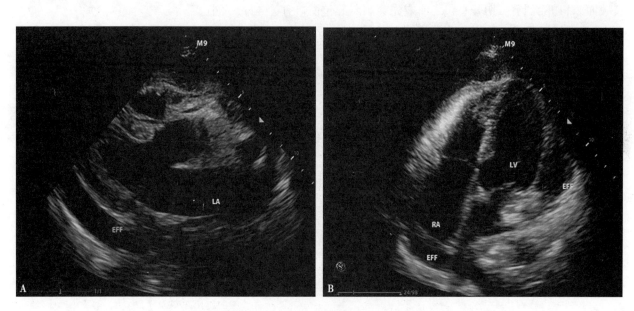

图 3-1-6 心包积液的超声心动图表现
A. 左心室长轴切面 B. 心脏四腔心切面显示心包中量积液

5. 磁共振成像 心脏 MRI 检查能准确客观地测量心包厚度，还能清晰地显示心包积液容量和分布情况，并可分辨积液的性质，如出血性渗液大多是低信号强度；外伤、结核性、尿毒症渗液内含蛋白质和细胞较多，呈现中或高信号强度。

6. 心包穿刺 主要目的是迅速缓解心脏压塞，同时可以对心包积液进行检查，以明确病因。

四、诊断与鉴别诊断

(一) 诊断标准

心脏压塞的临床特征为 Beck 三联征:低血压、心音低钝、颈静脉扩张。对于呼吸困难的患者,如查体发现颈静脉扩张、奇脉、心浊音界扩大、心音遥远等典型体征,应考虑此诊断,进一步完善心脏超声提示积液可明确。

(二) 鉴别诊断

主要鉴别引起呼吸困难的疾病,尤其是与心力衰竭相鉴别。根据是否具有心脏基础疾病,如高血压、冠心病、心脏瓣膜疾病或心肌病等病史,查体肺部可闻及湿啰音,并根据心音、心浊音界,有无心脏杂音及心包摩擦音进行初步判断,超声心动图可明确。

五、急诊处置

(一) 病因治疗

对于血流动力学稳定的心包积液患者,应设法明确病因,并针对原发病进行治疗。

(二) 解除心脏压塞

1. 心包穿刺　是解决心脏压塞最简单有效的手段,通过穿刺减少积液量,从而减轻心脏周围的压力,通常抽取出少量液体即可大大改善血流动力学。在行此操作前,应进行超声检查确定穿刺的部位、方向和进针深度,并在心电监护及超声引导下小心谨慎地穿刺。

2. 心包开窗引流　适用于心包大量积脓、心包穿刺困难、大量心包积液需反复穿刺或外伤性心包积液者,剑突下心包开窗术可获得良好引流,置入引流管可延长排空。皮肤切口位于剑突正中并略向下延长数厘米,切除剑突。切开心包之前应先穿刺。心包窗口宜为 4 cm 大小。

3. 心包切开术　采用左前外侧第 5 肋间切口,切开心包前需穿刺确诊。尽量切除显露的心包,冲洗干净心包腔,放置胸膜腔引流管。心包切除也可在胸腔镜下进行。有以下情况者,需考虑心包切开术:①心包腔包裹性积脓;②心包切开引流不够通畅;③未能控制感染者。

六、注意事项

1. 仅凭借临床症状及体征很难及时发现心脏压塞,超声心动图对于确诊和决定是否需临床干预起决定性作用。

2. 怀疑医源性或外伤性所致心脏压塞患者应密切监测生命体征并迅速采取措施,因为此类患者病情可能迅速恶化。

(马　渝　肖　俊　隆雪原)

▶▶▶　第四节　高血压急症　◀◀◀

一、概述

高血压急症(hypertensive emergency)是指血压急剧升高的同时伴有急性靶器官功能损害。常见的临床类型包括:高血压脑病、高血压并急性脑血管病(脑梗死、脑出血、蛛网膜下腔出血)、高血压并急性左心衰竭、高血压并急性冠脉综合征(不稳定型心绞痛、急性心肌梗死)、高血压并急性主动脉夹层、高血压并进行性肾衰竭、嗜铬细胞瘤高血压危象、子痫或妊娠期严重高血压等。高血压亚急症是指血压急剧升高但不伴有急性靶器官功能损害。

二、病因与发病机制

高血压急症的病因包括应激状态、停用降压药物、急性肾小球肾炎、子痫及使用苯丙胺、可卡因、迷幻药等药物。高血压急症主要的发病机制为交感神经张力亢进和缩血管活性物质(如肾素、血管紧张素Ⅱ)释放增加,导致短期内血压急剧升高和小动脉舒缩功能障碍,从而影响心、脑、肾等重要器官血液供应而产生的危急状态。

三、临床表现

(一)症状和体征

1. 一般表现 短期内血压迅速增高,收缩压可高达210~240 mmHg,舒张压可达120~130 mmHg,常伴自主神经功能紊乱症状,如出汗、皮肤潮红、面色苍白、手足发抖等。

2. 靶器官损害表现

(1)高血压脑病 表现为剧烈头痛、精神异常、视觉障碍等,可出现喷射性呕吐、颈强直、抽搐,严重者可出现不同程度的昏迷。检查眼底可见视神经盘水肿、渗出、出血等。

(2)急性脑血管病 包括脑梗死、脑出血和蛛网膜下腔出血,表现为头痛、呕吐、神志异常、口角歪斜、言语障碍、肢体偏瘫等,可见瞳孔大小不对称、对光反射迟钝或消失、病理反射及脑膜刺激征阳性,严重者可出现呼吸衰竭和心搏骤停。

(3)急性左心衰竭 表现为突然发生的呼吸困难、端坐呼吸、咳嗽、咳粉红色泡沫痰,伴躁动不安,大汗淋漓。可见发绀、血压增高、血氧饱和度下降、心率增快、心尖区奔马律、两肺满布湿啰音及哮鸣音。

(4)急性冠脉综合征 可表现为急起的胸痛,向左颈、肩、上臂部放射,常有出汗、恶心、窒息感甚至晕厥,严重者可出现急性心肌梗死、恶性心律失常、心搏骤停等。

(5)急性主动脉夹层 表现为突发剧烈胸背痛或腹痛,性质多为撕裂样或切割样,夹层累及内脏动脉、肢体动脉及神经系统供血时可出现内脏缺血、肢体缺血、卒中或截瘫等表现,若主动脉根部撕裂出现急性心脏压塞,累及冠状动脉可表现为急性心肌梗死。

(6)进行性肾功能损害 血压急剧升高、肾动脉舒缩功能障碍影响肾的血液供应,导致尿量异常甚至无尿,出现蛋白尿、管型尿、血尿,血尿素氮、肌酐升高。

(7)眼底病变 视网膜小动脉痉挛导致视网膜水肿、视网膜脱离或出血,表现为视野缺损、视物模糊或突然失明。

(8)嗜铬细胞瘤危象 在血压急剧升高的基础上,伴有头痛、心悸、多汗等症状,部分患者治疗过程中高血压和低血压可交替出现。

(二)辅助检查

1. 实验室检查 常规检查包括血常规、尿常规、24 h尿蛋白、电解质、肾功能、心肌酶、肌钙蛋白、血气分析等,若怀疑嗜铬细胞瘤还应进一步检查血浆儿茶酚胺、24 h尿儿茶酚胺及尿香草基扁桃酸定量等。

2. 心电图检查 高血压急症患者应常规做心电图检查,以了解是否伴有急性心肌梗死、心脏肥大或者心律失常等心脏异常改变。

3. X线检查 急性左心衰竭患者双肺纹理增粗,透亮度减低,渗出增多。主动脉夹层患者可见纵隔增宽。

4. 超声检查 急性左心衰竭患者超声心动图检查可出现左心室舒张、收缩功能异常,射血分数减低。主动脉夹层可见主动脉内径增宽、内膜片漂浮、主动脉瓣关闭不全等。

5. 眼底检查 视网膜动脉呈弥漫性或局限性强烈痉挛、硬化,可有出血、渗出和视神经盘水肿。

6. CT检查 高血压脑病和急性脑血管病应进行头颅CT检查,可发现是否存在脑水肿、脑出血、蛛网膜下腔出血、脑梗死,以及部位和严重程度。急性主动脉夹层通过主动脉CT血管成像可明确夹层撕裂范围、累及部位等,对夹层严重程度、确定分型、手术评估具有重要意义。怀疑嗜铬细胞瘤应行肾上腺增强 CT 扫描。

四、诊断

根据血压急剧升高和急性靶器官功能受损的临床表现及辅助检查证据即可诊断高血压急症。高血压急症与高血压亚急症的主要区别在于是否伴有靶器官功能损害,若收缩压≥220 mmHg 和(或)舒张压≥140 mmHg,无论有无症状均视为高血压急症。

五、急诊处置

(一) 紧急处理

高血压急症患者应立即进入急诊抢救室或收住急诊 ICU,去除诱发因素,予以吸氧、监测生命体征,昏迷患者应保持气道通畅。其处理流程如图 3-1-7 所示。

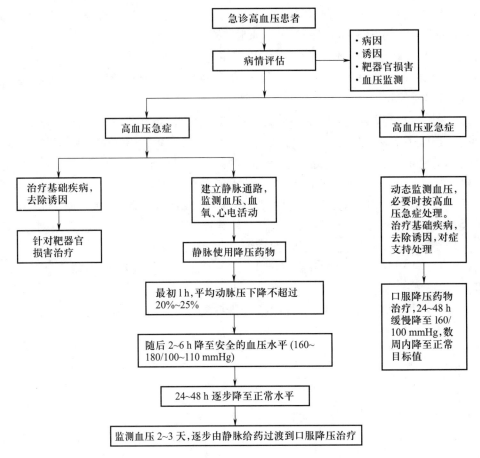

图 3-1-7　急诊高血压的处理流程

(二) 降压原则

遵循个体化、小剂量开始、依据目标进行平稳降压的原则。首选持续静脉使用降压药物,用药期间严密监测血压和心率,确保重要器官的血液供应。

(三) 降压药物的选择

降压药物的选择见表 3-1-3。

六、注意事项

1. 高血压急症患者的血压控制是在保证重要器官血液供应的基础上迅速降压。已经存在靶器官损

表3-1-3 降压药物的选择

疾病种类	常用静脉降压药物
主动脉夹层	首选静脉β受体拮抗药,如拉贝洛尔,可联用血管扩张药如硝普钠、乌拉地尔等
急性脑卒中	出血性卒中:乌拉地尔、拉贝洛尔等 缺血性卒中:拉贝洛尔、尼卡地平、乌拉地尔
高血压脑病	拉贝洛尔、乌拉地尔
急性心力衰竭	硝普钠、硝酸甘油、乌拉地尔
急性冠脉综合征	硝酸甘油、硝普钠、β受体拮抗药
嗜铬细胞瘤	酚妥拉明、乌拉地尔、硝普钠
围手术期高血压	乌拉地尔、艾司洛尔、硝普钠、拉贝洛尔
先兆子痫或子痫	拉贝洛尔、乌拉地尔、酚妥拉明

害的患者,过快或过度降压容易导致其组织灌注压降低,诱发缺血事件,应注意避免。

2. 高血压急症常因靶器官功能严重障碍而危及生命,因此,急诊早期诊断、及早干预、有计划、分步骤、平稳地将血压降至安全范围,采取有效措施保护靶器官功能是治疗高血压急症的关键,也是改善患者预后的关键,若不能及时处理,往往预后不佳。

(柴湘平)

▶▶▶ 第五节　主动脉夹层 ◀◀◀

一、概述

急性主动脉综合征是发生在主动脉血管壁的一组严重的急性病变,包括主动脉夹层(aortic dissection, AD)、主动脉壁间血肿(aortic intramural hematoma, AIH)和穿透性主动脉溃疡(penetrating aortic ulcer, PAU),其中主动脉夹层最为常见,本章节重点介绍主动脉夹层。

AD是指主动脉内膜撕裂后,腔内的血液通过内膜破口进入动脉壁中层形成夹层血肿,并沿血管长轴方向扩展,形成动脉真、假腔病理改变的严重主动脉疾病。AD的发病率每年在6/10万左右,男性较女性高发,并且随着年龄的增长而增加。AIH是指发生在主动脉壁中膜的血肿,在影像学上内膜没有破口或仅有小的破口,但主动脉壁间没有血液流动是其区别于AD的显著特征。PAU是指主动脉粥样硬化斑块穿透主动脉壁弹性膜并在中膜形成溃疡的主动脉病变。

二、病因与发病机制

(一)病因

1. **高血压与动脉粥样硬化** 高血压是AD最重要的危险因素,80%的AD患者合并高血压,血压变化率增大也是引起AD的重要因素。动脉粥样硬化可使动脉内膜增厚,从而导致动脉壁中膜营养不良,是诱发AD的重要原因。

2. **特发性主动脉中层退行性病变** 主动脉中层弹力纤维和胶原纤维退行性病变,并出现黏液样物质,称为中层囊性坏死。

3. **遗传性疾病** 如马方(Marfan)综合征、Ehlers-Danlos综合征、Loeys-Dietz综合征、特纳(Turner)综合征、常染色体显性遗传性多囊肾等,这些遗传性疾病均为常染色体遗传病,具有家族性,常在年轻时发病。

4. **先天性主动脉畸形** 主动脉缩窄患者夹层发生率是正常人的 8 倍,其夹层多出现在主动脉缩窄的近端,几乎不发展至缩窄以下的主动脉。

5. **创伤** 主动脉的钝性创伤、心导管检查、主动脉内球囊反搏、主动脉钳夹阻断等不恰当操作均可引起 AD。

6. **主动脉壁炎症** 巨细胞动脉炎患者自身免疫反应引起的主动脉壁损害与夹层的发生密切相关。

(二)发病机制

AD 绝大多数是主动脉内膜撕裂后血流进入中层,部分是中层滋养动脉破裂产生血肿后压力过高撕裂内膜所致。内膜裂开多发生在主动脉应力最强的部分,即升主动脉右侧壁或降主动脉近段。主动脉壁层渐进性分离,形成假腔,导致主动脉破裂,引起失血和死亡。

AD 病理分型分为两类,Ⅰ类夹层的病理特征是主动脉内、中膜撕裂所形成的隔膜将主动脉管腔分为真、假两个腔,假腔周径常大于真腔,真、假腔经内膜的破裂口相交通,夹层病变可从裂口开始向两端延展,受累的主动脉的分支可导致相应的并发症。Ⅱ类夹层是由于主动脉壁间滋养动脉破裂出血,并继发 AIH,影像学检查中往往不能发现其内膜存在破损或裂口。

三、临床表现

(一)病史与症状、体征

1. **病史** 多见于中老年人,90% 有高血压病史,部分患者可有马方综合征、主动脉瓣二叶畸形、先天性主动脉缩窄等病史。

2. **症状、体征**

(1)疼痛 是本病最主要和最常见的症状。约 90% 的患者以突发的胸背部或腹部持续性、撕裂样或刀割样剧痛为首要表现。其疼痛具有以下特点:①从一开始就极为剧烈,难以忍受,使用吗啡等镇痛药难以缓解;②疼痛与夹层病变的起源位置密切相关,起病后即达高峰,可放射至肩背部,亦可沿肩胛间区向胸、腹部以及下肢等处放射;③疼痛常为持续性,如果疼痛部位呈游走性提示主动脉撕裂的范围扩大。

(2)血压变化 本病大多数患者合并有高血压,且双上肢和上下肢血压相差较大。如果患者出现心脏压塞、血胸或冠状动脉供血受阻而引起心肌梗死,则可能出现低血压。夹层破裂出血患者表现为严重的休克。

(3)循环系统表现 主动脉瓣关闭不全和心力衰竭:半数Ⅰ型及Ⅱ型主动脉夹层患者出现主动脉关闭不全,心前区听诊可闻及典型舒张期叹气样杂音,部分患者可发生充血性心力衰竭。

心肌梗死:少数近端夹层的内膜破裂下垂物遮盖冠状窦口可致急性心肌梗死,主要影响右冠状动脉,因此多表现为急性下壁心肌梗死。

心脏压塞:动脉破裂引起心包内液体迅速增多,心包无法迅速伸展而使心包内压力急剧上升,导致心室舒张期充盈受限,周围静脉压升高,心排血量显著降低,血压下降。

(4)神经系统表现 夹层累及颈动脉、无名动脉时,可造成中枢神经系统缺血,患者可表现为头晕、一过性晕厥、精神失常,甚至发生缺血性脑卒中。血肿压迫颈交感神经节可出现霍纳(Horner)综合征,压迫左侧喉返神经时可出现声音嘶哑,若向下延伸至第 2 腰椎水平,可累及脊髓前动脉,出现截瘫、大小便失禁等症状。

(5)消化系统表现 夹层累及腹主动脉及分支时可出现剧烈腹痛、恶心、呕吐等类似急腹症表现;肠系膜上动脉受累可引起肠坏死,出现肠梗阻的表现;肝动脉闭塞缺血时可出现黄疸和血清氨基转移酶升高。

(6)泌尿系统表现 肾动脉供血受累时,可出现血尿、少尿以及肾功能损害症状。

(7)肢体缺血表现 夹层累及锁骨下动脉时,可引起上肢缺血,累及腹主动脉或髂动脉时可引起下肢缺血,体格检查常发现双侧肢体血压不对称,一侧或双侧脉搏搏动减弱或消失、肢体发凉和发绀等体征。

(8) 夹层破裂的表现　夹层可破入左侧胸膜腔引起胸腔积液;也可破入食管、气管内或腹腔,出现休克以及呕血、咯血等症状及相应体征。

（二）辅助检查

1. **血清学检查**　对于 AD 的诊断帮助有限,主要用于鉴别诊断。D- 二聚体对鉴别诊断价值较高,如果 D- 二聚体明显升高,诊断 AD 的可能性会增大。而 D- 二聚体阴性有助于排除急性 AD,但不能排除 AIH 和 PAU 的可能。

2. **X 线胸片与心电图**　无特异性诊断价值。胸片可有上纵隔影或主动脉弓影增宽,主动脉外形不规则、局部隆起等表现,但胸片正常患者不能排除存在 AD。本病心电图一般无特异性 ST-T 改变,当出现心包积血或累及冠状动脉时,心电图可出现相应改变,故急性胸痛患者的心电图表现为急性下壁心肌梗死时,还要注意排除 AD。

3. **主动脉超声检查**　包括经胸超声心动图(transthoracic echocardiography,TTE)、经食管超声心动图(transesophageal echocardiography,TEE),可显示主动脉夹层真、假腔的状态及血流情况,发现主动脉的内膜裂口下垂物,并排查是否合并主动脉瓣关闭不全和心脏压塞等并发症;近年来开展的经食管超声检查几乎能够清晰显示整个胸主动脉,包括升主动脉近端、主动脉根部和胸部降主动脉的形态结构,大大提高了超声检查对胸主动脉夹层的诊断价值。但经食管超声检查禁用于有食管静脉曲张、食管肿瘤或狭窄的患者。

4. **CT 血管成像**(CT angiography,CTA)**及磁共振血管成像**(magnetic resonance angiography,MRA)　均有很高的诊断价值,其敏感性与特异性可达98% 左右。CTA 是目前临床上最常用的 AD 诊断方法,能观察到夹层隔膜将主动脉分割为真、假两腔,重建图像可提供主动脉全程的二维和三维图像,可以准确描绘主动脉夹层的撕裂部位、程度、范围和累及的分支血管,精确测量主动脉窦、窦管交界和主动脉瓣的形态。主动脉 MRA 可准确评估主动脉夹层真、假腔和累及范围,如夹层的最大直径、形状和程度,分支动脉受累情况,相邻结构的关系以及附壁血栓存在与否。其缺点是扫描时间较长,不适用于血流动力学不稳定的患者,且很难评估主动脉瓣钙化的区域,不利于支架的植入。

5. **数字减影血管造影**(digital subtraction angiography,DSA)　基本上已被主动脉 CTA 和 MRA 所取代,目前多只在腔内修复术中应用,而不作为术前常规诊断手段。

四、诊断与鉴别诊断

（一）诊断

患者出现急性胸背部撕裂样剧痛,血压升高,脉搏速弱甚至消失,两侧肢体动脉血压不对称,突然出现主动脉瓣关闭不全或心脏压塞体征等临床表现,即应考虑 AD。AD 的诊断流程见图 3-1-8。

根据内膜撕裂部位和夹层分离扩展范围,可将 AD 按 De Bakey 系统分为三型(图 3-1-9)。

Stanford 分型将 AD 分为 A、B 两型。无论夹层起源于哪一部位,只要累及升主动脉者称为 A 型,相当于 De Bakey Ⅰ型和Ⅱ型;夹层起源于降主动脉且未累及升主动脉者称为 B 型,相当于 De Bakey Ⅲ型。

（二）鉴别诊断

由于本病以急性胸痛为首要症状,需要与引起胸痛的其他急性疾病鉴别。

1. **急性冠脉综合征**　患者肌钙蛋白及心肌酶明显升高,心电图提示 ST 段出现心肌缺血及梗死改变,无明显双侧肢体血压不对称。

2. **急性肺栓塞**　多有形成栓子的危险因素及病因,主要表现为呼吸道症状,心电图示Ⅰ导联 S 波加深,Ⅲ导联 Q 波显著,T 波倒置,胸导联过渡区左移,右胸导联 T 波倒置等改变,可资鉴别。通过 CT 肺动脉造影可明确。

3. **气胸**　患者以胸痛和呼吸困难为主要临床表现,肺部听诊时患侧呼吸音减弱,或听不到呼吸音;叩诊时患侧胸壁呈鼓音,健侧胸部为清音,胸部 X 线片或者 CT 可以明确诊断。

4. **急性心包炎**　尤其是急性非特异性心包炎可有较剧烈而持久的心前区疼痛。但心包炎的疼痛与

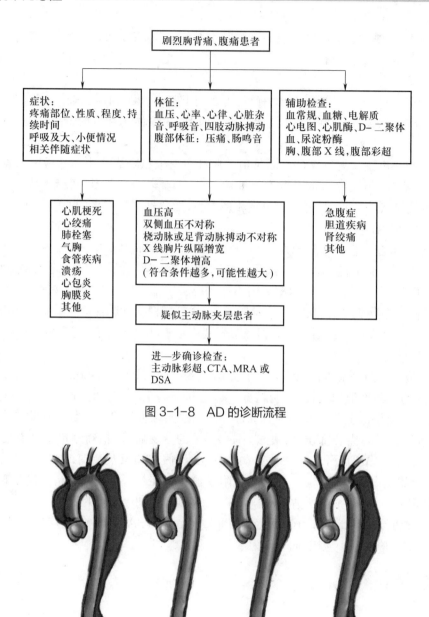

图 3-1-8 AD 的诊断流程

图中内容：

剧烈胸背痛、腹痛患者

症状：
疼痛部位、性质、程度、持续时间
呼吸及大、小便情况
相关伴随症状

体征：
血压、心率、心律、心脏杂音、呼吸音、四肢动脉搏动
腹部体征：压痛、肠鸣音

辅助检查：
血常规、血糖、电解质
心电图、心肌酶、D-二聚体
血、尿淀粉酶
胸、腹部 X 线，腹部彩超

心肌梗死
心绞痛
肺栓塞
气胸
食管疾病
溃疡
心包炎
胸膜炎
其他

血压高
双侧血压不对称
桡动脉或足背动脉搏动不对称
X 线胸片纵隔增宽
D-二聚体增高
（符合条件越多，可能性越大）

急腹症
胆道疾病
肾绞痛
其他

疑似主动脉夹层患者

进一步确诊检查：
主动脉彩超、CTA、MRA 或 DSA

图 3-1-9 De Bakey 系统主动脉夹层分型

Ⅰ型　Ⅱ型　Ⅲa型　Ⅲb型

注：Ⅰ型，夹层起源于升主动脉，扩展超过主动脉弓到降主动脉，甚至腹主动脉，此型最多见；Ⅱ型，夹层起源并局限于升主动脉；Ⅲ型，病变起源于降主动脉左锁骨下动脉开口远端，并向远端扩展，可直至腹主动脉（Ⅲa 型仅累及降主动脉，Ⅲb 型累及胸、腹主动脉）。

发热同时出现，呼吸和咳嗽时加重，早期即有心包摩擦音，后者和疼痛在心包腔出现渗液时均消失；心电图除 aVR 外，其余导联均有 ST 段弓背向下的抬高，T 波倒置，无异常 Q 波出现。

此外，因夹层血肿可以影响主动脉的分支血管，导致相应的器官或者组织出现急性缺血的表现，容易发生误诊或者漏诊。

五、急诊处置

所有怀疑 AD 的患者均应严密监测血压、心率、心律及出入液量，保持绝对卧床休息，给予镇静与镇痛治疗。急性期患者无论是采取介入治疗还是手术治疗均应首先给予强化的内科药物治疗。

1. 药物治疗

（1）镇痛、镇静 可使用吗啡、地西泮等药物。

（2）控制血压 常用硝普钠等药物，将收缩压控制在 100~120 mmHg，避免血压增高导致夹层进一步扩展或者破裂，但是需要注意维持重要器官的血液供应。

（3）控制心率 首选 β 受体拮抗药，将心率减慢至 60~70 次 /min，以降低左心室张力和收缩力，防止夹层进一步扩展。

2. 外科手术治疗 开放外科手术治疗是治疗 A 型 AD，以及一些解剖条件不适合行介入腔内修复的 B 型患者的主要手段。但手术病死率及术后并发症发生率均很高。其适应证主要包括：①急性近端夹层；②急性远端夹层伴有下列并发症：重要器官的进行性损害，夹层破裂或濒于破裂，逆向扩展累及升主动脉，马方综合征；③对慢性夹层只有在有进行性严重的主动脉瓣关闭不全或夹层继续扩大时才进行手术。

3. 介入治疗 继 1994 年国外首次报告以后，1998 年开始国内各大医院陆续开展以导管介入方式在主动脉内置入带膜支架，压闭撕裂口，扩大真腔，治疗主动脉夹层。胸主动脉腔内修复术（thoracic endovascular aortic repair，EVAR）是治疗急性主动脉综合征的一种新术式，腔内治疗可以降低早期病死率，减少截瘫、肾功能不全、再灌注损伤、手术出血、肺炎等并发症，缩短住院时间。

六、注意事项

1. 所有疑似 AD 的患者，均应早期诊断及规范治疗。
2. 突发剧烈胸痛伴心电图 ST–T 改变，也要考虑到 AD 的可能。
3. 一旦明确诊断 AD，应尽早进行镇痛、控制心率及血压等治疗。
4. 根据不同 AD 类型选择相应的治疗方式。

（柴湘平）

▶▶▶ 第六节　急性心力衰竭 ◀◀◀

一、概述

急性心力衰竭（acute heart failure，AHF）是由多种病因引起的急性临床综合征，心力衰竭症状和体征迅速发生或急性加重，伴有血浆脑钠肽水平升高，常危及生命，需立即进行医疗干预。AHF 发病迅速，无性别差异，预后很差，5 年病死率高达 60%。

二、病因与发病机制

新发心力衰竭的常见病因为急性心肌坏死、损伤和急性血流动力学障碍。慢性心力衰竭急性失代偿常有一个或多个诱因，如血压显著升高、急性冠脉综合征、心律失常、感染等。心力衰竭的病因见表 3–1–4。

心力衰竭始于心肌损伤。机体起初以肾素 – 血管紧张素 – 醛固酮系统（renin-angiotensin-aldosterone system，RAAS）、抗利尿激素激活和交感神经兴奋为主的代偿机制尚能通过水钠潴留、外周血管收缩及增强心肌收缩等方式维持正常的心脏输出，但这些神经体液机制最终将导致直接细胞毒性，致心律失常及泵衰竭。

表 3-1-4　心力衰竭的病因

病因分类	具体病因或疾病
心肌病变	心肌梗死(心肌瘢痕、心肌顿抑或冬眠),冠状动脉病变,冠状动脉微循环异常,内皮功能障碍
缺血性心脏病	
心脏毒性损伤	
心脏毒性药物	抗肿瘤药(如蒽环类、曲妥珠单抗),抗抑郁药,抗心律失常药,非甾体抗炎药,麻醉药
药物滥用	酒精、可卡因、苯丙胺、合成代谢类固醇等
重金属中毒	铜、铁、铅、钴等
放射性心肌损伤	
免疫及炎症介导的心肌损害	
感染性疾病	细菌,病毒,真菌,寄生虫,螺旋体,立克次体
自身免疫病	巨细胞性心肌炎,自身免疫病(如系统性红斑狼疮),嗜酸性粒细胞性心肌炎
心肌浸润性病变	
非恶性肿瘤相关	系统性浸润性疾病(心肌淀粉样变,结节病),贮积性疾病(血色病,糖原贮积症)
恶性肿瘤相关	肿瘤转移或浸润
内分泌代谢性疾病	
激素相关	糖尿病,甲状腺疾病,甲状旁腺疾病,肢端肥大症,生长激素缺乏,皮质醇增多症,醛固酮增多,肾上腺皮质功能减退症,代谢综合征。嗜铬细胞瘤,妊娠及围生期相关疾病
营养相关	肥胖,缺乏维生素 B、L- 肉毒碱、硒、铁、磷、钙营养不良
遗传学异常	遗传因素相关的肥厚型心肌病,扩张型心肌病及限制型心肌病,致心律失常性右心室心肌病,左心室致密化不全,核纤层蛋白病,肌营养不良
应激	应激性心肌病
心脏负荷异常	
高血压	原发性高血压,继发性高血压
瓣膜和心脏结构的异常	二尖瓣、三尖瓣、主动脉瓣、肺动脉瓣狭窄或关闭不全,先天性心脏病
心包及心内膜疾病	缩窄性心包炎,心包积液,嗜酸性粒细胞增多症,心内膜纤维化
高心排血量状态	动静脉瘘,慢性贫血,甲状腺功能亢进症
容量负荷过度	肾衰竭,输液过多过快
肺部疾病	肺源性心脏病,肺血管疾病
心律失常	
心动过速	房性心动过速,房室结折返性心动过速,房室折返性心动过速,心房颤动,室性心律失常
心动过缓	窦房结功能异常,传导系统异常

三、临床表现

(一)病史与症状

1. **病史**　大多数患者既往有心血管疾病及心血管病的危险因素。

2. 症状

(1) 呼吸困难 是最主要的表现,根据病情的严重程度表现为劳力性呼吸困难、夜间阵发性呼吸困难、端坐呼吸等。

(2) 急性肺水肿 突发严重呼吸困难、端坐呼吸、烦躁不安,并有恐惧感,呼吸频率可达 30~50 次/min,咳嗽并咳出粉红色泡沫痰,心率快,心尖部常可闻及奔马律,两肺满布湿啰音和哮鸣音。

(3) 心源性休克 在血容量充足的情况下存在低血压,伴有组织低灌注的表现,如皮肤湿冷、苍白和发绀,尿量显著减少,意识障碍,代谢性酸中毒。

(4) 交感神经兴奋表现 伴有周围血管收缩,动脉压升高,心率增快,面色苍白,四肢湿冷,出冷汗。

(二) 体征

查体心脏增大,心脏听诊舒张早期或中期奔马律、P2 亢进,两肺可闻及啰音,有体循环淤血体征。

(三) 辅助检查

1. 心电图 12 导联甚至 18 导联常规心电图及心肌损伤标志物对确定有无急性心肌梗死有重要诊断意义。如首次检查不能确定,应 1~2 h 后再复查。怀疑存在心律失常或无症状性心肌缺血时应行 24 h 动态心电图。

2. 胸部 X 线或 CT 检查 显示肺淤血、肺水肿。X 线胸片显示肺间质水肿或肺泡水肿,双肺门附近云雾状蝶翼形阴影;能识别或排除肺部疾病或其他引起呼吸困难的疾病,提供肺淤血和心脏增大的信息,但胸部 X 线或 CT 检查结果正常并不能除外心力衰竭。

3. 超声心动图 可检测心室射血分数,对血流动力学不稳定的急性心力衰竭患者,推荐立即进行超声心动图检查;对心脏结构和功能不明或临床怀疑可能有变化的患者,推荐在 48 h 内进行超声心动图检查。

4. 动脉血气分析 急性左心衰竭常伴低氧血症,肺淤血明显者可影响肺泡氧气交换。应监测动脉氧分压(PaO_2)、二氧化碳分压($PaCO_2$)和氧饱和度,以评估氧含量和肺通气功能。尤其是伴有急性肺水肿或有 COPD 者。

5. 常规和生化检查 血常规、血钠、血钾、血糖、尿素氮、肌酐或估算的肾小球滤过率、肝酶和胆红素、血清铁、铁蛋白、总铁结合力、血脂、糖化血红蛋白、促甲状腺激素为心力衰竭患者的初始常规检查。

6. 生物标志物

(1) BNP 或 NT-proBNP 测定 BNP 检测可用于心力衰竭筛查诊断和鉴别诊断、病情严重程度及预后评估。出院前的 BNP 检测有助于评估心力衰竭患者出院后的心血管事件风险。诊断急性心力衰竭时,NT-proBNP 水平应根据年龄和肾功能进行分层:50 岁以下的患者 NT-proBNP>450 ng/L,50 岁以上 >900 ng/L,75 岁以上应 >1 800 ng/L;肾功能不全、肾小球滤过率 <60 mL/min 时应 >1 200 ng/L。

(2) 心脏肌钙蛋白 用于急性心力衰竭患者的病因诊断和预后评估。

(3) 反映心肌纤维化、炎症、氧化应激的标志物 如可溶性 ST2、半乳糖凝集素 3 及生长分化因子 15 等也有助于心力衰竭患者的危险分层和预后评估。

四、诊断与鉴别诊断

(一) 诊断要点

1. 原有基础心脏病,也可不伴有基础心脏病。

2. 突发呼吸困难,呈端坐呼吸,频繁咳嗽,咳粉红色泡沫痰。

3. 面色苍白,口唇发绀,大汗淋漓,听诊双肺湿啰音或哮鸣音,心率 130~140 次/min,心尖区可闻及舒张期奔马律。

4. 胸部 X 线片显示肺间质水肿。

(二) 急性心力衰竭的类型

1. 临床分类

(1) 急性左心衰竭 急性发作或加重的心肌收缩力明显降低,心脏负荷加重,造成急性心排血量骤降、肺循环压力突然升高、周围循环阻力增加,出现急性肺淤血、肺水肿并可伴组织器官灌注不足和心源性休克的临床综合征。原因包括慢性心力衰竭急性失代偿、急性冠脉综合征、高血压急症、急性心瓣膜功能障碍、急性重症心肌炎、围生期心肌病和严重心律失常。

(2) 急性右心衰竭　右心室心肌收缩力急剧下降或右心室的前、后负荷突然加重,引起右心排血量急剧减低的临床综合征,常由右心室梗死、急性大面积肺栓塞、右心瓣膜病所致。

2. 严重程度分类　Killip 分级适用于评价急性心肌梗死时心力衰竭的严重程度。

Ⅰ级:无心力衰竭的临床症状与体征。

Ⅱ级:有心力衰竭的临床症状与体征。肺部 50% 以下肺野湿啰音,心脏第三心音奔马律。

Ⅲ级:严重的心力衰竭临床症状与体征。严重肺水肿,肺部 50% 以上肺野湿啰音。

Ⅳ级:心源性休克。

3. 淤血和外周组织低灌注　根据是否存在淤血(分为"湿"和"干")和外周组织低灌注情况(分为"暖"和"冷"),可将急性心力衰竭患者分为 4 型:"干暖"和"干冷""湿暖"和"湿冷",其中"湿暖"型最常见。

(三) 鉴别诊断

急性左心衰竭应与可引起明显呼吸困难的疾病如支气管哮喘和哮喘持续状态、急性大面积肺栓塞、肺炎、严重的慢性阻塞性肺疾病(COPD)尤其是伴感染等相鉴别,也要与其他原因所致的非心源性水肿(如急性呼吸窘迫综合征)及非心源性休克等鉴别。

(四) 并发症

1. 肺部感染　严重的肺淤血和肺水肿会使肺部感染的发生率明显增加。

2. 血栓的形成和栓塞　急性心力衰竭的患者因为心脏的有效收缩和舒张功能减退,容易在心腔内形成血栓,血栓一旦脱落,就会引起栓塞,包括体循环和肺循环的栓塞。

3. 电解质紊乱　心力衰竭患者容易出现电解质紊乱,而电解质的紊乱可能会进一步诱发心律失常,甚至引起阿 – 斯综合征和猝死。

4. 淤血性肝硬化　长期心力衰竭,尤其是右心衰竭的患者,会因为肝的长期淤血而造成肝硬化,这是右心衰竭患者比较常见的一种并发症。

5. 肾衰竭　心力衰竭患者因为长期的心脏有效射血不足,会造成肾的缺血和缺氧,长期缺血就会造成肾功能的损伤,而出现肾衰竭。

五、急诊处置

急性心力衰竭危及生命,应迅速抢救。治疗目标为:稳定血流动力学状态,纠正低氧,维护器官灌注和功能;纠正急性心力衰竭的病因和诱因,改善急性心力衰竭症状;预防血栓栓塞;避免急性心力衰竭复发;改善生活质量,改善远期预后。治疗原则为减轻心脏前、后负荷,改善心脏收缩和舒张功能,积极治疗诱因和病因(图 3–1–10)。

(一) 一般处理

1. 调整体位　半卧位或端坐位,双腿下垂以减少回心血量,降低心脏前负荷。

2. 四肢交换加压　四肢轮流捆绑止血带或血压计袖带,通常同一时间只绑三肢,每 15~20 min 轮流放松一肢。血压计袖带的充气压力应较舒张压低 10 mmHg,使动脉血通过,静脉回流受阻。可降低前负荷,减轻肺淤血和肺水肿。

3. 吸氧　当 $SpO_2<90\%$ 或 $PaO_2<60$ mmHg 时应给予氧疗,使患者 $SpO_2>95\%$ (伴 COPD 者 $SpO_2>90\%$)。

(1) 鼻导管吸氧　低氧流量(1~2 L/min)开始,若无二氧化碳潴留,可采用高流量给氧(6~8 L/min)。

(2) 面罩吸氧　适用于伴呼吸性碱中毒的患者。

4. 饮食　进食易消化食物,不要饱餐,避免一次性大量进食。

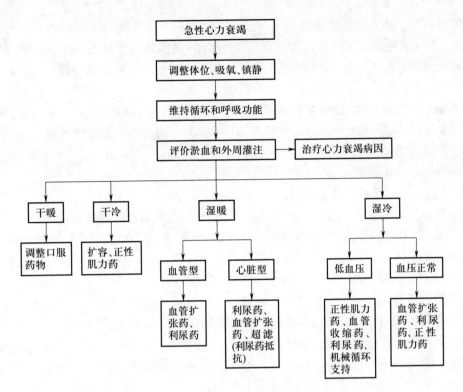

图 3-1-10　急性心力衰竭的诊治流程

5. 出入量管理　肺淤血、体循环淤血及水肿明显者应严格限制饮水量和静脉输液速度。无明显低血容量因素者,每天摄入液体量宜在 1 500 mL 以内,不要超过 2 000 mL。保持每天出入量负平衡约 500 mL,严重肺水肿者水负平衡为 1 000~2 000 mL/d,甚至可达 3 000~5 000 mL/d,以减少水钠潴留,缓解症状。3~5 d 后,如肺淤血、水肿明显消退,应减少水负平衡量,逐渐过渡到出入量大体平衡。在负平衡下应注意防止发生低血容量、低钾血症和低钠血症等。同时限制钠摄入,<2 g/d。

(二) 药物治疗

1. 镇静剂　吗啡可明显缓解呼吸困难症状,减少自主神经系统的活化,降低心率,减少心肌耗氧,稳定焦虑情绪,减少患者病痛,急性肺水肿患者可谨慎使用。应密切观察疗效和呼吸抑制的不良反应。伴明显和持续低血压、休克、意识障碍、COPD 等患者禁忌使用。苯二氮䓬类药物是较为安全的抗焦虑和镇静药。

2. 利尿药　有液体潴留证据的急性心力衰竭患者均应使用利尿药。首选袢利尿药呋塞米 20~40 mg,2 min 静脉注射,必要时增加剂量或重复使用。也可以持续静脉滴注 5~40 mg/h,起初 12 h 不超过 80 mg,24 h 不超过 160 mg,也可以使用托拉塞米 10~20 mg,布美他尼(丁尿胺)1~2 mg,或依他尼酸 25~100 mg。可以通过尿量和利尿后测的尿钠含量来评估利尿药反应。2 h 后的尿钠 < 50 mEq/L 和(或)最初 6 h 每小时尿量 < 100 mL,通常表明利尿药反应不佳即利尿药抵抗。

对利尿药反应不佳的患者可通过限盐限水,纠正低血容量、低钠血症,提高血浆渗透压,持续静脉泵入袢利尿药,联合应用多种利尿药,利尿药联用静脉高渗盐水,应用小剂量多巴胺[<3 μg/(kg/min)]来改善肾灌注,也可使用新型利尿药托伐普坦等。注意,有低灌注表现的患者应在低灌注被纠正后再使用利尿药。

3. 血管扩张药　需密切监测血压变化。

(1) 硝酸酯类药物　适用于急性冠脉综合征伴心力衰竭的患者。紧急时可选择舌下含服硝酸甘油,或持续静脉注射 5~10 μg/min,根据个体的血压、心率和其他血流动力学参数调整用量。

(2) 硝普钠　适用于严重心力衰竭、后负荷增加及伴肺淤血或肺水肿的患者。硝普钠停药应逐渐减量,并加用口服血管扩张药,以避免反跳现象。用法:开始剂量 0.5 μg/min,逐渐加量,最大剂量 10 μg/min。

（3）α 受体拮抗药　可有效降低血管阻力,增加心排血量,可用于高血压合并急性心力衰竭、主动脉夹层合并急性心力衰竭的患者,常用乌拉地尔。乌拉地尔扩张静脉的作用大于扩张动脉的作用,能降低肾血管阻力,还能激活中枢 5- 羟色胺 1A 受体,降低延髓心血管调节中枢交感神经冲动发放,对心率无明显影响。

（4）重组人脑钠肽（rhBNP）　通过扩张静脉和动脉（包括冠状动脉）,降低前、后负荷;同时具有一定的促钠排泄、利尿及抑制 RAAS 和交感神经系统的作用。该药对于急性心力衰竭患者安全,可明显改善患者血流动力学及呼吸困难的相关症状。常用药物奈西立肽。负荷剂量:1.5~2.0 μg/kg,3~5 min 缓慢匀速推注,维持剂量为 0.007 5~0.01 μg/(kg·min),一般 3~7 d。

4. 正性肌力药　适用于低心排血量综合征。

（1）β 受体激动药　多巴酚丁胺和多巴胺通过兴奋心脏 β_1 受体产生正性肌力作用。多巴胺小到中剂量[2~10 μg/(kg·min)]可通过降低外周阻力,增加肾血流量,增强心肌收缩力和心排血量而改善症状。但大剂量[≥10 μg/(kg·min)]可增加左心室后负荷和肺动脉压。多巴酚丁胺起始剂量同多巴胺,随尿量和血流动力学监测调整剂量,并应注意其致心律失常的不良反应。

（2）磷酸二酯酶抑制剂　通过抑制环磷酸腺苷（cyclic adenosine monophosphate,cAMP）降解,升高细胞内 cAMP 浓度,增强心肌收缩力,同时有直接扩张血管的作用,主要药物为米力农。

（3）洋地黄类药物　可轻度增加心排血量、降低左心室充盈压和改善症状。主要适应证是心房颤动伴快速心室率的急性心力衰竭患者。使用毛花苷 C 0.2~0.4 mg 缓慢静脉注射,2~4 h 后可再用 0.2 mg,24 h 总量 1~1.6 mg。急性心肌梗死后 24 h 内应尽量避免使用。

（4）左西孟旦　是钙增敏剂,与心肌肌钙蛋白 C 结合产生正性肌力作用,不影响心室舒张,还可有效促进心肌细胞超微结构的恢复,从而减少梗死面积,改善心脏泵功能。此外,还具有扩血管的作用,以及可降低凋亡信号因子水平,避免心肌细胞产生不可逆性坏死,减轻心肌损伤。用法:6~12 μg/kg 静脉注射 10 min 以上,继而以 0.1 μg/(kg·min) 静脉滴注,根据血压情况,可以酌情减半或加倍,如收缩压 <100 mmHg,不用负荷剂量,可以直接用维持量,防止发生低血压。

5. 血管收缩药　对外周动脉有显著缩血管作用的药物,如去甲肾上腺素、间羟胺等,适用于应用正性肌力药物后仍出现心源性休克或合并明显低血压状态的患者,可升高血压,维持重要器官的灌注。心源性休克时首选去甲肾上腺素维持收缩压。

6. 抗凝血药　抗凝治疗用于深静脉血栓形成和肺栓塞发生风险较高且无抗凝治疗禁忌证者。可应用华法林或新型抗凝血药（如利伐沙班、达比加群酯）。

（三）非药物治疗

1. 机械通气　应用于合并严重呼吸衰竭经常规治疗无效者及心肺复苏的患者。

2. 连续性肾脏替代治疗（CRRT）　高容量负荷且存在利尿药抵抗的患者可考虑超滤治疗。难治性容量负荷过重合并以下情况时可考虑肾脏替代治疗:液体复苏后仍然少尿;血钾 >6.5 mmol/L;pH<7.2;血尿素氮 >25 mmol/L,血肌酐 >300 mmol/L。肾脏替代治疗可能造成与体外循环相关的不良反应,如生物不相容、出血、凝血、血管通路相关并发症、感染、机械相关并发症等,应避免造成新的内环境紊乱。

3. 机械辅助循环支持装置　对于药物治疗无效的急性心力衰竭或心源性休克患者,可短期（数天至数周）应用机械辅助循环治疗。

（1）主动脉内球囊反搏（IABP）　可有效改善心肌灌注,降低心肌耗氧量,增加心排血量。

（2）体外膜氧合器（ECMO）　在心脏不能维持全身灌注或者肺不能进行充分气体交换时提供体外心肺功能支持。急性心力衰竭时可替代心脏功能,使心脏有充分的时间恢复,也可作为心脏移植过渡治疗。

（3）可植入式电动左心室辅助泵 Impella　在急性心力衰竭时通过辅助心室泵血来维持外周灌注并减少心肌耗氧量,从而减轻心脏的损伤。常用于左心室。可用于高危冠心病患者和急性心肌梗死患者。

（四）急性心力衰竭稳定后的处理

患者病情稳定后仍需要监测,每天评估心力衰竭相关症状、容量负荷、治疗的不良反应。根据心力衰竭的病因、诱因、合并症,调整治疗方案。应注意避免再次诱发急性心力衰竭,对各种可能的诱因要及早控制。对于伴有基础心脏病变的急性心力衰竭患者,应针对原发疾病进行积极有效的预防、治疗和康复。对于慢性心力衰竭失代偿的患者,应恢复或启动慢性心力衰竭的治疗方案,评估有无器械治疗(心脏再同步化治疗)的适应证,制订随访计划。

六、注意事项

对于急性心力衰竭患者,应积极查找病因和诱因,针对病因进行治疗并去除诱因才能防止心功能的进行性恶化。

(陈凤英　袁　睿)

▶▶▶　第七节　严重心律失常　◀◀◀

严重心律失常(severe arrhythmia)是指在短期内造成患者生命危险的心律失常,包括各种快速性心律失常或缓慢性心律失常,其主要危害是引起血流动力学障碍,起病急,进展快,病死率高,如不及时处理,往往会危及生命。心律失常是否严重取决于其是否造成血流动力学的不稳定。任何造成血流动力学不稳定的心律失常都可定义为严重心律失常。

大部分严重心律失继发于器质性心脏病。大多数急重症心律失常都有相关的诱因,如电解质紊乱、缺血、缺氧、多器官功能衰竭及不容忽视的医源性诱因(如药物诱发的 Q-T 间期延长致尖端扭转型室性心动过速等)。

一、阵发性室上性心动过速

(一) 概述

阵发性室上性心动过速(paroxysmal supraventricular tachycardia,PSVT)是心电图表现为 QRS 波形态正常、R-R 间期规则的快速性心律失常,包括房性心动过速、房室结内折返性心动过速和房室折返性心动过速。其中房室结内折返性心动过速(A-V nodal reentry tachycardia,AVNRT)是最常见的阵发性室上性心动过速(PSVT)类型。

(二) 病因

本病通常无器质性心脏病的表现,任何年龄和性别均可发生。

(三) 临床表现

本病常突然发作和终止,持续时间长短不一。临床表现为心悸、胸闷、头晕,偶见心绞痛、心力衰竭、晕厥和休克。症状轻重取决于心室率的快速程度以及持续时间,也与原发病的严重程度相关。

(四) 诊断

诊断主要靠心电图表现:①心率 150~250 次 /min,节律规整;②QRS 波形态与时限均正常,但当发生室内差异性传导或束支传导阻滞时,QRS 波形态异常;③P 波为逆行性(Ⅱ、Ⅲ、aVF 导联倒置),常埋藏于 QRS 波内或位于其终末部分,P 波与 QRS 波保持固定关系。

(五) 急诊处置

1. 血流动力学不稳定　伴明显低血压和严重心功能不全者,应立即使用同步电复律终止发作,目前推荐起始剂量为 50~100 J,如果需要可在初始剂量的基础上增加 50 J,直至恢复窦性心律。

2. 血流动力学稳定

(1) 迷走神经刺激法　深吸气后屏气同时用力做呼气动作(Valsalva 法)。改良版的 Valsalva 动作即让患者半卧位或坐位,取一只 10 mL 注射器(压力大约 40 mmHg),让患者吹 15 s 后,立即让其仰卧位并被动抬高下肢 45~90° 维持 45 s,即可通过增加回心血量加强迷走神经反射,将室上性心动过速终止,成功率高达 43.5%。也可用颈动脉窦按摩、压舌板等刺激喉部产生恶心感,终止室上性心动过速发作。

(2) 药物 腺苷是转复阵发性室上性心动过速的首选药物,安全、有效、起效迅速,对窦房结和房室结传导具有很强的抑制作用,心动过速终止后可出现窦性停搏、房室传导阻滞等缓慢性心律失常,但通常持续数十秒,一般不需要特殊处理。对有冠心病、支气管哮喘、预激综合征患者不宜选用。β 受体拮抗药和钙通道阻滞剂,如美托洛尔、维拉帕米和地尔硫草等可作为二线药物用于对腺苷无反应的患者,但有引起低血压和严重心动过缓的不良反应。胺碘酮、普罗帕酮、依布利特、索他洛尔、普鲁卡因胺和氟卡尼可以选用,特别是对于左心功能不全的患者应首选胺碘酮。

(六) 注意事项

伴窦房结功能障碍的室上性心动过速宜首先考虑使用食管心房调搏;伴有慢性阻塞性肺疾病的患者,应避免使用影响呼吸功能的药物;孕妇合并室上性心动过速,宜选用刺激迷走神经或食管心房调搏终止室上性心动过速,如果血流动力学不稳定,可电转复。

二、心房颤动

(一) 概述

心房颤动是最常见的心律失常之一。心房颤动的患病率与年龄呈正相关,在年龄 <60 岁人群中,心房颤动患病率约为 1%;在年龄 75~84 岁人群中,患病率上升到 12%;在年龄 >80 岁人群中,心房颤动的患病率更是达到 30% 以上。血栓栓塞性并发症是心房颤动致死、致残的主要原因,而脑卒中则是最为常见的表现类型。在非瓣膜性心房颤动患者中,缺血性脑卒中的年发生率约 5%,是无心房颤动患者的 2~7 倍。瓣膜性心房颤动的脑卒中发生率是无心房颤动患者的 17 倍。心房颤动可分为首次诊断的心房颤动、阵发性心房颤动、持续性心房颤动、长程持续性心房颤动、永久性心房颤动(表 3–1–5)。

表 3-1-5 心房颤动的分类

类型	定义
首次诊断的心房颤动	首次诊断的心房颤动,不论心房颤动持续时间或是否存在心房颤动的相关症状及其严重程度
阵发性心房颤动	心房颤动可自行终止,大多数在 48 h 内终止,一些阵发性发作可持续 7 d
持续性心房颤动	持续 7 d 或更长时间后通过药物或直流电复律终止的心房颤动
长程持续性心房颤动	持续≥1 年的连续性心房颤动
永久性心房颤动	医师和患者共同决定放弃恢复或维持窦性心律

(二) 病因与发病机制

许多疾病可增加心房颤动的风险,并增加心房颤动并发症的发生。目前已明确与心房颤动相关的因素有年龄、肥胖、吸烟、酗酒,与心房颤动相关的疾病包括高血压、心力衰竭、心脏瓣膜病、心肌梗死、糖尿病、慢性阻塞性肺疾病、慢性肾疾病、甲状腺功能亢进和睡眠呼吸暂停综合征。控制和治疗这些因素可能减少心房颤动的发生、发展及并发症。

可能与心房颤动有关的电生理机制有局灶激动、多子波折返等。心房内存在多个折返形成的子波,或有多个折返环参与。

(三) 临床表现

部分心房颤动患者可完全无症状,仅在体格检查和心电图检查时被发现。心房颤动本身的症状主要是心悸,程度轻重不一。一般阵发性心房颤动患者的症状较重。少数患者有胸闷、头晕、黑朦。心房颤动发作时,由于快速心室率和心排血量的下降,可不同程度影响患者的活动能力,并可使原有疾病的症状加重,如心绞痛、心力衰竭等。心房颤动最重要的体征是第一心音强弱不等,心律绝对不齐。可见脉搏短绌。心电图的特点为:P 波消失,出现心房颤动波(f 波),频率 350~600 次 /min;QRS 波群正常,R–R 间期绝对不规则。

(四)诊断与鉴别诊断

根据症状特点、体格检查、心电图和(或)动态心电图可明确心房颤动的诊断。心房颤动应与其他不规则的心律失常鉴别,如频发前期收缩、室上性心动过速或心房扑动伴有不规则房室传导阻滞等。心电图可明确诊断。

(五)急诊处置

治疗原则:治疗危险因素及合并疾病,预防血栓栓塞以及控制心室率和节律。心室率控制是指不尝试恢复或维持窦性心律,通过药物治疗使心室率控制在一定范围。节律控制为恢复或维持窦性心律。无论是心室率控制还是节律控制,必须高度关注患者的血栓栓塞风险,应根据卒中风险评估进行抗凝治疗。

1. 抗凝治疗

(1)血栓栓塞和出血风险评估

1)瓣膜病心房颤动(中重度二尖瓣狭窄或机械瓣置换术后)　为栓塞的重要危险因素,具有明确抗凝适应证,无需再进行栓塞风险评分。

2)非瓣膜病性心房颤动　推荐使用 CHA_2DS_2-VASc 积分评估患者的栓塞风险(表 3-1-6)。CHA_2DS_2-VASc 积分男性≥2分,女性≥3分者需抗凝血药;积分男性1分,女性2分者,在详细评估出血风险后建议口服抗凝血药治疗;无危险因素,积分0分者不需抗凝治疗。在抗凝过程中要谨防出血,抗凝治疗开始前需评估出血风险,目前常用的是 HAS-BLED 评分(表 3-1-7)。可逆因素纠正后应重新评定出血风险。出血评分的结果并非用来决定是否抗凝,仅作为选择抗凝治疗策略的参考。

表 3-1-6　非瓣膜病性心房颤动的卒中风险 CHA_2DS_2-VASc 评分

危险因素	分数	危险因素	分数
充血性心力衰竭/左心室功能障碍	1	卒中/TIA/血栓栓塞史	2
高血压	1	血管疾病	1
年龄75岁	2	年龄65~75岁	1
糖尿病	1	女性	1

注:TIA(transient ischemic attack),短暂性脑缺血发作;左心室功能障碍指射血分数≤40%;血管疾病包括既往心肌梗死、外周动脉疾病和主动脉斑块。

表 3-1-7　出血风险评估 HAS-BLED 评分

临床特征	分数	临床特征	分数
高血压	1	INR 值易波动	
肝功能异常	1	年龄>65岁	1
肾功能异常	1	药物	
卒中	1	嗜酒	
出血	1		

注:高血压定义为收缩压>160 mmHg;肝功能异常定义为慢性肝病(如肝硬化)或胆红素>2倍正常值上限,谷丙转氨酶>3倍正常值上限;肾功能异常定义为慢性透析或肾移植或血肌酐≥200 μmol/L;出血指既往出血史和(或)出血倾向;INR(international normalized ratio),国际标准化比值,在治疗窗内的时间<60%;药物指合并应用抗血小板药或非甾体抗炎药。

(2)抗凝血药选择

1)华法林　抑制维生素 K 依赖的凝血因子Ⅱa、Ⅶa、Ⅸa、Ⅹa 的合成。需常规监测抗凝,力求 INR 达到 2.0~3.0。

2)非维生素 K 拮抗剂口服抗凝血药(non-vitamin K antagonist oral anticoagulants,NOAC)　包括直接凝血酶抑制剂达比加群酯,直接Ⅹa 因子抑制剂利伐沙班、阿哌沙班和艾多沙班。应用过程中无需常规监测凝血功能。但禁用于合并机械瓣膜或中、重度二尖瓣狭窄(通常是风湿性的)的心房颤动患者,这些患者的抗凝治疗只能使用华法林。

2. 心室率控制和节律控制的选择　对所有的心房颤动,均可首先考虑心室率控制。并非所有的阵发或持续性心房颤动都要考虑节律控制。但有以下情况,若有转复并维持窦性心律的可能,可考虑节律控制:①血流动力学不可耐受的心房颤动发作,包括合并低血压、休克、心力衰竭、缺血性胸痛和晕厥。②预激综合征合并心房颤动。③心房颤动发作时有明显不适,和(或)影响日常活动。④首次发作,患者转复意愿强烈。

(1) 急性期控制心室率　伴有快速心室率的心房颤动急性发作,可产生明显症状,如血流动力学稳定,应首先用药物控制心室率。急性心房颤动发作时,可将休息时心室率控制在 <110 次 /min,若症状仍明显,可继续控制至 80~100 次 /min。一般需使用静脉药物。心室率控制后,及时换用口服药物控制心室率。对无心力衰竭或低血压,不伴有预激综合征的心房颤动患者,β 受体拮抗药和非二氢吡啶类钙通道阻滞剂(维拉帕米或地尔硫䓬)均能较好减慢心室率。对有心脏收缩功能不良的患者,禁用非二氢吡啶类钙通道阻滞剂。可选用艾司洛尔,负荷剂量 500 μg/kg,2~5 min 静脉注射,之后继以 50~300 μg/(kg·min) 静脉滴注。应及时加用口服药物,然后停用艾司洛尔。地尔硫䓬可用于心房颤动的心室率控制。

(2) 急性心力衰竭伴快速心室率心房颤动的患者,可选择胺碘酮或洋地黄类药物,如去乙酰毛花苷,首剂 0.4 mg,用 5% 葡萄糖溶液 20 mL 稀释后缓慢注射,需要时可 2~4 h 后再给 0.2 mg;维持剂量 0.2 mg/ 次,1 次 /d 或 1 次 /12 h。

(3) 不伴有预激综合征的危重心房颤动患者,可选择静脉注射胺碘酮控制心室率,成年人可用 150 mg 稀释后 10 min 静脉注射,以后按 1 mg/min 静脉滴注维持,直至心室率控制。胺碘酮在减慢心室率的同时有转复窦性心律的作用,用其控制心室率应考虑同时给予抗凝治疗。

(4) 电复律　血流动力学不稳定的心房颤动首选电复律,还可用于心室率控制不佳或症状明显的阵发性心房颤动患者。但洋地黄中毒和严重的低钾血症禁忌电复律治疗。电复律成功率较高,但需镇静或麻醉。电复律术前,患者需签署知情同意书。同步模式下初始时可选择双相波 150~200 J 或单相波 200~300 J,无效可增加电量。术前使用胺碘酮、普罗帕酮等抗心律失常药可提高复律成功率。

(5) 心房颤动合并预激综合征时,因旁路前传可能导致心室率过快,甚至发生心室颤动,应考虑尽快电复律治疗。无器质性心脏病者,也可静脉应用普罗帕酮转复窦性心律。β 受体拮抗药、非二氢吡啶类钙通道阻滞剂(维拉帕米和地尔硫䓬)、腺苷和洋地黄类药物可增加心室颤动的风险,应避免使用。血流动力学稳定的预激综合征合并心房颤动患者,可选择作用于旁路的药物,如伊布利特和普罗帕酮。心房颤动合并预激综合征时,静脉应用胺碘酮应谨慎,在少数患者中有可能抑制房室结传导,加速激动经旁路前传。

(六) 注意事项

阵发性心房颤动伴完全性束支传导阻滞或预激综合征时,心电图表现酷似室性心动过速,应仔细辨认心房颤动波及 R-R 间期的明显不规则性。急诊难以鉴别时,应按室性心动过速处理。如果心室率极快,尤其是当影响血流动力学时,应及早同步直流电复律。

三、持续性单形性室性心动过速

(一) 概述

持续性单形性室性心动过速(sustained monomorphic ventricular tachycardia,SMVT)是指同一心电图导联中 QRS 波形态一致,发作持续时间 >30 s,或虽然 <30 s,但伴血流动力学不稳定的室性心动过速。SMVT 大多发生于结构性心脏病患者。心电图特点是起源于希氏束分叉以下,左、右心室,QRS 波群宽大畸形,QRS 波群时限≥12 ms,R-R 间期几乎是规则的,而持续性多形性室性心动过速的 R-R 间期可相差较大,心率多为 100~250 次 /min;P 波与 QRS 波群之间的关系有房室分离、心室夺获和室性融合波。

(二) 病因与发病机制

近 90% 的 SMVT 发生于结构性心脏病患者,如缺血性心脏病、高血压心脏病、肥厚型心肌病、先天性心脏病和瓣膜病等,以缺血性心脏病最为常见。

室性心动过速的发生机制可分为自律性增高、触发活动及折返三大类,局灶起源的室性心动过速,如特发性右心室流出道室性心动过速与自律性增高及触发活动有关。折返性室性心动过速的折返环路通常位于心肌病变组织和(或)瘢痕组织内,陈旧性心肌梗死后室性心动过速大多为折返性室性心动过速。

(三) 临床表现

大多数特发性 SMVT 患者表现为轻到中度的心悸和头晕症状,通常血流动力学稳定,其症状的轻重与室性心动过速的频率、发作持续时间及个体耐受性相关。该类室性心动过速发作多为良性过程,预后较好,5%~20% 的患者可自发缓解。而在结构性心脏病患者中,SMVT 发作可产生多种临床表现,从症状轻微(心悸)到低灌注症状(头晕、神志状态改变、晕厥先兆和晕厥)、心力衰竭和心绞痛症状加重,甚至出现心源性猝死。

(四) 诊断

根据症状特点、体格检查、心电图和(或)动态心电图可明确 SMVT 的诊断。

(五) 急诊处置

血流动力学不稳定的 SMVT 患者需立即电复律。血流动力学稳定的患者可以应用抗心律失常药,也可电复律。利多卡因,负荷量 1~1.5 mg/kg,间隔 5~10 min 可重复注射,最大不超过 3 mg/kg,继以 1~4 mg/min 静脉滴注维持。艾司洛尔,负荷量 0.5 mg/kg,间隔 4 min 可重复,静脉维持量 50~300 μg/(kg·min)。胺碘酮负荷量 150 mg,10 min 内注射,间隔 10~15 min 可重复,1 mg/min 静脉滴注,24 h 不超过 2.2 g。

植入型心律转复除颤器(implantable cardioverter defibrillator,ICD)及导管消融:ICD 是结构性心脏病持续性室性心动过速患者治疗的适应证,可以提高心功能不良室性心动过速患者的生存率。导管消融是结构性心脏病室性心动过速重要的非药物治疗措施,是其他抗心律失常治疗方法的重要辅助手段,它可以降低缺血性心肌病患者 ICD 的电击率。

四、多形性室性心动过速

(一) 概述

多形性室性心动过速指的是 QRS 波形态可以清楚识别但连续发生变化,频率 >100 次/min 的室性心律失常。多形性室性心动过速常见于器质性心脏病。持续性多形性室性心动过速可蜕变为心室扑动或心室颤动。发生在 Q-T 间期延长患者的多形性室性心动过速,QRS 波常围绕心电图等电位线扭转,被称为尖端扭转型室性心动过速(torsade de pointes,TdP)。TdP 常与药物和电解质紊乱所致的延迟复极密切相关,因此,发生 TdP 时应积极寻找并纠正相关诱因。

(二) 病因与发病机制

无结构性心脏病的多形性室性心动过速通常发生在遗传性心律失常综合征患者,通常有家族聚集现象,但也有散发的病例。合并结构性心脏病的多形性室性心动过速或心室颤动最多见于冠心病患者,尤其是在心肌梗死的急性期。其次为扩张型心肌病、致心律失常性右心室心肌病、复杂的先天性心脏病、瓣膜病和心肌炎等。其他原因包括左心室功能异常、房室传导阻滞、室内传导阻滞、左心室肥厚、非特异性 ST-T 异常、非持续性室性心律失常、高血压、高血脂、吸烟、肥胖、糖耐量异常、老年和饮酒等。

多形性室性心动过速的电生理机制主要为折返。

(三) 临床表现

对于无结构性心脏病患者,多形性室性心动过速发生时通常没有前驱症状,即使出现症状也是非特异性的,如胸部不适、心悸、气短及虚弱。合并结构性心脏病患者发生多形性室性心动过速前多有相应的基础心脏疾病的表现,如冠心病、肥厚型心肌病、扩张型心肌病、致心律失常性右心室心肌病、充血性心力衰竭等的相应临床表现。有些患者可有晕厥、心悸等与室性心律失常发生有关的病史。多形性室性心动过速一旦发生,可造成晕厥、意识丧失、抽搐、呼吸停止,抢救不及时最终导致死亡。多形性室性心动过速的心电图特征为 QRS 波形态不一,无明显等电位线和(或)电轴多变。

（四）诊断

多形性室性心动过速的诊断主要依据临床表现和心电图特征。

（五）治疗

1. 电复律　对血流动力学不稳定的持续性多形性室性心动过速或 TdP 患者，立即给予电复律治疗。

2. 抗心律失常药治疗　对血流动力学稳定的持续性室性心动过速患者，急性缺血所致的持续性多形性室性心动过速首要治疗方法为冠状动脉血运重建，β 受体拮抗药和静脉注射胺碘酮可治疗反复发作的多形性室性心动过速。TdP 常合并低钾血症或使用延长 Q-T 间期的药物，停用任何导致 Q-T 间期延长的药物如胺碘酮、抗精神病药和抗抑郁药（氯丙嗪、氟哌啶醇、丙米嗪、阿米替林、马普替林）、促胃动力药物（西沙必利和多潘立酮）、大环内酯类抗菌药物（如红霉素、克拉霉素、螺旋霉素、阿奇霉素）、氟喹诺酮类抗菌药物、咪唑类抗真菌药（氟康唑、伊曲康唑、酮康唑）等，纠正低钾血症，将血钾维持在 4.5~5.0 mmol/L，可给予硫酸镁 1~2 g 用 50~100 mL 液体稀释后静脉滴注。

3. ICD 治疗　ICD 是不可逆原因所致的持续性多形性室性心动过速 / 心室颤动患者的主要治疗措施。对于有可能在短时间内再发持续性多形性室性心动过速 / 心室颤动，但不适合植入 ICD 的患者，可考虑穿戴式心律转复除颤器（wearable cardioverter defibrillator, WCD）治疗。

4. 导管消融治疗　反复发作的多形性室性心动过速患者，如果触发室性心动过速的室性期前收缩形态仅有 1 种或少数几种，可考虑导管消融治疗。

五、心室扑动和颤动 / 无脉性室性心动过速

（一）概述

心室扑动和心室颤动为最严重的心律失常，心室扑动发生后很快转为心室颤动，后者是心脏性猝死的主要原因。心室扑动的心电图是连续、均匀、整齐的波动，波形类似心房扑动的 F 波，无法分辨 QRS 波群及 ST 段和 T 波，频率大于 200 次 /min。心室颤动的心电图特点是连续、不规则且振幅较小的波动，QRS 波群和 T 波完全消失，细颤的波幅小于 0.5 mV，频率 250~500 次 /min。心室颤动或无脉性室性心动过速是心搏骤停的常见形式。

（二）病因与发病机制

见于严重的缺血、缺氧、电击伤，尤其是常见于急性心肌梗死等缺血性心脏病。此外，易引起 Q-T 间期延长与 TdP 的药物亦可导致心室颤动。

心室颤动的电生理机制主要为折返。心室颤动的发生需要触发因素和维持基质。无论是否存在结构性心脏病，心室颤动易由反复出现、联律间期较短、形态固定的室性期前收缩诱发。触发心室颤动的室性期前收缩最常见于浦肯野纤维和右心室流出道，与触发活动尤其是早后去极化有关。心室颤动的维持基质包括固有不均一性和动态不稳定性。

（三）临床表现

本病表现为突发意识丧失、四肢抽搐、心搏、呼吸停止，大动脉搏动消失，血压测不出，并出现发绀和瞳孔散大。

（四）诊断

根据临床表现和典型心电图可确诊。

（五）急诊处置

急诊处置的流程见图 3-1-11。

六、严重性缓慢性心律失常

（一）概述

缓慢性心律失常是指窦性心动过缓、窦性静止、传导阻滞（主要是窦房传导阻滞、房室传导阻滞）等以

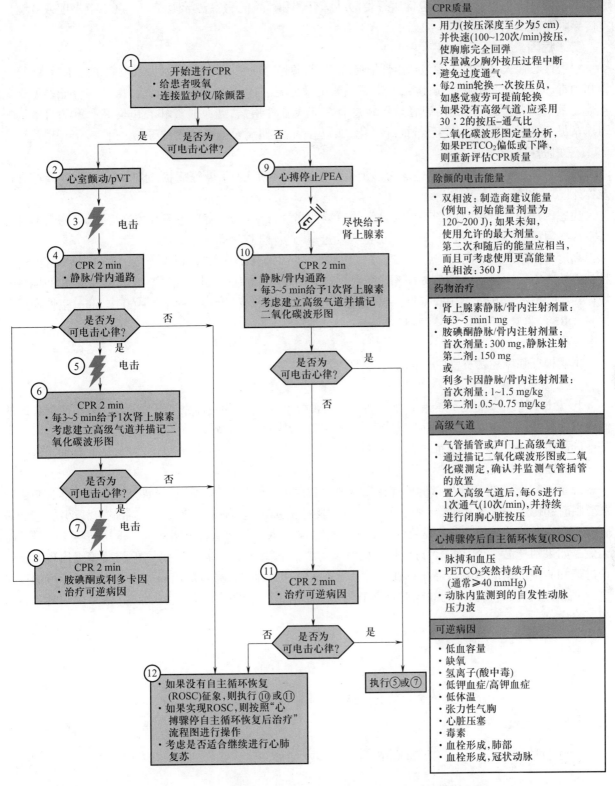

图 3-1-11 美国心脏协会 2020 心肺复苏指南成年人心搏骤停抢救流程

注：CPR（cardiopulmonary resuscitation），心肺复苏；VF（ventricular fibrillation），心室颤动；pVT（pulseless ventricular tachycardia），无脉性室性心动过速；PEA（pulseless electrical activity），无脉性电活动；PETCO₂（end tidal carbon dioxide pressure），呼吸末二氧化碳分压。

心率减慢为特征的疾病。主要包括病态窦房结综合征和严重的房室传导阻滞如二度以上高度或三度房室传导阻滞。

(二) 病因

缓慢性心律失常常见因素包括急性冠脉综合征、急性心肌炎、心脏外科术后或导管消融术后、药物过量和中毒、高钾血症、甲状腺功能减退、电解质紊乱及低温、颅内压增高等。病态窦房结综合征多见于老年冠心病、传导系统纤维化的患者。年轻患者多有炎症性疾病,如心肌炎和心包炎。严重的房室传导阻滞常见于各种心肌炎、传导系统的纤维化,如冠心病、心肌病及电解质紊乱等。

(三) 临床表现

轻者可无症状,严重的心动过缓可造成低血压、心绞痛加重、晕厥等症状,亦可以出现阿-斯综合征及猝死。

病态窦房结综合征心电图特点为自发的持续性窦性心动过缓、窦房阻滞和窦性停搏、窦房阻滞合并房室传导阻滞、规则或不规则的阵发性房性心动过速与缓慢心室率相交替。

高度房室阻滞的心电图特点是心房率≤135次/min时,有2次或2次以上连续的房性激动不能下传,且交界性或室性逸搏心律<45次/min。完全性房室传导阻滞的心电图特点是P-P间期和R-R间期各自规律,互不相关,心房率大于心室率;交界性逸搏心律时,QRS波群不宽,频率40~60次/min;室性逸搏心律时,QRS波群宽大畸形,频率25~40次/min。

(四) 诊断

本病根据临床症状及典型心电图表现可确诊。

(五) 急诊处置

1. **急诊评估** 关键是判断患者血流动力学是否稳定,如果不稳定需立即开展急救治疗。全面详细的病史可为缓慢性心律失常的诊断提供线索。12导联心电图可发现持续存在的缓慢性心律失常,还可发现其他的心电图异常,如急性心肌梗死、高钾血症以及地高辛中毒等典型的心电图改变,从而有助于医生做出病因诊断。有时需要反复心电图检查以发现异常。

2. **治疗** 缓慢性心律失常的处理首先需要寻找病因,纠正可逆性原因。药物治疗作用有限,必要时需要临时起搏器或永久起搏器治疗。药物治疗中阿托品仍然是治疗缓慢性心律失常的一线药物,它能显著提升心率及改善传导阻滞。需要强调的是,阿托品对二度Ⅱ型房室传导阻滞或三度房室传导阻滞可能无效。如果阿托品无效,可以考虑应用异丙肾上腺素静脉滴注或静脉泵入治疗,但需要警惕出现室性心动过速和心室颤动的风险。急性心肌梗死引起的缓慢性心律失常患者应用异丙肾上腺素治疗可加重缺血,是临床禁忌。药物治疗无效或不能应用药物治疗纠正严重的缓慢性心律失常时,需考虑临时心脏起搏器治疗。

(季宪飞 商德亚)

数字课程学习……

教学 PPT　　　　微视频　　　　拓展阅读　　　　自测题

第二章

消化系统急症

▶▶▶ 第一节　急性消化道出血 ◀◀◀

一、概述

消化道出血（gastrointestinal bleeding）是指从食管到肛门之间的消化道发生出血，十二指肠悬韧带［又称屈氏韧带（Treitz ligament）］以上的消化道为上消化道（包括食管、胃、十二指肠、胆、胰及胃 – 空肠吻合术后的上段空肠），十二指肠悬韧带以下为下消化道（包括空肠、回肠和结肠）。60%~70% 的消化道出血来源于上消化道，急性上消化道出血是急诊常见的急危重症之一，成年人每年发病率为（100~180)/10 万，病死率为 2%~15%，其主要临床表现为呕血和（或）黑便。下消化道出血主要表现为血便。轻症的消化道出血可症状轻微，严重者伴有贫血和血容量减少，甚至休克，危及生命。

二、病因与发病机制

消化道出血的病因见表 3-2-1。

表 3-2-1　消化道出血的病因

上消化道出血	下消化道出血
上消化道疾病	**下消化道疾病**
食管疾病：食管炎、食管溃疡、食管肿瘤、食管贲门黏膜撕裂、食管异物、化学性或者放射性损伤等	**肿瘤和息肉**
	恶性肿瘤：癌、类癌、淋巴瘤、平滑肌肉瘤、纤维肉瘤、神经纤维肉瘤等
胃十二指肠疾病：消化性溃疡、糜烂出血性胃炎、胃癌、胃血管畸形、胃息肉、间质瘤、淋巴瘤、十二指肠炎、十二指肠憩室炎、胃术后病变、胃十二指肠克罗恩病、嗜酸性胃肠炎、胃十二指肠异位胰腺等	**良性肿瘤**：平滑肌瘤、脂肪瘤、血管瘤、神经纤维瘤、囊性淋巴管瘤、黏液瘤等
	息肉：腺瘤性息肉、幼年性息肉、Peutz-Jeghers 综合征（又称黑斑息肉综合征）
	炎症性病变
门静脉高压引起的食管曲张静脉破裂出血	**非特异性肠炎**：溃疡性结肠炎、克罗恩病、结肠非特异性孤立溃疡等
上消化道邻近器官疾病	
胆道出血：肝癌、胆囊癌、胆管癌、肝脓肿、肝血管瘤破裂、ERCP 术等	**感染性肠炎**：肠结核、伤寒、细菌性痢疾及其他细菌性肠炎等

123

续表

上消化道出血	下消化道出血
胰腺疾病累及十二指肠:胰腺癌、胰腺炎等	**其他**:抗生素相关性肠炎、坏死性小肠炎、缺血性肠炎、放射性肠炎等
主动脉瘤破入食管、胃或者十二指肠	**血管病变**:血管瘤、毛细血管扩张症、血管畸形、静脉曲张等
纵隔肿瘤或者脓肿破入食管	
全身性疾病	**肠壁结构性病变**:憩室、肠重复畸形、肠气囊肿(多见于高原居民)、肠套叠等
血管性疾病:过敏性紫癜、遗传性毛细血管扩张症、动脉粥样硬化等	**肛门病变**:痔和肛裂
血液病:白血病、血小板减少性紫癜、弥散性血管内凝血等	**全身性疾病**:同上消化道出血
尿毒症	
结缔组织病:结节性多动脉炎、系统性红斑狼疮或其他血管炎	
急性感染:流行性出血热、钩端螺旋体病等	
应激性黏膜损伤	

消化道出血的发病机制取决于病因,例如,肿瘤由于其血供丰富、生长迅速,容易发生破裂或者坏死,可导致出血;剧烈呕吐可引起贲门黏膜撕裂,也可导致消化道出血。以下简述胃、十二指肠溃疡的发病机制。

在正常生理情况下,胃、十二指肠黏膜具有一系列防御和修复机制,包括黏液/碳酸氢盐屏障、黏膜屏障、丰富的血流、上皮细胞持续更新、前列腺素、表皮生长因子等。当侵袭因素增强,或者防御/修复因素减弱时,都可能导致溃疡形成。研究表明,幽门螺杆菌和非甾体抗炎药是损害胃十二指肠黏膜屏障从而导致消化性溃疡发病的最常见病因,其次如饮食、生活习惯、压力、应激等也是诱发因素。

三、临床表现

(一) 症状

1. **呕血与黑便、便血**　呕血、呕吐咖啡样物是上消化道出血的特征性表现。如出血量大,未经胃酸充分混合即呕出,则为鲜红或有血块;如出血在胃内与胃酸充分作用形成酸化血红蛋白,呕吐物就呈咖啡色。黑便是因为血红蛋白中的铁和肠道硫化物作用,形成硫化铁,呈柏油样,黏稠而发亮。当十二指肠出血量较大时,血液在肠内快速推进,可表现为排暗红甚至鲜红色血便。下消化道出血一般表现为暗红或者鲜红色血便,如果是小肠或者右半结肠出血较慢,由于粪便在肠内时间足够长,也可表现为黑便。

2. **失血性周围循环衰竭**　急性大量失血可由于循环血容量迅速减少而导致周围循环衰竭,一般表现为头晕、心慌、乏力、心率加快、血压降低等。严重者发生晕厥、四肢厥冷、呈休克状态等。

3. **意识改变**　部分患者特别是老年患者,心率增快往往表现不明显,要重点关注患者出现烦躁、淡漠等神志改变。

4. **贫血**　急性大量出血后均有失血性贫血,但在出血早期,血红蛋白浓度、红细胞计数与血细胞比容可无明显变化,一般需经 3~4 h 以上才出现贫血。

5. **氮质血症**　在上消化道大量出血后,由于血液蛋白质的代谢产物在肠道被吸收,血中尿素氮水平可暂时升高,称为肠源性氮质血症。对于不明原因的贫血,或者不明原因的乏力、低血压等,氮质血症具有很好的提示意义。

(二) 体格检查

1. **贫血表现**　贫血,睑结膜、口唇、甲床苍白等。

2. **循环表现** 心率增快,血压下降,直立性低血压,四肢湿冷等。

3. **神志改变** 烦躁、淡漠、昏迷等。

(三) 辅助检查

1. **常规化验** 血红蛋白降低,尤其是进行性下降,可提示出血。白细胞和血小板降低提示可疑肝硬化。便、呕吐物隐血阳性提示出血可能。肝功能异常有助于肝硬化诊断。血尿素氮升高提示消化道出血可能。

2. **影像学** 尽快完善肝胆胰脾彩超,CT 检查可以发现肝硬化、肿瘤等病变。

3. **内镜** 胃肠镜检查是确诊出血的金标准,也是止血的重要手段。

4. **介入** 对于不明原因大出血,可以作为内镜的有效补充。

四、诊断与鉴别诊断

(一) 诊断

根据呕血、黑便、便血和失血性周围循环衰竭的临床表现,呕吐物或粪便隐血试验呈阳性,血红蛋白浓度、红细胞计数及血细胞比容下降的实验室证据,可明确消化道出血的诊断。但必须注意以下情况:

1. 如果在家出现呕血或黑便最好能拍下照片,有助于医生的判断。

2. 如果呕血量少且比较鲜红,要除外鼻腔、鼻咽、牙龈等部位出血,尤其是服用抗凝血药或者凝血功能异常的患者,口腔出血比较常见。

3. 需与咯血鉴别。咯血为咳出,一般为鲜红色,有泡沫,偏碱性,可有痰液;呕血为咖啡色、暗红色,偏酸性,可有食物残渣。

4. 需鉴别药物或食物导致的黑便。药物如中草药、药用炭、铁剂、铋剂等,食物如动物血制品、车厘子、火龙果等,均可使大便呈黑色,但粪便隐血(occult blood,OB)试验呈阴性(传统化学法测定血制品、肉类、绿叶蔬菜、铁剂可能存在假阳性,新的化学法、免疫法特异性好,只针对人血红蛋白)。

5. 判定出血部位。呕血、呕吐咖啡样物是上消化道出血的特征性表现。黑便一般是上消化道出血或者小肠出血。鲜血便一般是下消化道出血,但当上消化道出血量大,也可排暗红甚至鲜血便。因此出血部位的判断需要结合病史、体征、既往史、辅助检查等综合判断。

6. 判断出血量。通常成年人每日出血量 >5 mL 粪便隐血试验呈阳性,每日出血量 50~100 mL 可出现黑便,胃内储积血量 250~300 mL 可引起呕血。当短期内出血量超过 500 mL,可出现全身症状,如头晕、心悸、乏力等;如果出血量超过 1 000 mL,可出现周围循环衰竭的表现。

(二) 病因鉴别

1. **上消化道出血常见疾病诊断要点**

(1) 消化性溃疡出血 可有慢性上腹痛病史,可达数年至数十年;周期性发作,发作与自发缓解相交替;发作常有季节性,多在秋冬或冬春之交发病,可因精神紧张或过劳而诱发;可有饥饿痛或者餐后痛;或者既往有明确的溃疡病史等。

(2) 食管曲张静脉破裂(rupture of esophageal varices)出血 既往有乙型肝炎或其他肝病病史,或者长期大量饮酒,B 超提示肝弥漫性病变、脾大、门静脉增宽、腹水等肝硬化、门静脉高压表现,出现呕血、黑便需考虑曲张静脉破裂出血。

(3) 贲门黏膜撕裂 某些因素刺激下剧烈呕吐,随后突发呕吐鲜血,要考虑贲门黏膜撕裂可能。

(4) 食管胃肿瘤 近期有纳差、消瘦、贫血等病史,要考虑消化道肿瘤可能。

2. **下消化道出血常见疾病诊断要点**

(1) 痔 反复出现鲜血便,或者便后滴血,血和大便不混合,多提示肛门附近出血,痔可能性大,但需排除直肠肿瘤。

(2) 炎性肠病 反复出现黏液脓血便,伴有腹痛、发热、消瘦等,要考虑炎性肠病可能。

(3) 结肠癌 对于中老年人突发的血便,都要考虑到结肠肿瘤可能,需要做肠镜排除,尤其是伴有消瘦和慢性贫血的患者。

(三) 严重程度的评估

明确了消化道出血的诊断之后,首先应评估患者的意识、气道、呼吸和循环,结合 Glasgow-Blatchford 出血评分(GBS)系统判断病情危险程度(表 3-2-2),进行分层救治。存在活动性出血、循环衰竭、呼吸衰竭、意识障碍、误吸,或 GBS>1 中任意一项应考虑为危险性急性上消化道出血,需要紧急救治。急性上消化道出血急诊诊治流程专家共识(2020)将患者危险程度分为 5 层,分别为极高危、高危、中危、低危和极低危,该分层同样也适用于下消化道出血(表 3-2-3)。

表 3-2-2　Glasgow-Blatchford 出血评分(GBS)系统

指标	参数	评分
收缩压(mmHg)	100~109	1
	90~99	2
	<90	3
血尿素氮(mmol/L)	6.5~7.9	2
	8.0~9.9	3
	10.0~24.9	4
	≥25	6
血红蛋白(g/L)		
男性	120~129	1
	100~119	3
	<100	6
女性	100~119	1
	<100	6
其他表现		
脉搏	≥100 次/min	1
黑便	存在	1
晕厥	存在	2
肝疾病	存在	2
心力衰竭	存在	2

注:Glasgow-Blatchford 出血评分(GBS)系统,是基于脉搏、血压、血红蛋白等简单的临床和实验室指标评估。

表 3-2-3　急性上消化道出血危险程度分层

分层	症状体征	休克指数*	处置	医疗区域
极高危	心率 >120 次/min,收缩压 <70 mmHg 或急性血压降低(基础收缩压降低 30~60 mmHg),心搏、呼吸停止或节律不稳定,通气氧合不能维持	>1.5	立即复苏	急诊抢救区
高危	心率 100~120 次/min,收缩压 70~90 mmHg,晕厥,少尿,意识模糊,四肢末梢湿冷,持续呕血或便血	1.0~1.5	立即监护生命体征,10 min 内开始积极救治	急诊抢救区
中危	血压、心率、Hb 基本正常,生命体征暂时稳定,高龄或伴严重基础疾病,存在潜在生命威胁	0.5~1.0	优先诊治,30 min 内接诊,候诊时间大于 30 min 需再次评估	急诊普通诊疗区

续表

分层	症状体征	休克指数*	处置	医疗区域
低危	生命体征平稳	0.5	顺序就诊,60 min 内接诊,候诊时间大于 60 min 需再次评估	急诊普通诊疗区
极低危	病情稳定,GBS≤1	0.5	随访	门诊

注:在保证医疗安全的前提下,根据本地区及医院医疗环境与资源进行适当调整;Hb 为血红蛋白;* 休克指数 = 心率 / 收缩压,0.5 为血容量正常,0.5~1.0 为轻度休克,1.0~1.5 为中度休克(失血量 30%~40%),1.5~2.0 为重度休克(失血量 40%~50%),>2.0 为极重度休克(失血量 >50%)。

五、急诊处置

(一) 诊治流程

1. 急性上消化道出血急诊诊治流程　根据急性上消化道出血急诊诊治流程专家共识(2020),急性上消化道出血急诊诊治流程可被总结为"3 次评估,2 次治疗"(图 3-2-1)。

2. 小肠出血诊治流程　见图 3-2-2。

3. 结直肠出血诊治流程　见图 3-2-3。

(二) 治疗要点

1. 一般急救措施

(1) 常规措施"OMI"　即吸氧(oxygen)、监护(monitoring)和建立静脉通路(intravenous)。患者应卧位休息,保持呼吸道通畅,避免误吸,必要时给予人工通气支持;活动性出血期间禁食;严密监测患者生命体征,如心率、血压、呼吸、尿量及神志变化;定期复查血红蛋白浓度、红细胞计数、血细胞比容与血生化;必要时行中心静脉压测定。

(2) 积极容量复苏　输血,尽快建立有效的静脉通道,查血型,如血红蛋白下降较快需立即配血,甚至加压输血。在配血过程中,可输注晶体溶液进行容量复苏。

输血指征可参考下面指标:①血红蛋白(hemoglobin,Hb)<70 g/L,或血细胞比容低于 25%;②收缩压 <90 mmHg(或较基础血压下降 25%);③心率 >110 次 /min。

采用限制性输血策略,推荐 Hb 目标值为 70~90 g/L。曲张静脉出血除肝功能 Child C 级外,需严格限制输血指征 Hb<70 g/L,否则可能会增加病死率。然而高龄、有基础心脑血管疾病、血流动力学不稳定或持续大量出血的患者采用限制性输血策略并不合适,输血指征可放宽至 Hb<90 g/L 或以上。

非活动性出血和血流动力学稳定时无需输注血小板,非曲张静脉活动性出血且血小板计数 <50×10⁹/L 应输注血小板。

(3) 因为大出血后血液稀释、输注库存血等原因,会引起凝血因子缺乏,需根据情况补钙、维生素 K、凝血酶原复合物,或输注新鲜冰冻血浆补充凝血因子。

2. 上消化道出血的救治原则　上消化道出血根据病因可分为静脉曲张性上消化道出血(variceal upper gastrointestinal bleeding,VUGIB)和非静脉曲张性上消化道出血(non-variceal upper gastrointestinal bleeding,NVUGIB)。

(1) 食管曲张静脉破裂大出血　本病往往出血量大,再出血率高,病死率高,在止血措施上有其特殊性。

1) 药物止血　首选药物包括生长抑素及其类似物(奥曲肽)和加压素及其类似物(特利加压素),以降低门静脉压力,减少活动性出血。加压素收缩血管作用过强,会产生心脏和外周血管缺血等不良反应,其临床应用受限。特利加压素是合成的加压素类似物,对全身血流动力学影响较小,临床已基本取代加压素。用法:生长抑素首剂 250 μg 静脉注射后,继以 250 μg/h 持续静脉滴注。奥曲肽首剂 100 μg 静脉注射后,继以 20~50 μg/h 持续静脉滴注。特利加压素起始剂量为每 4 h 1~2 mg 缓慢静脉注射,首剂 2 mg;出血停止后可改为每 12 h 1 mg。上述药物的疗程一般为 2~5 d。

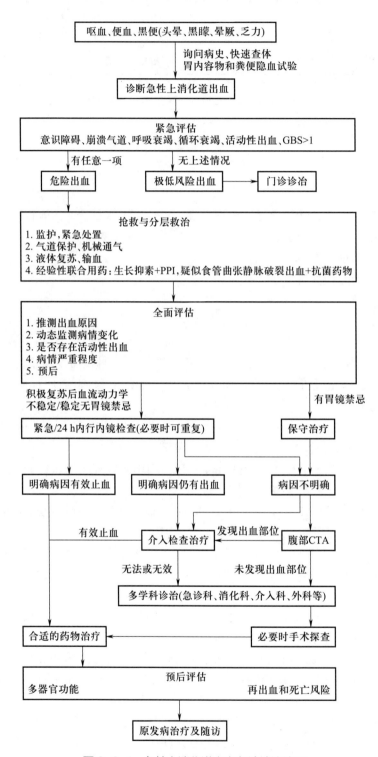

图 3-2-1 急性上消化道出血急诊诊治流程

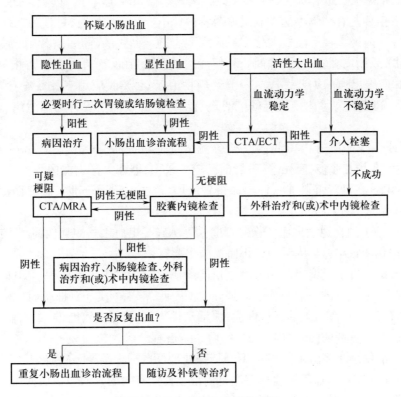

图 3-2-2　小肠出血诊治流程

注:ECT,发射计算机断层显像;CTE,小肠 CT 造影;MRE,磁共振小肠成像。

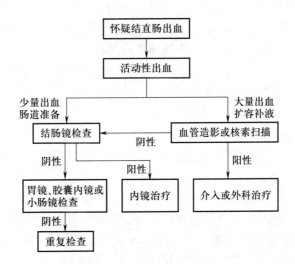

图 3-2-3　结直肠出血诊治流程

2）肝硬化食管曲张静脉破裂出血应给予预防性抗菌药物治疗。

3）三腔双囊管压迫止血 气囊压迫止血效果肯定，但缺点是患者痛苦大、并发症多（如吸入性肺炎、窒息、食管炎、食管黏膜坏死、心律失常等），鉴于近年药物治疗和内镜治疗的进步，目前已不推荐三腔双囊管作为首选止血措施，但是在药物不能控制出血或者内镜不能及时操作时，可作为二线治疗方法。

4）内镜下治疗 内镜直视下注射硬化剂或组织黏合剂至曲张的静脉（前者用于食管曲张静脉，后者用于胃底曲张静脉），或用皮圈套扎曲张静脉，不但能达到止血目的，而且可有效防止早期再出血，是目前治疗食管曲张静脉破裂出血的重要手段。一般经药物治疗（必要时应用三腔双囊管）大出血基本控制，患者基本情况稳定，在进行急诊内镜检查的同时进行治疗。并发症主要有局部溃疡、出血、穿孔、瘢痕狭窄等。

5）外科手术或经颈静脉肝内门腔内支架分流术（transjugular intrahepatic portosystemic stent-shunt, TIPSS） 急诊外科手术并发症多、病死率高，目前已较少采用，但在大量出血内科治疗方法无效时可考虑外科手术。近年 TIPSS 在治疗静脉曲张性出血得到应用，该法尤适用于准备做肝移植的患者，缺点是术后肝性脑病发生率高。

（2）非静脉曲张性上消化道大出血 除食管曲张静脉破裂出血之外的其他病因引起的上消化道大出血，其中以消化性溃疡所致出血最为常见。止血措施主要有：

1）抑制胃酸分泌 血小板聚集及血浆凝血功能所诱导的止血作用需在 pH>6.0 时才能有效发挥，而且新形成的凝血块在 pH<5.0 的胃液中会迅速被分解。因此，常规予质子泵抑制剂（proton pump inhibitor, PPI）抑制胃酸分泌。对于有高风险的消化性溃疡（活动性出血，可见血管断端、黏附血凝块）患者，可予高剂量 PPI 72 h 持续泵入（首剂 80 mg 静脉注射，然后 8 mg/h 连续滴注 72 h）。

2）内镜治疗 消化性溃疡出血约 80% 不经特殊处理可自行止血，部分患者则会持续出血或再出血。内镜如见有活动性出血或暴露血管的溃疡应进行内镜止血。有效的方法包括热探头、高频电灼、激光、微波、注射疗法或上止血夹等，其他原因引起的出血，也可视情况选择上述方法进行内镜止血。但对肿瘤性出血止血效果较差。

3）手术治疗 内科积极治疗仍不能有效止血的患者，在有手术适应证的情况下可考虑手术治疗。

4）介入治疗 患者严重消化道大出血在无法进行内镜治疗或者内镜治疗失败时，可考虑行选择性肠系膜动脉造影寻找出血部位并进行血管栓塞治疗。

3. 下消化道出血的救治原则 由于现代诊疗技术的进步，上消化道出血多在纤维内镜可及范围内，因此较容易明确出血部位及原因。下消化道出血，特别是小肠出血，往往很难找到出血位置，即使是结肠出血，由于出血时肠道准备困难，急诊肠镜很难获得良好的视野，因而给诊断和治疗带来困难，一旦找到出血部位，则治疗相对较易。因此，下消化道出血还可采用胶囊内镜、小肠镜、核素等手段查找出血部位。除了前述常规诊疗原则，针对下消化道出血还有以下治疗措施。

（1）凝血酶保留灌肠 有时对左半结肠出血有效。

（2）内镜下止血 下消化道出血中 80% 以上来自结肠，因此内镜检查在下消化道出血中同等重要，但由于肠道准备在急诊状态下往往不充分，难以获得满意视野，故急诊结肠镜检查在下消化道出血的诊疗中受限。

（3）血管活性药物应用 加压素、生长抑素静脉滴注可能有一定作用。如行动脉造影，可在造影完成后动脉滴注加压素 0.1~0.4 U/min，对右半结肠及小肠出血止血效果优于静脉给药。

（4）动脉栓塞治疗 胃肠道出血速度在 0.5 mL/min 以上就可能经血管造影发现出血部位，若出血速度大于 2 mL/min，则发现病变的可能性在 80% 左右。对于小肠部位的出血，急性期内镜难以操作，血管造影尤为重要。发现出血部位后，可经动脉导管栓塞，或给予血管收缩药物，均能达到止血目的，但要警惕后期肠缺血坏死可能。有些患者尽管出血量较大，但在血管造影时出血已经停止或速度放慢则难以发现造影剂外溢，故该检查强调及时性。

（5）紧急手术治疗 经内科保守治疗仍出血不止且危及生命，无论出血部位和原因是否确定，均是急诊手术指征。

六、注意事项

1. 对于老年患者,注意意识、神志改变,优于观察血压和心率。

2. 出血未控制时采用限制性液体复苏和允许性低血压的复苏策略,收缩压以维持在 80~90 mmHg 为宜。条件允许应行有创血流动力学监测,综合临床表现、超声及实验室检查,指导容量复苏。

3. 急诊内镜检查的时机很重要,对于急性非静脉曲张性上消化道出血,若无禁忌,在出血后 24 h 内进行内镜检查,积极复苏后血流动力学持续不稳定应紧急内镜检查。曲张静脉破裂出血常为大出血,输血、输液速度远低于出血速度,应在 12 h 内进行内镜检查。

4. 急性消化道出血一般首诊于急诊科,病因的多样性和病情的紧急性常需要多学科协作诊治(multidisciplinary diagonosis and treatment pattern, MDT),如急诊科、消化科、介入科、外科等。

(王明轩 王国兴)

▶▶▶ 第二节 急性胰腺炎 ◀◀◀

一、概述

急性胰腺炎(acute pancreatitis, AP)是由多种病因(胆道疾病、酒精、高血脂、病毒等)造成胰腺消化酶被异常激活后对胰腺自身及其周围器官产生消化作用而引起的非感染性炎症性疾病。AP 是常见急腹症之一,发病率为每年(13~45)/10 万。80%~85% 为轻症,病程呈自限性,20% 的患者会发展为重症 AP,病死率可达 13%~35%。因此,在急诊科及时诊断或及早预测重症 AP 的发生发展,以及严重并发症(如多器官功能衰竭、脓毒症或感染性休克)的出现是治疗成功的关键。

二、病因与发病机制

AP 的病因包括胆结石、饮酒、病毒感染、经内镜逆行胰胆管造影(endoscopic retrograde cholangio-pancreatography, ERCP)并发症、高脂血症、高钙血症、甲状旁腺功能亢进、药物(如硫唑嘌呤、去羟肌苷、喷他脒等)、毒素、胰腺断裂、腹部外伤、血管炎或缺血、人免疫缺陷病毒(human immunodeficiency virus, HIV)感染。

AP 的发病机制见图 3-2-4、图 3-2-5。

AP 的主要病理变化为间质炎症和胰腺组织坏死两方面。间质炎症是肉眼见胰腺肿大,显微镜下以间质水肿、炎症细胞浸润为主,有少量腺胞坏死及小灶脂肪坏死,血管无变化。胰腺坏死多发于外周,也可累及整个胰腺。肉眼见胰腺肿大,灶状或弥漫性胰腺间质性坏死,呈红色或灰褐色,有新鲜出血灶,分叶结构消失,质地松,胰腺内及胰腺周围等处有较大范围的脂肪坏死和钙化灶,合并感染可并发脓肿、胰腺假性囊肿和形成胰瘘。

三、临床表现

(一)病史与症状

1. **病史** 多有胆道疾病、大量饮酒和暴食等病史及诱因。

2. **症状**

(1)腹痛 是 AP 的主要症状,多突发上腹或左上腹持续、剧烈或刀割样疼痛,上腹腰部有束带感,常在饱餐或饮酒后发生,伴阵发性加剧,可波及脐周或全腹,常向左肩或两侧腰背部放射。

(2)腹胀 与腹痛同时存在预示病情较重,进一步加重可出现腹内压增高,严重时引起器官功能障碍,导致腹腔间室综合征,见于重症 AP。

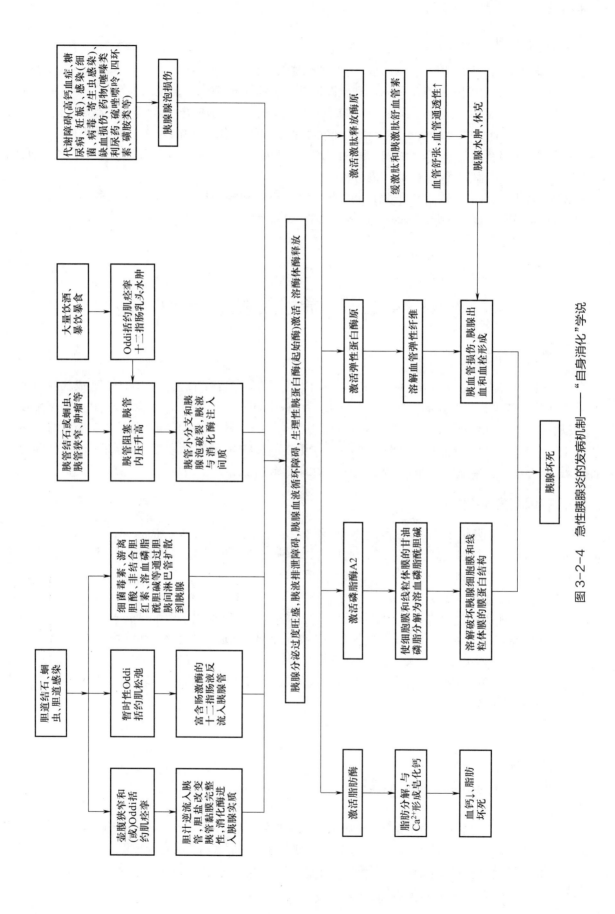

图 3-2-4 急性胰腺炎的发病机制——"自身消化"学说

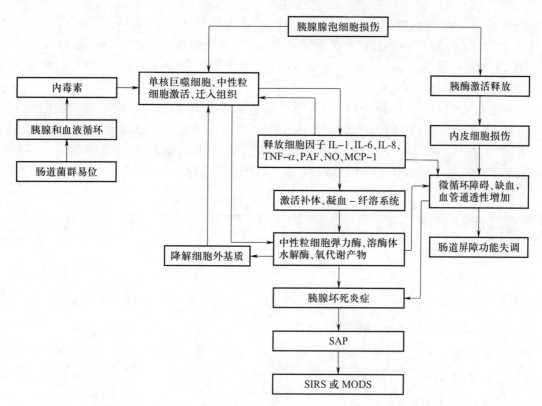

图 3-2-5 重症急性胰腺炎的发病机制——"第二次打击"学说

（3）恶心、呕吐 多在起病时出现,呕吐物多为胃内容物及胆汁,呕吐后腹痛并不缓解,后期由于麻痹性肠梗阻引起,呕吐物为粪便。

（4）发热 多为 38~39℃,一般持续 3~5 d,重症者发高热,持续时间长,伴有腹腔感染时呈弛张热。

（5）黄疸 约 20% 的患者于病后 1~2 d 出现不同程度的黄疸,程度较轻,提示有胆道梗阻存在。

（6）休克 多见于重症 AP,由于腹腔、腹膜后大量渗液出血,肠麻痹,肠腔内积液,呕吐致体液丧失,引起低血容量性休克。

（7）多器官功能衰竭 可有呼吸衰竭、心力衰竭、肾衰竭的表现,多见于重症 AP。

（8）水、电解质紊乱和酸碱平衡失调 轻症患者有不同程度的脱水,呕吐频繁者可有代谢性碱中毒。重症者更明显。

（二）体格检查

1. 腹部压痛及腹肌紧张 范围在上腹或左上腹部,轻症者腹部体征往往与主诉腹痛程度不相称,多数上腹有压痛,而腹肌紧张和反跳痛不明显。重症者压痛、反跳痛及肌紧张明显,范围较广。

2. 腹胀 重症 AP 因腹膜后出血刺激内脏神经引起麻痹性肠梗阻,使腹胀明显,肠鸣音消失。渗出液多时有移动性浊音,腹腔穿刺可抽出血性液体。

3. 皮肤瘀斑 部分重症 AP 患者两侧胁腹皮肤出现灰紫色瘀斑（Grey-Turner 征）或脐周皮肤出现蓝紫色瘀斑（Cullen 征）。这是胰酶穿过腹膜、肌层进入皮下,引起脂肪坏死所致。

4. 腹部包块 部分重症 AP 由于炎症包裹粘连,渗出物积聚在小网膜囊,或脓肿形成,或发生假性胰腺囊肿,在上腹部可扪及界限不清的压痛性包块。

（三）辅助检查

在 AP 中,淀粉酶、脂肪酶、弹性酶和胰蛋白酶同时被释放到血液中。血清淀粉酶水平通常在 6~24 h 内升高,48 h 达到峰值,3~7 d 内降至正常。脂肪酶在 4~8 h 内上升,24 h 达到峰值,8~14 d 内下降到正常。血清脂肪酶是比血清淀粉酶更可靠的 AP 诊断生物学标志物。

血清三酰甘油,如果其值为 >11.3 mmol/L(>1 000 mg/dL),考虑高脂血症是 AP 的病因。

C 反应蛋白(CRP)是疾病严重性评估的重要指标,其他还包括尿素氮(blood urea nitrogen,BUN)>7.14 mmol/L、血细胞比容(hematocrit,HCT)升高 >44% 等。降钙素原(procalcitonin,PCT)是检测胰腺感染最敏感的指标。

CT 可为诊断 AP 提供很好的证据,在鉴别诊断方面要优于超声。首次增强 CT 评估的最佳时间为发病后 72~96 h。改良的 CT 严重指数(modified CT severity index,MCTSI)评分有助于评估 AP 严重程度(表 3-2-4)。对于病因不明的患者,应考虑使用磁共振胰胆管成像(magnetic resonance cholangiopancreatography,MRCP)或超声内镜检查隐匿性胆总管结石。

表 3-2-4   MCTSI 评分

特征	评分
胰腺炎症反应	
正常胰腺	0
胰腺和(或)胰周炎性改变	2
胰腺或胰周液体聚集或胰周脂肪坏死	4
胰腺坏死	
无胰腺坏死	0
坏死范围 ≤30%	2
坏死范围 >30%	4
胰腺外并发症包括胸腔积液、腹水、血管或胃肠道受累	2

四、诊断与鉴别诊断

(一)诊断

AP 的诊断标准见图 3-2-6。

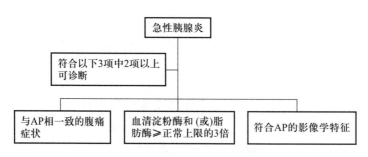

图 3-2-6   急性胰腺炎的诊断标准

(二)鉴别诊断

1. **急性胆囊炎与胆石症**   严重的右上腹疼痛,可放射到右肩胛区;在进食大量和(或)高脂肪食物后疼痛可能会加重。血清淀粉酶和脂肪酶水平在参考范围内或仅轻度升高。诊断依据:胆红素水平升高,且以结合胆红素为主,腹部超声或 CT、MRI 检查提示胆囊增大、胆总管增宽,可见结石影像。

2. **消化性溃疡及穿孔**   消化不良,胃灼热,腹胀,餐后 2~3 h 的恶心和(或)呕吐,上腹部疼痛。如突然剧烈的腹痛,触诊时患者可出现板状腹、不自主肌紧张和明显的弥漫性反跳痛伴低血压、呼吸急促、心动过速、发热等,血清淀粉酶和脂肪酶水平可能升高。诊断依据:腹部 X 线、CT 显示腹腔游离气体。

3. 缺血性肠病　弥漫性腹痛,腹胀,伴恶心、呕吐,淀粉酶升高或有腹泻或便血。诊断依据:无肠管坏死时可仅表现为脐周压痛,有腹膜炎表现,肠鸣音消失,白细胞计数升高,腹部增强 CT 可见肠系膜血管造影剂充盈缺损,可有肠壁水肿、肠坏死表现。

4. 肠梗阻　间断的腹部绞痛,腹胀,伴恶心、呕吐,无排气、排便。诊断依据:腹部 X 线检查可见气液平。

5. 急性冠脉综合征　剧烈而持续的上腹部疼痛,偶有消化不良导致上腹部不适伴乏力、出汗、恶心、呕吐、呼吸困难等。诊断依据:心电图 ST-T 改变,心脏生物标志物水平(如肌钙蛋白 I 水平)升高。

(三) 危险分层

大多数评分是基于患者的临床特征、实验室参数或影像特征,并在入院时或 48 h 内进行评估。包括:Ranson 标准(1974)、Glasgow-Imrie 评分(1978)、急性生理和慢性健康评估Ⅱ(acute physiology and chronic health evaluation Ⅱ,APACHE Ⅱ)、简化急性生理评分Ⅱ(simplified acute physiology score Ⅱ,SAPS Ⅱ)(1984)、脓毒症相关性器官功能衰竭评价(sepsis-related organ failure assessment,SOFA)、CT 严重程度指数(CT severity index,CTSI)、AP 床旁严重程度指数(bedside index for severity in acute pancreatitis,BISAP)评分(2008)及日本 AP 严重程度评分。没有"金标准"来预测严重 AP 的预后。现在多用 BISAP:入院 24 h 内对 AP 患者进行 BIASP 评分,当 BISAP 评分 <2 分时,病死率 <1%;当 2、3、4、5 分时,病死率分别为 1.6%、3.6%、7.4%、9.5%。BISAP 评分最突出的优点是简便易行,且能够预测严重程度、死亡和器官衰竭(表 3-2-5)。

表 3-2-5　BISAP 评分

符合以下每项标准评 1 分		符合以下每项标准评 1 分	
血尿素氮 >8.9 mmol/L	1 分	年龄 >60 岁	1 分
精神异常	1 分	影像检查提示胸腔积液	1 分
存在 SIRS≥2	1 分		

注:SIRS,全身炎症反应综合征。

(四) 分型

根据国际胰腺病协会 2012 年发布的《亚特兰大分类标准(修订版)》,将 AP 分为轻、中、重三型。

1. 轻症 AP　AP 不伴有器官功能衰竭或局部并发症或全身并发症。

2. 中度 AP　AP 伴有短暂器官功能衰竭(48 h 以内)或局部并发症或全身并发症。

3. 重症 AP　AP 伴有持续器官功能衰竭(>48 h)。

(五) 局部并发症

1. 急性胰周液体积聚　为均匀的没有壁的胰腺周围液体积聚,被正常的解剖平面所限制,通常会自发消退;如果持续 4~6 周,就可能演变成具有清晰壁的假性囊肿。

2. 胰腺假性囊肿　是一种周围有清晰壁的液体聚集物,不含固体物质;通常发生在 AP 后 4 周以上。假性囊肿通常表现为薄壁(1~2 mm)、圆形或椭圆形的囊性病变,密度 <20 HU。随着时间的推移,壁会发生钙化。

3. 急性坏死物积聚　胰腺和胰腺周围组织急性坏死,无明确的组织壁。常出现在发病后 2~3 周,影像上显示固体或半固体(部分液化)。

4. 包裹性坏死　发病约 4 周后,囊性边缘出现脂肪坏死病灶,形状不规则,不仅可延伸至胰周组织和结肠系膜,还可延伸至结肠旁沟。内部有液体、坏死物质和脂肪组织的混合物,使得 CT 值水平高于水的 CT 值,而且在很多情况下不均匀,这是区别坏死物积聚与包裹性坏死的重要特点。

五、急诊处置

(一) 饮食

轻型在 24 h 内禁食。腹痛缓解可进少量流食。

（二）液体复苏

早期液体复苏可优化组织灌注目标，而无需等待血流动力学恶化。等渗晶体溶液是首选的液体。对于急性胰腺炎早期休克或伴有脱水的患者，建议进行短时间快速液体复苏（150~600 mL/h，取决于休克和脱水水平）。对无脱水的患者应密切监测，并给予适当的输液（130~150 mL/h）。前 12~24 h 早期积极的静脉补液是最有益的。可每隔 4~6 h 评估 AP 患者是否达到了以下复苏目标：①中心静脉压（CVP）8~12 mmHg；②平均动脉压≥65 mmHg；③每小时尿量≥0.5 mL/kg；④中心静脉或混合静脉血氧饱和度≥70%。然后应尽量减少液体，不追求一定达到复苏目标。应以血细胞比容、血尿素氮、肌酐和乳酸水平监测血容量和组织灌注，以确定输液速度。

（三）疼痛管理

疼痛是 AP 的主要症状，AP 患者应在入院后 24 h 内接受某种形式的止痛，以避免影响患者的生活质量。

（四）抗生素的使用

AP 患者预防性使用抗生素与病死率或发病率的显著降低无关。因此，不推荐所有 AP 患者常规预防性使用抗生素。急性胆管炎或经证实的胰腺外感染患者应使用抗生素，对于出现脓毒症迹象或从感染性坏死灶中穿刺培养细菌阳性的患者，必须及时使用抗生素。AP 继发感染时间的高峰在发生 AP 后的第 2~4 周，PCT 是 AP 严重程度和发生感染的有效预测因子。CT 扫描时，胰腺及周围组织气泡可视为感染的证据。病原菌多为胃肠道革兰氏阴性菌（大肠埃希菌、变形杆菌、肺炎克雷伯菌）。革兰氏阳性细菌（金黄色葡萄球菌、粪链球菌、肠球菌）、厌氧菌也常可见，偶尔也可发现真菌。抗菌谱应包括需氧、厌氧革兰氏阴性和革兰氏阳性菌。第三代头孢菌素对胰腺组织有中度渗透作用，对革兰氏阴性菌有效，可覆盖胰腺感染中大多数革兰氏阴性菌的最低抑菌浓度（minimum inhibitory concentration，MIC）。哌拉西林 / 他唑巴坦对革兰氏阳性菌和厌氧菌有效。喹诺酮类药物（环丙沙星和莫西沙星）和碳青霉烯类药物都显示出良好的胰腺组织渗透性，可以覆盖厌氧菌。

（五）营养支持

肠内喂养可以维持肠道黏膜的屏障，防止引起胰腺坏死的细菌移位。在能够耐受的情况下应早期经口进食，而非嘱患者禁食。如果不能耐受经口饮食，应在入院后 72 h 内尽早开始肠内营养（enteral nutrition，EN）治疗，以防止肠衰竭和感染性并发症，尽量避免全肠外营养（total parenteral nutrition，TPN）。如果 AP 患者需要 EN，通过鼻 - 胃管给予。在消化不耐受的情况下，最好通过鼻 - 空肠管给予。连续胃管喂养比一次性喂养效果更好。要素饮食和整蛋白饮食对胰腺炎患者都有良好的耐受性。用增强免疫力的成分（精氨酸、谷氨酰胺、核苷酸和 ω-3 脂肪酸）。如果肠内途径不能完全耐受，则应考虑部分肠外营养以达到热量和蛋白质的需求。对于正在考虑直接从急诊科出院的轻症患者，提供口服营养液，以确保患者能够在家中用流食。

（六）重症监护

重症 AP 患者需要紧急转到 ICU。而短暂性器官衰竭的患者不必转入 ICU，但仍需要密切监测。

AP 发生急性肺损伤给予鼻导管或面罩吸氧纠正呼吸困难无效时，可行机械通气，无创和有创呼吸机均可使用。在机械通气时，要采用肺保护通气策略。AP 急性肾损伤在充分液体复苏后或出现腹腔间室综合征（abdominal compartment syndrome，ACS）时，可采取持续血液滤过 / 血液透析滤过。

（七）腹腔间室综合征（ACS）的管理

腹内高压（intra-abdominal hypertension，IAH）定义为腹内压（intra-abdominal pressure，IAP）>12 mmHg（>16 cm H_2O，1 cmH_2O=0.098 kPa）持续或反复升高。在重症 AP 中，腹内高压与炎症引起腹膜后水肿、液体聚集、腹水和肠梗阻有关，部分是药物干预特别是积极的液体复苏所致。ACS 的定义是持续 IAP>20 mmHg（>27 cmH_2O）并伴有器官功能衰竭。对于有大量输液、重症 AP 合并肾和呼吸系统并发症以及 CT 发现大量腹水的病例，建议常规测量 IAP，IAP 可以通过膀胱导管测量和监测。ACS 的出现会增加此类病例的病死率。IAP≥12 mmHg 持续或复发时，应及时控制腹腔压力，包括限制输液、适度镇静、胃肠减压、抽腹水、改善腹壁顺应性及循环管理。目标为控制 IAP≤15 mmHg。IAP>20 mmHg 且保守治疗对患者无效时,考虑手术减压。

(八) 局部并发症的处理

局部并发症的处理需要外科、介入科等多学科介入。

六、注意事项

1. 腹痛伴淀粉酶升高并不都是 AP,要注意区别淀粉酶升高的其他急腹症。

2. 重症 AP 病死率高,要注意识别并做好 AP 的危险分层,只有将 AP 的治疗关卡前移,及时给予精细化、规范化治疗,才能降低 AP 的后期手术率、住院病死率,减少住院时间。

3. AP 治疗方法多以内科保守为主,是液体、营养治疗及介入放射学和内镜治疗结合的综合治理。

4. 有并发症者一定要多学科介入。

（李春盛）

▶▶▶ 第三节　急性腹膜炎 ◀◀◀

一、概述

急性腹膜炎(acute peritonitis)是腹膜的壁层和(或)脏层因各种原因受到刺激或损害而发生的急性炎性反应,是常见的急腹症。根据原因不同分为原发性腹膜炎和继发性腹膜炎;根据合并细菌感染与否分为细菌性和非细菌性腹膜炎;根据炎症波及范围分为弥漫性腹膜炎和局限性腹膜炎。急性腹膜炎的典型临床表现为:腹部压痛、腹肌紧张、反跳痛,常以腹痛首诊,伴恶心、呕吐、发热等。急性腹膜炎常病情危重,复杂多变,重者致感染性休克,病死率 5%~10%,发生在肝硬化腹水基础上的原发性腹膜炎病死率高达40%。小儿、老年人及伴心、肺、肾疾病者预后差。

急性腹膜炎绝大多数是继发性,本节主要讨论继发性腹膜炎。

二、病因与发病机制

(一) 病因

1. 炎症和感染

(1) 肠道　急性阑尾炎、梅克尔憩室、结肠憩室炎、坏死性肠炎、急性克罗恩病等。

(2) 其他器官　急性胆囊炎、急性胰腺炎、肝脓肿、急性输卵管炎等。

2. 消化道急性穿孔

(1) 胃、十二指肠溃疡急性穿孔。

(2) 恶性肿瘤穿孔,如胃癌、结肠癌穿孔等。

(3) 坏疽性胆囊炎。

(4) 蛔虫肠穿孔。

3. 绞窄性肠梗阻　肠扭转、闭袢型肠梗阻等。

4. 血管闭塞性疾病　肠系膜血管栓塞、缺血性结肠炎、脾梗死等。

5. 腹腔内出血　脾或脾动脉瘤破裂、肝癌破裂、转移性肿瘤破裂、异位妊娠破裂等。

6. 外伤　腹壁穿透性损伤、腹壁闭合性损伤等。

7. 医源性　胃肠道吻合口漏、胆漏、胰漏、术后近期腹腔内渗血或出血等。

(二) 发病机制

急性腹膜炎的病理变化为充血、水肿。腹腔渗出液中含大量白细胞、巨噬细胞、生物活性物质、细胞因子、纤维蛋白原。随着白细胞的不断死亡、腹膜及内脏浆膜面间皮细胞的损伤和脱落、纤维蛋白的沉积和凝聚,渗出液由清亮而变得混浊,形成脓液和腹膜粘连的基础。

腹膜和高渗液体接触后,每小时渗出量达 300~500 mL;腹膜水肿增厚 1 mm,截留液体即达 1.5 L,加之呕吐等因素致弥漫性腹膜炎患者出现脱水和低血容量性休克。腹膜下层组织含大量巨噬细胞、淋巴细胞、肥大细胞等,将细菌感染产物、碎屑吞噬后与毒素进入淋巴管流入胸导管,使感染向全身扩散,患者亦可出现感染性休克。

三、临床表现

(一) 症状

1. 持续性腹痛　急性阑尾炎合并腹膜炎则比原发病所致腹痛加剧,腹痛以原发病灶部位最剧烈。溃疡病急性穿孔后胃液大量溢出,残存胃液减少,穿孔封闭,胃液被稀释等因素使剧痛暂时减轻,合并感染后腹痛再次加剧。绞窄性肠梗阻疼痛剧烈且呈持续性,可掩盖腹膜炎所致疼痛。老年衰弱的患者,因反应较差,腹痛表现也常不很严重。

2. 消化道症状　反射性恶心和呕吐,因感染中毒反应或继发麻痹性肠梗阻症状加重;肠蠕动减弱而无排气排便。盆腔腹膜炎或直肠受渗液或脓液的刺激有里急后重感。

(二) 体格检查

1. 一般情况　急性病容,发热。随渗出物被吸收或合并感染则体温逐渐上升;感染灶继发的腹膜炎,体温则在原高水平继续攀高;弥漫性腹膜炎晚期呈感染性休克表现。

2. 腹部体征　腹式呼吸减弱或消失。溃疡病急性穿孔则腹肌强直,肝浊音界缩小或消失。弥漫性腹膜炎全腹压痛、肌紧张。化学性腹膜炎呈板状腹,以原发病灶部位的压痛和肌紧张更显著。腹腔渗液多时移动性浊音阳性。肠淤胀时叩诊呈鼓音。

3. 直肠指检　腹膜炎局限在下腹时应做直肠指检,以判断原发病灶的部位和妇科情况。

(三) 辅助检查

白细胞计数常在 $14 \times 10^9/L$ 以上。危重症白细胞计数可以不升高。诊断性腹腔穿刺对诊断价值重大:穿刺液呈黄色混浊液体无臭味,提示上消化道穿孔;灰白色混浊液体非常臭,提示下消化道穿孔;血性液体无味或有腥臭,提示绞窄性肠梗阻渗出液;胆汁样液则为胆囊穿孔或胆漏;淡血性无臭且淀粉酶高,提示急性胰腺炎;不凝鲜血,提示腹腔内活动性出血。

影像学检查:腹部立位 X 线平片见膈下游离气体,是消化道穿孔特有表现;广泛肠管充气、扩张,肠间隙增宽,腹膜外脂肪线模糊,均支持急性腹膜炎的诊断;孤立扩张的肠管需警惕肠扭转或闭袢型肠梗阻。B 超不仅能发现胆囊、胆管、胰腺、肝、脾等器官病变,还能鉴别阑尾炎、腹腔肿物和脓肿等,必要时可做 CT 检查。选择性血管造影可用于肠系膜血管闭塞症或腹腔内不明原因出血而无明显感染者。

四、诊断与鉴别诊断

(一) 诊断

急性腹痛、腹部体征、白细胞计数升高可确诊腹膜炎。实验室检查可提供诊断依据。

(二) 鉴别诊断

1. 内科情况

(1) 全身性疾病　尿毒症、糖尿病酮症酸中毒致胃轻瘫、急性白血病、脊髓结核危象等可出现急性腹痛。

(2) 内科急腹症　腹型紫癜、急性肠系膜淋巴结炎。

(3) 内科肠道疾病　如伤寒、肠结核、溃疡性结肠炎、非特异性小肠炎等。

2. 原发性腹膜炎　参阅附:原发性腹膜炎。

3. 腹膜后血肿或感染　腹痛、腹膜刺激征及腹胀还可见于脊柱或骨盆骨折、肾创伤等并发腹膜后血肿,肾周感染、腹膜后阑尾炎等腹膜后感染,化脓性淋巴结炎以及血肿继发感染等。

五、急诊处置

(一)一般治疗

1. 静脉输液　继发性腹膜炎因腹腔大量液体渗出,呕吐,多数患者有严重的脱水,需静脉补液,纠正水、电解质紊乱及酸碱平衡失调,严密记录尿量,积极治疗休克,必要时输注血制品。

2. 禁食,胃肠减压　不仅可缓解肠淤胀,而且可减少或抑制消化液溢出,起到治疗作用。

3. 抗生素的应用　用于治疗腹腔内感染和预防化学性腹膜炎继发感染;感染重者给予头孢菌素类抗生素,包括一代的头孢唑林,二代的头孢呋辛,相当于二代的头孢西丁,三代的头孢曲松、头孢噻肟、头孢哌酮等,喹诺酮类也可使用。必要时应用添加 β- 内酰胺酶抑制剂的头孢菌素,如头孢哌酮 / 舒巴坦,以及硫霉素类等抗菌谱更广、作用更强的抗生素。同时给予甲硝唑覆盖厌氧菌混合感染。根据药物敏感试验结果及时调整抗生素。

(二)手术治疗

多数急性腹膜炎患者需急诊手术治疗。对原发病灶诊断不明,或不能排除腹腔器官坏死和穿孔,感染情况严重者,应行开腹探查;感染性休克时,在充分准备后应急诊手术去除感染灶,清洗腹腔以减少毒素吸收,手术时机不一定等到情况完全平稳;部分诊断明确者,如空腹状态下的溃疡病急性穿孔,腹膜炎较局限,腹痛有减轻趋势,可暂不手术;急性坏死性胰腺炎无合并感染的证据,暂不手术。总之,急诊手术时机应视患者的具体情况而定。

六、注意事项

严重的弥漫性腹膜炎病死率高达 20% 以上。衰弱的老年患者腹痛常不严重,对于病因不明的老年重症感染患者,应想到有腹膜炎的可能,应积极完善检查,查找病因。对于腹痛、有腹膜炎表现的育龄期妇女,应高度警惕异位妊娠破裂出血。近期多死于多器官功能障碍综合征。少数因腹腔残余感染,特别是膈下脓肿或多发脓肿,拖延时日,远期死于慢性消耗和衰竭。部分患者因渗出液中的纤维蛋白形成肠管粘连或粘连带,造成急性肠梗阻或慢性不全性肠梗阻。

附:原发性腹膜炎

一、概述

原发性腹膜炎又称自发性腹膜炎,指腹腔内无原发疾病或无感染灶而发生的细菌性腹膜炎,多见于 3~9 岁患有严重慢性病的儿童,女童偏多,成年人少见。

二、病因与发病机制

严重慢性病患者多体质衰弱、营养不良、免疫功能低下。慢性肾疾病、肝硬化合并腹水、系统性红斑狼疮的患者发病率高,也见于脾切除后的儿童。病原菌多为溶血性链球菌或肺炎链球菌,少数为大肠埃希菌、克雷伯杆菌和淋球菌,感染途径多为血行,也可来自经细菌移位或生殖系统感染后淋巴侵入,腹膜透析也可是感染的原因。原发性腹膜炎多为弥漫性。

三、临床表现

本病发病前可有上呼吸道感染的表现。腹痛开始部位不定,很快蔓延至全腹,伴恶心、呕吐、腹胀。可出现膀胱和直肠刺激征。有全身感染中毒症状:体温升高、脉搏快、呼吸浅快等。脱水征:眼球凹陷、皮肤弹性消失等。腹部广泛压痛、肌紧张和反跳痛(可因体质衰弱致腹部体征与全身感染情况不符)。肠鸣音减弱或消失,移动性浊音可阳性,重症可有感染性休克的表现。

四、诊断与鉴别诊断

对于易患原发性腹膜炎的高危患者,如晚期肾疾病、肝硬化合并腹水、脾切除术后的儿童,近期有上呼吸道感染者出现急性腹痛和腹膜炎体征,应想到原发性腹膜炎的可能。对儿童需注意与急性阑尾炎鉴别。女性患者应做妇科检查以了解有无生殖系统感染。

原发性腹膜炎腹水的特点为:混浊无臭味,镜检见大量白细胞,涂片革兰氏染色为阳性。未能找到细菌并不能排除原发性腹膜炎的可能,应结合患者的发病情况全面考虑。

五、急诊处置

静脉给予抗生素是主要治疗方法,选用广谱抗生素尤其是对革兰氏阳性球菌有效者,如第二代头孢菌素头孢呋辛,第三代的头孢曲松、头孢噻肟、头孢哌酮等。予营养支持,加强器官保护。腹水征显著者可穿刺放出适量腹水,注入庆大霉素等抗生素,间隔 1~2 d 重复进行。

非手术治疗无效,腹膜炎加重或诊断上不能排除继发性腹膜炎,则应及时剖腹探查。术中未找到原发病灶,而腹膜有广泛炎症则仅做腹腔引流,在双侧下腹部放入双套管引流效果较好,术后半卧位利于引流。取渗出液做细菌培养和药物敏感试验以便选用有效抗生素。

(裴红红)

▶▶▶ 第四节 急性阑尾炎 ◀◀◀

一、概述

急性阑尾炎(acute appendicitis)是最常见的急腹症,发病率约为 1:1 000,各年龄段及妊娠期均可发病,但以青年最为多,男女比值为 2:1~3:1。

二、病因与发病机制

阑尾易发生急性炎症是由其解剖特点决定的。阑尾是一个细长的盲管结构,发生梗阻时其腔内微生物易导致感染。阑尾动脉是终末动脉,血运障碍时易发生阑尾坏死。

1. **阑尾管腔梗阻** 原因有:①粪石或粪块;②寄生虫;③阑尾扭曲;④既往阑尾炎后肠壁纤维化使阑尾腔变小、阑尾蠕动变慢;⑤阑尾开口附近的病变;⑥阑尾黏膜下淋巴组织肿大。

2. **细菌入侵** 革兰氏阴性杆菌及厌氧菌繁殖。

3. **胃肠道疾病影响** 胃肠道功能障碍(如腹泻、便秘等)引起内脏神经反射,导致阑尾肌肉和血管痉挛激发感染。

4. **饮食习惯、遗传因素和胃肠道功能障碍等** 多纤维素饮食的地区发病率低。阑尾先天性畸形,如阑尾过长、过度扭曲、管腔细小、血运不佳等都是易发生急性炎症的条件。

三、临床表现

多数阑尾炎患者有比较典型的临床表现,即转移性腹痛,右下腹压痛、反跳痛等。

(一) 症状

1. **局部症状** 腹痛是最常见的首发症状,多起于脐周和上腹部,6~8 h 后转移并固定在右下腹,呈持续性加重,70%~80% 急性阑尾炎具有这种典型的转移性腹痛特点。

2. **胃肠道症状** 恶心、呕吐常很早发生,但程度较轻;盆位阑尾炎时炎症刺激直肠和膀胱,可引起里急后重和排尿疼痛等症状；弥漫性腹膜炎时可致麻痹性肠梗阻。

3. 全身症状 早期乏力、头痛等；炎症加重时出现寒战、发热、汗出、口渴、脉速等全身感染中毒症状。阑尾穿孔或门静脉炎时可出现畏寒、高热或轻度黄疸。

（二）体格检查

1. 压痛 典型的压痛局限于麦氏点（阑尾点）或其附近。

2. 腹膜刺激征 腹肌紧张、反跳痛和肠鸣音减弱或消失等，提示阑尾炎已发展到化脓、坏疽或穿孔的阶段。

3. 右下腹包块 应考虑阑尾周围脓肿可能。

4. 发炎的阑尾黏附于腰大肌或闭孔肌时可出现以下表现。

（1）结肠充气试验（Rovsing 征）阳性 深压患者左下腹部降结肠处，患者感到阑尾部疼痛。

（2）腰大肌试验阳性 患者左侧卧，右腿伸直并过度后伸时阑尾部出现疼痛。

（3）闭孔内肌试验阳性 患者屈右髋右膝并内旋时感到阑尾部疼痛。

（4）肠内触痛 直肠指诊时按压右前壁有疼痛。

5. 其他 右下腹皮肤感觉过敏，右睾丸向上提缩。

（三）辅助检查

1. 实验室检查 白细胞升高，年老体弱或免疫缺陷者，白细胞不升反降。病程中已升高的白细胞突降，可能是脓毒症的表现。阑尾远端炎症与输尿管或膀胱相粘连时尿中也可出现少量红、白细胞。

2. 影像学检查

（1）B 超的典型声像 低回声管状结构，较僵硬，横切面呈同心圆，直径 >7 mm。

（2）腹部 X 线片 急性阑尾炎并发穿孔或弥漫性腹膜炎时，腹部 X 线片可有相应变化。穿孔所致气腹、横结肠扩张等有助于诊断，但特异性差；右下腹软组织块影，由周围充气肠曲衬托，边缘较清晰；右下腹盲肠和末端回肠部位肠腔积气和液气平面。

（3）CT 和 MRI 用于发现阑尾炎并发周围脓肿。螺旋 CT 和 MRI 诊断价值优于普通 CT。

（4）腹腔镜检查 急性阑尾炎临床表现不典型时，既不能等待观察以致延误病情，又不能盲目手术误切正常阑尾，可采用腹腔镜检查获得确切诊断。

四、诊断与鉴别诊断

（一）诊断

典型的急性阑尾炎可依转移性右下腹痛或右下腹痛、阑尾部压痛和白细胞升高来确诊。临床表现不典型的患者尚需借助其他手段来明确诊断，妊娠合并急性阑尾炎易误诊。

（二）鉴别诊断

1. 外科疾病

（1）胃、十二指肠溃疡急性穿孔 急性穿孔前常有明显溃疡病史，临床表现与全身情况均较阑尾炎严重，X 线平片发现气腹。

（2）急性胆囊炎 当胆囊肿胀下垂至右下腹，其腹痛和反跳痛可出现于右下腹，易与急性阑尾炎混淆。但腹痛以右上腹为主，常扪及肿大有压痛的胆囊，Murphy 征阳性。

（3）右侧输尿管结石 以腰部酸痛或绞痛为主，可有向会阴部放射痛，右肾区叩击痛(+)，肉眼或镜检尿液有大量红细胞，B 超检查和肾、输尿管、膀胱 X 线平片(KUB)可确诊。

2. 内科疾病

（1）急性胃肠炎 呕吐、腹泻突出，多有不洁进食史，无转移性右下腹痛和该处压痛。

（2）急性肠系膜淋巴结炎 多见于儿童上呼吸道感染后，腹痛位置可随体位变更。

（3）梅克尔憩室炎 压痛点在阑尾点内侧，1/3 梅克尔憩室患者可有黑便史。

（4）局限性回肠炎 阵发性绞痛和可触及条状肿胀肠袢。

（5）心胸疾病　右侧胸膜炎、右下肺炎和心包炎等可有反射性右侧腹痛,甚至右侧腹肌反射性紧张等。

（6）其他　如过敏性紫癜、铅中毒等可有腹痛,但腹软无压痛。

3. 妇科疾病

（1）异位妊娠　育龄妇女,有停经史,有急性失血的症状和腹腔内出血的体征。

（2）卵巢囊肿扭转　有显著腹痛和腹部肿块。

（3）急性盆腔炎、附件炎、卵巢滤泡或黄体破裂等　常有脓性白带和盆腔压痛,伴腰痛。

五、急诊处置

（一）非手术治疗

1. 适应证　①全身情况差或客观条件不允许,如合并严重心、肺功能障碍时,即使急性阑尾炎诊断明确且有手术指征,可非手术治疗严密观察病情变化;②急性阑尾炎已被延误诊断 >48 h,形成炎性肿块,采用非手术治疗促进肿块吸收,择期切除阑尾;③炎性肿块转成脓肿时应先行脓肿切开引流,择期阑尾手术。

2. 方法　卧床、禁食、静脉补充水、电解质和热量,应用抗生素及对症处理等。阑尾炎多数属混合感染。治疗上常选择青霉素或头孢菌素类抗生素,同时联合甲硝唑或替硝唑治疗厌氧菌感染,如脓毒症明显可考虑应用含 β– 内酰胺酶抑制剂的头孢菌素或碳青霉烯类抗生素。

（二）手术治疗

绝大多数急性阑尾炎诊断明确后应早期手术治疗。

1. 急性单纯性阑尾炎,患者一般状况良好,行阑尾切除,切口一期缝合。

2. 并发局限性腹膜炎尚未形成脓肿,切除阑尾;已形成脓肿可先脓肿引流,待炎症消退、局部愈合后再择期手术。

3. 并发弥漫性腹膜炎时应改善患者情况争取及早手术。不仅要切除阑尾,更应吸尽腹腔内的脓液,去除脓性纤维组织,大量盐水冲洗腹腔,乃至腹腔内抗感染及放置引流等。

4. 急性阑尾炎形成炎性肿块经非手术治疗控制,以及阑尾脓肿行引流术后存留之阑尾,一般需等3~6 个月可择期手术切除阑尾。

5. 妊娠期急性阑尾炎尽早切除阑尾,切口偏高,尽量不用引流管以减少对子宫刺激,建议进行腹腔镜治疗。

（裴红红）

▶▶▶　第五节　急性肠梗阻　◀◀◀

一、概述

肠内容物不能正常运行、顺利通过肠道,称为肠梗阻(intestinal obstruction,ileus),是常见的急腹症之一。肠梗阻可造成患者全身病理生理紊乱及肠管解剖与功能上的变化,病情发展变化快,严重者可危及生命,梗阻发展到晚期即使得到解除,患者亦可能死亡,故肠梗阻是一种常见且严重的疾病。但如果对肠梗阻的性质能有正确认识,并能及时给予适当治疗,则无论近期还是远期疗效一般都比较好,大多可避免死亡。导致肠梗阻的病因各异,其病理变化和临床表现亦各不相同,临床上必须根据患者的具体情况进行不同处理。

根据梗阻发生的基本原因可以分为机械性肠梗阻、动力性肠梗阻、血运性肠梗阻。机械性肠梗阻是指由各种原因引起肠腔狭窄或不通,导致肠内容物不能通过,是临床上最常见的类型;动力性肠梗阻又分为麻痹性与痉挛性两类,是由于神经抑制或毒素刺激以致肠壁肌运动紊乱,使肠蠕动丧失或肠管痉挛,肠内容物不能正常运行,但无器质性肠腔狭窄;血运性肠梗阻是由于肠系膜血管栓塞或血栓形成,使肠管血运障碍,肠管失去蠕动能力,亦可归为动力性肠梗阻,但是它可迅速导致肠坏死,两者在处理上截然不同。

肠梗阻按肠壁血运有无障碍可分为单纯性肠梗阻和绞窄性肠梗阻。单纯性肠梗阻指仅有肠内容物通过受阻,而无肠管血运障碍;而绞窄性肠梗阻是因肠系膜血管或肠壁小血管受压、血管栓塞或血栓形成而使相应肠段血运障碍,引起肠坏死及肠穿孔。肠梗阻按梗阻部位可分为高位(空肠)肠梗阻、低位小肠(回肠)和结肠梗阻,后者因有回盲瓣的作用,瓣内容物只能从小肠进入结肠,而不能反流,故又称闭袢性肠梗阻。只要肠袢两端完全阻塞(如肠扭转),均属闭袢性肠梗阻。肠梗阻按梗阻程度可分为完全性和不完全性肠梗阻,根据肠梗阻病程发展快慢可分为急性和慢性肠梗阻,慢性不完全性肠梗阻是单纯性肠梗阻,急性完全性肠梗阻多为绞窄性。

上述分类在病程中是可以互相转化的。例如单纯性肠梗阻治疗不及时可发展为绞窄性肠梗阻;机械性肠梗阻如时间过久,梗阻以上的肠管由于过度扩张,可出现麻痹性肠梗阻的临床表现;慢性不完全性肠梗阻可因炎性水肿而变为完全性肠梗阻。

二、病因与发病机制

(一)病因

引起急性机械性肠梗阻的三种主要病因是粘连、腹外疝和肿瘤。粘连和腹外疝引起的肠梗阻多发生在小肠,而肿瘤引起的肠梗阻多在结肠,很少累及小肠。随着老年人口的增多,老年人肠梗阻日益增加,特别是急性肠缺血引起的肠梗阻,先出现肠系膜动脉缺血,而后发生肠梗阻症状,绞窄坏死肠段范围较广泛,不易诊断,病死率高。另外,主动脉夹层亦极易引起肠系膜动脉受压缺血,造成绞窄性肠梗阻。机械性肠梗阻、动力性肠梗阻、血运性肠梗阻的主要病因见图 3-2-7。

(二)发病机制

肠梗阻发生后,肠管内气体和液体积聚,以后的症状严重程度和并发症出现多少主要决定于肠腔内容量、细菌繁殖、肠管动力学和灌注等情况的变化,肠管局部和全身将会出现一系列复杂的病理生理变化。

1. 局部变化 机械性肠梗阻一旦发生,梗阻以上肠蠕动增加,肠腔因吞咽的空气、细菌发酵产生的有机气体和液体的积聚而膨胀。肠梗阻部位愈低,时间愈长,肠膨胀愈明显。梗阻以下肠管则瘪陷、空虚或仅存积少量粪便。扩张肠管和塌陷肠管交界处即为梗阻所在,这对术中寻找梗阻部位至为重要。肠腔压力不断升高,可使肠壁静脉回流受阻,肠壁充血水肿,液体外渗。同时肠壁充血水肿、通透性增加,肠壁上有出血点,并有血性渗出液渗入肠腔和腹腔,在闭袢性肠梗阻,肠内压可增加至更高点。肠内容物和大量细菌渗入腹腔,引起腹膜炎。最后,肠管可因缺血坏死而溃破穿孔(图 3-2-8)。

2. 全身变化 见图 3-2-9。

三、临床表现

(一)病史与症状

导致肠梗阻的病因较多,有不同的类型,在治疗前,应先明确梗阻的病因、类型与部位,以便确定治疗策略与方法。

1. 病史 详细的病史有助于病因的诊断。腹部手术史提示有粘连性肠梗阻的可能。腹股沟疝可引起绞窄性肠梗阻。腹部外伤可致麻痹性肠梗阻。慢性腹痛伴有低热并突发肠梗阻,可能是腹内慢性炎症(如结核)所致。近期有大便习惯改变,继而出现结肠梗阻症状的老年患者应考虑肿瘤。饱餐后运动或体力劳动时出现梗阻应考虑肠扭转。心血管疾病如心房颤动、瓣膜置换术后应考虑肠系膜血管栓塞。下腹疼痛伴有肠梗阻的女性患者应考虑有无盆腔附件病变等。

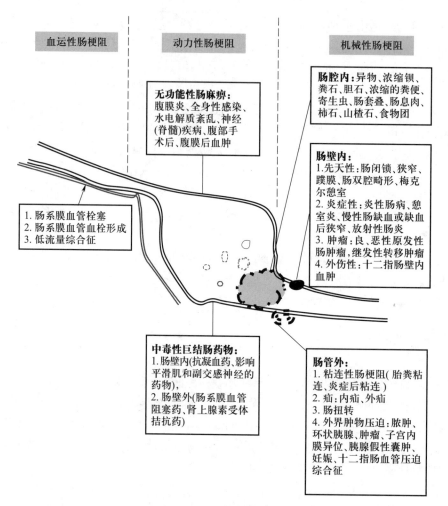

血运性肠梗阻　　**动力性肠梗阻**　　**机械性肠梗阻**

无功能性肠麻痹：
腹膜炎、全身性感染、水电解质素乱、神经(脊髓)疾病、腹部手术后、腹膜后血肿

肠腔内：异物、浓缩钡、粪石、胆石、浓缩的粪便、寄生虫、肠套叠、肠息肉、柿石、山楂石、食物团

1. 肠系膜血管栓塞
2. 肠系膜血管血栓形成
3. 低流量综合征

肠壁内：
1.先天性：肠闭锁、狭窄、蹼膜、肠双腔畸形、梅克尔憩室
2.炎症性：炎性肠病、憩室炎、慢性肠缺血或缺血后狭窄、放射性肠炎
3. 肿瘤：良、恶性原发性肠肿瘤、继发性转移肿瘤
4. 外伤性：十二指肠壁内血肿

中毒性巨结肠药物：
1.肠壁内(抗凝血药、影响平滑肌和副交感神经的药物)，
2.肠壁外(肠系膜血管阻塞药、肾上腺素受体拮抗药)

肠管外：
1. 粘连性肠梗阻(胎粪粘连、炎症后粘连)
2. 疝：内疝、外疝
3. 肠扭转
4. 外界肿物压迫：脓肿、环状胰腺、肿瘤、子宫内膜异位、胰腺假性囊肿、妊娠、十二指肠血管压迫综合征

图 3-2-7　机械性肠梗阻、动力性肠梗阻、血运性肠梗阻的主要病因

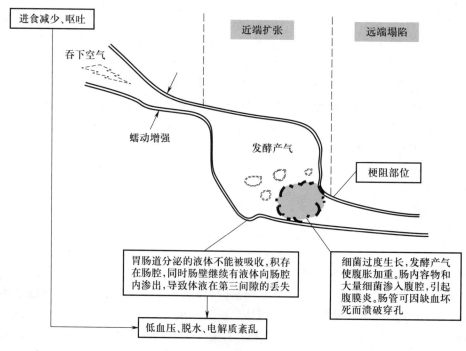

进食减少、呕吐　　　**近端扩张**　　**远端塌陷**

吞下空气

蠕动增强

发酵产气

梗阻部位

胃肠道分泌的液体不能被吸收，积存在肠腔，同时肠壁继续有液体向肠腔内渗出，导致体液在第三间隙的丢失

细菌过度生长，发酵产气使腹胀加重。肠内容物和大量细菌渗入腹腔，引起腹膜炎。肠管可因缺血坏死而溃破穿孔

低血压、脱水、电解质素乱

图 3-2-8　肠梗阻时的局部变化

144

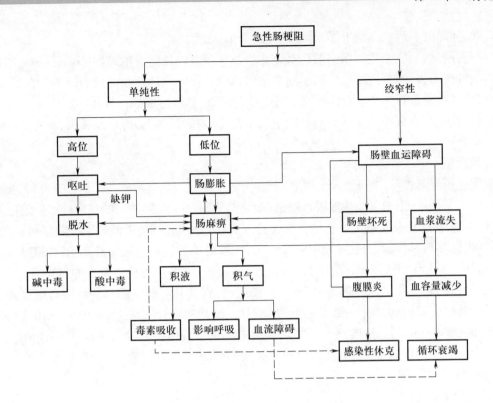

图 3-2-9 肠梗阻时的全身变化

2. 症状 不同原因导致的肠梗阻临床表现有所不同,但其共同点都是肠内容物通过受阻,因此其主要临床表现都是腹痛、呕吐、腹胀和停止排便排气。这些症状的出现与梗阻发生的急缓、部位的高低、肠腔堵塞的程度有关。

(1) 腹痛 是机械性肠梗阻最先出现的症状,是肠管内容物不能通过梗阻段的肠腔向下运行,引起肠管强烈蠕动所致,呈阵发性剧烈绞痛。在腹痛发作时,患者自觉有肠蠕动感,伴有肠鸣,有时还可出现移动性包块。腹痛可呈全腹性或仅局限在腹部一侧。在高位肠梗阻时,腹痛发作的同时可伴有呕吐。

单纯性小肠梗阻的腹痛是由轻逐渐加重,再由重减轻的过程。腹痛减轻可能是梗阻有所缓解,肠内容物可以向远端肠管运行,但也有可能是由于梗阻完全,肠管高度膨胀,腹腔内有炎性渗出或腹膜炎,肠管进入麻痹状态。这时,腹痛虽减轻,但全身症状加重,特别是脓毒症症状明显。

单纯性结肠梗阻的腹痛可以不明显,但在绞窄性或闭袢性肠梗阻时,也可有阵发性胀痛。

绞窄性肠梗阻由于有肠管缺血和肠系膜嵌闭,腹痛往往呈持续性并伴有阵发性加重,疼痛也较剧烈。绞窄性肠梗阻也常伴有休克及腹膜炎症状。

麻痹性肠梗阻的肠壁肌肉呈瘫痪状态,无收缩性蠕动,因此无阵发性腹痛,只有持续性胀痛不适;听诊肠鸣音减少或消失。

(2) 呕吐 是机械性肠梗阻的主要症状之一。高位小肠梗阻的呕吐出现较早,常在梗阻后短期内即发生;早期多为反射性呕吐,呕吐物为食物或胃液,其后为胃液、十二指肠液和胆汁。低位小肠梗阻的呕吐出现较晚,初期呕吐物为胃内容物,静止期较长,后期的呕吐物为积蓄在肠内的、经发酵和腐败呈粪样、带臭味的肠内容物。绞窄性肠梗阻的呕吐物为含有血液的咖啡色、棕色,偶有新鲜血液。在结肠梗阻时,少有呕吐的现象,如有呕吐,一般在晚期出现。麻痹性肠梗阻时,呕吐多呈溢出性。

(3) 腹胀 梗阻发生一段时间后出现,腹胀的程度与梗阻部位和严重程度有关。高位小肠梗阻时腹胀不明显,但有时可见胃型。低位小肠梗阻时则表现为全腹膨胀,常伴有肠型。麻痹性肠梗阻时全腹膨胀显著,但不伴有肠型。闭袢性肠梗阻可以出现局部膨胀,隆起不对称,叩诊呈鼓音。结肠梗阻时,如回盲瓣关闭良好,梗阻以上肠袢可呈闭袢,可出现腹周膨胀显著。

(4) 停止排便排气　完全性梗阻一般均有停止排便排气。在梗阻发生早期,由于肠蠕动增加,梗阻以下部位残留的气体和粪便仍可排出,所以早期少量的排气排便不能排除肠梗阻的诊断。在某些绞窄性肠梗阻如肠套叠、肠系膜血管栓塞或血栓形成,可自肛门排出血性液体或果酱样便。

(5) 全身性变化　在梗阻早期可无明显的全身变化,随着病情加剧,可出现脱水、脓毒症、呼吸循环功能衰竭等症状。

(二) 体格检查

早期单纯性肠梗阻患者,全身情况无明显变化,后因呕吐、脱水、电解质紊乱,可出现脉搏细速、血压下降、面色苍白、唇舌干燥、眼球凹陷、皮肤弹性减退、四肢发凉等中毒和休克征象,绞窄性肠梗阻更为严重。

腹部视诊:腹部有手术或外伤瘢痕应考虑腹腔内有粘连性肠梗阻,机械性肠梗阻常可见肠型和蠕动波,肠扭转时腹胀多不对称,麻痹性肠梗阻腹胀均匀。触诊:单纯性肠梗阻肠管膨胀,有轻度压痛;绞窄性肠梗阻,可有固定压痛和腹膜刺激征,少数患者可触及包块;蛔虫性肠梗阻常在腹部中部触及条索状团块。腹部触及肿块,在老年人应考虑是否为肿瘤、肠扭转;在幼儿右侧腹部有肿块应考虑是否为肠套叠,具有明显压痛的肿块多提示为炎性病变或绞窄的肠袢。腹部叩诊:当腹腔有渗液时,可出现移动性浊音。腹部听诊:绞痛发作时,肠鸣音亢进,有气过水声、金属音;麻痹性肠梗阻时,肠鸣音减弱或消失。

直肠指检:低位梗阻时,如果行直肠指检触及肿块,可考虑为直肠肿瘤、肠套叠套头或肠腔外的肿瘤。

(三) 辅助检查

1. 实验室检查

(1) 血液学检查　肠梗阻的早期,实验室检查对诊断意义不大。出现脱水、血液浓缩时,白细胞计数、血红蛋白、血细胞比容均有增高,尿相对密度也增加。绞窄性肠梗阻或腹膜炎时,血常规、血液生物化学测定指标等改变明显。由血气分析和血清 K^+、Na^+、Cl^-、尿素氮及肌酐的变化,可了解电解质紊乱、酸碱平衡失调和肾功能的情况。高位肠梗阻,呕吐频繁,大量胃液丢失可出现低钾、低氯与代谢性碱中毒;低位肠梗阻,则可有电解质普遍降低与代谢性酸中毒;腹胀明显,膈肌上升影响呼吸时,可出现低氧血症与呼吸性酸或碱中毒。肠梗阻发生血运障碍时,血清及腹腔液中的无机磷、肌酸肌酶(CK)及其同工酶(主要为 CK-BB)均有升高,对诊断很有帮助。血清乳酸脱氢酶(LDH)及同工酶、谷丙转氨酶(glutamic-pyruvic transaminase,GPT)、碱性磷酸酶(alkaline phosphatase,ALP)、二胺氧化酶(diamine oxidase,DAO)、乳酸和腹腔渗液含氮量、淀粉酶等在肠绞窄时亦均升高。

(2) 呕吐物和粪尿检查　行呕吐物和粪便检查,可有大量红细胞或隐血试验阳性。尿量在肠梗阻早期可无明显变化,但在晚期,如无适当的治疗,可出现尿量减少、尿相对密度增加甚至出现急性肾功能不全。

2. 诊断性腹腔穿刺检查　对疑有移动性浊音或影像学检查提示有液性暗区的患者,该检查对绞窄性肠梗阻的诊断有一定意义。穿刺液如为血性,可临床诊断绞窄性肠梗阻;穿刺液肉眼检查为非血性,可将其离心后染色镜检,如发现白细胞和细菌,也须高度怀疑肠管可能发生绞窄。

3. 影像学检查

(1) X 线检查　腹部 X 线平片检查对诊断肠梗阻极有帮助,摄片时最好取直立位,如体弱不能直立可取左侧卧位。在梗阻发生 4~6 h 后即可出现变化,可见到有充气的小肠肠袢;小肠完全梗阻时,结肠内气体减少或消失。梗阻部位不同,X 线表现各有特点:空肠黏膜的环状皱襞在空肠充气时呈"鱼骨刺"样;回肠扩张的肠袢多可见阶梯状液平面;结肠胀气位于肠周边,可见结肠袋形。

钡灌肠可用于疑有结肠梗阻的患者,可显示结肠梗阻的部位与性质。但在小肠梗阻时,忌用胃肠造影的方法,以免加重病情。

(2) CT 检查　可作为肠梗阻定性和定位的检查手段。CT 检查可精确显示腹内疝的部位和内容物。对肠扭转引起的闭袢性肠梗阻,CT 可显示局限性肠曲扩张,充盈的肠腔内积液或积血,及相伴随的附近腹水。在肠套叠时,CT 检查可早期显示系膜环绕的包块,以后出现具有特征性的分层状包块,常会有 3 层肠壁出现(有套入部)或 2 层肠壁出现(无套入部)。CT 还能协助诊断成年人肠套叠的病因(如肿瘤等)。

在急性闭袢性肠梗阻发生绞窄时,CT检查可发现以下典型征象:①孤立成团的扩张充气肠袢;②固定的倒"U"形扩张肠袢;③肠壁增厚肠袢;④肠管外积液等。有时还可见肠壁内气体和门静脉或肠系膜上静脉内气体。

CT检查对诊断肠梗阻的优点有:①当使用稀钡对比剂时,可观察到肠梗阻部位和判断是否为完全性梗阻;②了解梗阻病变的原因,特别是可确诊恶性肿瘤;③可以协助诊断其他腹部同时存在的或并发的病变,如转移癌灶、腹水和肝的实质性占位病变等。

需要指出的是,CT检查与X线检查相辅相成,不能互相代替。

(3) MRI检查　可减少由于肠蠕动导致的放射性检查的局限性,在对梗阻的原因与定位上可能比CT更准确。

(4) 超声检查　在急性肠梗阻时,超声显像能实时而直观地显示梗阻部位肠管管腔狭窄或闭锁情况,并可协助判断引起梗阻的病因,且不受病情的限制。超声检查的典型表现是肠管扩张,肠腔充满内容物,包括液体、食物残渣等,并且来回移动。在肠套叠引起的肠梗阻时,肠管呈现多层同心圆形结构,套叠的一端肠管可出现扩张,扩张肠管内有肠内容物潴留。

四、诊断与鉴别诊断

(一) 诊断

腹部阵发性绞痛、呕吐、腹胀、停止排便排气、肠型、肠鸣音亢进、气过水声是诊断肠梗阻的依据,影像学检查可以证实临床诊断。确定肠梗阻的诊断后,需再进一步明确梗阻的类型、性质、部位、原因等。肠梗阻的诊断可按照以下诊断流程进行。

1. **是否有肠梗阻存在**　根据腹痛、呕吐、腹胀、停止排便和排气,以及肠鸣音变化与影像学检查,肠梗阻的诊断一般不难。

2. **是机械性梗阻还是动力性梗阻**　机械性肠梗阻是常见的肠梗阻类型,具有典型的腹痛、呕吐、肠鸣音增强、腹胀等症状,与麻痹性肠梗阻有明显的区别;后者是持续性腹胀,但无腹痛,肠鸣音微弱或消失,且多与腹腔感染、外伤、腹膜后感染、血肿、腹部手术、肠道炎症、脊髓损伤等有关。虽然机械性肠梗阻的晚期可因腹腔炎症而出现与动力性肠梗阻相似的症状,但在发作的早期,其症状较为明显。腹部X线平片对鉴别这两种肠梗阻甚有价值,动力性肠梗阻X线片显示小肠与结肠均有明显充气。

3. **是单纯性肠梗阻还是绞窄性肠梗阻**　两者鉴别的重要性在于,绞窄性肠梗阻预后严重,必须手术治疗;而单纯性肠梗阻则可先用非手术疗法治疗。有下列临床表现者应怀疑为绞窄性肠梗阻:①腹痛剧烈,发作急骤,在阵发性疼痛间歇期,仍有持续性腹痛;②病程早期即出现休克,并逐渐加重,或经抗休克治疗后,改善不显著;③腹膜刺激征明显,体温、脉搏和白细胞计数有升高趋势;④呕吐出或自肛门排出血性液体,或腹腔穿刺吸出血性液体;⑤腹胀不对称,腹部可触及压痛的肠袢;⑥腹部X线检查见孤立胀大肠袢;⑦经非手术治疗无效,症状、体征无明显改善。

4. **是小肠梗阻还是结肠梗阻**　因为结肠梗阻可能为闭袢性,治疗上胃肠减压效果多不满意,需尽早手术,鉴别甚为重要。高位小肠梗阻,呕吐出现较早而频繁,水、电解质紊乱与酸碱平衡失调严重,腹胀不明显;低位小肠梗阻,呕吐出现晚,一次呕吐量大,常有粪臭味,腹胀明显。结肠梗阻以腹胀为主要症状,腹痛、呕吐、肠鸣音亢进均不及小肠梗阻明显。体检时可发现腹部有不对称的膨隆,借助腹部X线平片上出现充气扩张的一段结肠袢,可考虑为结肠梗阻。钡灌肠检查或结肠镜检查可进一步明确诊断。

5. **是不完全性还是完全性肠梗阻**　完全性梗阻呕吐频繁,如为低位梗阻则腹胀明显,完全停止排气排便。X线检查见梗阻以上肠袢充气扩张明显,梗阻以下结肠内无气体。不完全性梗阻呕吐、腹胀较轻,X线检查肠袢充气扩张不明显,结肠内有气体。

6. **是什么原因引起的肠梗阻**　应根据年龄、病史、症状、体征、辅助检查等综合分析。新生儿肠梗阻,多为先天性肠道畸形所致;2岁以下幼儿,肠套叠常是梗阻原因;儿童有排虫史,腹部可摸到条索状团块者,应考虑为蛔虫性肠梗阻;青年人在剧烈运动后诱发的绞窄性肠梗阻,可能是小肠扭转;老年人的单纯性梗阻,以结肠癌或粪块堵塞多见。此外,应详细检查疝的好发部位,看有无嵌顿性疝;曾有手术、外伤或腹腔感染史者,多为粘连性肠梗阻所引起;有心脏病者,应考虑肠系膜血管栓塞。

（二）鉴别诊断

急性肠梗阻与许多常见的急腹症相似,特别在疾病发生早期,症状不典型、体征不明显时,极易与以下疾病混淆,需加以鉴别。

1. 急性胰腺炎　多有暴饮暴食、酗酒史或胆石症史。上腹痛起病急骤,腹痛剧烈,常为持续性,且向腰背部放射。早期症状常重于体征,后期也会出现腹胀。X线检查也有肠麻痹征象,但血和尿淀粉酶常升高,CT和超声检查可见胰腺肿胀,内有不规则暗区,周围有渗液征象。

2. 急性胆囊炎　具有典型的Charcot三联征,腹痛集中在右上腹部,并常在右上腹触及肿大的胆囊,超声显像常见胆囊有结石影。

3. 急性溃疡穿孔　腹痛剧烈,始于上腹部,后遍及全腹,一开始腹膜刺激征就十分明显。既往常有溃疡病史,后期也会出现肠麻痹体征。

4. 急性坏死性肠炎　全腹有阵发性或持续性剧痛,病发后即有发热、寒战和全身中毒症状,并会相继出现休克、肠梗阻或腹膜炎。

5. 卵巢囊肿蒂扭转　有腹部持续剧痛,但在下腹部,腹胀常不明显,妇科检查可触及肿物,超声检查可见卵巢肿物呈囊性。

另外,术后近期发生的粘连性肠梗阻应与术后肠麻痹恢复期的肠蠕动功能失调相鉴别,后者多发生在术后3~4 d,当自肛门排气排便后,症状便自行消失。

（三）危险评估

对每一例肠梗阻患者都应该进行危急程度评估,出现以下几种情况提示肠梗阻患者的病情危重:①肠梗阻症状明显,经保守治疗不见缓解反而加重,伴有面色苍白、脉搏加快、血压下降、少尿无尿、体温升高、腹膜刺激征、白细胞升高等感染迹象和休克表现;②不对称性腹部膨隆,触及包块且有压痛,出现腹膜刺激征等绞窄性肠梗阻征象;③腹部膨隆,肠鸣音减弱或消失,移动性浊音阳性,提示麻痹性肠梗阻。

五、急诊处置

肠梗阻的治疗原则:纠正全身生理紊乱、解除梗阻。治疗方法的选择要根据肠梗阻的原因、性质、部位、全身情况以及病情严重程度而定。非手术治疗主要适用于单纯性粘连性(特别是不完全性)梗阻、麻痹性或痉挛性肠梗阻、蛔虫或粪块堵塞引起的梗阻、肠结核等炎症引起的不完全性肠梗阻、肠套叠早期等。在治疗期间,必须严密观察,如症状、体征不见好转或反有加重,即应手术治疗。

1. 禁食、胃肠减压　是治疗肠梗阻的主要措施之一,现在多采用鼻胃管减压,导管插入位置调整合适后,先将胃内容物抽空再行持续低负压吸引。

2. 纠正水、电解质紊乱和酸碱平衡失调　水、电解质紊乱与酸碱平衡失调是急性肠梗阻最突出的生理紊乱,无论采用手术治疗还是非手术治疗,纠正水、电解质紊乱和酸碱平衡失调都是极重要的措施。输液所需容量和种类须根据患者呕吐情况、缺水体征、血液浓缩程度、尿量和相对密度,并结合血清 K^+、Na^+、Cl^- 和血气分析结果而定。单纯性肠梗阻(特别是早期)上述生理紊乱较易被纠正。单纯性肠梗阻晚期和绞窄性肠梗阻尚需输注血浆、全血或血浆替代品,以补偿肠腔或腹腔内的血液。

3. 防治感染和内毒素血症　一般单纯性肠梗阻患者不需要预防性应用抗生素,但单纯性肠梗阻晚期及绞窄性肠梗阻患者则需要预防性应用抗生素。

4. 伴有休克时积极进行抗休克治疗　对于绞窄性肠梗阻及伴有休克的肠梗阻患者,除要监测血压、脉搏、呼吸、体温外,应特别注意腹部体征和血流动力学变化,应每小时检查一次;配合必要的X线、CT和超声检查,以及诊断性腹腔穿刺。

5. 其他保守治疗措施　除上述基础疗法外,还包括中医中药治疗、口服或胃肠道灌注生物油或植物油、针刺疗法及腹部按摩等各种复位法。乙状结肠扭转可试用纤维结肠镜检查、复位。回盲部肠套叠可试用钡剂灌肠或充气灌肠复位。对麻痹性肠梗阻,要针对病因进行治疗,辅以药物促进胃肠蠕动,如新斯的明、红霉素、多潘立酮、莫沙必利和西沙必利等。

6. 手术治疗 手术是治疗肠梗阻的一个重要措施,目的是解除梗阻、去除病因,手术方式可根据患者情况与梗阻部位、病因加以选择,适用于各种类型的绞窄性肠梗阻、肿瘤及先天性肠道畸形引起的肠梗阻及非手术治疗无效的患者。符合以下条件者,应尽早手术治疗:①单纯性肠梗阻经非手术治疗 24 h 仍无效者(排除麻痹性肠梗阻、结核性腹膜炎导致的肠梗阻);②持续性腹痛不缓解者;③出现腹膜炎者;④有固定肠型,并不随时间和体位改变者;⑤出现休克征象者。

六、注意事项

1. 积极进行保守治疗,无论在单纯性肠梗阻还是在绞窄性肠梗阻都有极其重要的意义。

2. 在肠梗阻诊断过程中必须辨明以下问题:是否有肠梗阻,是机械性还是动力性肠梗阻,是单纯性还是绞窄性肠梗阻,是高位还是低位梗阻,是完全性还是不完全性梗阻,是什么原因引起的梗阻。

3. 对于绞窄性肠梗阻,应争取在肠坏死以前解除梗阻,恢复肠管血液循环,正确判断肠管的生机十分重要。

(许 铁)

第六节 急性胆道感染和胆石症

一、概述

急性胆道感染(acute biliary tract infection)是常见的急腹症之一,是肝内外胆道系统感染导致的急性炎症反应,主要包括急性胆囊炎和急性胆管炎。急性胆囊炎系由化学性刺激和细菌感染引起的胆囊壁急性炎症性疾病,临床上多有发热、右上腹疼痛及压痛、恶心、呕吐、血白细胞升高等表现。急性胆管炎是指由胆道梗阻和胆汁细菌感染引起肝内外胆管的急性炎症,如胆道梗阻未能解除,感染未被控制,可发生急性梗阻性化脓性胆管炎,临床上多出现上腹痛、高热、白细胞增高、黄疸,重者可出现感染性休克。胆石症(cholelithiasis)是指胆道系统的结石,是急性胆道感染最常见的病因,流行病学调查显示,全球 5%~15% 的人群存在胆道系统结石,其中每年有 1%~3% 的患者因为胆道系统结石而引起急性胆道系统感染。急性胆囊炎患者中约 95% 的患者合并有胆囊结石,急性胆管炎患者中 76.0%~88.5% 合并胆管结石。

二、病因与发病机制

(一)病因

1. 出口梗阻 90%~95% 的急性胆囊炎是由胆囊结石诱发。胆总管结石是急性梗阻性化脓性胆管炎最常见的梗阻原因,其他原因还有胆管良性狭窄、壶腹部肿瘤、胆道蛔虫、先天性胆道畸形以及胆管吻合术后结构性狭窄等。梗阻部位多见于胆总管下端,也可见于肝内。

2. 细菌感染 90% 急性胆道感染的致病菌是细菌,胆道中的细菌主要来源于肠道,以肠杆菌科为主。在我国引起胆道感染的致病菌中,革兰氏阴性细菌约占 2/3,依次为大肠埃希菌、肺炎克雷伯菌、铜绿假单胞菌;革兰氏阳性细菌占 1/3,依次为粪肠球菌、屎肠球菌、表皮葡萄球菌。14.0%~75.5% 的患者合并厌氧菌感染,以脆弱拟杆菌为主。院内获得性急性胆道感染的致病菌多为耐药菌,如甲氧西林耐药的金黄色葡萄球菌、万古霉素耐药的肠球菌以及铜绿假单胞菌。

3. 少见原因 5%~10% 为非结石性胆囊炎,其病因可能为蛔虫、妊娠、肥胖、艾滋病、大手术、严重创伤、烧伤、肠外营养、肿瘤、感染、糖尿病等,以及短期服用噻嗪类、第三代头孢菌素类、红霉素、氨苄西林等药物,长期应用奥曲肽、糖皮质激素替代治疗等。

（二）发病机制

胆囊内结石移位、堵塞或嵌顿于胆总管、胆囊颈管,嵌顿的结石直接损伤黏膜,并造成胆汁排出受阻,使得胆囊内胆汁淤积和浓缩。浓缩胆汁中的高浓度胆汁酸盐具有细胞毒性,加重黏膜炎症、水肿甚至坏死。胆囊腔内压增高、胆囊膨胀,导致囊壁血液循环障碍,同时受损的胆囊黏膜上皮释放出磷脂酶 A,使胆汁中磷脂酰胆碱水解成有毒性的溶血磷脂酰胆碱,从而进一步加重了黏膜屏障的破坏。胆管炎时,胆管壁通透性增加,胆管周围肠黏膜屏障受损,当胆道压力高于肝内胆管细胞分泌压力时,肝内胆管胆汁分泌受限,肝细胞和胆管细胞间的紧密连接打开,Kupffer 细胞吞噬作用减弱、肝窦上皮细胞受损、胆管上皮细胞的免疫功能受损及黏液层破坏,含细菌的胆汁逆流进入肝窦,从而进入血液循环,继发全身炎症反应。肠道的细菌可从胆道逆行进入胆管和胆囊,亦可通过血源、门静脉及淋巴途径入侵胆囊和胆管,当胆汁流出不畅时造成感染加剧。

三、临床表现

（一）病史与症状

1. 病史　急性胆囊炎多见于中年、肥胖的女性患者,其发病率与胆石症大致相仿,本病可为首次发作,也可在慢性胆囊炎基础上屡次发作。急性梗阻性化脓性胆管炎男女发病比例接近,患者大多有胆石症病史、胆道感染病史或胆道手术史。

2. 症状

（1）急性胆囊炎

1）腹痛　可呈突发性,多有饱餐或脂餐等诱因,常夜间发生,腹痛多位于右上腹及中上腹部,腹痛性质大多剧烈,呈持续胀痛,当有胆囊颈管梗阻时,疼痛难以忍受。疼痛可放射至右肩背部,体位变动或呼吸时疼痛加重。老年人因对疼痛敏感性降低,可无明显腹痛。

2）胃肠道症状　食欲不振、腹胀,并常有反射性恶心、呕吐,严重者可引起水、电解质紊乱。

3）炎症反应　多为轻到中度发热,当发生化脓性胆囊炎或胆囊坏疽时,可出现寒战、高热,甚至发生感染性休克。

4）黄疸　约 1/5 的患者可出现黄疸,其原因可能是胆囊炎症涉及肝,造成肝损害,或炎症累及胆总管,引起 Oddi 括约肌痉挛和水肿。若并发胆总管结石性梗阻或胆管炎,则黄疸明显加深。

（2）急性胆管炎

1）肝内胆管炎　以高热、寒战为主,常见肝大,肝区可有叩痛和压痛,无明显腹膜炎体征。病情较重时也可出现感染性休克。

2）肝外胆管梗阻合并感染　主要表现为上腹剧痛、寒战、高热和黄疸,又称查科（Charcot）三联征。若感染进一步加重并出现感染性休克和神志改变,又称雷诺（Reynolds）五联征。

（3）胆石症　大多数胆石症者无症状,通过影像学检查发现。当结石位置发生改变或嵌顿时,患者出现胆绞痛,可伴有食欲不振、腹胀、恶心等消化道症状及黄疸表现,但无明确感染迹象。胆总管胰腺段或十二指肠壁段结石可诱发急性胰腺炎,还可诱发胆管狭窄、肝硬化和胆道出血等。继发感染后可诱发急性胆囊炎、急性胆管炎、肝脓肿等。

（二）体格检查

1. 压痛和肌紧张　多数急性胆囊炎患者右上腹部胆囊区有明显压痛、肌紧张,墨菲（Murphy）征阳性,当压痛及肌紧张范围扩大并出现反跳痛时,提示胆囊穿孔并发急性腹膜炎。急性胆囊炎患者右上腹或中上腹部压痛,部分患者可有肝区压痛和叩击痛。

2. 腹部包块　约 1/4 的急性胆囊炎患者可于右上腹扪及压痛明显的肿大胆囊或炎性包块,提示可能伴有胆囊积脓或胆囊周围脓肿。

3. 黄疸　胆管炎或部分胆囊炎患者可出现轻度黄疸。

4. 发热　急性胆道感染可导致发热,当急性胆管炎病情迅速进展时,患者体温呈弛张热或稽留热。

（三）辅助检查

1. 血常规检查 急性胆道感染患者白细胞计数升高，在无脱水情况下，血白细胞计数超过 $20 \times 10^9/L$，白细胞分类有显著核左移者，常提示病情严重。

2. 血生化检查 急性胆道感染患者可有血清胆红素（bilirubin，Bil）、氨基转移酶、碱性磷酸酶（ALP）升高。重症胆道感染患者可能出现凝血功能异常、心肌酶升高、肾功能受损等。

3. 超声检查 此法简便易行。可观察胆囊大小、胆囊壁厚度，胆囊壁水肿，肝内外胆管扩张等情况，尤其对检测胆囊结石正确可靠，是急性胆囊炎的首选检查方法。诊断依据包括：①胆囊壁增厚（≥4 mm）；②胆囊增大（宽≥4 cm）；③胆囊周围积液、胆囊壁"双边征"。超声（B超）可通过胆管扩张等影像提示胆道梗阻，间接支持胆管炎诊断，但对于胆管下段梗阻，超声检查受到的影响因素较多。

4. CT 检查 不受患者体位、胃肠道气体影响，不但可以显示胆囊及胆管的形态、大小、扩张度、梗阻部位，还能显示与周围组织的关系，可作为上腹痛患者的常规检查。

5. MRCP 检查 是专门检查胰胆管系统的磁共振检查方法，诊断胆总管结石的敏感性、特异性、准确率均明显优于腹部 CT 检查。

6. 经内镜逆行胰胆管造影（ERCP） 此检查既是胆道梗阻的诊断方法也可是治疗方法，随着胆管无创影像学检查技术的发展，ERCP 很少作为诊断胆管疾患病因的首选方法。

7. 超声内镜检查（endoscopic ultrasonography，EUS） 可以清晰地观测到胆管、胰管的管壁及管腔情况，提高了急性胆道感染病因的诊断率。

四、诊断与鉴别诊断

（一）诊断

本病通过临床表现加辅助检查大多可以确诊。

1. 急性胆囊炎的诊断标准 早期诊断和治疗对于降低并发症的发生率和病死率极为重要。具体诊断标准见表 3-2-6。

表 3-2-6 急性胆囊炎的诊断标准

A. 局部症状、体征：①墨菲征阳性；②右上腹痛／肌紧张／反跳痛或包块
B. 系统性炎症反应：①发热；②C 反应蛋白升高；③白细胞升高
C. 影像学发现急性胆囊炎证据
疑似诊断：1A+1B
确定诊断：1A+1B+C

2. 急性胆管炎的诊断标准 该病发展迅速，可迅速发展至感染性休克及多器官功能衰竭。具体诊断标准见表 3-2-7。

表 3-2-7 急性胆管炎的诊断标准

A. 炎症反应：① 发热（体温 >38℃ ） ② WBC>10×10⁹/L 或 <4×10⁹/L 或 CRP>10 mg/L
B. 胆汁淤积：① T-Bil≥34.2 μg/mL ② ALP>1.5×ULN，GGT>1.5×ULN，AST>1.5×ULN，GPT>1.5×ULN
C. 影像学：胆管扩张或影像发现病因（如胆管结石、胆管支架、胆道狭窄）
疑似诊断：1A+1B 或 1A+1C
确定诊断：1A+1B+1C

注：T-Bil，总胆红素；ALP，碱性磷酸酶；GGT，γ- 谷氨酰转肽酶；ULN，正常上限。

（二）鉴别诊断

急性胆道感染要注意与以下疾病鉴别。

1. 胃十二指肠溃疡及穿孔　平素有消化不良、胃痛、腹胀等病史,突发剧烈腹痛,查体板状腹、肌紧张、弥漫性反跳痛,可伴有低血压、呼吸急促、心动过速、发热。根据 X 线腹平片或腹部 CT 显示腹腔游离气体影可明确诊断。

2. 急性胰腺炎　患者多在饱餐或饮酒后出现上腹部或左上腹部剧烈疼痛,血淀粉酶或脂肪酶升高,腹部超声或腹部 CT 显示胰腺或胰周炎症性改变或胰腺、脂肪坏死可明确诊断。

3. 高位阑尾炎　患者可出现腹痛、发热、恶心、呕吐等症状,血细胞升高,行腹部 CT 显示阑尾增粗、水肿或粪石嵌顿可明确诊断。

4. 肝脓肿　患者可出现右上腹痛、寒战、高热、恶心、呕吐等症状,查体可有肝区叩痛和肝大,血细胞升高,行腹部 B 超或 CT 可明确诊断。

5. 右侧肺炎或胸膜炎　患者可出现右上腹痛、寒战、发热、纳差等症状,但多有咳嗽、咳痰等呼吸道症状或胸膜刺激症状,行胸部 X 线或 CT 检查可明确。

（三）风险评估

1. 急性胆囊炎分为轻、中、重度三级(表 3-2-8)。

表 3-2-8　急性胆囊炎的分级标准

Ⅲ级胆囊炎(重度胆囊炎):有一项或一项以上下列任何器官/系统出现功能障碍
1. 心血管系统功能障碍:低血压,需要多巴胺 $\geq 5\ \mu g/(kg\cdot min)$,或需任何剂量的去甲肾上腺素维持血压
2. 神经系统功能障碍:意识改变
3. 呼吸系统功能障碍:氧合指数 $PaO_2/FiO_2 < 300\ mmHg$ (1 mmHg = 0.133 kPa)
4. 肾功能不全:少尿(尿量 <17 mL/h),血肌酐 $>176.8\ \mu mol/L$
5. 肝功能不全:凝血酶原时间国际标准化比值(PT-INR)>1.5
6. 血液系统异常:血小板 $<100 \times 10^9/L$
Ⅱ级胆囊炎(中度胆囊炎):具有以下一项
1. 白细胞 $>18 \times 10^9/L$
2. 右上腹触及包块且压痛
3. 症状持续 >72 h
4. 明显的局部炎症(坏疽性胆囊炎、胆囊周围脓肿、肝脓肿、胆汁性腹膜炎、产气性胆囊炎)
Ⅰ级胆囊炎(轻度胆囊炎):不符合Ⅱ级及Ⅲ级的胆囊炎患者

注:PaO_2,氧分压;FiO_2,吸入氧浓度。

2. 急性胆管炎分为轻、中、重度三级(表 3-2-9)。

表 3-2-9　急性胆管炎的分级标准

Ⅲ级(重度)诊断标准:有一项或一项以上下列任何器官/系统出现功能障碍
1. 心血管系统功能障碍:低血压,需要多巴胺 $\geq 5\ \mu g/(kg\cdot min)$,或者应用任何剂量的去甲肾上腺素维持血压
2. 神经系统功能障碍:意识改变
3. 呼吸系统功能障碍:氧合指数 $PaO_2/FiO_2 < 300\ mmHg$ (1 mmHg = 0.133 kPa)
4. 肾功能不全:少尿(尿量 <17 mL/h),血肌酐 $>176.8\ \mu mol/L$
5. 肝功能不全:凝血酶原时间国际标准化比值(PT-INR)>1.5
6. 血液系统异常:血小板 $<100 \times 10^9/L$

Ⅱ级(中度)标准:具备以下两个条件

1. 白细胞 >12×10^9/L 或者 <4×10^9/L

2. 高热(体温 >39℃)

3. 年龄≥75 岁

4. 高胆红素血症(总胆红素≥85.5 μmol/L)

5. 低白蛋白血症(正常值下限 ×0.7)

Ⅰ级(轻度)诊断标准:不符合Ⅱ级及Ⅲ级的胆管炎患者

(四) 并发症

1. 局部并发症

(1) 胆囊穿孔　常继发于急性坏疽性胆囊炎,穿孔发生率为 2%~5%。老年人因血管硬化、机体反应迟钝、就诊延误,患急性胆囊炎时穿孔率高达 8%~15%。亚急性和慢性穿孔的术前诊断率较低,亚急性穿孔的全身症状和腹膜刺激征都比较轻,但压痛始终存在,腹胀往往明显。

(2) 胆道出血　又称胆血症,是胆道疾病和胆道术后的严重并发症,也是上消化道出血的常见原因。胆道出血可来自肝内和(或)肝外胆管,在我国以肝内胆管出血常见。表现为:①剧烈的上腹部绞痛;②畏寒、发热、黄疸;③呕血、便血,有胆道引流者可经引流管内出血。出血量大时可出现失血性休克的表现。Oddi 括约肌功能完整者,胆道出血可自行停止,但可反复发作,呈周期性。

(3) 胆囊周围脓肿及肝脓肿　坏疽性胆囊与周围组织粘连,可形成胆囊周围脓肿;细菌入侵、定植于肝,可形成肝脓肿。

2. 全身并发症　重症胆道感染可导致脓毒症、感染性休克、多器官功能衰竭等。

五、急诊处置

(一) 非手术治疗

1. 基础治疗　急性胆道感染患者要给予禁食水,补液,维持水、电解质及酸碱平衡,全身支持治疗,同时持续监测生命体征和血流动力学指标。

2. 抗菌治疗　轻度和中度急性胆道感染应在诊断明确后 6 h 内给予抗生素治疗,重度急性胆道感染应在诊断明确后 1 h 内给予抗生素治疗。

(1) 轻度胆囊炎常为单一的肠道致病菌感染。如果患者腹痛程度较轻,实验室和影像学检查提示炎症反应不严重,可以口服抗菌药物治疗,首选青霉素类(氨苄西林 / 舒巴坦)、第一代(头孢唑林)或第二代头孢菌素(头孢替安、头孢呋辛)或喹诺酮类药物(环丙沙星、左氧氟沙星、帕珠沙星、莫西沙星等)。对中度胆囊炎,经验性用药首选含 β-内酰胺酶抑制剂的复合制剂、第三代头孢菌素或者喹诺酮类药物。重度胆囊炎常为多重耐药菌感染,首选含 β-内酰胺酶抑制剂的复合制剂、第三代及四代头孢菌素、单环类药物。如果对头孢菌素、青霉素衍生物不敏感,推荐应用碳青霉烯类、替加环素和其他新型药物,如头孢他啶 / 阿维巴坦和头孢洛扎 / 他唑巴坦治疗。

(2) 急性胆管炎应立即静脉给予抗生素治疗,对于合并感染性休克的胆道感染患者应在 1 h 内给药。轻度和中度急性胆管炎可给予第二、三代头孢菌素,同时联合硝基咪唑类药物,或直接选择头孢哌酮 / 舒巴坦、哌拉西林 / 他唑巴坦;合并基础疾病、高龄、既往有腹腔感染或胆道手术史的患者,可使用 β-内酰胺酶抑制剂的复合制剂或碳青霉烯类抗生素。重度急性胆管炎可给予第三、四代头孢菌素,同时联合硝基咪唑类药物,或直接使用 β-内酰胺酶抑制剂复合制剂或碳青霉烯类抗生素或替加环素。中度、重度急性胆管炎抗菌治疗应至少持续 5~7 d,之后根据症状、体征及体温、白细胞、C 反应蛋白来确定停药时间。

3. 对症治疗　给予补充维生素 K,解痉止痛治疗,监测并发症,维持重要器官功能。

（二）解除梗阻治疗

及时解除梗阻是治疗胆道感染的最佳方案。

1. 胆囊切除是治疗胆囊炎的有效手段。结合影像学检查(超声、CT、MRI),若患者一般情况稳定,应尽早行胆囊切除术。目前腹腔镜胆囊切除(laparoscopic cholecystectomy,LC)成为首选手术方式。不同程度的急性胆囊炎手术治疗方法不同。对于轻度和中度胆囊炎患者,如果一般情况能够耐受手术,首选 LC。如果患者局部炎症反应严重(发病时间 >72 h,胆囊壁厚度 >8 mm,白细胞 >18×10^9/L),应行经皮经肝胆囊穿刺引流术(percutaneous transhepatic gallbladder drainage,PTGBD)或行胆囊造瘘术,待情况好转后行二期手术切除胆囊。重度患者首先应纠正多器官功能障碍,老年、一般情况较差、手术风险极高或合并胆囊癌的患者,可通过经皮经肝胆囊穿刺置管引流术减轻局部炎症反应,抗菌药物治疗的同时延期手术切除胆囊。

2. 轻度的急性胆管炎抗感染治疗已经足够,但对于抗感染治疗无效的轻症患者或中度、重度胆管炎患者,应在抗感染及器官功能支持的同时尽早进行胆汁引流,包括 ERCP 或经皮经肝胆管引流术(percutaneous transhepatic biliary drainage,PTCD)。ERCP 是急性胆管炎的首选引流方式,PTCD 可作为次选引流方式。对于肝门或肝门以上位置因肿瘤、结石或狭窄引起胆道梗阻所致的急性胆管炎,首选PTCD。急性胆道感染的患者待感染控制后再行病因治疗。

（三）并发症的处理

1. 胆囊穿孔

(1) 非手术治疗　主要包括:①纠正休克、脱水、电解质紊乱和酸碱平衡失调;②抗生素抗感染治疗。

(2) 手术治疗　急性胆囊穿孔应及时手术。如胆总管梗阻者,需将结石等造成梗阻的因素清除;如肿瘤梗阻且该肿瘤暂时不宜切除或已不能切除者,要在肿瘤的近侧引流;如因胆囊结石、坏疽性胆囊炎等单纯胆囊的病变而穿孔者,穿孔的胆囊原则上应切除,急性穿孔的胆囊周围一般很少粘连,万一病情严重不允许切除者,可以考虑 PTGBD;漏入腹腔的胆汁和渗液要尽量清除,必要时可用生理盐水冲洗,然后置引流管;术后应用抗生素。

2. 胆道出血

(1) 非手术治疗　适用于出血量少,无高热、黄疸、感染性休克,不能耐受手术的患者。治疗方法包括:①输血、输液,补充血容量,防止休克;②应用足量、有效抗生素控制感染;③应用止血药,如氨甲环酸、维生素 K 等;④对症处理及支持疗法。

(2) 手术治疗　适用于:①反复发作大出血,特别是出血周期越来越短、出血量越来越大者;②合并严重胆管感染需手术引流者;③胆肠内引流后发生胆道大出血者;④原发疾病需要外科手术治疗者,如肝胆系统肿瘤、血管性疾病、肝脓肿等。手术应确定出血部位和原因,根据病情选用胆囊切除、胆总管 T 管引流、肝动脉结扎、病变肝叶(段)切除术。也可采用选择性肝动脉造影,明确出血部位后行放射介入栓塞治疗。

(3) 胆囊周围脓肿和肝脓肿治疗　在纠正休克、脱水、电解质紊乱和酸碱平衡失调,抗感染治疗的基础上,积极行脓肿穿刺引流。

六、注意事项

1. 急性胆道感染病情变化快,强调早期精准治疗。

2. 即使无黄疸和神志改变,也不应排除急性梗阻性化脓性胆管炎诊断。

3. 急性梗阻性化脓性胆管炎中,梗阻部位高时,肝外胆管无梗阻,临床症状不典型,而以全身感染和肝区叩痛为主要表现。

4. 中度和重度急性梗阻性化脓性胆管炎应早期(24 h 内)进行胆道引流。

5. 强调多学科治疗。重度急性梗阻性化脓性胆管炎可迅速出现多器官功能衰竭,需要急诊科、消化科、肝胆外科、重症医学科等多学科参与治疗,患者应紧急转至 ICU。

（张寒钰　王国兴）

▶▶▶ 第七节 急性肠系膜缺血 ◀◀◀

一、概述

急性肠系膜缺血(acute mesenteric ischemia,AMI)常被定义为肠系膜动脉栓塞、静脉血栓形成或循环压力降低,导致小肠部分血液供应的减少或突然中断,引起的局部缺血、细胞损伤和肠道病变。其总体发病率较低,占急诊的 0.09%~0.20%,发病率随年龄增长而增加,男女发病率相似。本病早期症状和临床征象均无特异性,临床误诊率高,如果未经及时治疗,病程可迅速进展为危及生命的肠坏死,病死率高达50%~80%。因此,AMI 的快速诊断和早期干预对于降低病死率至关重要。

二、病因与发病机制

(一)病因

供应肠道的主要血管可以因栓塞或进展性血栓形成导致血流中断,造成阻塞性肠系膜缺血,或由于严重生理应激如脱水、休克等引起的不成比例的肠系膜血管收缩引起非阻塞性肠系膜缺血。根据病因AMI 可分为 4 种。

1. **肠系膜动脉栓塞(mesenteric artery embolism,MAE)** 在 AMI 患者中最常见,约占 50%。MAE 中约 65% 为急性肠系膜上动脉(superior mesenteric artery,SMA)栓塞。栓子多起源于左心房,常与心房颤动等心律失常相关,也可来源于感染性心内膜炎、心脏瓣膜病、冠心病。栓子往往会停留在正常解剖的狭窄部位,通常是动脉分支点。SMA 管径大且起始部位与腹主动脉之间的角度小,最易形成栓塞。肠系膜下动脉管径小,极少受累。

2. **肠系膜动脉血栓形成(mesenteric artery thrombosis,MAT)** 约占 AMI 患者病因的 25%,可发生在血管严重狭窄的部位,常与慢性动脉粥样硬化病史相关,其他的病变基础还有主动脉瘤、血栓闭塞性脉管炎、结节性动脉周围炎和风湿性血管炎等。腹部创伤、感染或肠系膜血管夹层造成的血管损伤也会引起 MAT。既往植入的肠系膜支架也可发生血栓形成。

3. **肠系膜静脉血栓形成(mesenteric venous thrombosis,MVT)** 占肠系膜缺血病例的不到 10%,有特发性和继发性两种。继发性 MVT 多见,其形成取决于三个因素:血管内皮损伤、血液凝固性增加及血液流动状态的改变。血管内皮损伤可继发于肠系膜感染、周围静脉血栓性炎症等;引起血液高凝状态的疾病有恶性肿瘤、部分血液病(如真性红细胞增多症)、长期使用糖皮质激素、口服避孕药、凝血酶原突变、蛋白 S 缺乏、抗凝血酶缺乏症等;血液流动状态改变的原因包括门静脉高压、胰腺癌、脓毒症、创伤、腹部手术等。有约 20% 的静脉血栓形成病因不明,为特发性 MVT。

4. **非阻塞性肠系膜缺血(non-occlusive mesenteric ischemia,NOMI)** 约占 AMI 病例的 20%。病因多与低血容量性休克、心力衰竭、应用血管收缩药有关,是内脏灌注不足和血管收缩的结果,无肠系膜动静脉血流阻塞的证据。最常累及侧支循环较少的结肠分水岭区域,如结肠脾区、乙状结肠。

(二)危险因素

根据 AMI 具体病因不同,危险因素也有所差异(表 3-2-10)。总体来说,任何可能减少肠道血液灌注的情况都是 AMI 的危险因素。此外,手术及有创性操作术,如需体外循环的心脏手术、腹腔镜手术、介入性操作(主动脉、心导管、腹部血管等)、结肠镜检查等也是 AMI 的危险因素。

(三)发病机制

肠缺血的发生取决于全身灌注和侧支循环是否充足,受累血管的数量和管径,以及缺血性损伤的持续时间。

肠道缺血性损伤是由组织缺氧及再灌注损伤共同导致的。早期的损害仅累及黏膜,通过释放氧自由基、缺血性损伤毒副产物(细胞因子、血小板激活因子和肿瘤坏死因子等),诱导炎症反应损伤肠壁,引起应

表3-2-10　AMI各类型的危险因素

MAE	MAT	MVT	NOMI
心房颤动	弥漫性动脉粥样硬化性疾病	门静脉高压	心力衰竭
近期心肌梗死	动脉瘤	静脉血栓病史	低灌注状态
瓣膜疾病	血管炎	口服避孕药	多器官功能衰竭
室壁瘤	肿瘤	糖皮质激素	血管收缩药
感染性心内膜炎	创伤	血液病	
血栓病史	感染	凝血功能异常	

激性溃疡,若不及时治疗,随着缺血时间延长及程度加剧,可迅速进展,导致受累肠道血管床进行性血管收缩,此时即使纠正了潜在病因,仍可导致肠道缺血性损伤,甚至肠道全层坏死并穿孔。此外,由于肠道黏膜屏障的破坏,肠道菌群移位可诱发脓毒症,最终导致多器官功能衰竭。

三、临床表现

(一)病史

详细的病史采集对AMI十分重要,尤其是与AMI危险因素相关的病史。如患者是否有动脉栓塞、心房颤动、静脉血栓形成等既往病史,是否有心脏瓣膜病变、主动脉及外周动脉病变,是否有餐后腹痛、厌食及不明原因体重减轻等可以提示肠系膜动脉硬化狭窄的前驱症状,是否存在口服避孕药、长期使用激素、恶性肿瘤等可以提示血液高凝状态的情况,以及是否进行过相关的有创操作等。

MAE老年患者常见,常存在心房颤动、心脏瓣膜病变等易形成心房血栓的基础疾病。约33%的MAE患者存在既往栓塞事件且缺乏有效的后续抗凝治疗。

MVT常见于中年患者,高达50%的MVT患者有深静脉血栓形成或肺栓塞病史。

NOMI常伴发于存在血流动力学改变的危重患者。

(二)症状和体征

腹痛是AMI患者最常见的主诉症状,典型特征为"症征不符",即患者有与体格检查不相符的、不能缓解的剧烈腹痛。常见的伴随症状有恶心、呕吐、短暂腹泻和血便、发热、脉速等。约1/3的患者会同时出现腹痛、发热、血便(或粪便隐血阳性)的三联征。除轻微腹胀和肠鸣音减弱之外,早期腹部体格检查常无特殊表现,无明显反跳痛等腹膜炎征象。餐后腹痛、厌食、体重减轻常提示存在慢性肠系膜缺血。是否存在慢性肠系膜缺血症状有助于区分血栓性闭塞与栓塞性闭塞,可能还会影响初始治疗的选择。如患者已出现腹膜刺激征、腹部肿块、肠鸣音消失,甚至脱水及休克表现,常提示病情进展不可逆,已经出现肠管坏死、甚至肠穿孔,预后极差。

MAE可表现为典型的临床三联征:老年、心房颤动(或其他栓塞来源)及与体格检查结果不相符的严重腹痛。腹痛程度剧烈,多位于脐周或上腹部,伴有恶心、呕吐、腹泻,血便相对少见。

MAT的临床表现与MAE相似,疼痛程度没有MAE剧烈,且常表现为阵发性腹部绞痛。近1/3的MAT患者在发作前有慢性肠系膜缺血的症状及病史。

MVT起病较慢,因为栓塞的血管为侧支循环丰富的静脉系统,病程常呈亚急性发展;腹痛症状相对隐匿,表现为数天甚至数周的腹部不适、腹胀、厌食、大便习惯改变、粪便隐血阳性等。腹痛加重、缓解交替出现,可伴恶心、呕吐,但通常与进食状态无关。随着病情进展而出现腹痛加剧(下腹部最常见),伴呕吐、血便、呕吐咖啡样物、腹膜刺激征,晚期可出现肠管坏死。

NOMI腹痛的严重程度和位置通常更加多变,并伴有腹胀。此外,NOMI症状可能为基础疾病所掩盖。

(三)辅助检查

1. 实验室检查　目前尚不存在诊断AMI的高特异性血清标志物,大部分可以提示肠系膜缺血或者肠梗死的实验室检查项目多在缺血损伤已进展为肠坏死时才出现。因此,评估急性肠缺血仍需要进行全面的实验室检查。

目前普遍认可的提示 AMI 的化验指标包括:白细胞显著增多(以未成熟白细胞为主)、血细胞比容升高(与血液浓缩一致),代谢性酸中毒(尤其是伴乳酸升高)。当患者存在急性腹痛、乳酸升高伴代谢性酸中毒,且诊断不明确时,需重点排除 AMI。D- 二聚体是肠道缺血的独立危险因素,D- 二聚体值正常有助于排除急性肠缺血,但对诊断的作用较小。

2. 诊断性检查

(1)心电图 AMI 患者的心电图可显示是否存在心律失常等,提示栓子的可能来源或血流动力学改变。

(2)腹部 X 线 AMI 可表现为肠壁水肿,即"拇指征",或伴有肠袢水肿扩张的肠梗阻和(或)肠壁积气(图 3-2-10)。但临床上主要用于排除其他明显的急腹症,如消化道穿孔(可见膈下腹腔游离气体)。

(3)腹部 B 超及肠系膜多普勒成像 对操作者的要求较高,且容易受肠道积气、水肿的影响,并不推荐。肠系膜多普勒成像可显示肠系膜上动脉的高峰值流速,对肠系膜血管缺血的阳性预测值为 80%,阴性的结果可排除肠系膜血管缺血,可以作为筛查项目。

(4)肠系膜血管造影 是 AMI 诊断的金标准,可以诊断 AMI 及其病因(还可以经导管应用血管扩张药)(图 3-2-11)。对于阻塞性 AMI,病变处造影可见充盈缺损;对于 NOMI 造影显示血管本身并无阻塞,但其主干或分支可有弥漫性或阶段性充盈不佳,提示血管痉挛。因肠系膜血管造影操作复杂且为有创性检查,现已被更加快速、经济的 CTA 所取代。

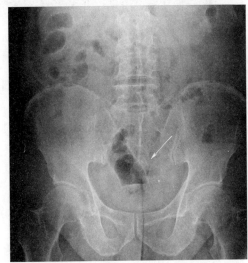

图 3-2-10 AMI 腹部 X 线表现

(5)肠系膜 CTA 对 AMI 特别是 MAT 有高度诊断价值,可代替动脉造影作为诊断 AMI 的首选检查。CTA 可以显示肠道急性缺血征象:局灶性或节段性肠壁增厚、肠壁积气、肠道扩张、肠系膜缆绳征、门静脉积气等(图 3-2-12)。CTA 提示的肠壁改变对 AMI 的诊断敏感性高,尤其是 CTA 发现肠壁积气和门静脉积气时强烈提示肠道梗死。

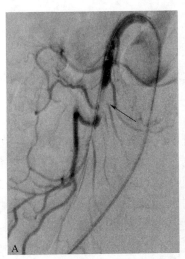
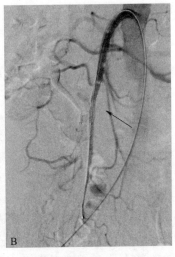

图 3-2-11 AMI 的肠系膜血管造影表现

A.肠系膜上动脉造影充盈缺损 B.肠系膜上动脉再通后造影

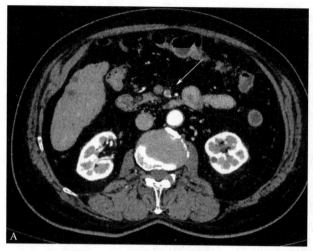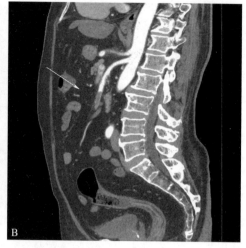

图 3-2-12　AMI CTA 影像（肠系膜上动脉充盈缺损）

（6）肠系膜 MRA　如果患者对造影剂过敏不能完成 CTA,可考虑进行 MRA 以明确肠系膜血管情况。当 CTA 或者 MRA 的结果不明确,或者患者存在晚期缺血表现(肠穿孔和腹膜炎)且血流动力学不稳定时,可在手术室内完善肠系膜血管造影及外科治疗。

四、诊断与鉴别诊断

(一) 诊断

AMI 的病死率超过 50%,早期诊断及治疗对于 AMI 患者至关重要。对于存在急性腹痛、代谢性酸中毒且腹部检查无明显异常发现(通常描述为与检查结果不相符的疼痛)的患者,在明确诊断前均应拟诊为 AMI。尤其对于存在已知外周栓塞危险因素(如心房颤动、近期心肌梗死、心脏瓣膜病)的患者,或有外周动脉疾病史的患者(伴或不伴慢性腹痛史)更应该提高警惕。任何疑诊为 AMI 的患者均应尽快完善 CTA 检查以明确诊断。

(二) 鉴别诊断

其他病因的腹痛,以及慢性肠系膜缺血导致的腹痛均应与 AMI 进行鉴别。其中肠梗阻、肠穿孔尤其需要与 AMI 鉴别。相当一部分 AMI 患者在病程中可以表现出肠梗阻征象,X 线及腹部 CT 也可提示肠道扩张积气。肠道穿孔可能是 AMI 的结局,也可能是其他急腹症的表现。影像表现上是否存在急性肠道缺血的证据是判断是否存在 AMI 的关键。

五、急诊处置

AMI 的急诊治疗原则为复苏、监护、早期全程抗凝、解除血管痉挛、广谱抗感染,根据患者的可能病因评估手术及具体术式。

(一) 急诊治疗

1. 复苏与监护　确诊 AMI 后应入住 ICU,并进行吸氧、监护、液体复苏。避免使用血管收缩药及洋地黄,如病情需要使用加压素,首选对肠系膜血流灌注影响较小的多巴酚丁胺或低剂量多巴胺。

液体复苏是维持血流动力学的首选,目的是保证组织器官恢复足够的灌注。在疾病早期,补液量可高达 100 mL/kg,以优化肠道灌注,在复苏过程中应持续监测乳酸水平进行疗效评估。同时,对患者的中心静脉压、电解质水平、酸碱状态、生命体征及尿量进行监测,随时调整治疗方案,维持内环境稳定。

2. 抗凝治疗　所有 AMI 患者如无禁忌证均应立即开始抗凝治疗,减少血管内血栓的发生和蔓延。抗凝治疗需伴随治疗的整个过程,部分患者需终身服用抗凝血药。

推荐低分子量肝素或普通肝素:普通肝素首剂 80 U/kg 静脉注射(总量≤5 000 U),而后维持在

18 U/(kg·h) 左右。治疗目标是维持活化部分凝血活酶时间（APTT）至正常值 2 倍以上。低分子量肝素皮下注射 0.01 mL/kg,2 次 /d,连续 5 d 给药,一旦腹痛缓解,可根据病情更换为华法林或利伐沙班等,用药 6 个月以上。

3. 解除肠系膜血管痉挛 AMI 确诊后建议应用血管扩张药解除肠系膜血管痉挛,改善肠道血液灌注并增加肌组织氧供,提高肠道存活率。可使用非选择性血管扩张药,如罂粟碱或前列地尔(alprostadil)。前列地尔可经过静脉给药。罂粟碱通常需要经血管造影进行局部动脉内注射,初始剂量 60 mg,随后 30~60 mg/h 持续静脉滴注 12~48 h。

4. 抗感染 AMI 一经确诊即需静脉应用广谱抗生素,覆盖肠道致病菌,包括革兰氏阴性菌及厌氧菌。

（二）病因治疗

AMI 患者在以上急诊治疗的基础上,需要根据不同的病因进行针对性治疗。

1. MAE 与 MAT 的治疗 明确存在肠系膜动脉阻塞(MAE 与 MAT)的患者需要尽快进行外科干预恢复肠系膜血运、内脏血液灌注,避免出现肠道坏死或尽量缩小肠道坏死的范围。

当查体发现腹膜刺激征等提示肠道坏死或影像学检查发现肠道血管不可逆性栓塞时,应积极进行剖腹探查术,重新建立缺血部位血供,评估肠道的情况,保护有功能的肠道,切除所有明显坏死的区域。如有条件,也可在术中进行肠系膜动脉造影。

介入治疗可在一定程度上避免开腹手术并降低术后并发症的发生率,患者的预后往往优于开腹手术。目前国内外已报道了使用血管介入技术与药物联合救治的相关病例,过程主要包括植入血管支架辅助血管成形、经皮腔内取栓、局部置管溶栓等。接受介入手术的患者术后需要继续进行抗凝治疗,介入手术中使用支架治疗的患者同时应进行抗血小板治疗,如应用氯吡格雷(75 mg/d,疗程 3 个月)和阿司匹林(100 mg/d,疗程至少 12 个月)。

2. MVT 的治疗 理论上肠系膜静脉系统存在丰富的侧支循环。若 MVT 患者不存在危及生命的肠道坏死,一般无需手术治疗,抗凝治疗是 MVT 的一线治疗方案。若患者腹痛症状持续不缓解,或出现腹膜刺激征等肠坏死征象,需要考虑进行介入或者手术治疗。

3. NOMI 的治疗 当患者疑诊为 NOMI 时,治疗重点在于尽可能纠正根本病因,改善肠系膜灌注。提高心排血量和解除肠道血管痉挛。如病情进展已经出现弥漫性腹膜炎,应及时进行介入治疗开通血管或剖腹探查切除坏死肠道。

六、注意事项

急诊医师需要对 AMI 保持高度警觉,早期诊断。在急诊处置的同时,及时请介入科、外科等相关专科会诊,纠正 AMI 的可能病因,多科协作,尽可能地避免肠坏死的发生,最终改善预后。

（刘思齐　朱继红）

数字课程学习……

教学 PPT　　　微视频　　　拓展阅读　　　自测题

第三章

呼吸系统急症

▶▶▶ 第一节　支气管哮喘急性发作 ◀◀◀

一、概述

支气管哮喘急性发作（acute exacerbation of asthma）是指喘息、气促、咳嗽、胸闷等症状突然发生，或原有症状急剧加重，伴有呼吸困难，以呼气流量降低为其特征，通常需要改变治疗药物。支气管哮喘急性发作多数发生在既往已确诊的患者，也可为首发表现。大多数情况与接触过敏原、刺激物或病毒性上呼吸道感染诱发及控制性药物依从性差有关，但也有少数患者无明确的诱因。严重发作也可发生于轻度和控制良好的哮喘患者。

二、病因与发病机制

支气管哮喘急性发作与呼吸道感染、过敏原吸入及天气变化等因素有关。其他诱发因素包括吸烟、空气污染、运动、药物、食物、精神心理及体内激素水平变化等。呼吸道病毒尤其是鼻病毒感染是导致哮喘发作的最常见原因。尘螨是我国哮喘患者最主要的过敏原。运动诱发哮喘发作多见于青少年、运动员及控制不佳的哮喘患者。

具有下述危险因素的患者急性发作风险较高，包括：①未控制的哮喘症状；②过量使用短效 β_2 受体激动药（short-acting β_2 agonist，SABA）；③吸入性糖皮质激素（inhaled corticosteroids，ICS）用量不足，包括未应用 ICS、用药依从性差及吸入技术错误；④第 1 秒用力呼气容积（forced expiratory volume in one second，FEV_1）低，特别是 FEV_1 占预计值百分比低于 60%；⑤有未控制的精神心理问题；⑥贫困、低收入人群；⑦吸烟；⑧合并症：肥胖、变应性鼻炎、食物过敏；⑨痰及血中嗜酸性粒细胞高，呼出气一氧化氮升高；⑩妊娠。

哮喘急性发作是下呼吸道对环境暴露的过度反应，慢性气道炎症基础上的气道炎症急性加重是急性发作的核心，同时气流阻塞和气道反应性加重。不同的诱发因素引起哮喘急性发作的呼吸道反应特征不同，急性发作的炎症免疫机制也不同（表 3-3-1）。哮喘患者血嗜酸性粒细胞 $>0.4 \times 10^9/L$ 时与严重哮喘急性发作有关，提示血嗜酸性粒细胞可作为哮喘急性发作的一个生物标志物。

哮喘急性发作的病理改变主要表现为气道炎症的急性加重（包括气道上皮细胞受损、支气管黏膜充血水肿、气道分泌物增多、支气管平滑肌收缩等），其病理生理改变见图 3-3-1。

表 3-3-1　不同诱因的支气管哮喘急性发作机制

诱发因素	呼吸道反应	机制
病毒	加重下呼吸道损害 / 中性粒细胞支气管炎	上皮趋化因子激活,缺乏 β 干扰素反应
过敏原	加重嗜酸性粒细胞反应	Th2 淋巴细胞激活白细胞介素 –5 释放
职业	加重嗜酸性粒细胞和(或)中性粒细胞支气管炎	致敏作用
环境污染	中性粒细胞支气管炎	上皮细胞 / 巨噬细胞活化因子激活
阿司匹林	重度支气管痉挛	花生四烯酸代谢转向 5– 脂氧合酶路径,引起白三烯产生过多

注:Th,辅助性 T 细胞。

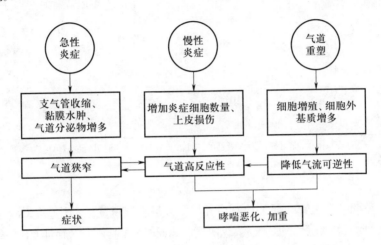

图 3-3-1　支气管哮喘急性发作的病理及病理生理改变

三、临床表现

(一) 病史与症状

1. **病史**　呼吸道感染或接触变应原、刺激物。

2. **症状**　喘息、气促、咳嗽、胸闷等症状突然发生,或原有症状急剧加重,常有呼吸困难。

(二) 体格检查

双肺可闻及散在或弥漫性,以呼气相为主的哮鸣音,呼气相延长。危重症患者可出现双肺哮鸣音减弱乃至消失。

(三) 辅助检查

1. **肺功能和实验室检查**　哮喘发作时肺功能恶化以呼气流量降低为特征。动脉血气分析结果可对哮喘急性发作的严重程度进行分级 (表 3-3-2)。同时可完善血嗜酸性粒细胞计数等检查。

表 3-3-2　哮喘急性发作时病情严重程度的分级

临床特点	轻度	中度	重度	危重
气短	步行、上楼时	稍事活动	休息时	
体位	可平卧	喜坐位	端坐呼吸	
讲话方式	连续成句	单词	单字	不能讲话
精神状态	可有焦虑,尚安静	时有焦虑或烦躁	常有焦虑、烦躁	嗜睡或意识模糊
出汗	无	有	大汗淋漓	
呼吸频率	轻度增加	增加	常 >30 次 /min	

续表

临床特点	轻度	中度	重度	危重
辅助呼吸肌活动及三凹征	常无	可有	常有	胸腹矛盾运动
哮鸣音	散在,呼气末期	响亮,弥漫	响亮,弥漫	减弱乃至无
脉率(次/min)	<100	100~120	>120	>120 或脉率变慢或不规则
奇脉	无,<10 mmHg	可有,10~25 mmHg	常有,>25 mmHg	无,提示呼吸肌疲劳
最初支气管扩张药治疗后 PEF 占预计值或个人最佳值 %	>80%	60%~80%	<60% 或 <100 L/min 或作用持续时间 <2 h	
PaO_2(吸空气,mmHg)	正常	≥60	<60	<60
$PaCO_2$	<45	≤45	>45	>45
SaO_2(吸空气,%)	>95	91~95	≤90	≤90
pH	正常	正常	正常或降低	降低

注:只要符合某一严重程度的某些指标,即可提示为该级别的急性发作;PEF,呼气流量峰值;PaO_2,动脉氧分压;$PaCO_2$,动脉二氧化碳分压;SaO_2,动脉血氧饱和度。

2. 影像学检查 早期哮喘患者胸部 X 检查可无异常或呈充气过度征;但胸部 X 线片有助于发现导致症状恶化的原因,如心力衰竭、肺炎、肺不张、气胸、纵隔气肿、异物或气道狭窄。肺部 CT 检查对重度哮喘的价值较大,可对气道重建进行定性、定量的评价,尤其有助于对重度哮喘患者的分型与治疗应答性进行评价。

四、诊断与鉴别诊断

(一) 支气管哮喘的诊断标准

1. 反复发作喘息、气急,伴或不伴胸闷或咳嗽,多与接触变应原、冷空气、物理、化学性刺激以及病毒性上呼吸道感染、运动等有关。

2. 发作时在双肺可闻及散在或弥漫性,以呼气相为主的哮鸣音,呼气相延长。

3. 上述症状和体征可经治疗缓解或自行缓解。

4. 除外其他疾病所引起的喘息、气急、胸闷和咳嗽。

5. 临床表现不典型者(如无明显喘息或体征),应至少具备以下 1 项试验阳性。

(1) 支气管激发试验或运动激发试验阳性。

(2) 支气管扩张试验阳性 FEV_1 增加≥12%,且 FEV_1 增加绝对值≥200 mL。

(3) 呼气流量峰值(peak expiratory flow,PEF)日内(或 2 周)变异率≥20%。

符合上述 1~4 条或第 4、第 5 条者,可以诊断支气管哮喘。

(二) 支气管哮喘的分期

根据临床表现,支气管哮喘可分为急性发作期、慢性持续期和临床缓解期。哮喘急性发作是指喘息、气急、咳嗽、胸闷等症状突然发生,或者原有症状加重并以呼气流量降低为其特征。慢性持续期是指每周均不同频度和(或)不同程度地出现症状(喘息、气急、胸闷、咳嗽等)。临床缓解期是指经过治疗或未经治疗症状、体征消失,肺功能恢复到急性发作前水平,并维持 1 年以上。

(三) 支气管哮喘急性发作时病情严重程度的分级

哮喘急性发作时,病情程度轻重不一。病情加重可在数小时或数天内出现,偶尔可在数分钟内即危及生命,故应对病情做出正确评估,以便给予及时有效的紧急治疗。

(四) 鉴别诊断

临床上哮喘发作需要与下述疾病引发的喘息及呼吸困难相鉴别,包括急性左心功能不全、慢性阻塞性肺疾病急性加重、急性肺栓塞、上气道阻塞、原发性支气管肺癌及支气管良性肿瘤、变应性支气管肺曲霉病、外源性过敏性肺泡炎、肺嗜酸性肉芽肿性多血管炎、高通气综合征及自发性气胸等。

(五) 并发症

1. **呼吸衰竭** 哮喘发作因气道阻塞和缺氧可导致 I 型呼吸衰竭,随着病情加重,可导致二氧化碳潴留、II 型呼吸衰竭和呼吸性酸中毒。应尽早行动脉血气分析检查。

2. **黏液栓阻塞和肺不张** 哮喘严重发作时,黏液腺分泌明显增加,患者张口呼吸,大汗淋漓,使体液耗损过多,增加了分泌液黏稠度,且纤毛 - 黏液传输功能明显下降。气道内形成黏液栓可阻塞细支气管。支气管壁增厚、黏膜充血水肿导致肺不张。

3. **气胸和纵隔气肿** 哮喘急性发作时肺过度充气,肺内压增加,可使哮喘已并发的肺大疱破裂形成自发性气胸。气体亦可进入肺间质,沿支气管血管束至肺门进入纵隔,引起纵隔气肿。

4. **水、电解质紊乱和酸碱平衡失调** 哮喘急性发作期,由于缺氧、摄入不足、体液流失过多等,常并发水、电解质紊乱和酸碱平衡失调。

5. **心律失常** 哮喘严重急性发作时可因缺氧,水、电解质紊乱和酸碱平衡失调出现心律失常,可能也与 β_2 受体激动药与茶碱等药物的应用相关。

6. **猝死** 是哮喘急性发作最严重的并发症,常无明显先兆症状,病情突然急速恶化,往往来不及抢救而死亡。

五、急诊处置

(一) 哮喘急性发作的医院内处理

哮喘急性发作的医院内处理流程见图 3-3-2。

1. **处理原则** 迅速缓解支气管痉挛和控制呼吸道炎症,纠正低氧血症和呼吸衰竭,及时发现和处理并发症。治疗措施包括药物治疗、氧疗(需将动脉血氧饱和度维持在 93% 以上)和呼吸支持治疗等。

2. **药物治疗** 哮喘急性发作时的常用药物包括支气管扩张药和激素。经过积极的常规治疗仍无法控制的急性哮喘发作,可在与患者及家属沟通,严密监测病情和患者生命体征的情况下,权衡利弊,酌情试用下列药物。

(1) **硫酸镁** 用法:25% 硫酸镁 10 mL 加入葡萄糖溶液 250~500 mL 内,静脉滴注,滴速为 30~40 滴/min。可使部分严重哮喘发作患者的呼吸困难、肺功能和动脉血气分析结果获得改善。应注意监测患者的血压和神志,肾功能不全和有心肌损害的患者慎用。

(2) **肾上腺素** 伴有过敏性休克和血管性水肿的哮喘,可皮下注射肾上腺素 0.5~1 mg。

(3) **抗菌药物** 重度或危重哮喘急性发作可给予抗菌药物。药物选择依患者病情、个体情况及痰培养和药敏结果而定。

3. **机械通气治疗** 重度急性发作患者经上述药物治疗仍未改善或继续恶化,应及时给予机械通气呼吸支持治疗。

(1) **机械通气的目的** ①对已处于呼吸衰竭或边缘状态下的哮喘患者,降低其呼吸功;②改善患者的通气和气体交换;③清除气道内的分泌物。

(2) **机械通气的指征** 重症哮喘治疗时,一般应尽量避免首先使用呼吸机,只有相当少数紧急危及生命的重症哮喘患者,才需要机械通气治疗。可先采用经鼻(面)罩无创机械通气,若无效应及早行气管插管机械通气。对重度哮喘患者宜选用经口插管的途径,气管插管的内径不小于 7.5 mm。

何时行气管插管通气无统一标准,决定气管插管的一个重要因素是看患者的临床症状。通常,气管插管指征包括:①常规治疗失败,出现下列征象:神志改变,呼吸肌疲劳、衰竭,心动过速(>130 次/min),危及生命的心律失常,严重低氧血症(PaO_2<60 mmHg),高碳酸血症,或酸中毒;②FEV_1<0.6 L,PEF<60 L/min,

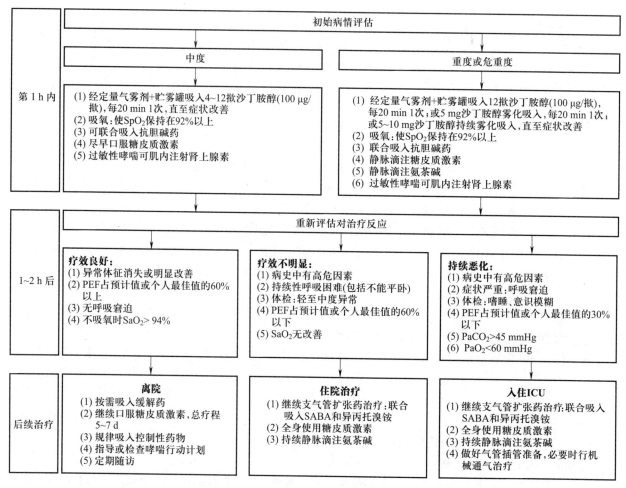

图 3-3-2　哮喘急性发作的医院内处理流程

注：SABA，短效 β~2~ 受体激动药；1 mmHg≈0.133 kPa。

对支气管扩张药无反应。重症哮喘患者的神志状态改变为气管插管和机械通气的绝对指征，这一临床表现说明哮喘患者：①不能适应目前的治疗；②不能保护其气道，很可能即将发生心搏、呼吸骤停（接近窒息），这是机械通气的重要指征。

4. 纠正水、电解质紊乱和酸碱平衡失调　纠正脱水、湿化气道、防止黏液痰栓形成。每日输液量 2 500~4 000 mL，每日尿量达 1 000 mL 以上。需要时，可采用支气管肺泡灌洗方法处理气道黏液栓。及时发现和纠正酸碱平衡失调及电解质紊乱。仅有呼吸性酸中毒时，当 pH<7.2 时可补碱（5% 碳酸氢钠溶液），使 pH>7.2 即可；若有混合性酸中毒存在，pH<7.2 可补碱，使 pH>7.3 即可。监测血清电解质和血糖。β~2~ 受体激动药和激素会导致高血钾和高血糖。

（二）妊娠期哮喘急性发作的处理

妊娠期哮喘急性发作可能引起孕妇及胎儿缺氧，PaO~2~< 60 mmHg 或 SpO~2~<90% 可能导致孕妇先兆子痫、胎膜早破、早产、低体重儿、宫内发育迟缓、小胎龄儿、死胎等一系列问题，因此需积极处理。

1. 家庭处理　早期识别哮喘急性发作有助于积极处理，症状加重是主要表现，但其程度不能准确反映疾病的严重程度，需联合 PEF 监测，同时注意胎儿的活跃度（单位时间内胎动次数是否逐渐减少），PEF 下降 >20% 或胎动减少均是急性加重的表现。初期可自行处理，具体步骤及用药同非妊娠哮喘。如果症状很快消失，PEF 占预计值百分比 >80% 及胎动恢复提示治疗有效，患者可进一步就诊调整治疗方案；如经上述处理，PEF 及胎动两者任一方面缓解不佳或加重，均需立即急诊就诊。

2. 医院治疗　院内处理的目标是避免孕妇和胎儿缺氧，具体步骤及用药同非妊娠哮喘。所有孕妇均应吸氧,持续进行孕妇 SpO_2 和胎儿监测,保持 $SpO_2 \geqslant 95\%$,积极用 SABA 和 ICS,反应不佳者加用口服激素,伴有呼吸衰竭者尽早用静脉激素,重度急性发作的患者可在 SABA 基础上联合应用吸入用抗胆碱药物。首次使用支气管扩张药(数分钟)和使用 3 次后(60~90 min)均应进行评估,包括脉率、辅助呼吸肌的参与、喘息、FEV_1 或 PEF 及胎儿监测。X 线胸片不作为常规检查。

3. 分娩过程的处理 分娩时哮喘常减轻,但哮喘用药仍需维持,同时监测 PEF。产前 4 周用过全身激素的孕妇在生产中和产后 24 h 需静脉用琥珀酸氢化可的松(或同等剂量甲泼尼龙)100 mg/8 h 以避免肾上腺危象。分娩方式无需改变,具体由产科、麻醉科和儿科医生共同决定。注意甲麦角新碱会引起支气管痉挛。硫酸镁或特布他林等有支气管扩张作用,可用于早产安胎。如采取剖宫产,硬膜外麻醉有助于减少生产过程中的氧耗和每分通气量。

六、注意事项

1. 轻、中度急性发作的患者可在家庭或社区治疗中得到缓解。经治疗病情不稳定者,应及时送往医院急诊科。

2. 支气管哮喘急性发作患者的血气分析如为Ⅱ型呼吸衰竭,则反映患者病情危重,如症状持续不缓解,血气分析提示动脉血二氧化碳分压进行性升高,应考虑采用机械通气治疗。

3. 大多数轻中度哮喘发作不必常规应用抗菌药物。重度哮喘发作时由于易并发呼吸道和肺部感染而需给予抗菌药物治疗,并应严格掌握抗菌药物使用指征。

4. 严重的哮喘急性发作意味着哮喘管理的失败,这些患者在病情稳定回家后,应当给予密切监护、长期随访,找到急性发作的诱因并制订避免接触的措施,调整控制性治疗方案。

(关 岚 赵 斌)

▶▶▶ 第二节 气 胸 ◀◀◀

一、概述

气胸(pneumothorax)是指肺泡及脏胸膜破裂或胸壁外伤后,空气进入胸膜腔,产生胸膜腔内积气和肺萎缩。气胸是急诊常见的病症,大多数发病急,病情严重,要求迅速做出诊断和正确处理,否则可因肺萎缩和纵隔受压移位导致急性进行性呼吸、循环功能衰竭而死亡。

由于胸膜腔负压的形成与维持,是以胸膜腔的密闭性为前提的,因此在胸壁贯通伤或肺损伤累及脏胸膜使胸膜受损时,气体将顺压力差进入胸膜腔内,而造成气胸。此时胸膜腔负压减小甚至消失,肺将因其本身的回缩力而塌陷,造成肺不张,导致肺通气功能障碍。严重的气胸不仅影响呼吸功能,同时也会导致纵隔向健侧移位,造成静脉血液与淋巴回流阻碍,而危及生命。

二、病因与发病机制

(一) 自发性气胸

自发性气胸是指在无外伤和人为因素的情况下,肺组织及脏胸膜突然破裂而引起的胸腔积气。

1. 原发性自发性气胸 指经常规胸部 X 线检查未发现病变者发生的气胸。多见于瘦高体形的男性青壮年。主要发病机制如下。

(1) 跨肺压增大 正常人在坐位时,促使收缩和扩张的跨肺压肺尖比肺底部高 8~10 cmH_2O,而瘦高体形的人,因胸腔狭小,使跨肺压的区域性差别变得更大,肺尖部位的肺泡因承受相当大的平均扩张压可破裂,空气沿着肺小叶间隔进入肺周围形成气胸。

(2) 血液供应差 与肺尖部距肺部大血管远有关,因而抵抗力弱,易形成气胸。

（3）非特异性炎症 炎症浸润分别使细支气管及周围发生活瓣样阻塞和纤维增生病变,使肺泡或肺间质发生气肿样改变。

（4）遗传因素 常有家族同时发生特发性气胸的报告,提示自发性气胸可能与遗传有关。

（5）其他 肺泡壁张力纤维先天发育不良,胸膜局部先天性囊肿或炎症以及吸烟,均是气胸形成的可能原因。

2. 继发性自发性气胸 指继发于明显肺部疾病而发生的气胸,常继发于慢性支气管炎、支气管哮喘、支气管扩张、结核、肺尘埃沉着病及其他病因所致的肺气肿或肺纤维化。其发病机制是在肺部疾病基础上形成的胸膜下小气肿泡或肺大疱破裂。肺癌、肺脓肿、肺结核空洞或胸膜下干酪灶、肺囊肿合并感染等可直接侵蚀脏胸膜或破溃到胸膜腔,引起气胸。

3. 其他 包括月经性气胸,与月经周期有关的反复发作性气胸,仅在月经来潮前24~72 h发生,气胸一般可自行吸收。其发生机制可能是肺、胸膜的子宫内膜异位,使胸膜自发性破裂。

（二）外伤性气胸

外伤性气胸是指颈、胸部外伤所引起的气胸。任何利器、弹片或暴力等所致胸部穿透伤,可累及胸膜、肺、气管、支气管或食管,空气得以进入胸膜腔。继发于肋骨骨折或脱位引起脏胸膜撕裂或胸部突然受压,肺泡压增高导致肺泡破裂,使空气进入间质,而后入脏胸膜或纵隔,当脏胸膜及纵隔胸膜破裂,均可引起气胸。

（三）医源性气胸

医源性气胸主要由诊断性或治疗性操作引起,如胸腔穿刺、支气管镜肺活检、胸部组织活检、锁骨下深静脉穿刺等,若损伤胸膜可导致气胸发生。

三、临床表现

（一）病史与症状

1. 病史 在自发性气胸患者中,年轻患者多为瘦高型青壮年男性;40岁以上者多继发于各种肺部疾病。在胸部创伤的患者中,气胸的发生率约为15%。

2. 症状 胸痛和呼吸困难是气胸最常见的临床症状。

（1）胸痛 突然发生患侧胸痛,可为刀割样或针刺样,并随呼吸加深而加剧,随着胸膜腔积气的增多,疼痛可缓解或转为持续性隐痛。有时胸痛可放射到患侧肩、背部或上腹部,类似急腹症或心绞痛。

（2）呼吸困难 起病急剧的患者,呼吸困难也可与胸痛同时发生。张力性气胸时,呼吸困难极为严重,呈窒息样感觉,并有烦躁不安、发绀、出汗、脉搏细弱,甚至虚脱、昏迷。

（3）咳嗽及哮喘样发作 气胸发生时,部分患者可有刺激性干咳,少数患者原有严重肺气肿、肺功能不全而气胸又因粘连而多房分隔者,可表现为哮喘样发作、气急严重,甚至满肺哮鸣音,引流后,气急及哮鸣音消失。

（4）休克 多见于张力性气胸及心肺功能不全的患者,患者呼吸微弱、脉搏细数、发绀、出汗、四肢冰冷、血压下降、大小便失禁,若不及时抢救治疗可很快昏迷死亡。

（二）体格检查

小量（100~200 mL）积气时,仅患侧呼吸音减弱。大量积气时,患侧胸廓膨隆,肋间隙增宽,运动减弱,气管及心脏向健侧移位,叩诊呈过清音,语颤及呼吸音减弱或消失。右侧气胸时肝浊音界下降;左侧气胸或并发纵隔气肿时,有时可听到与心脏搏动一致的劈啪音（Hamman征）。

（三）辅助检查

1. 影像学检查 怀疑气胸时,胸部X线检查是确定诊断最可靠的方法。吸气相直立位正位胸片更为清楚,气胸部位透亮度增加,无肺纹理,肺压缩向肺门区,可见到被压缩的肺边缘（称气胸带）（图3-3-3）。有条件应同时行肺部CT检查以明确诊断,治疗过程中复查CT有助于观察肺复张的情况,对于指导拔出胸腔闭式引流管有很好的帮助。对于胸腔内气体所占的体积应做评估。肺压缩若占一侧肺野的1/3,则有50%的肺组织萎陷;肺压缩若占全肺野的1/2,则有75%的肺组织萎陷。近年来,胸部超声在气胸诊断方面也体现出重要价值,特别是对于危重症患者的诊断。

2.实验室检查 血常规、血清免疫学检查等有助于继发性气胸的病因诊断。食管外伤破裂几乎均引起液气胸,行胸腔积液中淀粉酶测定,如淀粉酶增高,应做食管 X 线检查,以确定是否食管破裂。

3.其他检查 诊断性胸腔穿刺在病情紧急而又不能进行 X 线检查的情况下,对高度可疑气胸的部位,可用注射器作诊断性穿刺,若刺入胸膜腔后有大量气体外溢,即可做出诊断。胸膜腔内压测定有助于确定气胸的诊断及类型。张力性气胸的胸膜腔内压呈明显的正压,抽气后压力下降或变成负压,但数分钟后又恢复成较高正压;开放性气胸的胸膜腔内压维持在"0"上下,抽气后观察数分钟无变化;闭合性气胸的胸膜腔内压为正压或负压,抽气后压力一般不再上升。

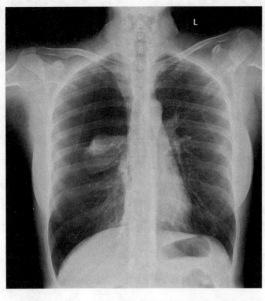

图3-3-3 胸部X线检查:右侧大量气胸

四、诊断与鉴别诊断

(一) 诊断

根据突发性胸痛、呼吸困难及气胸体征做出诊断,一般并不困难。可疑病例立即进行 X 线检查可明确诊断并了解肺压缩情况,病情危急不允许或来不及作 X 线检查时可作诊断性穿刺;用人工气胸器测定胸膜腔压力有助于判定气胸类型。

(二) 鉴别诊断

气胸应注意与下列疾病相鉴别。

1. 急性心肌梗死 左侧气胸时,患者可突发左侧胸痛,偶尔卧位时亦出现类似心肌梗死的心电图改变,但患者既往无高血压和心绞痛病史,有气胸体征及 X 线改变,直立位心电图正常,可予以鉴别。

2. 肺梗死 突发的胸痛、呼吸困难、发绀等酷似自发性气胸,但肺梗死患者常有咯血、低热表现,并有下肢或盆腔血栓性静脉炎、骨折、严重心脏病、心房颤动等病史;X 线检查患者可出现肺实变等异常改变;心电图表现为急性右心室扩张和肺动脉高压图形,如心电图显著右偏、极度顺钟向转位、不完全性或完全性右束支传导阻滞等;结合肺动脉造影及数字减影血管造影检查,可予以鉴别。

3. 巨型肺大疱 起病缓慢,无突发胸痛、胸闷,气急亦不很明显,穿刺测压压力在大气压上下;在 X 线上肺大疱长期无明显变化,内有稀疏的肺纹理并向四周膨胀,将全肺推向肺尖区、肋膈角或心膈角;腔壁内侧与胸壁夹角呈钝角;肺大疱外围可有盘状肺不张。气胸可见明显的外凸形气胸线,线外无肺纹理,线内肺组织被压向肺门或纵隔,腔壁内侧与胸壁夹角多呈锐角。

此外,气胸尚需注意与支气管哮喘、肺气肿、支气管囊肿、肺部空洞、消化道溃疡穿孔等进行鉴别。

(三) 分型

根据肺组织及脏胸膜的裂口特点和其所致胸膜腔内压的不同,可将气胸分为以下 3 种临床类型。

1. 闭合性气胸 又称单纯性气胸,是指不与外界大气相通的气胸。胸膜裂口小,且在肺萎缩时,裂口自行闭合,胸膜腔内气体可逐渐被吸收,胸膜腔压力为低正压或负压。根据胸部 X 线片中肺被压缩的程度不同,单纯性气胸被分为 3 级:压缩 15% 以下的为少量气胸,压缩 15%~60% 的为中等量气胸,压缩 60% 以上的为大量气胸。

2. 开放性气胸 又称交通性气胸,是指外界空气能够随着呼吸运动通过缺损胸壁自由进出胸膜腔的气胸。随着呼吸运动可能会出现纵隔摆动,进而会引起循环障碍。胸膜裂口大,或因胸膜粘连的牵引妨碍肺萎缩,使裂口张开,或因裂口与支气管相通形成支气管胸膜瘘,空气随呼吸自由出入胸膜腔,使胸膜腔与大气相通,胸膜腔内压在"0"上下波动。

3. 张力性气胸　又称高压性气胸,胸膜裂口呈活瓣样,吸气时裂口张开,气体进入胸膜腔;呼气时裂口关闭,气体不能排出。气体随着呼吸运动进入胸膜腔并积累,导致胸膜腔内的压力进行性增高。此类气胸除有严重呼吸困难外,还会导致纵隔显著移位,腔静脉回流障碍,出现循环障碍而危及生命。

以上 3 种类型的气胸在发展过程中可以互相转变。

(四) 并发症

1. 胸膜炎　包括浆液性或脓性胸腔积液。

2. 血胸　可因肺组织和脏胸膜破裂,损及肺及胸膜表面血管,或胸膜粘连部位撕裂引起出血,一般在肺复张后出血能停止,出血严重时,可有贫血、发热、血压下降、胸腔内积血。

3. 纵隔气肿　系漏出的气体沿着肺间质中支气管和血管鞘进入纵隔所引起,可压迫纵隔内大血管。纵隔气体也会沿筋膜而进入颈部,甚至进入胸部或腹部的皮下组织,形成皮下气肿。

4. 支气管胸膜瘘　因开放性气胸胸膜粘连的牵拉,肺不能塌陷,破裂口不能闭合,形成瘘管。由于瘘管直接与外界相通,所以易发生感染,引起脓气胸。

五、急诊处置

气胸的治疗原则是首选排净胸膜腔积气,解除压迫症状,使肺组织及早复张;其次是防治并发症,治疗原发病,对自发性气胸减少复发的可能性。

(一) 一般处理

1. 患者应保持安静,尽量避免不必要的搬动。

2. 高浓度氧疗,有利于胸膜腔内气体的吸收,加快肺复张。

3. 支气管扩张药。由支气管哮喘、慢性支气管炎、肺气肿等引起的气胸,往往因支气管痉挛而加重呼吸困难,且气胸不易吸收,应同时使用支气管扩张药(如氨茶碱等)。但对开放性和张力性气胸不宜使用。

4. 控制呼吸道感染。呼吸道疾病并发气胸者,在处理气胸的同时,应及时应用抗生素以控制感染;胸腔导管引流的患者亦应注意预防和治疗胸腔感染。

5. 剧烈咳嗽和胸痛者,可给予可待因口服。

6. 保持大便通畅,避免排便时用力。

7. 慢性呼吸功能障碍患者并发气胸可导致急性呼吸衰竭,常规间歇正压通气治疗不利于胸膜裂口的愈合,可改用高频通气治疗。

(二) 排气治疗

1. 闭合性气胸患者,肺部无明显慢性病变,肺压缩在 25% 以下,无明显呼吸困难,卧床休息即可,由于胸膜腔与胸膜下静脉血之间气体压差的存在,胸腔内的气体可逐渐向血管内弥散而被吸收。住院患者可适当予以高浓度氧疗,以加快气体吸收。

2. 胸腔穿刺术抽气治疗。适用于小量气胸、呼吸困难较轻、心肺功能尚好的闭合性气胸患者,一次抽气量不宜超过 1 000 mL,隔日 1 次。张力性气胸患者病情急、重,需立即行胸腔穿刺排气,在无其他抽气设备时,可用 50 mL 注射器粗针头在患者锁骨中线外 1 cm 第 2 肋间处或腋前线第 4 或第 5 肋间穿刺排气,至气急缓解后再行其他处理。

3. 胸腔闭式引流术排气治疗。适应证:①张力性气胸;②开放性气胸经反复抽气不能减轻呼吸困难,或胸膜腔内压不能下降至负压时;③一侧肺压缩 50% 有明显症状者;④有慢性肺病史者即使压缩面积较小,亦应插管引流,以防止严重呼吸功能不全;⑤经抽气缓解后,在 24 h 内重复发作者;⑥有液气胸或血气胸者;⑦双侧气胸应同时进行双侧闭式引流。插管引流的部位多取锁骨中线第 2 肋间,导管放入胸腔内 2~4 cm,做好胸壁固定,引流导管接引流瓶或引流装置。同时适当应用抗生素,控制继发感染。

(三) 胸膜粘连术

胸膜粘连术即胸膜内注入硬化剂,产生无菌性胸膜炎症,使脏胸膜粘连从而消灭胸膜间隙。其适应证是不宜手术或拒绝手术的下列患者：①持续性或复发性气胸；②双侧气胸；③合并肺大疱；④肺功能不全不能耐受手术者。对张力性气胸持续负压吸引无效、血气胸、创伤性气胸或有显著胸膜增厚者禁忌采用。

（四）手术治疗

经内科治疗无效的气胸为手术适应证。

1. 胸腔镜 具有微创、安全的特点，可行胸膜裂口闭合术或肺大疱结扎术，肺段或肺叶切除术，胸腔镜下激光治疗。

2. 开胸手术治疗 可以修补肺的破口，可以从根本上处理原发病灶。

（五）创伤性开放性气胸的处理

应迅速用大块多层无菌凡士林纱布外加厚垫封闭创口，再用胶布或绷带包扎固定，以消除纵隔摆动和反常呼吸。如患者呼吸困难严重，应做胸腔穿刺抽气减压，缓解症状，必须争取时间尽快做清创术和胸膜腔水封瓶引流术，术后应用抗生素预防感染。食管破裂引起气胸者病死率高，应立即行食管修补术。第1、3前肋和外侧肋骨骨折时，患者出现咯血，则可能存在气管及主支气管断裂，此时如做插管引流气胸不见好转，应即行支气管镜检，以了解有无支气管损伤，明确诊断后，立即开胸行修补术。

（六）月经性气胸的治疗

月经性气胸者首先应选择排卵抑制剂治疗，经治疗多数患者无复发。若患者不宜服用此类药物，希望再妊娠者或服药无效者，可考虑开胸探查，寻找肺上缺损，予以修补。也应注意有无胸膜下疱、子宫内膜异位灶，可做部分胸膜切除并行脏胸膜及壁胸膜粘连术。必要时行开胸术加妇科手术，如输卵管结扎术、部分卵巢切除术、子宫全切术。

（七）并发症的处理

1. 胸膜腔内出血 胸腔穿刺可抽出血液。当大出血且有血容量不足表现时须及时输血，补足血容量。对出血不止或初期引流量超过 1 000 mL 的胸内积血形成血凝块、引流受阻并发感染者需要立即开胸止血修补。

2. 纵隔气肿 轻症不需处理，如严重纵隔气肿伴广泛皮下气肿影响呼吸和循环时，可做胸骨上窝穿刺或切开排气。吸入高浓度氧以代替纵隔内氮气的浓度，可加速纵隔和皮下气肿的吸收。

3. 复张后肺水肿 氧疗和利尿药的使用是主要治疗方法，必要时应行气管插管及机械通气治疗。

4. 脓气胸 应抽尽胸腔积脓，按脓胸处理；支气管胸膜瘘需行外科手术治疗。

六、注意事项

1. 气胸是急诊常见的病症，大多数发病急，病情严重，要求迅速做出诊断和正确处理，否则可因肺萎缩和纵隔受压移位导致急性进行性呼吸、循环功能衰竭而死亡。

2. 严重呼吸困难伴有烦躁不安、冷汗、脉速、虚脱、心律失常，甚至意识不清者，提示有张力性气胸可能。

3. 诊断自发性气胸时需要排除急性心肌梗死、支气管哮喘、肺栓塞、消化性溃疡穿孔等疾病。

4. 应根据气胸的临床类型、病情轻重和并发症等情况及时选择相应治疗。

（关 岚 赵 斌）

▶▶▶ 第三节 急性肺栓塞 ◀◀◀

一、概述

急性肺栓塞（acute pulmonary embolism，APE）是由于各种栓子堵塞肺动脉主干或分支引起的急性肺循环功能障碍的急症。根据栓子来源可分为肺血栓栓塞症（pulmonary thromboembolism，PTE）、脂肪栓塞综合征、羊水栓塞、空气栓塞等，血栓栓塞是最常见的类型。急性肺栓塞的临床表现主要有呼吸困难、胸痛、咯血、晕厥等,严重时可导致猝死。

二、病因与发病机制

肺血栓栓塞症是最常见的急性肺栓塞,栓子多来源于下肢深静脉血栓形成(deep venous thrombosis, DVT),血栓形成的危险因素可分为原发性和继发性两大类,原发性危险因素主要是遗传变异引起,包括Ⅴ因子突变、蛋白 C 缺乏、蛋白 S 缺乏、抗凝血酶缺乏和先天性异常纤维蛋白原血症等。继发性危险因素包括高龄、长期卧床、血管疾病、创伤、骨折、外科手术、恶性肿瘤、口服避孕药物、妊娠、有创检查及治疗等。其他所致急性肺栓塞的栓子包括脂肪栓、羊水、气栓、寄生虫、转移性癌、心脏赘生物、胎盘滋养层等。

急性肺栓塞所致病理生理改变受多种因素的影响,包括栓子大小和数量、栓塞的时间、是否存在其他基础疾病、血栓溶解的快慢等。主要的发病机制包括以下几个方面。

1. 气体交换障碍 肺动脉栓塞导致血管阻塞,栓塞部位肺血流减少,肺泡无效腔量增大;肺内血流重新分布,而未阻塞血管灌注增加,通气血流比例失调而致低氧血症。部分患者因右心房压力增加而出现卵圆孔再开放,产生右向左分流,可能导致严重的低氧血症。远端小栓子可能造成局部的出血性肺不张,引起局部肺泡出血,表现为咯血,并可伴发胸膜炎和胸腔积液,从而对气体交换产生影响。

2. 血流动力学改变 栓子阻塞肺动脉及其分支后,通过机械阻塞使肺动脉阻力明显增加,加之神经反射、生物活性物质释放,使肺血管阻力进一步增加,引起肺动脉高压,导致急性右心衰竭。同时,由于血液不能顺利通过肺循环至左心,左心室在舒张早期发生充盈受阻,导致心排血量的降低,进而可引起体循环低血压和血流动力学不稳定。

3. 神经体液介质变化 各种生物活性物质(如腺嘌呤、肾上腺素、组胺、5- 羟色胺、缓激肽、前列腺素及纤维蛋白降解产物等)在血栓刺激下释放,刺激肺的神经受体及肺血管和气道受体,从而加重肺动脉高压、血管通透性增加等病变。

三、临床表现

(一) 病史与症状

1. **病史** 多有下肢深静脉血栓形成、心房颤动、术后卧床等病史。

2. **症状** 肺栓塞的常见症状包括呼吸困难、胸痛、咯血,被称为"肺梗死三联征",但是仅不到 1/3 的患者同时出现。根据栓塞的范围大小,临床症状差异较大,轻者可无症状,重者可以发生晕厥、休克甚至猝死。

(1) 不明原因的呼吸困难 为急性肺栓塞最多见的症状,常于活动后出现或加重,静息时可缓解或减轻。

(2) 胸痛 可见于多数急性肺栓塞患者,包括胸膜炎样胸痛和心绞痛样疼痛。

(3) 咯血 见于约 1/3 的患者,常为小量咯血,痰中带血,大咯血少见。

(4) 晕厥 可为急性肺栓塞的唯一或首发症状,当肺动脉主干或者较大的分支被阻塞时,可使心排血量急剧减少,引起脑供血不足。

(二) 体格检查

1. **呼吸系统体征** 以呼吸急促最常见,可伴发绀;肺部有时可闻及哮鸣音和(或)细湿啰音及血管杂音,合并肺不张和胸腔积液时可出现相应的体征。

2. **循环系统体征** 心动过速,颈静脉充盈或异常搏动,肺动脉瓣区第二心音亢进或分裂,三尖瓣区可闻及收缩期杂音。病情严重者可出现血压下降甚至休克,通常提示为高危组急性肺栓塞。

3. **其他** 可出现低热,少数患者有 38℃ 以上的发热。

(三)辅助检查

1. **实验室检查及影像学检查**

(1) 血浆 D- 二聚体 是肺栓塞定性诊断的重要指标,临床上主要用于早期排查。

（2）动脉血气分析　部分患者可出现低氧血症、低碳酸血症。

（3）心电图　急性肺栓塞患者的心电图可出现心动过速、右束支传导阻滞、肺型 P 波、电轴右偏、顺钟向转位等非特异性的异常，部分病例可出现 $S_1Q_{III}T_{III}$ 征（即 I 导联 S 波加深，III 导联出现 Q/q 波及 T 波倒置）。

2. 影像学检查

（1）胸部 X 线片　常见的异常影像学变化包括：①区域性肺血管纹理变细、稀疏或消失，肺野透亮度增加；②肺野局部浸润性阴影，常为尖端指向肺门、底面朝向胸膜的楔形阴影；③右下肺动脉干增宽或伴截断征，肺动脉段膨隆。

（2）超声心动图　在提示诊断和除外其他心血管疾患方面有重要价值，又是划分低危组、中高危组的依据；少数患者可因发现肺动脉近端血栓或右心血栓（直接征象）而确定诊断。

（3）CT 肺动脉造影　是急性肺栓塞患者首选的确诊检查手段。直接征象有肺动脉内造影剂充盈缺损，伴或不伴轨道征的血流阻断；间接征象有肺动脉造影剂流动缓慢，局部低灌注，静脉回流延迟或消失等。

（4）磁共振成像和磁共振肺动脉造影（MRI/MRPA）　MRPA 可以直接显示肺动脉内的栓子及肺血栓栓塞所致的低灌注区，可确诊急性肺栓塞。

（5）放射性核素肺通气 / 血流灌注（V/Q）显像　典型征象是肺段分布的肺灌注缺损，并与通气显像不匹配。一般可将扫描结果分为三类：高度可能、正常或接近正常及非诊断性异常。

四、诊断与鉴别诊断

（一）诊断

当患者出现突发呼吸困难、胸痛、咯血或晕厥等症状时，应及时评估发生急性肺栓塞的风险，完善心电图检查和血气分析、D- 二聚体等实验室检查，高度怀疑时应及时通过 CT 肺动脉造影确诊。急性肺栓塞的临床分型可分为高危、中危和低危。

1. 高危　临床上以休克和低血压为主要表现，即体循环动脉收缩压 <90 mmHg，或较基础值下降幅度 ≥40 mmHg，持续 15 min 以上。须除外新发生的心律失常、低血容量或脓毒症等其他原因所致的血压下降。此类型患者病情变化快，预后差，临床病死率较高。

2. 中危　血流动力学稳定，但存在右心功能不全和（或）心肌损伤。

3. 低危　血流动力学稳定，无右心功能不全和心肌损伤。

（二）鉴别诊断

急性肺栓塞的临床表现缺乏特异性，容易与其他疾病相混淆，临床上漏诊与误诊率很高，主要应与以下疾病进行鉴别。

1. 急性冠脉综合征　部分急性肺栓塞患者因血流动力学变化，可出现冠状动脉供血不足，心肌缺血缺氧，表现为胸闷、胸痛，心电图有心肌缺血样改变。有时候急性肺栓塞和急性冠脉综合征可合并存在。

2. 肺炎　有相应的肺部症状和感染的表现，如咳脓性痰，高热，白细胞明显升高，抗菌治疗有效。

3. 主动脉夹层　多有高血压病史，疼痛性质剧烈，全主动脉 CTA/MRA 可见主动脉夹层征象。

4. 其他原因所致的晕厥、休克　急性肺栓塞有晕厥时，需与迷走反射性及脑血管性晕厥、心律失常等其他原因所致的晕厥相鉴别。急性肺栓塞所致的休克属于梗阻性休克，需与心源性休克、低血容量性休克、分布性休克等相鉴别。

五、急诊处置

（一）一般处理与呼吸循环支持治疗

急性肺栓塞患者应卧床休息，监测生命体征。注意纠正低氧血症，严重时可考虑予以机械通气。若血流动力学不稳定，可酌情使用血管活性药。

(二) 溶栓治疗

溶栓治疗可迅速溶解部分或全部的血栓,恢复肺组织灌注,减小肺动脉阻力,降低肺动脉压,改善右心室功能,是治疗严重急性肺血栓栓塞最重要的方法。溶栓的时间窗一般为 14 d 以内,但鉴于可能存在血栓的动态形成过程,这一时间窗的规定并不是绝对的。对有溶栓指征的病例宜尽早开始溶栓,提出个体化的溶栓方案。

1. 适应证 ①高危组急性肺血栓栓塞病例[即出现因肺栓塞所致休克和(或)低血压的病例,需排除其他原因所致休克和低血压];②中危组急性肺血栓栓塞病例(即出现右心功能不全和心肌损伤的病例),必要时可考虑补救性再灌注治疗。

2. 绝对禁忌证 包括结构性颅内疾病,出血性脑卒中病史,活动性出血,近期脑或脊髓手术,近期头部骨折性外伤或头部损伤,出血倾向(自发性出血)等。对于致命性高危急性肺栓塞,上述绝对禁忌证亦应被视为相对禁忌证。

3. 相对禁忌证 ①近期侵入性操作;②近期非颅内出血;③近期手术;④难以控制的重度高血压(收缩压 >180 mmHg,舒张压 >110 mmHg);⑤近期曾行心肺复苏;⑥血小板计数小于 $100 \times 10^9/L$;⑦妊娠;⑧严重肝、肾功能不全;⑨口服抗凝血药(如华法林);⑩糖尿病出血性视网膜病变等。

4. 溶栓治疗的并发症 溶栓治疗最重要的并发症是出血,其他不良反应还可能有发热、超敏反应、低血压、恶心、呕吐等。

5. 常用溶栓治疗方案 ①尿激酶:负荷量 4 400 U/kg,静脉注射 10 min,随后以 2 200 U/(kg·h)持续静脉滴注 12 h。快速给药:按 20 000 U/kg 剂量,持续静脉滴注 2 h。②链激酶:负荷量 250 000 U/kg 静脉注射 30 min,随后以 100 000 U/kg 持续静脉滴注 12~24 h。快速给药:20 000 U/kg,持续静脉滴注 2 h。③重组组织型纤溶酶原激活物(rt-PA):50 mg 持续静脉滴注 2 h。溶栓治疗结束后,应每 2~4 h 测定一次凝血酶原时间(PT)或活化部分凝血活酶时间(APTT),当其水平降至正常值的 2 倍时,即应开始规范的肝素抗凝治疗。

(三) 抗凝治疗

抗凝治疗为急性肺血栓栓塞的基础治疗手段,可以有效地防止血栓再形成和复发,同时促进机体自身纤溶机制溶解已形成的血栓。一旦明确急性肺血栓栓塞宜尽早启动抗凝治疗。

1. 抗凝治疗的禁忌证 ①活动性出血;②凝血功能障碍;③未予控制的严重高血压等。但在急性肺血栓栓塞症时多不是绝对禁忌证。

2. 抗凝治疗的并发症 其主要并发症为出血。

3. 常用抗凝治疗方案 ①普通肝素:首选静脉滴注,因其半衰期短,起效迅速,停药后药效迅速消失。一般情况下一次给予 2 000~5 000 U 或按 80 U/kg 静脉注射,继之以 18 U/(kg·h)持续静脉泵入,测定 APTT,根据 APTT 调整剂量,使 APTT 在 24 h 内达到并维持正常值的 1.5~2.5 倍。应用过程中应注意监测血小板计数,注意出血倾向。②低分子量肝素:一般根据体重决定给药剂量。因低分子量肝素相对安全,不需监测 APTT 和调整剂量,已成为目前抗凝治疗主要用药和基础用药。但因其可引起肝素诱导的血小板减少症,故仍需注意监测血小板计数。低分子量肝素主要由肾代谢清除,有肾功能不全者慎用。③华法林:是最常用的口服抗凝血药,竞争性对抗维生素 K 的作用。其药代动力学受多种因素影响,使用时需要定期监测国际标准化比值(INR),以免引起严重的出血。在治疗过程中需与肝素至少重叠应用 4~5 d。应根据 INR 或 PT 调节华法林的剂量。④新型口服抗凝血药:包括直接抗凝血酶抑制剂阿加曲班、达比加群酯以及直接 Xa 因子抑制剂利伐沙班、阿哌沙班等。

4. 抗凝治疗的疗程 急性肺血栓栓塞患者如能够寻找到明确危险因素(如手术、外伤)并及时去除,抗凝治疗的疗程一般是 3~6 个月。对于寻找不到明确危险因素(如手术、外伤等)者,或虽可确认危险因素但一时难以去除者,抗凝时间应适当延长,部分患者需终身抗凝治疗。

(四) 介入治疗

急性肺栓塞介入治疗的目的是清除阻塞肺动脉的栓子,以利于恢复右心功能并改善症状和生存率。介入治疗包括：经导管碎解和抽吸血栓，或同时进行局部小剂量溶栓。介入治疗的并发症包括远端栓塞、肺动脉穿孔、肺出血、心脏压塞、心脏传导阻滞或心动过缓、溶血、肾功能不全以及穿刺相关并发症。

（五）手术治疗

肺动脉血栓切除术可作为全身溶栓的替代补救措施，适用于经积极内科或介入治疗无效的高危急性肺栓塞。

六、注意事项

1. 不明原因的呼吸困难或低氧血症、反复晕厥的患者，要考虑急性肺栓塞的可能。

2. 高危急性肺栓塞患者病死率高，早期识别肺栓塞并进行危险分层，进行规范化的防治，可改善患者预后。

3. 急性肺栓塞的治疗以内科药物治疗为主，有溶栓指征的可尽早行溶栓治疗。有并发症或药物治疗效果不佳的，可考虑行介入或其他治疗。

（柴湘平）

▶▶▶ 第四节 社区获得性肺炎 ◀◀◀

一、概述

社区获得性肺炎（community acquired pneumonia，CAP）指在医院外罹患的肺实质（含肺泡壁，即广义上的肺间质）炎症，包括具有明确潜伏期的病原体感染在入院后于潜伏期内发病的肺炎。CAP 是全球第六大死因，在全球所有年龄组都有较高的发病率和病死率。CAP 的年发病率为(16~23)/1 000，并随年龄增长而增加。在美国，约 30% 的 CAP 患者住院，因 CAP 住院的年发生率为(5~7)次/1 000 人。2012 年，我国肺炎的病死率平均为 17.46/10 万，1 岁以下人群的病死率为 32.07/10 万，25~39 岁人群的病死率<1/10 万，65~69 岁人群的病死率为 23.55/10 万，>85 岁人群的病死率高达 864.17/10 万。该病好发于冬季，危险因素包括高龄、合并慢性呼吸道疾病、病毒性上呼吸道感染、气道保护能力受损、抽烟、酗酒、居住环境差等。尽早地识别、诊断 CAP 并预测重症 CAP 的发生，对于后续的有效治疗及减少病死率有着重大的意义。

二、病因与发病机制

在国外，肺炎链球菌和呼吸道病毒是 CAP 患者中最常检出的病原体。目前国内多项成人 CAP 流行病学调查结果显示，肺炎支原体和肺炎链球菌是我国成人 CAP 的重要致病源，其他常见病原体包括流感嗜血杆菌、肺炎衣原体、肺炎克雷伯菌及金黄色葡萄球菌，而铜绿假单胞菌和鲍曼不动杆菌少见。我国社区获得性耐甲氧西林金黄色葡萄球菌肺炎仅有少量儿童及青少年病例报道。对于特殊人群如高龄或存在基础疾病的患者（如充血性心力衰竭、心脑血管疾病、慢性呼吸系统疾病、肾衰竭、糖尿病等），肺炎克雷伯菌及大肠埃希菌等革兰氏阴性菌更加常见。

正常的呼吸道防御机制（支气管内黏液－纤毛运载系统、肺泡巨噬细胞等细胞防御的完整性等）使气管隆嵴以下的呼吸道保持相对无菌。肺炎是病原体入侵肺实质并在肺实质中过度生长超出宿主的防御能力导致肺泡腔内出现渗出物。肺炎的发生和严重程度主要由病原体因素（毒力、菌量）和宿主因素之间的平衡决定。微生物进化出了可抑制肺部宿主防御并导致感染的特异性机制。宿主的疾病和其他因素也可能导致肺部防御能力受损及 CAP 发生风险增加：如年龄较大(>65 岁的人群中肺炎发病率显著升高)，慢性阻塞性肺疾病、支气管扩张、支气管梗阻、肺癌、纤毛不动综合征等慢性肺病和(或)其他影响气道清除的疾病,意识水平改变(如脑卒中、癫痫发作、麻醉、药物或酒精中毒),吞咽困难,HIV 感染,实体器官或造血干细胞移植,使用免疫抑制剂(如 TNF 抑制剂、化学治疗),营养不良,吸烟、饮酒,以及其他药物因素[抗酸药、抗精神病药、血管紧张素转换酶抑制药(angiotensin converting enzyme inhibitors,ACEI)、糖皮质激素、镇静药等]。微量误吸是致病微生物到达肺部的最常见途径,其他途径包括远处感染部位的血行播散(如右心感染性心内膜炎、肝脓肿等)、邻近病灶的直接扩散和大量误吸。

CAP 按照病理分类可分为大叶性肺炎、小叶性肺炎和间质性肺炎。

1. 大叶性(肺泡性)肺炎 病原体先在肺泡内引起炎症,经肺泡间孔向其他肺泡扩散,致使部分或整个肺段、肺叶发生炎症改变。典型者为肺实质炎症,通常并不累及支气管。致病菌多为肺炎链球菌。影像学显示肺叶或肺段的实变阴影。

2. 小叶性(支气管性)肺炎 病原体经支气管入侵,引起细支气管、终末细支气管及肺泡炎症。常继发于其他疾病,如支气管炎、支气管扩张、上呼吸道病毒感染及长期卧床的危重患者。其病原体有肺炎链球菌、葡萄球菌、病毒、肺炎支原体及军团菌等。支气管腔内有分泌物,无实变体征。影像学显示为沿肺纹理分布的不规则斑片状阴影,边缘密度浅而模糊,无实变体征。肺下叶常受累。

3. 间质性肺炎 以肺间质为主的炎症,可由细菌、支原体、衣原体、病毒或肺孢子菌引起。累及支气管壁及其周围组织,有肺泡壁增生及间质水肿。影像学常表现为一侧或双侧肺下部的不规则条索状阴影,从肺门向外延伸,可呈网状,其间可有小片肺不张阴影。

三、临床表现

(一)病史和症状

CAP 的临床表现差异很大,可因病原体、宿主免疫状态、并发症及年龄等有所差异。

1. 肺部症状 咳嗽是最常见症状,可伴有或不伴有咳痰。细菌感染者常伴有咳痰。铁锈色痰常提示肺炎链球菌感染,砖红色痰常提示肺炎克雷伯菌感染,金黄色脓痰常提示金黄色葡萄球菌感染,黄绿色脓痰常提示铜绿假单胞菌感染。肺炎支原体、肺炎衣原体、嗜肺军团菌等非典型致病原感染常表现为干咳、少痰。肺炎累及胸膜时可出现胸痛,多为持续性隐痛,深吸气时加重。胸闷、气短和呼吸困难多提示病变范围较广、病情较重、合并大量胸腔积液或心功能不全等。咯血在 CAP 并不少见,多为痰中带血或血痰,但较少出现大咯血。

2. 全身症状 发热是最常见的全身症状,常为稽留热或弛张热,可伴有寒战或畏寒。部分危重患者表现为低体温。其他伴随的非特异症状包括头痛、乏力、食欲缺乏、腹泻、呕吐、全身不适、肌肉酸痛等。当出现感染性休克及肺外器官受累的相应表现时提示病情危重。某些特殊病原体感染除发热和呼吸道症状外,全身多器官受累的情况较为突出。当肺炎患者伴有显著的精神或者神经症状(头痛、谵妄、嗜睡、昏迷等)、多器官功能损害、腹泻、低钠血症、低磷血症时,应警惕军团菌肺炎可能。高龄 CAP 患者往往缺乏肺炎的典型临床表现,可无发热和咳嗽,全身症状较突出,常常表现为精神不振、神志改变、食欲下降、活动能力减退等,需引起警惕。

(二)体格检查

患者常呈急性面容,重症患者合并呼吸衰竭时可有呼吸窘迫、发绀,合并感染性休克时可有低血压、四肢末梢湿冷。胸部体征随病变范围、实变程度,是否合并胸腔积液等情况而异。病变范围局限或无明显实变时可无肺部阳性体征,有明显实变时病变部位可出现语颤增强。叩诊浊音提示实变和(或)胸腔积液。听诊可闻及支气管呼吸音和干、湿啰音,合并中等量以上胸腔积液时可出现叩诊浊音或实音、语颤减弱、呼吸音减弱或消失等体征。老年人心动过速比较常见。军团菌肺炎可出现相对缓脉。

(三)辅助检查

1. 实验室检查

(1) 血常规 CAP 患者外周血白细胞计数和中性粒细胞比例通常增加,但在老年、重症患者及免疫抑制等患者中可出现白细胞减少。细菌感染时出现显著的外周血白细胞减少是病情危重、预后不良的征象。支原体和衣原体所导致的肺炎白细胞很少升高。

（2）CRP　是细菌性感染较敏感的指标。病毒性肺炎 CRP 通常较低。但 CRP 特异性差，需排除各种非感染性炎症导致其升高的可能。CRP 持续高水平或继续升高则提示抗菌治疗失败或出现并发症（如脓胸、脓毒症）。

（3）降钙素原　是降钙素的肽类前体，受到细菌毒素刺激时实质细胞会释放降钙素原，从而导致细菌感染患者的血清浓度升高。4 h 内可在血清中检测到降钙素原，在 12~48 h 达峰值。研究显示，降钙素原水平有助于区分细菌性和病毒性肺炎，减少抗生素使用，根据其水平高低预测肺炎严重程度并可能预测生存情况。

（4）血气分析　对老年 CAP、有基础疾病，特别是慢性心肺疾病、呼吸频率增快的患者需要进行外周血氧饱和度检查，必要时行动脉血气分析了解氧合和酸碱平衡状态。

（5）其他指标　血清钠和尿素氮可用于严重程度评分。慢性肾衰竭是 CAP 患者的重要死亡危险因素。慢性肝病是肺炎链球菌肺炎住院患者出现肺部并发症的危险因素之一。肝肾功能是使用抗感染药物的基本考虑因素。低钠、低磷是军团菌肺炎诊断的重要参考指标。

2. 影像学检查　胸部影像学是诊断肺炎、判断病情严重程度、推测致病源、评估治疗效果的重要依据。只要疑似肺炎，就应进行 X 线胸片检查。通常认为，胸部 X 线存在浸润影是诊断肺炎的"金标准"。CAP 的放射影像学表现包括肺叶实变、间质浸润和（或）空洞。如果患者的 X 线检查结果异常，但临床评估并不支持肺炎诊断，则必须考虑其他导致影像学异常的原因，如恶性肿瘤、出血、肺水肿、肺栓塞以及非感染性因素导致的炎症。另一方面，如果临床评估支持肺炎诊断，但 X 线检查结果为阴性，则建议进行 CT 扫描。在检测 CAP 方面，CT 的敏感性和准确性均优于 X 线片。

四、诊断与鉴别诊断

（一）诊断标准

1. 社区发病。

2. 肺炎相关的临床表现，包括：①新近出现的咳嗽、咳痰或原有呼吸道疾病症状加重，伴或不伴脓痰、胸痛、呼吸困难及咯血；②发热；③肺实变体征和（或）闻及湿啰音；④外周血白细胞计数 $>10 \times 10^9$/L 或 $<4 \times 10^9$/L，伴或不伴中性粒细胞核左移。

3. 胸部影像学检查显示新出现的斑片状浸润影、叶或段实变影、磨玻璃影或间质性改变，伴或不伴胸腔积液。

符合第 1、3 条及第 2 条中任何 1 项，并除外肺结核、肺部肿瘤、非感染性肺间质性疾病、肺水肿、肺不张、肺栓塞、肺嗜酸性粒细胞浸润症及肺血管炎等后，可进行临床诊断。

4. 重症 CAP 的诊断标准：符合下列 1 项主要标准或 ≥3 项次要标准者可诊断。

（1）主要标准

1）需要气管插管行机械通气治疗。

2）感染性休克经积极液体复苏后仍需要血管活性药治疗。

（2）次要标准

1）呼吸频率 ≥30 次/min。

2）氧合指数 ≤250 mmHg（1 mmHg=0.133 kPa）。

3）多肺叶浸润。

4）意识障碍和（或）定向障碍。

5）血尿素氮 ≥7.14 mmol/L。

6）收缩压 <90 mmHg 需要积极的液体复苏。

（二）鉴别诊断

1. 急性气管支气管炎　多无呼吸困难、肺部湿啰音,表现较轻。常与病毒性上呼吸道感染有关。胸部影像学检查多正常。

2. 肺结核　多有全身中毒症状,如午后低热、盗汗、疲乏无力、体重减轻。病程多呈亚急性或慢性经过。X线胸片或CT显示病变多在上叶尖后段或下叶上段,多有卫星灶。痰中可找到结核分枝杆菌。一般抗菌治疗无效。

3. 肺癌　多无急性感染中毒症状,有时痰中带血,血白细胞不高。可伴发阻塞性肺炎,经抗生素治疗炎症消退后肿瘤阴影渐趋明显,或可见肺门淋巴结肿大,有时出现肺不张。若抗生素治疗后肺部炎症不见消散,或消散后于同一部位再次出现肺部炎症,应密切随访。

4. 急性肺脓肿　早期表现与肺炎链球菌相似。但随着病程进展,咳出大量脓臭痰为肺脓肿的特征,X线胸片显示脓腔及气液平,易与肺炎相鉴别。

5. 肺血栓栓塞症　多有深静脉血栓形成的危险因素,可发生咯血、晕厥,呼吸困难较明显。X线胸片示区域性肺血管纹理减少,有时可见尖端指向肺门的楔形阴影。动脉血气分析常见低氧血症及低碳酸血症,D-二聚体多有升高。

6. 非感染性肺部浸润　如肺间质纤维化、肺水肿、肺不张、肺嗜酸性粒细胞浸润症和肺血管炎等。

（三）病情评估

CAP病情严重程度的评估,对于选择合适的治疗场所、经验性抗感染药物的使用、辅助支持治疗及评估预后至关重要。常用的CAP严重程度评分系统见表3-3-3。任何评分系统仍需结合所在医疗机构、患者年龄、基础疾病、社会经济状况、胃肠功能及治疗依从性等综合判断。

表3-3-3　社区获得性肺炎严重程度评分系统

评分系统	预测指标和计算方法	风险评分	推荐
CURB-65评分	共5项指标,满足1项得1分: ① 意识障碍 ② 尿素氮>7 mmol/L ③ 呼吸频率≥30次/min ④ 收缩压<90 mmHg或舒张压≤60 mmHg ⑤ 年龄≥65岁	0~1分:低危,门诊治疗 2分:中危,建议住院治疗或严格随访下院外治疗 3~5分:高危,应住院治疗,部分需转诊	简洁,敏感性高,易于临床操作
CRB-65评分	共4项指标,满足1项得1分: ① 意识障碍 ② 呼吸频率≥30次/min ③ 收缩压<90 mmHg或舒张压≤60 mmHg ④ 年龄≥65岁	0分:低危,门诊治疗 1~2分:中危,建议住院或严格随访下院外治疗 ≥3分:高危,应住院治疗,部分需转诊	适用于不方便进行生化检测的医疗机构
PSI评分	年龄(女性-10分)加所有危险因素得分总和: ① 居住在养老院(10分) ② 基础疾病:肿瘤(30分),肝病(20分),充血性心力衰竭(10分),脑血管疾病(10分),肾病(10分) ③ 体征:意识状态改变(20分),呼吸频率≥30次/min(20分),收缩压<90 mmHg(20分),体温<35℃或≥40℃(15分),脉搏≥125次/min(10分) ④ 实验室检查:动脉血pH<7.35(30分),血尿素氮≥11 mmol/L(20分),血钠<130 mmol/L(20分),血糖≥14 mmol/L(10分),血细胞比容<30%(10分),PaO_2<60 mmHg(或指血氧饱和度<90%)(10分) ⑤ 胸部影像:胸腔积液(10分)	低危: Ⅰ级(<50分,无基础疾病) Ⅱ级(51~70分) Ⅲ级(71~90分) 中危: Ⅳ级(91~130分) 高危: Ⅴ级(>130分) Ⅳ和Ⅴ级需住院治疗	判断患者是否需要住院的敏感指标,特异性高,评分系统复杂

评分系统	预测指标和计算方法	风险评分	推荐
CURXO 评分	主要指标： ① 动脉血 pH<7.30 ② 收缩压 <90 mmHg 次要指标： ① 呼吸频率≥30 次 /min ② 意识障碍 ③ 血尿素氮≥11 mmol/L ④ PaO_2<54 mmHg 或氧合指数 <250 mmHg ⑤ 年龄≥80 岁 ⑥ X 线胸片示多叶或双侧肺受累	符合 1 项主要指标或 2 项以上次要指标，为重症 CAP	用于预测急诊重症 CAP 的简单评分方法
SMART-COP 评分	下列所有危险因素得分总和： 收缩压 <90 mmHg（2 分） X 线胸片示多肺叶受累（1 分） 血清白蛋白 <35 g/L（1 分） 呼吸频率≥30 次 /min（>50 岁）或 >25 次 /min（≤50 岁）（1 分） 心率≥125 次 /min（1 分） 新发意识障碍（1 分） 低氧血症（2 分）：PaO_2<70 mmHg 或脉搏氧饱和度 <93% 或氧合指数 <333 mmHg（≤50 岁），PaO_2<60 mmHg 或脉搏氧饱和度 <90% 或氧合指数 <250 mmHg（>50 岁） 动脉血 pH<7.35（2 分）	0~2 分：低风险 3~4 分：中度风险 5~6 分：高风险 7~8 分：极高风险	>3 分提示有需要呼吸监护或循环支持的可能性

（四）病原学诊断

门诊接受治疗的轻症 CAP 患者不必常规进行病原学检查，对于门诊治疗失败、聚集性发病以及住院（包括住 ICU）的患者，应尽量在使用或更换抗感染药物之前采集病原学标本，争取尽早目标性抗感染治疗。

1. 痰培养　痰液是最方便和无创性病原学诊断的标本，但易遭到口咽部细菌的污染，经纤维支气管镜或人工气道吸引的痰标本受污染机会少。合格的痰液标本：鳞状上皮细胞 <10 个 / 低倍视野，多核白细胞 >25 个 / 低倍视野，或两者比例 <1∶2.5。痰定量培养分离的致病菌或条件致病菌浓度≥10^7 CFU/mL，可认为是肺炎的致病菌；<10^4 CFU/mL，则为污染菌；介于两者之间，建议重复痰培养；如连续分离到相同细菌，浓度在 10^5~10^6 CFU/mL，两次以上也可认为是致病菌。

2. 支气管肺泡灌洗液培养　如灌洗液细菌浓度≥10^4 CFU/mL，防污染肺泡灌洗液标本细菌浓度≥10^3 CFU/mL，可认为是致病菌。

3. 血培养或胸腔积液培养　是简单易行的肺炎病原学诊断方法。肺炎患者血和痰培养分离到相同细菌，可确定为肺炎的病原菌。如仅血培养阳性，但不能用其他原因如腹腔感染、静脉导管相关性感染等解释，血培养的细菌也可认为是肺炎的病原菌。胸腔积液培养的细菌可认为是肺炎的致病菌，但需排除操作过程中皮肤细菌的污染。

4. 经皮细针抽吸或活检　敏感性与特异性均很好，但因是创伤性检查，容易引起并发症，如气胸、出血等，应慎用。临床上一般用于对抗生素经验性治疗无效或其他检查不能确定者。

五、急诊处置

（一）抗感染治疗

CAP 的抗感染治疗包括经验性治疗和目标性治疗。前者主要根据本地区和单位的肺炎病原体流行病学资料，选择可能覆盖病原体的抗生素；后者是依据病原学的培养结果以及药物敏感试验结果，选择体外试验敏感的抗生素。此外,还要根据患者年龄、基础疾病、临床特点、实验室及影像学检查、疾病严重程度、肝肾功能、既往用药和药物敏感性情况选择抗生素和给药途径。

1. 门诊治疗(推荐口服给药)

(1) 无基础疾病青壮年患者 常见病原体为肺炎链球菌、肺炎支原体、流感嗜血杆菌、肺炎衣原体、流感病毒、腺病毒、卡他莫拉菌。推荐方案:①氨基青霉素、青霉素类/酶抑制剂复合物(不包括有抗假单胞菌活性的青霉素类如哌拉西林、替卡西林);②第一代、第二代头孢菌素;③多西环素或米诺环素;④呼吸喹诺酮类(左氧氟沙星、莫西沙星等);⑤大环内酯类(阿奇霉素、克拉霉素)。

(2) 有基础疾病或老年患者 常见病原体为肺炎链球菌、流感嗜血杆菌、肺炎克雷伯菌等肠杆菌科菌、肺炎衣原体、流感病毒、呼吸道合胞病毒(respiratory syncytial virus, RSV)、卡他莫拉菌。推荐方案:①青霉素类/酶抑制剂复合物;②第二代、第三代头孢菌素(口服);③呼吸喹诺酮类;④青霉素类/酶抑制剂复合物、第二代头孢菌素、第三代头孢菌素联合多西环素、米诺环素或大环内酯类。

2. 需入院治疗、但不必收住ICU的患者(可选择静脉给药或口服给药)

(1) 无基础疾病青壮年 常见病原体为肺炎链球菌、流感嗜血杆菌、卡他莫拉菌、金黄色葡萄球菌、肺炎支原体、肺炎衣原体、流感病毒、腺病毒、其他呼吸道病毒。推荐方案:①青霉素G、氨基青霉素、青霉素类/酶抑制剂复合物;②第二代、第三代头孢菌素,头霉素类、氧头孢烯类;③上述药物联合多西环素、米诺环素或大环内酯类;④呼吸喹诺酮类;⑤大环内酯类。

(2) 有基础疾病或老年患者(≥65岁):常见病原体为肺炎链球菌、流感嗜血杆菌、肺炎克雷伯菌等肠杆菌科菌、流感病毒、RSV、卡他莫拉菌、厌氧菌、军团菌。推荐方案:①青霉素类/酶抑制剂复合物;②第三代头孢菌素或其酶抑制剂复合物、头霉素类、氧头孢烯类、厄他培南等碳青霉烯类;③上述药物单用或联合大环内酯类;④呼吸喹诺酮类。

3. 需入住ICU的重症患者(推荐静脉给药)

(1) 无基础疾病青壮年 常见病原体为肺炎链球菌、金黄色葡萄球菌、流感病毒、腺病毒、军团菌。推荐方案:①青霉素类/酶抑制剂复合物、第三代头孢菌素、头霉素类、氧头孢烯类、厄他培南联合大环内酯类;②呼吸喹诺酮类。

(2) 有基础疾病或老年患者 常见病原体为肺炎链球菌、军团菌、肺炎克雷伯菌等肠杆菌科菌、金黄色葡萄球菌、厌氧菌、流感病毒、RSV。推荐方案:①青霉素类/酶抑制剂复合物、第三代头孢菌素或其酶抑制剂复合物、厄他培南等碳青霉烯类联合大环内酯类;②青霉素类/酶抑制剂复合物、第三代头孢菌素或其酶抑制剂复合物、厄他培南等碳青霉烯类联合呼吸喹诺酮类。

4. 有铜绿假单胞感染危险因素的CAP,需入院或入住ICU(推荐静脉给药) 常见病原体为铜绿假单胞菌、肺炎链球菌、军团菌、肺炎克雷伯菌等肠杆菌科菌、金黄色葡萄球菌、厌氧菌、流感病毒、RSV。推荐方案:①具有抗假单胞菌活性的β-内酰胺类抗生素(如头孢他啶、头孢吡肟、哌拉西林/他唑巴坦、头孢哌酮/舒巴坦、亚胺培南、美罗培南等);②有抗假单胞活性的喹诺酮类;③具有抗假单胞菌活性的β-内酰胺类联合有抗假单胞菌活性的喹诺酮类或氨基糖苷类;④具有抗假单胞菌活性的β-内酰胺类、氨基糖苷类、喹诺酮类三药联合。

5. 流感流行季节注意流感病毒感染 常规进行流感病毒抗原或核酸检测,并应积极应用神经氨酸酶抑制剂(奥司他韦)抗病毒治疗,不必等待流感病原检查结果,即使发病时间超过48h也推荐应用,并注意流感继发金黄色葡萄球菌感染,必要时联合治疗MRSA肺炎的药物。

抗感染治疗一般可于热退2~3d且主要呼吸道症状明显改善后停药,但疗程应视病情严重程度、缓解速度、并发症以及不同病原体而异,不必以肺部阴影吸收程度作为停用抗菌药物的指征。通常轻、中度CAP患者疗程5~7d,重症患者需要7~10d或更长疗程。非典型病原体治疗反应较慢者疗程延长至10~14d。金黄色葡萄球菌、铜绿假单胞菌、克雷伯菌属或厌氧菌等容易导致肺组织坏死,抗菌药物疗程可延长至14~21d。

（二）其他治疗

1. **氧疗与呼吸支持**　对于存在低氧血症的患者需维持血氧饱和度在 90% 以上。但对于有高碳酸血症的患者，血氧饱和度宜维持在 88%~92%。推荐鼻导管吸氧或经鼻导管加温湿化的高流量吸氧和无创通气。对于并发成人急性呼吸窘迫综合征（ARDS）的 CAP 患者，使用无创正压通气的失败率高，必要时可予以机械通气。

2. **糖皮质激素**　不应常规应用于 CAP，避免用于退热和改善症状。短期中小剂量糖皮质激素能降低合并感染性休克 CAP 患者的病死率。推荐琥珀酸氢化可的松 200 mg/d，感染性休克纠正后应及时停药，用药一般不超过 7 d。糖皮质激素对不合并感染性休克的其他重症 CAP 患者的益处并不确定。此外，全身应用糖皮质激素可能导致需要胰岛素干预的高血糖、潜伏结核复发。

3. **咳嗽、咳痰处理**　过于严重的咳嗽可能导致咳嗽晕厥、气道痉挛等并发症。对于肺炎早期和某些非典型肺炎，如果以干咳为主，可酌情使用镇咳药。痰量过多或有脓痰时，患者可能会发生咳痰不畅，可予祛痰药、雾化治疗降低痰液黏稠度促进排痰。体位引流、翻身拍背等物理疗法可促进痰液引流。还应重视补充适当的水分和呼吸道湿化。

4. **发热的处理**　体温过高时可采用物理降温或使用解热药，但需注意过度使用解热药可能造成患者大量出汗，引起水、电解质紊乱，增加消化道出血的风险，故临床应用时需谨慎。

5. **重症肺炎患者**　除了针对病原体的抗感染治疗外，维持水、电解质和酸碱平衡，纠正低蛋白血症，营养支持都是非常必要的；同时可辅助雾化、体位引流、胸部物理治疗；需呼吸支持的患者应及时进行机械通气，使患者恢复有效通气并改善氧合。

对有误吸风险（脑卒中、帕金森病、重度痴呆等）的患者，吞咽康复训练、全口腔护理、改变进食的途径（如鼻胃管）、避免长期留置鼻胃管等都能在不同程度上减少患者的误吸。老年住院 CAP 患者应评估深静脉血栓形成风险，必要时应用低分子量肝素预防。

（三）初始治疗后的评估及处理

大多数 CAP 患者在初始治疗后 48~72 h 临床症状改善，但影像学改善滞后于临床症状。应在初始治疗后 48~72 h 对病情进行评估。评估内容包括以下方面：呼吸道及全身症状、体征，一般情况、意识、体温、呼吸频率、心率和血压等生命体征，血常规、血生化、血气分析、CRP 等指标。症状或体征持续存在或恶化时，应复查 X 线胸片或胸部 CT。

经治疗后达到临床稳定，可认定为初始治疗有效。临床稳定标准需符合下列所有 5 项指标：①体温≤37.8℃；②心率≤100 次/min；③呼吸频率≤24 次/min；④收缩压≥90 mmHg；⑤氧饱和度≥90%（或者动脉氧分压≥60 mmHg，吸空气条件下）。处理：①经初始治疗后症状明显改善者可继续原有抗感染药物治疗；②对达到临床稳定且能接受口服药物治疗的患者，改用同类或抗菌谱相近、对致病菌敏感的口服制剂进行序贯治疗。

六、注意事项

初始治疗后患者症状无改善，需要更换抗生素，或初始治疗一度改善又恶化，病情进展，认为初始治疗失败。临床上主要包括以下形式：①进展性肺炎：入院后病情进展为急性呼吸衰竭需要机械通气支持或感染性休克需要血管活性药治疗；②对治疗无反应：初始治疗 48~72 h，患者不能达到临床稳定标准；③出现局部或全身并发症，如肺炎旁胸腔积液、脓胸、肺脓肿、脓毒症及转移性脓肿。处理：①再次确认 CAP 的诊断，注意排除或确定有无非感染性疾病，如心力衰竭、肺栓塞、肺部肿瘤等；②调整抗感染药物。

（童朝阳）

▶▶▶ 第五节　急性呼吸窘迫综合征 ◀◀◀

一、概述

急性呼吸窘迫综合征(acute respiratory distress syndrome,ARDS)是指由各种肺内、外致病因素导致的急性进行性缺氧性呼吸衰竭,常由于多种炎症细胞(巨噬细胞、中性粒细胞和淋巴细胞等)介导的肺的局部炎症反应和全身炎症反应失控所致的肺泡毛细血管内皮细胞和肺泡上皮细胞损伤,毛细血管基膜通透性增加造成肺泡内富含蛋白的液体渗出、肺间质广泛充血水肿和肺泡内透明膜形成,以肺容积减少、肺顺应性下降和通气/血流(V/Q)比例失调为主要病理生理特征,临床上表现为急性呼吸窘迫、难治性低氧血症和非心源性肺水肿。

ARDS 不是一个独立的疾病,而是一个连续发展的复杂的临床综合征,发病急骤,进展迅速,损害广泛,预后差,病死率高,常常是多器官功能障碍综合征(multiple organ dysfunction syndrome,MODS)在肺的表现。

二、病因与发病机制

ARDS 的发病是多种急性因素诱发肺损伤所致,而不是慢性或者潜在疾病恶化所致,其确切病因尚未阐明,诱发的危险因素很多,包括肺内因素和肺外因素(表 3-3-4),但是重症感染、创伤和误吸是 ARDS 的常见原因。

表 3-3-4　ARDS 的危险因素

肺内因素	肺外因素
常见:胃内容物吸入性肺炎等重症肺部感染	常见:严重的肺外感染所致的脓毒症 重症非胸部创伤 休克 大量输血输液
少见:肺挫裂伤 吸入刺激性气体 淹溺 氧中毒 放射性肺损伤	少见:急性重症胰腺炎 体外循环 弥散性血管内凝血 中毒

ARDS 的发病机制尚不清楚,但从本质上来讲,全身炎症反应综合征(systemic inflammatory response syndrome,SIRS)是 ARDS 的根本原因,也是各种因素导致 ARDS 的共同途径。脓毒症所致的 MODS 中,肺往往是最早发生衰竭的器官,原发病并发 ARDS 后,可以使病情复杂化、严重化,病死率明显增加。与 ARDS 密切相关的动态病理变化过程为:原发病→ SIRS → ARDS → MODS →多器官功能衰竭(multiple organ failure,MOF),因此早期发现和诊断 ARDS,及时采取处理措施,可能阻断病情的进展和恶化。

肺内因素与肺外因素所致的 ARDS 在病理生理学改变、影像学表现和对机械通气以及药物治疗的反应方面存在一定的差异,这提示不同病因的 ARDS,其发病机制可能不同,最终可能需要不同的治疗方案(表 3-3-5)。

表 3-3-5 肺内因素与肺外因素所致的 ARDS 的比较

	肺内因素所致的 ARDS	肺外因素所致的 ARDS
损伤的基本结构	早期损伤发生在肺泡上皮细胞	早期损伤发生在肺毛细血管内皮细胞
细胞因子	BALF 中明显增高	外周血中增高为主
主要病理表现	富含蛋白质的水肿液充满肺泡,透明膜形成	肺毛细血管通透性增高,微血管充血和肺间质水肿
影像学	斑片状密度增高实变影,且两肺不对称的重力依赖区分布,支气管充气征较多见	磨砂玻璃样模糊阴影多于实变影,多位于两肺靠近肺门区的中间部分
呼吸力学	肺顺应性明显降低,胸壁顺应性较高	胸壁弹性阻力升高
对 PEEP 的反应	PEEP 可导致肺泡的过度牵拉膨胀	PEEP 可促使肺泡复张,改善气体交换
对肺复张手段的反应	较难复张	容易复张
对药物治疗的反应	吸入一氧化氮后明显改善氧合	吸入依前列醇后明显改善氧合

注:BALF,肺泡灌洗液;PEEP,呼气末正压通气。

三、临床表现

(一) 病史和症状

存在引起 ARDS 的危险因素的患者,突然出现进行性呼吸窘迫和难以纠正的严重缺氧,伴有烦躁、焦虑、汗出等。

(二) 辅助检查

1. **肺功能和实验室检查** 动脉血气分析的典型改变为 PaO_2 和 $PaCO_2$ 降低、pH 升高,床旁肺功能发现肺顺应性明显降低,无效腔通气量和潮气量比(V_D/V_T)增加,严重者可达 60%,一般无呼气流速受限。

2. **影像学检查** X 线胸片早期可无异常表现或可见边缘模糊的肺纹理增多,然后很快出现斑片状浸润影,大片阴影中可见支气管充气征,后期出现肺间质纤维化的改变。

四、诊断与鉴别诊断

(一) 诊断

2012 年提出的 ARDS 柏林诊断标准(表 3-3-6)是在 1994 年美国胸科学会和欧洲危重病学会推荐的诊断标准的基础上的修订和完善,包括界定了 ARDS 的时限,确定了判断氧合状态时的呼气末正压通气(PEEP)值≥5 cmH_2O,取消了原用于判断是否存在心源性肺水肿的肺动脉楔压(pulmonary artery wedge pressure,PAWP)指标,提出按照细化的氧合指数(PaO_2/FiO_2)将患者分为轻、中、重度,并且依据病情严重程度采取相应的治疗措施。

表 3-3-6 ARDS 柏林诊断标准

柏林标准	ARDS		
	轻度	中度	重度
起病时间	1 周之内急性起病的已知损伤或者新发的呼吸系统症状		
低氧血症	P/F 201~300 并且 PEEP≥5 cmH_2O	P/F≤200 并且 PEEP≥5 cmH_2O	P/F≤100 并且 PEEP≥10 cmH_2O

续表

柏林标准	ARDS		
	轻度	中度	重度
肺水肿来源	不能被心功能不全或液体过负荷解释的呼吸衰竭**		
X线胸片	双侧浸润影*	双侧浸润影*	至少累及3个象限的浸润影*
其他生理学紊乱	无	无	VE Corr>10 L/min 或CRS<40 mL/cmH₂O

注:* 通过专业影像学培训,不能被胸腔积液、结节、肿块、肺叶塌陷所完全解释;** 如果没有危险因素,需要客观指标的评估;VE Corr =VE×PaCO₂/40,VE:呼出潮气量,CRS:呼吸系统顺应性。

(二)鉴别诊断

ARDS需与能够引起急性呼吸困难和低氧血症的疾病相鉴别,如心源性肺水肿、急性肺动脉栓塞、特发性肺间质纤维化、大片肺不张、自发性气胸和上气道阻塞等。通常能够通过详细的病史、体格检查和X线胸片等做出鉴别。

1. 心源性肺水肿 ARDS与心源性肺水肿的鉴别诊断见表3-3-7。

表3-3-7 ARDS与心源性肺水肿的鉴别诊断

鉴别点	ARDS	心源性肺水肿
主要发病机制	肺毛细血管膜损伤致通透性增加	肺毛细血管内静水压升高
基础疾病	脓毒症、创伤、休克、胰腺炎等	高血压、冠心病、心肌梗死、心脏瓣膜病等
起病方式	在基础疾病发病后经过一段潜伏期后起病	急剧
气道分泌物性状	早期无痰,后期非泡沫性洗肉水样痰	浆液性粉红色泡沫样痰
体位	可平卧	端坐呼吸
肺部体征	早期无体征,后期啰音广泛分布	细湿啰音,以双肺底为主,重症全肺湿啰音
X线胸片	斑片状阴影,以周边肺野多见,可见气柱征	心影常增大,以肺门为中心的蝶翼状斑片影,治疗后肺内阴影消失快
肺泡内水肿液蛋白质浓度	高(水肿液蛋白/血浆蛋白>0.7)	低(水肿液蛋白/血浆蛋白<0.6)
对治疗的反应	抗心力衰竭治疗无效,常规吸氧难以纠正低氧	抗心力衰竭治疗有效,常规吸氧可纠正低氧

2. 急性肺动脉栓塞 常有长期卧床、高凝状态、手术或者分娩后周围静脉(尤其是下肢深静脉和盆腔静脉)血栓形成或者右心内血栓形成的病史,突然出现呼吸困难,伴有咳血痰、胸痛和发绀等,可出现右心室扩张和右心衰竭的表现,严重者晕厥、血压下降甚至休克。发病早期心电图常提示右心负荷过重,典型心电图表现为$S_IQ_{III}T_{III}$。D-二聚体检测常常明显升高。X线胸片可见楔形浸润阴影,其基底部连及胸膜。放射性核素肺通气灌注扫描诊断阳性率较高,选择性肺动脉造影或者肺动脉CTA检查可以确诊。

3. 特发性肺间质纤维化 常表现为隐袭性进行性活动后呼吸困难,呼吸浅快,听诊可闻及吸气相Velcro啰音,可有杵状指,晚期出现发绀,氧疗效果不理想。早期CT或者X线胸片可呈磨玻璃样改变,以中、下肺的周边肺野为著,中后期可见肺野内弥漫性网格状或者结节状阴影,严重者呈蜂窝肺改变。

4. 大片肺不张 常有引起肺不张的基础疾病,如气道分泌物阻塞或者气道受压等,CT或者X线胸片见沿支气管肺叶(段)走行的较规则且局限的实变阴影,内无支气管气柱征。

5. 自发性气胸 起病前常有持重物、屏气或者剧烈体力活动等诱因,突然一侧胸痛、气促、轻咳少痰,体格检查显示气管向健侧移位,患侧胸廓饱满或隆起,呼吸运动与触觉语颤减弱,叩诊鼓音,听诊呼吸音减弱或者消失。X线胸片可明确诊断。

6. 上气道阻塞 由于炎症、外伤、肿瘤、异物等原因引起的喉或者气管的骤然阻塞,表现为急性吸气性呼吸困难,明显吸气相"三凹征",与ARDS鉴别一般不难。

五、急诊处置

ARDS属于急诊危重病,应该在严密的病情监护下进行治疗,目前无特效的治疗措施,主要根据其病理生理改变和临床表现,采取综合性支持治疗措施。治疗的目标包括:维持生命体征,改善氧合功能,纠正缺氧状态,保护器官功能,治疗原发病并防治并发症。常规的治疗包括:进行生命体征监护,氧疗,合理的液体平衡,保护性机械通气和充分肺复张,治疗原发病,对症和营养支持等。

(一)密切监护病情,加强护理

ARDS患者治疗中应该实行持续监护,动态监测生命体征,水、电解质和酸碱平衡及氧代谢状况,并注意对心、肝、肾和胃肠道功能的监测和保护,防治MODS。尽量鼓励患者咳嗽排痰,定时翻身,防止压疮。

(二)原发病治疗

控制原发病,遏制其诱导的全身失控性炎症反应是治疗ARDS的必要措施。包括控制感染、处理创伤、纠正休克等。尽量在应用抗生素之前进行血液细菌培养及药物敏感试验,并且早期、足量、联合、静脉应用抗生素,对病原不明的感染主张使用强而广谱抗生素,重拳出击,全面覆盖,控制感染源,防止继续的或其他致病源的侵袭;对病原明确者,应尽早使用针对性较强的抗生素。

(三)氧疗

根据吸氧后低氧血症的改善程度调整氧疗方式,可选择经鼻导管或者面罩高流量吸氧。常规的氧疗对大多数患者难以奏效,常需要机械通气。

(四)机械通气

当患者意识清楚、血流动力学稳定,尤其在预计病情能够短期缓解或者合并免疫功能低下的患者,可以首先尝试无创机械通气。无创机械通气治疗1~2 h后,如果低氧血症不能改善或者全身情况恶化,应及时气管插管,改为有创机械通气。

目前,对于ARDS患者进行机械通气时,建议采取肺保护性通气策略和肺开放策略。肺保护性通气策略常通过降低潮气量来限制气道平台压力不超过30 cmH_2O,此时允许二氧化碳逐步潴留($PaCO_2$的上升速度5~10 mmHg/h,使血pH适度降低,$PaCO_2$最好不超过70 mmHg),即允许性高碳酸血症,一般主张维持血pH>7.20。肺开放策略即应用足够高的压力及适当的PEEP"打开肺并使其保持开放"。可采用肺复张方法促进ARDS患者塌陷肺泡复张,改善氧合,目前推荐采用恒压通气方式实施控制性肺膨胀,即保持吸气压力30~45 cmH_2O,持续30~40 s。充分复张塌陷的肺泡后,应用适当水平的PEEP可以防止呼气末肺泡塌陷,并避免肺泡周期性塌陷开放而产生的剪切力,主张使用能够防止肺泡塌陷的最低PEEP(一般选择8~12 cmH_2O),有条件时,可以根据静态P-V曲线低位转折点压力+2 cmH_2O来确定PEEP。

另外,ARDS患者机械通气时主张采用30~45°半卧位并尽量保留患者的自主呼吸。

俯卧位通气、液体通气及ECMO技术等可以作为常规机械通气无效时的选择,但是在ARDS治疗中的地位尚未得到确证。

(五)合理的液体平衡

实施限制性液体管理有助于ARDS患者减轻肺水肿,在保证组织器官有效灌注的前提下,主张通过利尿和限制补液,保证液体等平衡或者负平衡(每天 –1 000~–500 mL)。在ARDS早期,除非有低蛋白血症,否则不宜输注胶体溶液。存在低蛋白血症的ARDS患者,在补充白蛋白后1 h,应该使用利尿药以促使液体排出。

(六) 其他治疗

关于糖皮质激素的使用目前仍存在争议,不推荐常规应用糖皮质激素预防和治疗 ARDS,但对于过敏原因导致的 ARDS 或者明确肾上腺皮质功能不全的患者,早期应用可能有效,对于发生肺纤维化的早期阶段即肺泡炎期,应用激素有一定的疗效。糖皮质激素的用量,一般认为 24 h 应该≤300 mg(以氢化可的松计算)。给予静脉应用胰岛素控制血糖是合理和必要的,控制血糖的目标是:> 正常值低限且<8.3 mmol/L。ARDS 患者处于高代谢状态,应尽早进行营养支持,早期肠道喂养对于急性患者,一般每日供应能量 125.4~164.7 kJ/kg,其中能量分配为:糖类占 50%~65%,蛋白质占 20%~25%,脂质占 10%~30%。

六、注意事项

ARDS 的病死率较高,一般在 50%~60%,多数 ARDS 的死亡归因于基础疾病(脓毒症)和 MODS,而非原发性呼吸衰竭。ARDS 患者平均住院时间为 1 个月,约有 1/3 的患者在起病前 3 d 内死亡,康复者大部分能完全恢复,部分留下肺纤维化,但是多数不影响生活质量。

(刘晓伟)

▶▶▶ 第六节 呼 吸 衰 竭 ◀◀◀

一、概述

呼吸衰竭(respiratory failure)是指各种肺内、外疾病导致肺通气和(或)换气功能障碍,致使人体在静息状态下不能维持有效的气体交换,发生缺氧伴(或不伴)二氧化碳潴留,产生一系列生理功能紊乱与代谢障碍的临床综合征。呼吸衰竭是一种功能失常的病理生理过程,并非一种独立的疾病,如果得不到及时处理,会发生多器官功能衰竭,甚至危及生命。呼吸衰竭在临床上表现为呼吸困难、发绀甚至意识障碍,诊断主要依据动脉血气分析。

二、病因与发病机制

(一)病因

呼吸衰竭的病因很多,凡能阻碍外界空气与肺内血液进行气体交换的任何病因,都会引起低氧血症或伴高碳酸血症,参与呼吸运动过程的各个环节,包括呼吸中枢、运动神经、呼吸肌、胸廓、胸膜、肺和呼吸道的病变,都会导致呼吸衰竭。

1. **呼吸道病变** 慢性阻塞性肺疾病(COPD)是最主要的原因,其次是支气管哮喘、支气管扩张、异物阻塞、肿瘤或者肿大淋巴结压迫呼吸道等。

2. **肺组织病变** 各种重症肺炎、重症肺结核、弥漫性肺间质纤维化、各类肺泡炎、侵及肺的结缔组织病、复张性肺水肿、急性高山病等。

3. **肺血管病变** 肺血栓栓塞性疾病、肺血管炎、不明原因的肺动脉高压等。

4. **胸廓病变** 严重脊柱畸形、类风湿关节炎、广泛胸膜肥厚粘连、大量胸腔积液或气胸、胸廓畸形或胸壁外伤等。

5. **神经中枢及神经肌肉疾病** 多发性肌炎、重症肌无力、多发性单神经炎、严重低钾血症等影响呼吸肌收缩,镇静药或麻醉药中毒、脑血管病变、脑外伤、脑炎和脑肿瘤等。

(二) 分类

1. 依据动脉血气分析结果,分为 I 型呼吸衰竭(低氧血症型)、II 型呼吸衰竭(低氧血症伴高碳酸血症型)。

2. 按病程及发作情况,呼吸衰竭可分为急性呼吸衰竭和慢性呼吸衰竭。急性呼吸衰竭指由于各种致病因素突发或者迅速发展,短时间内呼吸功能迅速恶化,引起通气或换气功能严重损害。在基础疾病如COPD、哮喘等引起的慢性呼吸衰竭的基础上,发生呼吸系统感染或者气道痉挛等,短时间内出现 PaO_2 下降,$PaCO_2$ 上升,为慢性呼吸衰竭急性加重。

3. 按照病理生理的不同,可分为泵衰竭和肺衰竭,前者是指因为呼吸驱动不足或者呼吸运动受限制而引起的呼吸衰竭,后者是指因为气道阻塞、肺本身或肺循环病变引起的呼吸衰竭。

(三) 发病机制

1. **通气不足** 静息条件下总肺泡通气量为 4 L/min,才能维持正常的肺泡氧和二氧化碳。如通气量不足,则产生Ⅱ型呼吸衰竭。

2. **通气血流比例失调** 正常每分钟肺泡通气量为 4 L,肺毛细血管血流量为 5 L,两者之比为 0.8。如果大于 0.8,则生理无效腔加大,即无效通气;如果小于 0.8,使肺动脉的混合静脉血未经过氧合就进入肺静脉,形成肺动 - 静脉样分流。通气血流比例失调,产生缺氧而无二氧化碳潴留,为Ⅰ型呼吸衰竭。

3. **肺动 - 静脉样分流** 由于肺实质病变如肺炎、肺不张、肺水肿等引起肺动 - 静脉样分流,导致缺氧。

4. **弥散障碍** 二氧化碳弥散能力是氧弥散能力的 20 倍,因此出现弥散障碍时为单纯缺氧。

5. **氧耗量增加** 发热、寒战、呼吸困难和抽搐均增加氧耗量。

三、临床表现

(一) 症状和体征

急性呼吸衰竭的临床表现主要为低氧血症所致的呼吸困难和器官功能障碍。

1. **呼吸困难** 分呼气性、吸气性或混合性呼吸困难,患者主观感觉空气不足,客观表现为呼吸用力,伴有呼吸频率、深度与节律的改变。早期可表现为呼吸频率加快,加重时可出现呼吸窘迫。中枢性疾病或中枢神经抑制性药物所致的呼吸衰竭,表现为呼吸缓慢,如潮式呼吸(Cheyne-Stokes respiration)、比奥呼吸(Biot respiration)等。

2. **发绀** 当动脉血氧饱和度低于 90%(或毛细血管血液中还原血红蛋白含量超过 50 g/L)时,口唇、甲床、耳垂和口腔黏膜呈青紫色。呼吸衰竭时,患者发绀的程度受贫血程度、皮肤色素以及心脏功能的影响,如红细胞增多者发绀更明显,贫血者则不明显或者不出现发绀。

3. **精神神经症状** 初期有头痛、兴奋躁动、肌肉抽搐、夜间失眠而白天嗜睡,判断力障碍,逐渐出现反应迟钝、语言和定向力障碍、谵妄,甚至抽搐、昏迷。

4. **水、电解质紊乱和酸碱平衡失调** 可出现呼吸性酸中毒、呼吸性碱中毒,也可同时合并代谢性酸碱平衡失调及水、电解质紊乱。

5. **循环系统症状** 心率加快、血压升高、多汗、球结膜充血水肿、浅表静脉充盈。严重缺氧可以出现心肌损害、各种类型心律失常甚至心脏停搏,也可引起血压下降,周围循环衰竭、四肢厥冷、休克等。

6. **其他器官功能障碍** 黄疸,氨基转移酶升高,尿中出现蛋白质及管型,血浆尿素氮及肌酐升高,呕血、黑便等。

7. 引起呼吸衰竭的基础疾病的临床症状与体征。

(二) 辅助检查

1. **血常规** 多数患者由于长期缺氧致红细胞增多、血红蛋白增加,合并感染时可有增生性核左移。

2. **动脉血气分析** 能反映呼吸衰竭的性质和程度,对指导治疗和判断预后也有意义。

3. **影像学检查** 可见肺纹理增多、肺气肿和肺动脉高压征象。肺动脉高压 X 线诊断标准:右下肺肺动脉干直径 >15 mm,肺动脉段突出 >3 mm,圆锥部膨隆、锥高 >7 mm。

4. **心电图** 有右心负荷增加的表现,包括电轴右偏、重度顺钟向转位,肺性 P 波,右心室肥厚改变。

5. **痰培养** 尽量在应用抗生素之前留取标本进行痰液病原学检查并进行药敏试验,指导临床用药。

四、急诊处置

急性呼吸衰竭常危及患者的生命,因此需要紧急处理(图 3-3-4)。Ⅰ型和Ⅱ型呼吸衰竭的病因机制不同,所以各自的治疗原则和目标也不同。总的治疗原则是在保持呼吸道通畅的前提下,改善肺泡通气,纠正缺氧和二氧化碳潴留,控制感染,防治 MODS,纠正酸碱平衡失调和水、电解质紊乱等并发症。Ⅰ型呼吸衰竭的机制是低氧血症,治疗的重点是充分的氧气治疗和适当的通气支持;Ⅱ型呼吸衰竭的机制是在低氧血症的基础上出现高碳酸血症,治疗的重点是足够的通气支持和适当浓度的氧气治疗。

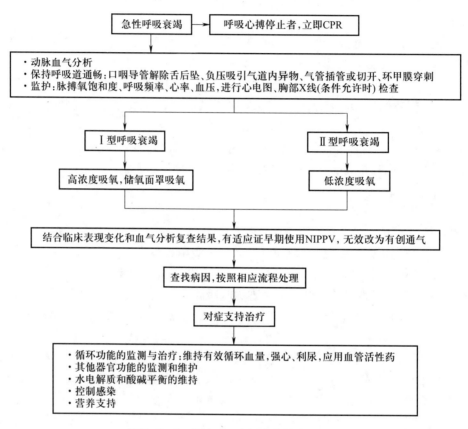

图 3-3-4　急性呼吸衰竭患者的诊治流程

1. 保持气道通畅,保证充分通气　是最基本的治疗措施。昏迷患者常取头侧位,颈后仰,下颌向前,以防止舌后坠。及时清除气道内的分泌物以及异物,必要时建立人工气道。建立人工气道的方法主要有三种,即口 / 鼻咽导管法、气管插管法和气管切开法。

2. 氧疗　通过增加吸入氧浓度来纠正患者缺氧状态的治疗方法即为氧疗,常规依次采用鼻塞法、鼻导管法、面罩法给氧。前两种吸氧方法对局部黏膜有刺激且吸氧浓度易受患者呼吸的影响;面罩吸氧浓度相对稳定,对鼻黏膜刺激小,但是一定程度上影响患者咳痰和进食。Ⅰ型呼吸衰竭患者在保证 PaO_2 达到 60 mmHg 的前提下尽量降低吸氧浓度。Ⅱ型呼吸衰竭患者应该严格掌握氧流量,主张持续低流量吸氧,因为高流量吸氧可抑制其呼吸,加重二氧化碳潴留和肺性脑病。

3. 改善通气

(1) 解除支气管痉挛　选择或者联合应用氨茶碱、β 受体激动药、糖皮质激素等。

(2) 祛除痰液　足量输液避免痰液黏稠,可雾化吸入化痰药物,鼓励患者咳嗽,采取翻身拍背体位引流等协助排痰。

(3) 控制感染　及时采用有效抗生素。

(4) 应用呼吸兴奋剂 主要适用于以中枢抑制为主、通气量不足引起的呼吸衰竭,常用的药物有尼可刹米和洛贝林。有支气管痉挛的患者,应先使用支气管扩张药,然后再考虑应用呼吸兴奋剂,以免加重呼吸肌疲劳。

4. **机械通气** 包括无创机械通气和有创机械通气:神志清楚、呼吸规律、分泌物较少的呼吸衰竭患者可进行无创机械通气;呼吸衰竭患者出现严重的酸碱平衡失调和(或)神志改变时,应该及时选用有创机械通气抢救生命。

5. **基础疾病的治疗** 必须充分重视治疗和去除诱发呼吸衰竭的基础病因。

6. **并发症处理** 纠正酸碱平衡失调和电解质紊乱,积极防治多器官功能不全。包括及时纠正低钾血症和代谢性碱中毒;加强液体管理,防止血容量不足和液体负荷过大,保证血细胞比容在一定的水平;患者由于摄入不足或者代谢紊乱,往往存在营养不良,需要保证充足的营养和热量供给。应注意在患者兴奋躁动时慎用镇静催眠药,以免加重二氧化碳潴留,诱发或加重肺性脑病。

五、注意事项

1. 急性呼吸衰竭常危及患者的生命,因此需要紧急处理。Ⅰ型和Ⅱ型呼吸衰竭的发病机制不同,所以治疗原则和目标也不同。总的治疗原则是在保持呼吸道通畅前提下,改善肺泡通气,纠正缺氧和二氧化碳潴留,控制感染,防治 MODS,纠正酸碱平衡失调和水、电解质紊乱等并发症。

2. 慢性呼吸衰竭的治疗原则是治疗病因、去除诱因、保持呼吸道通畅、纠正缺氧、缓解二氧化碳潴留、对症治疗缺氧和二氧化碳潴留引起的各种症状。

(刘晓伟)

数字课程学习……

 教学 PPT   微视频    拓展阅读    自测题

第四章

泌尿生殖系统急症

▶▶▶ 第一节 尿 路 结 石 ◀◀◀

一、概述

尿路结石（urolithiasis）又称泌尿系结石（urinary calculi），是由结晶物质和有机基质在尿路聚积而成，为泌尿外科最常见的疾病之一。根据解剖部位的不同，将其分为上尿路结石和下尿路结石，前者指肾结石和输尿管结石，后者指膀胱结石和尿道结石。我国尿路结石的发病率为 1%~5%，上尿路结石男女比例相近，下尿路结石男性明显多于女性。好发年龄在 25~40 岁。常因腰部或上腹部疼痛和血尿急诊就诊。临床表现与结石部位、大小、活动与否及有无损伤、感染、梗阻等有关。

二、病因与发病机制

（一）病因

影响结石形成的因素很多，年龄、性别、种族、遗传、环境因素、饮食习惯和职业对结石的形成影响很大。身体的代谢异常，尿路的梗阻、感染、异物和药物的使用是结石形成的常见病因（图 3-4-1）。重视和解决这些问题，能够减少结石的形成和复发。

（二）发病机制

尿路结石的形成机制尚未完全清楚，有多种学说，肾钙化斑、过饱和结晶、结石基质、晶体抑制物质、异质促进成核学说是结石形成的基本学说。

三、临床表现

（一）病史与症状

肾和输尿管结石的主要症状是疼痛和血尿。其程度与结石部位、大小、活动与否及有无损伤、感染、梗阻等有关。

1. 上尿路结石

（1）疼痛　肾结石可引起肾区疼痛伴肋脊角叩击痛。肾盂内大结石及肾盏结石可无明显临床症状，或活动后出现上腹或腰部钝痛。输尿管结石可引起肾绞痛或输尿管绞痛，典型的表现为疼痛剧烈难忍，阵发性发作，位于腰部或上腹部，并沿输尿管行径放射至同侧腹股沟，还可放射到会阴部。结石处于输尿管膀胱壁段，可伴有膀胱刺激症状及尿道和阴茎头部放射痛。肾绞痛常见于结石活动并引起输尿管梗阻的情况。

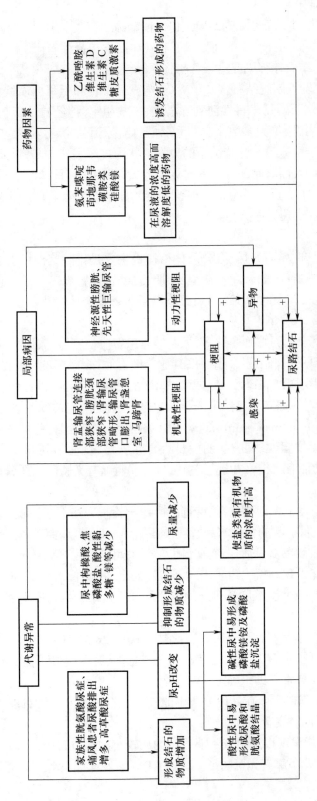

图 3-4-1 尿路结石形成的危险因素

（2）血尿 通常为镜下血尿,少数患者可见肉眼血尿。有时活动后出现镜下血尿是上尿路结石的唯一临床表现。血尿与结石对尿路黏膜的损伤程度有关。如果结石引起尿路完全性梗阻或固定不动(如肾盏小结石),则可能没有血尿。

（3）恶心、呕吐 输尿管结石引起尿路梗阻时,使输尿管管腔内压力增高,管壁局部扩张、痉挛和缺血。由于输尿管与肠有共同的神经支配而导致恶心、呕吐,常与肾绞痛伴发。

（4）膀胱刺激症状 结石伴感染或输尿管膀胱壁段结石时,可有尿频、尿急、尿痛。

2. 下尿路结石 原发性膀胱结石多发于男孩,与营养不良和低蛋白质饮食有关,其发生率在我国已明显降低。继发性膀胱结石常见于良性前列腺增生,膀胱憩室,神经源性膀胱,异物或肾、输尿管结石排入膀胱。尿道结石见于男性,绝大多数来自肾和膀胱。有尿道狭窄、尿道憩室及异物存在时亦可致尿道结石。多数尿道结石位于前尿道。膀胱结石的典型症状为排尿突然中断,疼痛放射至远端尿道及阴茎头部,伴排尿困难和膀胱刺激症状,跑跳或改变排尿姿势后,能使疼痛缓解。尿道结石的典型症状为排尿困难,点滴状排尿,伴尿痛,重者可发生急性尿潴留及会阴部剧痛。除典型症状外,下尿路结石常伴发血尿和感染。憩室内结石可仅表现为尿路感染。

（二）体格检查

上尿路结石疼痛发作时常有肾区叩击痛;体格检查主要是排除其他可引起腹部疼痛的疾病,如急性阑尾炎、异位妊娠、卵巢囊肿蒂扭转、急性胆囊炎、胆石症、肾盂肾炎等。前尿道结石可沿尿道扪及,后尿道结石经直肠指检可触及,较大的膀胱结石可经直肠 – 腹壁双合诊扪及。

（三）辅助检查

1. 血液分析 应检测血常规、血生化等,尿路结石患者应检测血钙、尿酸、肌酐等。

2. 尿液分析 常能见到肉眼或镜下血尿;伴感染时有脓尿,感染性尿路结石患者应行尿液细菌及真菌培养;尿液分析还可测定尿液 pH、钙、磷、尿酸、草酸等;发现晶体尿及行尿胱氨酸检查等。

3. 影像学检查 针对尿路结石与感染的影像学检查包括超声、X 线片、尿路造影、放射性核素、CT 和磁共振尿路成像(magnetic resonance urography,MRU)、内镜检查等。这些检查的临床意义有:①明确有无泌尿系畸形;②明确有无梗阻性病变;③明确是否合并肿瘤、良性前列腺增生;④明确尿流动力学功能有无减退;⑤明确两肾功能有无损害并进行左右比较;⑥明确有无膀胱输尿管反流存在;⑦监测残余尿和肾盂、膀胱的排空时间。

（1）尿路超声检查 属于无创检查,是首选的影像学检查方法。超声检查能显示结石的高回声及其后方的声影,以及结石梗阻引起的肾积水和肾实质萎缩等,可发现尿路 X 线片不能显示的小结石和 X 线阴性结石。超声检查能发现膀胱及后尿道强光团及声影;可同时发现膀胱憩室、良性前列腺增生等。

（2）尿路 X 线片 能发现 90% 以上的 X 线阳性结石。正侧位 X 线片可以除外腹内其他钙化阴影,如胆囊结石、肠系膜淋巴结钙化、静脉石等。侧位片可显示上尿路结石位于椎体前缘之后,腹腔内钙化阴影位于椎体之前。

（3）静脉尿路造影 可以评价结石所致的肾结构和功能改变,有无引起结石的尿路异常(如先天性畸形等)。若有充盈缺损,则提示有 X 线阴性结石或合并息肉、肾盂癌等可能。若查明肾盂、肾盂输尿管连接处和输尿管的解剖结构异常有助于确定治疗方案。

（4）逆行或经皮肾穿刺造影 在其他方法不能确定结石的部位或结石以下尿路系统病情不明,需要鉴别诊断时,可选择逆行或经皮肾穿刺造影。

（5）腹部 CT 检查 能发现以上检查不能显示的或较小的输尿管中、下段结石,有助于鉴别不透光的结石、肿瘤、血凝块等,以及了解有无肾畸形。增强 CT 能够显示肾积水的程度和肾实质的厚度,从而反映肾功能的改变情况。

（6）磁共振尿路成像（MRU） 能够了解结石梗阻后肾输尿管积水的情况,而且不需要造影剂即可获得与静脉尿路造影相似的影像,不受肾功能改变的影响。因此,对于不适合做静脉尿路造影的患者(如造影剂过敏、严重肾功能损害、儿童和孕妇等)可考虑采用 MRU 检查。

(7) 放射性核素肾显像　不能直接显示尿路结石,主要用于确定分侧肾功能,评价治疗前肾功能情况和治疗后肾功能恢复状况。

4. **内镜检查**　包括经皮肾镜,输尿管硬、软镜和膀胱镜检查。通常在尿路 X 线片未显示结石,静脉尿路造影有充盈缺损而不能确诊时,借助于内镜可以明确诊断和进行治疗。

四、诊断与鉴别诊断

(一) 诊断

(1) **典型症状**　与活动有关的疼痛和血尿,有助于上尿路结石的诊断,尤其是典型的肾绞痛。询问病史中,要问清楚首次发作的情况,确认疼痛发作及其放射的部位,以往有无结石史或家族史,既往病史包括泌尿生殖系统疾病或解剖异常,或结石形成的影响因素等。

(2) **影像学检查**　下尿路结石的诊断可根据典型症状和影像学检查,但需注意引起结石的病因,如良性前列腺增生、尿道狭窄等。

(二) 鉴别诊断

鉴别诊断主要是排除其他可引起腹部疼痛的疾病,如胆囊炎、胆石症、急性阑尾炎、溃疡病、胰腺炎、肠梗阻、卵巢囊肿蒂扭转、异位妊娠等。但胆道疾病疼痛多在上腹部并向背部放射,而肾结石疼痛则在肋脊角并向输尿管径路放射。胆道疾病发作时右上腹压痛,肌紧张,反跳痛,白细胞略升高。急性阑尾炎疼痛和体检阳性征局限于右下腹,尿常规多正常。卵巢囊肿和异位妊娠一般尿检查正常,病变局限于下腹部,必要时可行尿妊娠试验和盆腔穿刺检查确定有无出血,以助鉴别诊断。肾输尿管结石有时应与非特异性肾盂肾炎、肾结核、肾积脓、肾周围脓肿和肿瘤相鉴别。

(三) 并发症

结石并发急性肾盂肾炎或肾积脓时,可有畏寒、发热、寒战等全身症状甚至脓毒症。结石可致尿路梗阻、肾积水、肾皮质萎缩,双侧上尿路结石引起双侧尿路完全性梗阻或孤立肾上尿路完全性梗阻时,可导致无尿,出现尿毒症。小儿上尿路结石以尿路感染为重要的表现,应予以注意。

五、急诊处置

由于尿路结石复杂多变,结石的性质、形态、大小、部位不同,患者个体差异等因素,治疗方法的选择及疗效也大不相同,因此,对尿路结石必须实施个体化治疗策略,有时需要综合各种治疗方法。

1. **病因治疗**　少数患者能找到形成结石的病因,如甲状旁腺功能亢进(主要是甲状旁腺瘤),只有切除腺瘤才能防止尿路结石复发;尿路梗阻者,只有解除梗阻,才能避免结石复发。

2. **药物治疗**　肾绞痛是泌尿外科的常见急症,需紧急处理,应用药物前注意与其他急腹症鉴别。肾绞痛的治疗以解痉止痛为主,常用的止痛药物包括非甾体抗炎药(如双氯芬酸钠、吲哚美辛)及阿片类镇痛药(如哌替啶、曲马多等);解痉药,如 M 型胆碱受体阻滞药、钙通道阻滞剂、黄体酮等。

结石 <0.6 cm、表面光滑、结石以下尿路无梗阻时,可采用药物排石治疗。纯尿酸结石及胱氨酸结石可采用药物溶石治疗,如尿酸结石用枸橼酸氢钾钠碱化尿液,口服别嘌醇及饮食调节等方法治疗;胱氨酸结石治疗需碱化尿液,使 pH>7.8,硫普罗宁(tiopronin)和乙酰半胱氨酸有溶石作用。在药物治疗过程中,还需增加液体摄入量,包括大量饮水,以增加尿量。

3. **体外冲击波碎石术(extracorporeal shock wave lithotripsy,ESWL)**　适用于直径≤2 cm 的肾结石及输尿管上段结石。通过 X 线或超声对结石进行定位,利用高能冲击波聚焦后作用于结石,使结石裂解,直至粉碎成细砂,随尿液排出体外。大多数的上尿路结石可采用此方法治疗。为了减少并发症,应采用低能量治疗,限制每次冲击次数。若需再次治疗,间隔时间 10~14 d 为宜,ESWL 治疗总次数不宜超过 5 次。

ESWL 的禁忌证有结石远端尿路梗阻、妊娠、出血性疾病、严重心脑血管病、主动脉或肾动脉瘤、尚未控制的尿路感染等。过于肥胖、肾位置过高、骨关节严重畸形、结石定位不清等。

4. 经皮肾镜取石术（percutaneous nephrolithotomy，PCNL）　在超声或 X 线定位下，腰背部细针穿刺直达肾盏或肾盂，扩张并建立皮肤至肾内的通道，在肾镜下取石或碎石。较小的结石通过肾镜用抓石钳取出，较大的结石粉碎后用水冲出。碎石选用超声、激光或气压弹道等方法。取石后放置双 J 管和肾造瘘管较为安全。PCNL 适用于所有需手术干预的肾结石，包括完全性和不完全性鹿角结石、≥2 cm 的肾结石、有症状的肾盏或憩室内结石、体外冲击波难以粉碎及治疗失败的结石，以及部分第 4 腰椎以上较大的输尿管上段结石。凝血机制障碍、过于肥胖穿刺针不能达到肾，或脊柱畸形者不宜采用此法。

5. 经输尿管镜碎石术（uretero scopic lithotripsy，URL）　输尿管镜在安全导丝引导下进入输尿管，用套石篮、取石钳将结石取出，若结石较大可采用超声、激光或气压弹道等方法碎石。适用于中、下段输尿管结石，ESWI 失败的输尿管上段结石，X 线阴性的输尿管结石，停留时间长的嵌顿性结石，亦用于 ESWL 治疗所致的"石街"。输尿管严重狭窄或扭曲、合并全身出血性疾病、未控制的尿路感染等不宜采用此法。

6. 腹腔镜输尿管切开取石术（laparoscopic uretero lithotomy，LUL）　适用于 >2 cm 的输尿管结石，或经 ESWL、输尿管镜手术治疗失败者。一般不作为首选方案。手术入路有经腹腔和经腹膜后两种，后者只适用于输尿管上段结石。

7. 开放手术治疗　由于 ESWL 及内镜技术的普遍开展，现在上尿路结石大多数已不再用开放手术。开放手术的术式主要有：①肾盂切开取石术：主要适用于肾盂输尿管处梗阻合并肾盂结石，可在取石的同时解除梗阻；②肾实质切开取石术：根据结石所在部位，沿肾前后段段间线切开或于肾后侧做放射状切口取石，目前应用较少；③肾部分切除术：适用于结石在肾一极或结石所在肾盏有明显扩张，实质萎缩和有明显复发因素者；④肾切除术：因结石导致肾结构严重破坏，功能丧失，或合并肾积脓，而对侧肾功能良好，可将患肾切除；⑤输尿管切开取石术：适用于嵌顿较久或其他的方法治疗失败的结石。手术径路需根据结石部位选定。

膀胱结石采用手术治疗，应同时治疗病因。膀胱感染严重时，应用抗菌药物；若有排尿困难，则应先留置导尿，以利于引流尿液及控制感染。

六、注意事项

尿路结石患者常因腰部或上腹部疼痛、血尿至急诊就诊，临床表现与结石部位、大小、活动与否及有无损伤、感染、梗阻等有关。

（许　铁）

▶▶▶ 第二节　尿路感染 ◀◀◀

一、概述

尿路感染（urinary tract infection，UTI）是病原微生物侵入泌尿系统引起的炎症，通常将肾盂肾炎、输尿管炎定义为上尿路感染，膀胱炎、尿道炎为下尿路感染，上尿路感染常伴随下尿路感染。病原微生物大多为革兰氏阴性杆菌，以大肠埃希菌最多见。尿路感染的发病率很高，在感染性疾病中的发病率仅次于呼吸道感染，不同的性别和年龄均可发病，育龄期妇女更为常见。其临床表现和结局差异很大。

二、病因与发病机制

由于泌尿系统、生殖系统在解剖、生理方面的特点，使致病菌在正常情况下不易停留、繁殖，故不易引起感染。但是，一旦泌尿系统、生殖系统发生病理改变，机体的防御功能被破坏，致病菌乘虚而入，从而诱发感染。诱发感染的因素主要有机体抗病能力减弱、梗阻因素、医源性因素、其他因素 4 个方面（图 3-4-2）。

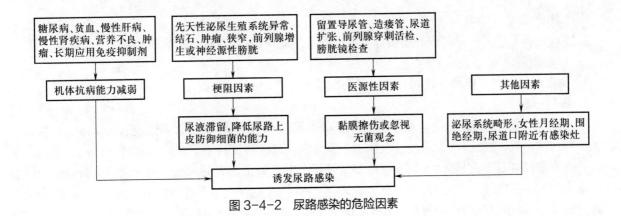

图 3-4-2　尿路感染的危险因素

尿路感染是尿路病原体与宿主相互作用的结果,尿路感染在一定程度上是由细菌的毒力、接种量和宿主的防御机制不完全造成的,这些因素最终在决定细菌定植水平及对尿路损伤的程度方面起到一定作用(图 3-4-3)。

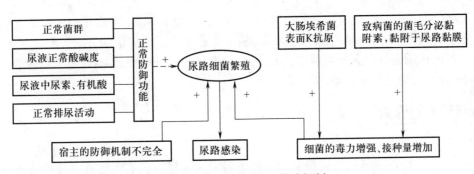

图 3-4-3　尿路感染的发生机制

三、临床表现

(一) 病史与症状

1. 急性肾盂肾炎　此病多见于女性,致病菌主要为大肠埃希菌,病变可累及一侧或双侧。典型急性肾盂肾炎具备三组临床表现。

(1)膀胱刺激征　肾盂肾炎多伴有膀胱炎,故患者出现尿频、尿急、尿痛等膀胱刺激征,尿液混浊,偶有血尿。患者还有不同程度的腰痛或腰酸,重者疼痛可向侧腹、会阴及大腿内侧放射。

(2)全身症状　畏寒、发热,体温为 38~40℃,全身乏力,食欲减退,偶有恶心、呕吐、腹胀及剧烈腹痛,易误诊为急性胆囊炎或急性阑尾炎。

(3)上行性感染所致的急性肾盂肾炎　膀胱刺激征可先于全身症状出现;血源性感染者则先有全身感染症状,后有下尿路症状。本病有自限性,症状持续 3~5 d 逐渐缓解,但菌尿可持续存在。

2. 急性膀胱炎　是成年女性尿路感染的主要类型,占尿路感染总数的 50%~70%,主要表现有排尿不适感,常伴有尿频、尿急,多有白细胞尿,偶可有血尿。常无明显的全身感染症状,但极少数患者可有腰痛和发热(体温通常不会超过 38℃)。膀胱炎常发生于性生活后,亦可见于妇科手术后、月经后及老年妇女有外阴瘙痒者;致病菌多为大肠埃希菌,但在青年妇女中约有 25% 为凝固酶阴性之腐生葡萄球菌,偶亦可为变形杆菌、铜绿假单胞菌等。约 40% 的膀胱炎为自限性,在 7~10 d 内不治自愈。女性膀胱炎经治疗尿菌转阴之后,可以再度发生(再发性膀胱炎),再发的 80% 以上是重新感染。男性再发的原因多是存在慢性细菌性前列腺炎。

(二) 体格检查

急性肾盂肾炎患者在肾区或脊肋角处有叩击痛及压痛点,急性膀胱炎体格检查常无阳性体征。

(三) 辅助检查

1. 血常规 有白细胞和中性粒升高的感染征象等。

2. 尿液分析

(1) 尿常规检查 尿路感染者的尿常规检查多可发现小量的镜下脓尿,脓细胞常为+++。肾盂肾炎的患者可间歇出现,尿蛋白常为阴性或微量。小部分患者有较明显的镜下血尿,极少数(5%)可有肉眼血尿。尿沉渣内白细胞多为显著增加,发现白细胞管型有助于肾盂肾炎的诊断。尿沉渣检查每高倍镜视野下发现 3 个或 3 个白细胞以上者,即可视为脓尿,但少于 3 个白细胞时却不能排除脓尿;在未经离心沉淀的新尿液中,每高倍镜视野白细胞超过 5 个,即可诊断为病理性白细胞尿,表示有尿路感染。细胞酶试纸有助于测出脓尿,本方法简便,但敏感性较镜检差。此外,12 h 尿细胞计数(Addis 计数)对常规尿沉渣检查阴性的患者有协助诊断价值。如白细胞增多比红细胞增多更明显,且白细胞总数超过 100 万个时,则有助于慢性肾盂肾炎的诊断。

(2) 尿细菌学检查 对肾盂肾炎的诊断及治疗均有决定性意义。常用尿细菌学检查方法有:①清洁尿普通涂片,平均每个视野≥20 个细菌(包括动或不动的),即为有意义的细菌尿,阳性率可高达 92.6%,尿细菌涂片检查阳性常示患者有活动性肾盂肾炎。②中段尿培养,清洁中段尿培养可确定病原,但一次培养阴性不能排除本病的存在。③细菌定量培养,是尿路感染的最可靠诊断方法。中段尿定量培养尿含菌量≥10^5/mL,则可诊断为有意义的细菌尿;10^4~10^5/mL 之间者为可疑,如同时伴有明显症状时,仍有诊断价值,应复查;<10^4/mL,则可能是污染。

四、诊断与鉴别诊断

(一) 诊断

根据病史、体格检查及尿液检查而确定。男性患者应观察尿道口有无脓性分泌物或阴茎头炎、包皮炎。尿液检查包括红细胞、白细胞和沉渣涂片染色,必要时做尿培养以确定致病菌的类型。

上尿路感染一般以全身症状为主,下尿路感染以膀胱刺激征为主。上尿路感染与下尿路感染可以同时存在。单纯依靠症状和体征尚不能区分上、下尿路感染时,可佐以尿路造影术,对感染部位的诊断具有重要意义。在急性阶段忌用器械检查,以免扩散感染。

(二) 鉴别诊断

尿路感染主要与急性尿道综合征、肾结核、肾小球疾病、前列腺炎、尿路结石、发热性疾病、腹部器官炎症等鉴别,以下就其中几种进行介绍。

1. 发热性疾病 有部分急性尿路感染的患者以发热为主症,尿路刺激征不明显,易与发热性疾病(如流感、上呼吸道感染、疟疾、脓毒症等)混淆。需详细询问病情,不疏漏尿路感染的局部症状,并及时查尿常规和尿沉渣,必要时做尿细菌学检查。

2. 腹部器官炎症 有些尿路感染病例主要表现为腹痛、恶心、呕吐、发热,血白细胞数增高,易被误诊为急性胃肠炎、阑尾炎、附件炎等,及时的尿液检查有助于鉴别。

3. 肾结核 泌尿生殖道结核是最常见的肺外结核,多系血行感染。急性期有发热(低热)、盗汗、乏力、腰痛、尿急、尿痛、尿频和血尿等症状,约 20% 的病例可无临床表现。肺部 X 线检查,前列腺、附睾、盆腔结核的检出有助于此病诊断。尿液检查有血尿(镜下血尿或肉眼血尿)、脓尿,皮肤结核菌素纯蛋白衍生物(purified protein derivative,PPD)试验阳性,尿结核分枝杆菌培养检出率高达 90% 以上。静脉肾盂造影仅能发现较晚期的病例。聚合酶链反应(polymerase chain reaction,PCR)法检测尿结核分枝杆菌的脱氧核糖核酸已被广泛应用于诊断中,其特异性、阳性率高达 95%。

4. 急性尿道综合征 是指仅有尿频、尿急和(或)尿痛症状,而中段尿培养阴性者。在有尿路感染症状的妇女中,40%~50%患者属此综合征,但需三次清洁中段尿培养阴性,排除尿路结石、真菌、厌氧菌、衣原体、淋球菌感染的可能。本综合征可能因创伤、外用避孕药、内裤上的有机纤维、染料等过敏所致,大多数可能是焦虑性神经症的症状。

(三) 尿路感染的分类

根据尿路感染的临床表现、尿路感染的解剖水平、感染的严重程度、危险因素,可将尿路感染分为5类(表3-4-1)。

表3-4-1　尿路感染的分类

单纯性尿路感染*	复杂性尿路感染	复发性尿路感染	导管相关性尿路感染	尿脓毒血症
尿路内无相关解剖和功能异常的急性、偶发或复发性下尿路感染(单纯性膀胱炎)和(或)上尿路感染(单纯性肾盂肾炎)	病程复杂的尿路感染:如男性、孕妇、存在尿路解剖或功能异常的患者、留置导尿的患者、肾病和(或)伴有其他免疫损害疾病的患者	每年至少3次尿路感染或在过去6个月内至少2次尿路感染[包括单纯性和(或)复杂性尿路感染的复发]	留置导尿管后,或者拔除导尿管48 h内发生的尿路感染	由于宿主对来自泌尿生殖系统的感染反应失调而导致危及生命的多器官功能衰竭的现象

注:* 仅限于非孕妇。

(四) 并发症

尿路感染的并发症包括肾乳头坏死、肾周围炎和肾周围脓肿、感染性肾结石及革兰氏阴性杆菌脓毒症。

1. **肾乳头坏死**　可波及整个锥体,由乳头尖端至肾皮质和髓质交界处,有大块坏死组织脱落,小块组织可从尿中排出,大块组织阻塞尿路。因此,肾盂肾炎合并肾乳头坏死时,除肾盂肾炎症状加重外,还可出现肾绞痛、血尿、高热、肾功能迅速变差,甚至并发革兰氏阴性杆菌脓毒症。如双肾均发生急性肾乳头坏死,患者可出现少尿或无尿,发生急性肾衰竭。

2. **肾周围炎和肾周围脓肿**　肾被膜与肾筋膜之间的脂肪组织发生感染性炎症称为肾周围炎,如发生脓肿则称为肾周围脓肿。本病多由肾盂肾炎直接发展而来(90%),小部分是血源性感染(10%)。本病起病隐匿,数周后出现明显临床症状,患者除肾盂肾炎症状加重外,常出现单侧明显腰痛和压痛,少数患者可在腹部触到肿块。炎症波及横膈时,呼吸及膈肌运动受到限制,呼吸时常有牵引痛,X线检查可见局部横膈隆起。由肾内病变引起者,尿中可出现大量脓细胞及致病菌;病变局限在肾周围者,只有少量白细胞。

3. **感染性肾结石**　是由感染引起的一种特殊类型的结石,其主要成分是磷酸镁铵和磷酸磷灰石。感染性肾结石治疗困难,复发率高,如不妥善处理,则会使肾盂肾炎变为慢性,甚至导致肾衰竭。本病临床表现除有通常的肾结石的表现外,还有其自身特点。感染性结石生长快,常呈大鹿角状,X线片上显影,常有持续的或反复发生的变形杆菌等致病菌的尿路感染史。

4. **革兰氏阴性杆菌脓毒症**　由尿路感染引起者占55%。多数患者可有寒战、高热、全身出冷汗,有些患者仅有轻度全身不适和中度发热。本病病势可变得凶险,出现血压急剧下降,甚至发生脓毒症休克,伴有心、脑、肾缺血的临床表现,如少尿、氮质血症、酸中毒及循环衰竭等。休克一般持续3~6 d,严重者可发生死亡。

五、急诊处置

尿路感染的治疗原则是杀菌、预防复发和再次感染,去除诱因,保护肾功能。

1. **治疗要点**

(1) 应在治疗开始前做细菌定量培养或尿革兰氏染色以确诊。

(2) 积极去除易感因素,如解除梗阻、结石,积极治疗糖尿病。

（3）治疗足疗程，做到临床缓解与细菌学转阴。

（4）非复杂性下尿路感染对短程治疗反应良好，而上尿路感染需长程治疗。

（5）社区获得性感染（特别是初发的）通常是由抗生素敏感的菌株所致。

（6）再发性尿路感染、有尿路器械检查或近期住院的尿路感染者，应怀疑抗生素耐药菌株致病。

2. 治疗方案

（1）一般治疗　目的是缓解症状、防止复发、减少肾实质的损害。应鼓励患者多饮水，勤排尿，以降低髓质渗透压，冲洗膀胱内的细菌。有发热等全身感染症状时应卧床休息。服用碳酸氢钠 1 g，每日 3 次，可碱化尿液，减轻膀胱刺激征，并对氨基糖苷类抗生素、青霉素、红霉素及磺胺类等有增强治疗作用，但可使四环素、呋喃吡啶的药效下降。钙通道阻滞剂维拉帕米（异搏定）或盐酸黄酮哌酯（泌尿灵）可解除膀胱痉挛，缓解刺激症状。有诱发因素如肾结石、输尿管畸形等应积极治疗。

（2）抗感染治疗

1）急性膀胱炎　抗菌药物的应用方法包括单次大剂量或 3 日短程疗法，具体用药方法为：①单次大剂量疗法，磺胺甲噁唑（sulfamethoxazole，SMZ）2.0 g，甲氧苄啶（trimethoprim，TMP）0.4 g，碳酸氢钠 1.0 g，顿服；或复方磺胺甲噁唑 5 片，或阿莫西林 3.0 g，或甲氧苄啶 0.4 g，顿服。②3 日短程疗法，复方磺胺甲噁唑 2 片加碳酸氢钠 1.0 g，每日 2 次；或阿莫西林 0.5 g，每日 4 次；氧氟沙星 0.2 g，每日 2 次。均连续服用 3 d，对膀胱炎的治愈率与传统的 14 日疗法相似，且不良反应少。其适应证与禁忌证同单程疗法。老年人无论是症状性还是无症状性下尿路感染，都应采用 5~7 d 疗程，因为老年人多存在膀胱功能异常、膀胱流出道不全梗阻及阴道、尿道黏膜萎缩等，治疗更加困难。

单次大剂量疗法和 3 日短程疗法避免了不必要的长期服药导致的细菌耐药和不良反应的增加，但要加强预防复发的措施。若症状不消失，尿脓细胞继续存在，细菌培养仍为阳性，应考虑细菌耐药或有感染的诱因，要及时选择更适合的抗菌药物，延长应用时间以期达到早日治愈的目的。对于久治不愈或反复发作的慢性膀胱炎，要做详细全面的泌尿系统检查，要解除梗阻因素，控制原发病灶，使尿路通畅。对神经系统疾病引起的尿潴留和膀胱炎，根据其功能障碍类型进行治疗。

2）急性肾盂肾炎　因引起尿路感染的细菌主要是革兰氏阴性菌，其中以大肠埃希菌为主，初发的急性肾盂肾炎可选用复方磺胺甲噁唑（SMZ-TMP），或吡哌酸、诺氟沙星；感染严重有脓毒症者宜静脉给药。根据尿培养结果选用敏感药物。在培养和敏感性试验结果出来以前，以广谱抗生素治疗为主。可选药物见表 3-4-2。治疗宜个体化，疗程 7~14 d，静脉用药者可在体温正常、临床症状改善、尿细菌培养转阴后改口服维持。

表 3-4-2　尿路感染常用药物

药物	特点
复方磺胺甲噁唑	对除铜绿假单胞菌外的革兰氏阳性及阴性菌有效
喹诺酮类	抗菌谱广、作用强、不良反应少，但不宜用于儿童及孕妇
青霉素类	—
头孢菌素	第一、二代头孢菌素可用于产酶葡萄球菌感染；第二、三代头孢菌素对严重革兰氏阴性杆菌感染作用显著，与氨基糖苷类合用有协同作用
糖肽类	万古霉素适用于耐甲氧西林的葡萄球菌、多重耐药的肠球菌感染及对青霉素过敏患者的革兰氏阳性球菌感染，适用于难治性院内感染及免疫缺陷者的肾盂肾炎
碳青霉烯类	抗菌谱广，对革兰氏阴性杆菌杀菌活性好，尤适用于难治性院内感染及免疫缺陷者的肾盂肾炎

肾盂肾炎患者在病情允许时，应尽快做尿路影像学检查，以确定有无尿路梗阻，特别是尿路结石引起的梗阻。如不纠正尿液引流不畅，肾盂肾炎很难彻底治愈。

5 岁以下的儿童急性肾盂肾炎多数伴有泌尿道畸形和功能障碍，故不易根除，但有些功能障碍（如膀胱输尿管反流)可随年龄增长而消失。一次性或多次尿路感染可在肾组织中形成局灶性瘢痕,甚至影响肾发育,近年来,主张用药前尽可能先做中段尿细胞培养,停药后第 2、4、6 周应复查尿培养,以期及时发现和处理。

六、注意事项

尿路感染的病原微生物大多为革兰氏阴性杆菌,发病率很高,不同性别和年龄人群均可发病,育龄期妇女更为常见。本病临床表现和结局差异很大。

(许　铁)

第三节　高危孕产妇的识别与处理

一、概述

高危妊娠是指妊娠期存在合并症、并发症或致病因素可能危害孕妇、胎儿及新生儿或导致难产者。高危孕产妇是导致孕产妇和围生儿死亡的主要原因,孕产妇妊娠风险的评估与管理是产前保健的重要部分,减少孕产妇并发症和母儿不良结局的关键。孕产妇在产前检查过程中,均要进行妊娠风险评估,分级管理,及时发现妊娠风险因素,风险预警后尽早进行干预治疗,直至产后 6 周,以减少不良妊娠结局,保障母婴安全。

二、妊娠风险评估

妊娠风险评估应在开展助产服务的二级及以上医疗机构进行。对于建档孕妇进行首次评估,按照风险严重程度分别以"红(高风险)、橙(较高风险)、黄(一般风险)、绿(低风险)、紫(传染病)"5 种颜色进行标识。

绿色标识:妊娠风险低,孕妇基本情况良好,无妊娠合并症与并发症。

黄色标识:妊娠风险一般,孕妇基本情况存在一定风险,或者患有合并症、并发症,但是病情稳定。

橙色标识:妊娠风险较高,孕产妇基本情况不佳,年龄≥40 岁或体质量指数(body mass index,BMI)≥28 kg/m²,或者患有较严重的合并症、并发症,对母婴安全存在一定威胁。

红色标识:妊娠风险高,孕产妇患有严重合并症、并发症,继续妊娠可能危及孕妇生命。

紫色标识:孕妇患有传染性疾病。紫色标识孕妇可能同时伴有其他颜色风险标识。

(一)基本情况

1. 年龄≤18 岁或年龄≥35 岁为黄色标识,年龄≥40 岁为橙色标识。

2. BMI<18.5 kg/m² 或 BMI>25 kg/m² 为黄色标识,BMI≥28 kg/m² 为橙色标识。

3. 不良孕产史中,各类流产≥3 次,早产史,围生儿死亡史,出生缺陷史,异位妊娠史,滋养细胞病史,难产史,产后出血史,巨大儿分娩史,子宫肌瘤,卵巢囊肿,盆腔手术史,恶性肿瘤史和辅助生殖妊娠等均为黄色标识。

(二)妊娠期合并症

1. **心血管疾病**　心脏病经内科诊治无需药物治疗,心功能正常,为黄色标识;较严重心血管系统疾病为橙色标识;严重心血管系统疾病为红色标识;慢性高血压合并妊娠、妊娠高血压和轻度先兆子痫为黄色标识;慢性高血压并发先兆子痫和重度先兆子痫为橙色标识;慢性高血压合并严重器官损伤、子痫和HELLP 综合征为红色标识。

2. **呼吸系统疾病**　呼吸内科诊治无需药物治疗,肺功能正常为黄色标识;哮喘、脊柱侧弯、胸廓畸形等伴轻度肺功能不全为橙色标识;哮喘反复发作、肺纤维化、胸廓或脊柱严重畸形影响肺功能者为红色标识。

3. 消化系统疾病　肝炎病毒携带,肝功能正常为黄色标识;原因不明的肝功能异常(氨基转移酶升高 2 倍并持续 2 个月以上);仅需要药物治疗的肠梗阻或消化道出血为橙色标识;肝硬化、重型肝炎、严重消化道出血、急性胰腺炎、肠梗阻影响孕产妇生命的疾病为红色标识。

4. 泌尿系统疾病　肾功能稳定的肾疾病为黄色标识,慢性肾疾病伴肾功能不全代偿期或急慢性肾疾病伴高血压、肾功能不全为红色标识。

5. 内分泌系统疾病

(1) 糖尿病　无需药物治疗的妊娠糖尿病(gestational diabetes mellitus,GDM)或糖尿病(diabetes mellitus,DM)合并妊娠为黄色标识,需要药物治疗的 GDM 和 DM 合并妊娠为橙色标识,糖尿病伴有严重合并症(肾病 V 级、严重心血管病、增生性视网膜病变或玻璃体出血、周围神经病变等)为红色标识。

(2) 甲状腺疾病　无需药物治疗的甲状腺功能亢进(甲亢)或甲状腺功能减退(甲减)为黄色标识,需要治疗的甲亢或甲减为橙色标识,甲亢并发心脏病、感染、肝功能异常、精神异常等疾病或者甲减伴有系统功能障碍、基础代谢率 <50% 为红色标识。

(3) 垂体催乳素瘤　无需药物治疗的垂体催乳素瘤为黄色标识,需要药物治疗的垂体催乳素瘤或出现视力减退、视野缺损、偏盲等压迫症状者为橙色标识。

(4) 尿崩症　肾性尿崩症、中枢性尿崩症为红色标识。

(5) 嗜铬细胞瘤　为红色标识。

6. 血液系统疾病　妊娠期贫血($Hb \leqslant 80$ g/L)或血小板减少$[(50\sim100)\times 10^{9}/L]$为黄色标识,妊娠期贫血($Hb\ 60\sim80$ g/L)为橙色标识,妊娠期贫血($Hb<60$ g/L)、血小板减少($<50\times10^{9}/L$)、再生障碍性贫血、凝血功能障碍、易栓症、血栓栓塞性疾病和白血病等为红色标识。

7. 神经系统疾病　癫痫局部发作、重症肌无力眼肌型为黄色标识;失神性癫痫发作,重症肌无力病变波及四肢骨骼肌和延髓部肌肉为橙色标识;癫痫大发作,重症肌无力病变发展至延髓肌、肢带肌、躯干肌和呼吸肌,脑血管畸形及手术史为红色标识。

8. 免疫系统疾病　风湿免疫科确诊,无需用药治疗为黄色标识;应用小剂量激素,无临床活动表现者为橙色标识;免疫系统活动期,如重症 IgA 肾病、类风湿关节炎、系统性红斑狼疮、干燥综合征、未分化结缔组织病为红色标识。

9. 精神系统疾病　精神病缓解期为橙色标识,精神病急性期为红色标识。

10. 吸毒　吸毒史为黄色标识,吸毒为红色标识。

(三)妊娠期并发症

1. 多胎妊娠　双绒毛膜双羊膜囊为黄色标识,伴有心肺功能减退者为橙色标识;单绒毛膜双羊膜囊、三胎及以上妊娠者均为红色标识。

2. 胎盘异常　前置胎盘为橙色标识,凶险性前置胎盘和胎盘早剥为红色标识。

3. 瘢痕子宫　1 次子宫手术史,时间间隔 ≥18 个月为黄色标识;1 次子宫手术史,时间间隔 <18 个月,或者 2 次子宫手术史为橙色标识;瘢痕子宫伴有中央性前置胎盘或可疑胎盘植入者为红色标识。

4. Rh 血型不合　Rh 阴性血型为橙色标识,Rh 血型不合溶血者为红色标识。

(四)传染病

结核病、病毒性肝炎、梅毒、HIV 感染及艾滋病、重症肺炎、特殊病毒感染(H1N7、寨卡病毒等)为紫色标识。

三、妊娠期动态监测

医疗机构应当根据产前保健中孕产妇健康状况的变化进行妊娠风险的动态评估,及时调整妊娠风险分级和管理。

四、妊娠期风险的管理

各级医疗机构应根据妊娠风险评估情况进行分级管理,即"五色管理"。

"黄色"孕产妇,建议在二级及以上医疗机构分娩。

"橙色"和"红色"孕产妇,建议在三级医疗机构接受产前检查和住院分娩,特别是"红色"孕产妇,建议充分评估风险后,在三级医疗机构接受产前检查和住院分娩。当发生高危孕产妇抢救时,及时向医院的医务部门、区产科质量控制办公室和市产科质量控制办公室汇报,必要时获取更多的医疗帮助救治孕产妇。

"紫色"孕产妇,应按照传染病防治要求进行管理,预防艾滋病、梅毒和乙肝母婴传播。

五、注意事项

医疗机构对每一位孕产妇均应进行产后访视和产后6周的出院随诊,特别是高危孕产妇的访视工作。要做好不同级别医疗机构间的工作衔接(分娩机构和社区卫生服务机构),给予健康指导,并做好再次妊娠的相关生育指导。

(刘晓巍)

▶▶▶ 第四节　异位妊娠 ◀◀◀

一、概述

异位妊娠(ectopic pregnancy,EP)是指受精卵在子宫体腔以外着床,主要分型包括输卵管妊娠、卵巢妊娠、腹腔妊娠和宫颈妊娠,是妇产科常见的急腹症之一,发生率约为2%,是孕产妇死亡的主要原因之一。异位妊娠一经诊断,需要立即进行监测与评估,积极处理,防止失血性休克、孕产妇死亡等严重不良结局的发生。

二、病因与发病机制

异位妊娠的病因包括输卵管炎症、输卵管妊娠史或手术史、不孕症、辅助生殖技术、年龄增加和吸烟及其他因素。发病机制如下。

1. **输卵管妊娠破裂**　多见于妊娠6周左右的输卵管峡部妊娠。受精卵着床于输卵管黏膜皱襞间,胚泡生长发育时绒毛向管壁方向侵蚀肌层及浆膜,最终穿破浆膜,形成输卵管妊娠破裂。由于肌层血管丰富,短时间大量出血容易导致休克。

2. **输卵管妊娠流产**　多见于妊娠8~12周的输卵管壶腹部或伞端妊娠。受精卵种植在输卵管黏膜皱襞内,由于蜕膜形成不完整,发育中的胚泡常向管腔突出,最终突破包膜而出血。

3. **输卵管妊娠胚胎停止发育并吸收**　常常被忽略,通过HCG监测,常被诊断未知部位妊娠。

4. **陈旧性异位妊娠**　输卵管流产或破裂后,长期反复内出血形成盆腔血肿不消散,血肿机化并与组织粘连。

5. **继发性腹腔妊娠**　输卵管流产或破裂后,胚胎排入腹腔或阔韧带内,多数死亡,但是也有存活者继续生长,从而形成继发性腹腔妊娠。

三、临床表现

(一)病史与症状

1. **停经**　指月经延迟,通常停经6~8周或更长时间。而部分异位妊娠患者无明显停经史,患者常把不规律出血误认为月经。

2. **腹痛** 输卵管妊娠发生流产或破裂前,因胚胎在输卵管内逐渐增大导致患者一侧下腹部疼痛或酸胀感;当发生输卵管妊娠流产或破裂时,下腹部疼痛加重,可呈撕裂样疼痛。

3. **阴道出血** 阴道出血量少,一般不超过月经量,但少数患者阴道出血量较大,类似或多于月经量,可伴有蜕膜组织流出。

4. **其他症状**

(1) 乳房胀痛和胃肠道症状 与正常早孕一样,异位妊娠导致女性体内雌激素和孕激素水平升高,刺激乳腺导管和腺泡发育,从而出现乳房增大、胀痛;女性体内 HCG 水平升高,可刺激胃肠道引起恶心和呕吐等症状。

(2) 头晕、晕厥与休克 急性腹腔内大量出血及下腹剧痛,轻者可出现头晕,重者发生失血性休克,表现为表情淡漠,甚至昏迷。

(3) 肩痛 是腹腔内出血刺激膈肌所致。

(4) 排出组织物 异位妊娠导致雌激素、孕激素和 HCG 升高,使子宫内膜发生蜕膜样改变,但异位妊娠所致的激素水平升高不明显,当激素水平不足以支持子宫内膜发生蜕膜样改变时,会出现排出组织物。

(5) 里急后重 是腹腔内出血积聚于直肠子宫陷凹之间所致。

(二) 体格检查

1. **常见体征** 盆腔压痛、附件压痛和腹部压痛。

2. **其他体征** 宫颈举痛、反跳痛的腹膜炎症状,面色苍白,子宫增大,心动过速(>100 次/min)或低血压(<100/60 mmHg)、直立性低血压和休克。

(三) 超声检查

1. 附件包块,活动并与卵巢分开,包块含有卵黄囊的妊娠囊,或妊娠囊和胎芽(有或无胎心),考虑输卵管妊娠。

2. 附件包块,活动并与卵巢分开,伴随空的妊娠囊;或者混杂的不均匀性回声包块,活动并与卵巢分开。当超声提示上述特征,需与临床表现和血 HCG 结合进行判断。

3. 子宫内无妊娠囊,或者伴有宫腔积液(有时称假孕囊)。当超声提示上述特征,需与临床表现和血 HCG 结合进行判断。

妊娠早期,经腹部或经阴道超声发现腹腔或直肠子宫陷凹内中等或大量游离液体时,提示腹腔内出血可能,此时,需要考虑子宫和附件超声特征,并结合临床表现和血 HCG 进行诊断。

(四) 血清标志物

1. 血 HCG 仅能用来评估滋养细胞增殖情况,不能作为异位妊娠的诊断依据。对于着床部位不明的妊娠,应重视临床症状,而不是血 HCG 结果。

2. 两次血 HCG 检测间隔至少 48 h。48 h 的血 HCG 升高 63%,宫内妊娠可能性大(但仍存在异位妊娠可能),血 HCG 超过 1 500 U/L,应行早期超声检查。

3. 无论血 HCG 水平高低,在不能明确妊娠位置情况下,应动态观察。

四、诊断与鉴别诊断

(一) 诊断

异位妊娠临床诊断的主要依据包括停经、腹痛和阴道出血等典型的临床表现;超声检查、血 HCG 测定、腹腔镜检查、经阴道后穹隆穿刺,以及诊断性刮宫。

(二) 鉴别诊断

异位妊娠的鉴别诊断主要包括流产、急性输卵管炎、急性阑尾炎、黄体破裂和卵巢囊肿蒂扭转等疾病。

五、急诊处置

1. 异位妊娠破裂早期休克表现的识别,包括心率、血压和患者一般情况。

2. 一般处理,如禁食水,心电监护,吸氧,开放静脉,补液,抗休克治疗。

3. 一旦确认异位妊娠破裂,积极进行术前准备,急诊手术。

4. 异位妊娠未破裂、生命体征平稳的患者,可根据其输卵管包块的大小、血 HCG 水平和胎心搏动选择药物治疗、择期手术治疗等。

六、注意事项

1. 育龄期女性发生急腹症,需要进行尿妊娠试验或血 HCG 测定。

2. 发生失血性休克时,以临床症状和查体所见为主要判断依据,不可因辅助检查耽误抢救时机。

（刘晓巍）

数字课程学习……

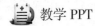 教学 PPT　　 微视频　　 拓展阅读　　 自测题

第五章

神经系统急症

▶▶▶ 第一节 脑 卒 中 ◀◀◀

脑卒中(stroke)是一组急性脑循环障碍所致的局限或弥漫性脑功能障碍综合征,是急性脑血管病,包括出血性和缺血性两大类。出血性脑卒中包括脑出血和蛛网膜下腔出血。缺血性脑卒中,症状持续时间至少24 h或经影像学证实存在新发梗死灶,包括脑血栓形成、脑栓塞所致的脑梗死、腔隙性脑梗死和分水岭梗死。脑梗死、脑出血、蛛网膜下腔出血为常见急诊病症,本章做一一介绍。

脑 梗 死

脑梗死(cerebral infarction)是指各种原因引起的脑部血液急性供应障碍导致局部脑组织发生不可逆的损害,致脑组织缺血、缺氧及坏死,约占全部急性脑血管病的70%。目前国内外广泛使用脑梗死的TOAST分型。TOAST分型按病因将脑梗死分为5种类型:大动脉粥样硬化型、心源性栓塞型、小动脉闭塞型、其他明确病因型及不明原因型。本节仅介绍大动脉粥样硬化性脑梗死和脑栓塞。

一、大动脉粥样硬化性脑梗死

(一)概述

大动脉粥样硬化性脑梗死是在脑动脉粥样硬化引起的血管病变的基础上,发生血栓形成、动脉栓塞、载体动脉病变堵塞动脉穿支或动脉远端低灌注等的一种疾病,患者局部脑组织因血液供应中断而发生缺血、缺氧坏死,可引发神经系统症状和体征。大动脉粥样硬化性脑梗死是脑梗死最常见的类型,约占全部脑梗死的60%。

(二)病因与发病机制

动脉粥样硬化是本病的根本原因,常伴有高血压,两者互为因果。在脑动脉粥样硬化等原因引起的血管壁病变的基础上,出现血液成分改变及血流动力学改变,从而使管腔狭窄、闭塞或伴血栓形成,造成局部脑组织血液供应中断而发生缺血、缺氧性坏死。脑动脉粥样硬化发生在动脉分叉处多见,如颈总动脉与颈内、外动脉分叉处,大脑前、中动脉起始段,椎动脉在锁骨下动脉的起始部,椎动脉进入颅内段,基底动脉起始段及分叉部。动脉粥样硬化随着年龄增长而加重,高龄、高血压、高脂血症、糖尿病、吸烟等是其重要的危险因素。

（三）临床表现

1. 病史与症状

（1）中老年患者多见。发病前常有脑梗死的危险因素，如糖尿病、高血压、冠心病及高脂血症等。

（2）常在安静或睡眠中发病，部分病例发病前有短暂性脑缺血发作（transient ischemic attack，TIA）症状（如肢体麻木、无力等）。

（3）局灶性体征多在发病后十余小时或 1~2 d 达到高峰。

（4）患者一般意识清楚，如患者出现意识障碍，可能发生了基底动脉血栓形成或大面积脑梗死，提示病情严重，可危及生命。

2. 体格检查　根据脑梗死不同的部位及梗死灶的大小，出现不同的表现。

（1）颈动脉系统（前循环）

1）颈内动脉系统　典型表现为双眼同向性偏盲，对侧偏瘫、偏身感觉障碍，优势半球受累出现言语障碍，非优势半球受累可有体象障碍；病灶侧单眼一过性黑矇或霍纳综合征。部分患者由于侧支循环代偿良好，可以全无症状。

2）大脑中动脉　主干闭塞，患者出现同向性偏盲，对侧偏瘫，对侧偏身感觉障碍，可伴有双眼向病灶侧凝视，优势半球受累出现言语障碍。由于该动脉所供应的范围较大，故脑梗死面积较大，在发病后 3~5 d 时由于水肿致颅内压增高，甚至脑疝致死。大脑中动脉深穿支闭塞：出现对侧中枢性均等性偏瘫，对侧偏身感觉障碍，可伴有偏盲、失语等。大脑中动脉皮质支闭塞：出现对侧偏瘫，偏身感觉障碍，以舌面及上肢为重，且深感觉及皮质感觉重于浅感觉。

3）大脑前动脉　出现对侧偏瘫，症状以下肢为重，轻度感觉障碍；因旁中央小叶受损，可伴有小便失禁；因额叶及胼胝体受损，而出现精神障碍，如反应迟钝、表情淡漠、情绪不易控制、欣快、夸大，还有强握反射及摸索动作等。

（2）椎基底动脉系统（后循环）

1）大脑后动脉血栓形成　主干闭塞主要表现为对侧偏盲、偏瘫及偏身感觉障碍，丘脑综合征。深穿支受损可表现偏身感觉障碍，丘脑综合征。

2）椎动脉血栓形成　由于受累血管不同，临床表现不同。但共同的表现为：①眩晕、恶心、呕吐，视物成双，可伴一侧或双侧听力下降。②患侧脑神经障碍伴对侧肢体瘫痪、感觉障碍。③眼球协同运动障碍，可出现凝视麻痹及眼球震颤。较典型的如小脑后下动脉供应延髓外侧的分支闭塞：临床表现有眩晕、恶心、呕吐、声嘶、眼球震颤、吞咽困难、共济失调、交叉性感觉障碍及同侧霍纳征。

3）基底动脉血栓　表现为眩晕、恶心、呕吐、复视、四肢瘫痪。极短时间进入昏迷状态，中枢性高热、应激性溃疡，常导致死亡。双侧脑桥基底部梗死：为典型的闭锁综合征，临床表现言语不能，眼球垂直运动障碍，双侧展神经麻痹，双侧周围性面瘫，假性延髓麻痹，四肢瘫痪，仅能用眼球活动表达意识和交流。

4）小脑梗死　表现为眩晕、头痛、恶心、呕吐、眼球震颤及小脑性共济失调。

3. 辅助检查

（1）血液检查　血常规、血生化及凝血功能等。这些检查有利于发现脑梗死的危险因素。

（2）头颅 CT、MRI 检查　脑梗死发病 24 h 内，头颅 CT 一般无影像学改变。在脑梗死的超早期阶段（发病 3 h 内），CT 可以发现一些轻微的改变：皮质边缘（尤其是岛叶）以及豆状核区灰白质分界不清晰，大脑中动脉高密度征，脑沟消失等。这些改变的出现提示梗死灶较大，预后较差，选择溶栓治疗应慎重。24 h 后，缺血梗死区出现低密度改变（图 3-5-1），但对小梗死灶及脑干、小脑显示不佳。发病后应尽快行 CT 检查，虽早期不能显示病灶，但对排除脑出血至关重要。头颅 MRI 在梗死后几小时即可显示 T1 低信号、T2 高信号的梗死灶，对脑干、小脑及小梗死灶也可早期发现。功能 MRI，如弥漫加权成像（diffusion weighted imaging，DWI）、灌注加权成像（perfusion weighted imaging，PWI），可在发病数分钟内检测到缺血改变，为超早期溶栓提供科学依据。

（3）超声检查及经颅多普勒（TCD）　超声检查颈动脉、椎动脉和锁骨下动脉，可发现动脉粥样硬化斑块的大小和内膜的厚度,了解颅外动脉狭窄的情况。通过TCD可发现颅内大动脉狭窄、闭塞,评估侧支循环的情况,进行微栓子监测,在血管造影前评估脑血液循环状况。TCD应用于溶栓治疗监测,对预后判断有参考意义。

(4)脑血管造影　可发现脑部大动脉狭窄的程度及动脉硬化的情况、动脉闭塞的部位,还可发现其他血管病变。

(四)诊断与鉴别诊断

1. **诊断**　中、老年患者,有高血压及动脉粥样硬化等脑卒中的危险因素,病前可有反复的 TIA 发作,安静状态下或活动中起病,数小时或数天内症状达高峰,出现与某一脑动脉的供应区域缺血相一致的局灶性神经功能缺损。头部 CT 在早期多正常,24~48 h 内出现低密度病灶。

2. **鉴别诊断**

(1)脑栓塞、脑出血及蛛网膜下腔出血　鉴别见表 3-5-1。

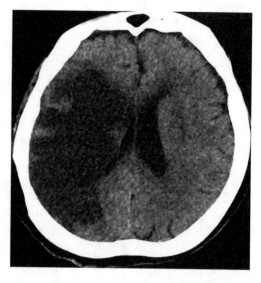

图 3-5-1　CT 扫描提示低密度脑梗死病灶

表 3-5-1　常见脑血管病鉴别诊断

	缺血性脑卒中		出血性脑卒中	
	大动脉粥样硬化性脑梗死(脑血栓形成)	脑栓塞	脑出血	蛛网膜下腔出血
发病年龄	老年人多见	青壮年	中老年	青壮年多见
常见病因	动脉粥样硬化	各种心脏病	高血压及动脉硬化	动脉瘤和血管畸形
起病缓急	缓(以时、日计)	最急(以秒、分计)	急(以分、时计)	急骤(以分计)
起病状态	多在静态时	多由静态到动态	多在活动、激动时	多在激动、活动时
意识障碍	无或轻度	少见,短暂	多见,持续	少见,短暂
头痛、呕吐	少见	少有	多有	剧烈,最多见
血压	正常或增高	多正常	明显升高	正常或增高
瞳孔	多正常	多正常	患侧有时大	多正常
偏瘫	多见	多见	多见	无
脑膜刺激征	无	无	可有	明显
脑脊液	正常	正常	压力增高,含血	压力增高,含血
颅脑 CT	脑内低密度灶	脑内低密度灶	脑内高密度灶	蛛网膜下腔高密度灶

(2)硬膜下血肿或硬膜外血肿　多有头部外伤史,出现急性脑部受压的体征,如意识障碍、瞳孔改变及偏瘫等。头部 CT 可发现在颅骨内板的下方局限性梭形或新月形高密度病灶。

(3)颅内占位性病变、颅内肿瘤(特别是瘤卒中时)或脑脓肿等　也可呈卒中样发作,出现偏瘫等局灶性神经功能缺损。病史、头部 CT 及 MRI 检查有助于明确诊断。

(五)急诊处置

挽救缺血半暗带,避免或减轻原发性脑损伤,对有指征的患者,应力争尽早实施再灌注治疗。

1. **静脉溶栓治疗**　应用重组组织型纤溶酶原激活物(rt-PA)溶栓,其适应证是在发病 3 h 内或 3~4.5 h。尿激酶静脉溶栓治疗急性脑梗死 6 h 内相对安全、有效。rt-PA 用量为 0.9 mg/kg(最大量为

90 mg),最初 1 min 内静脉推注总量的 1/10,余量静脉滴注 1 h。尿激酶 100 万 ~150 万 U,溶于生理盐水 100 mL,在 30 min 内静脉滴注。

2. 抗血小板聚集治疗　发病早期给予抗血小板聚集药:如阿司匹林、氯吡格雷,但在溶栓后 24 h 内不宜服用,以免增加出血风险。

3. 抗凝治疗　不推荐急性期应用抗凝药来阻止病情恶化或预防卒中复发。但对于合并高凝状态、有深静脉血栓形成和肺栓塞风险的高危患者,可以使用预防剂量的抗凝治疗。对于大多数合并心房颤动的急性缺血性脑卒中患者,可在发病后 4~14 d 开始口服抗凝药治疗,进行卒中二级预防。溶栓后 24 h 内不应用抗凝治疗,以免增加出血风险。

4. 调控血压　脑梗死后 24 h 内血压升高的患者应谨慎处理。应先处理紧张焦虑、疼痛、恶心、呕吐及颅内压增高等情况。血压持续升高至收缩压≥200 mmHg 或舒张压≥110 mmHg,或伴有严重心功能不全、主动脉夹层、高血压脑病的患者,可予降压治疗,并严密观察血压变化。可选用拉贝洛尔、尼卡地平等静脉药物。

5. 调控血糖　血糖高或低都会加重缺血性脑损伤。当患者血糖增高超过 10 mmol/L 时,应给予胰岛素治疗,将血糖控制在 7.8~10 mmol/L,并密切监测血糖,避免低血糖。

6. 脱水降颅压治疗　对脑水肿和颅内压增高:治疗目标是降低颅内压、维持足够脑灌注(脑灌注压 > 70 mmHg)和预防脑疝发生。推荐床头抬高 20°~45°,避免和处理引起颅内压增高的因素,如头颈部过度扭曲、用力、激动、癫痫、发热、呼吸道不通畅、咳嗽、便秘等。可使用 20% 甘露醇 125~250 mL,每日 3~4 次,对于心、肾功能不全患者慎用。甘油果糖 250 mL,每日 2~3 次,但作用较为缓慢,对肝肾功能影响不大。必要时配合利尿药。

(六)注意事项

准备进行溶栓或桥接血管内取栓者,血压应控制在收缩压 <180 mmHg、舒张压 <100 mmHg,避免过度灌注或低灌注。若患者血压持续≥140/90 mmHg,可于起病数天后恢复使用发病前服用的降压药或启动降血压治疗。

二、脑栓塞

(一)概述

脑栓塞(cerebral embolism)是指血液循环中固体、液体或气体等各种栓子随血流进入颅内动脉,使血管急性闭塞,当侧支循环不能代偿时,引起该动脉供血区脑组织缺血、坏死及功能障碍。脑栓塞占脑卒中的 15%~20%。

(二)病因与发病机制

血液中的各种栓子,如心脏内的附壁血栓、动脉粥样硬化的斑块、肿瘤细胞、脂肪、寄生虫卵或空气等,随血流进入脑动脉而阻塞血管,当侧支循环不能代偿时,引起该动脉供血区脑组织缺血性坏死,出现局灶性神经功能缺损。根据栓子来源,可分为心源性、非心源性和来源不明性三种。心源性脑栓塞是最为常见的脑栓塞类型,而心房颤动为心源性脑栓塞中的最常见原因。

(三)临床表现

1. 病史与症状

(1)任何年龄均可发病,青壮年多见。

(2)多在活动中急骤发病,无前驱症状,局灶性神经体征在数秒至数分钟达到高峰,多表现为完全性卒中。脑栓塞造成急性脑血液循环障碍,引起癫痫发作,其发生率高于脑血栓形成。

(3)大多数患者伴有心房颤动、风湿性心脏病和严重心律失常等,或存在心脏手术、长骨骨折、血管内介入治疗等栓子来源病史。

2. 体格检查　体征取决于栓塞的血管、阻塞的位置及侧支循环的代偿情况,表现为局灶性神经功能缺损(详见本节"大动脉粥样硬化性脑梗死"部分)。

3. 辅助检查

（1）CT 和 MRI 检查　CT 检查可显示脑栓塞的部位及范围,发生出血性梗死时可见低密度的梗死区出现 1 个或多个高密度影。MRA 可发现颈动脉狭窄或闭塞。

（2）其他检查　心电图应常规检查,作为确定心肌梗死和心房颤动的依据。超声心动图检查可证实是否存在心源性栓子,颈动脉超声检查可评价颈动脉管腔狭窄程度及动脉粥样硬化斑块情况,对证实颈动脉源性栓塞有一定意义。

（四）诊断与鉴别诊断

本病任何年龄均可发病,以青壮年较多见,起病急,症状常在数秒或数分钟内达到高峰,起病前常有心房颤动、风湿性心脏病及大动脉粥样硬化等病史。临床表现为偏瘫、失语等局灶性神经功能缺损。头颅 CT 和 MRI 有助于明确诊断。本病应与其他脑血管病相鉴别（表 3-5-1）。

（五）急诊处置

脑栓塞的治疗与大动脉粥样硬化性脑梗死的治疗相同,包括急性期的综合治疗,尽可能恢复脑部血液循环,减轻脑水肿,防止出血。

脑栓塞急性期一般不推荐抗凝治疗,急性期的抗凝不比抗血小板更有效,但明显增加了脑出血和全身出血的风险。对大部分心房颤动导致的卒中患者,可在发病 4~14 d 开始口服抗凝药治疗,预防卒中复发。存在出血转化的高危患者（如大面积梗死,早期影像学出血转化表现,血压控制不佳或出血倾向）,抗凝一般推迟到 14 d 以后。症状性出血转化或合并脑出血时,应权衡利弊,一般可在病情稳定后数天或数周后启动抗血小板治疗,除非心脏机械瓣膜,症状性脑出血发病至少 4 周内应避免抗凝治疗,但下肢深静脉血栓形成和肺栓塞的高危患者可在脑出血停止后 1~4 d 开始给予预防剂量的抗凝药治疗。

（六）注意事项

对感染性栓塞应使用抗生素,并禁用溶栓和抗凝治疗。同时要治疗原发病,纠正心律失常,针对心脏瓣膜病和引起心内膜病变的相关疾病,进行有效防治,根除栓子的来源,防止复发。

脑　出　血

一、概述

脑出血（intracerebral hemorrhage,ICH）通常指原发性非外伤性脑实质内出血,也称自发性脑出血,占急性脑血管病的 20%~30%。绝大多数系由高血压合并动脉粥样硬化导致。脑出血起病急,病情重,病死率高,是急诊常见的急症。

二、病因与发病机制

高血压合并细、小动脉硬化是最常见的病因,其他病因包括动脉瘤、脑动静脉畸形、血液病、梗死后出血、脑淀粉样血管病变、烟雾病、抗凝或溶栓治疗等。

长期高血压使脑内细、小动脉发生玻璃样变及纤维素性坏死,管壁弹性减弱。在血流冲击下,血管壁病变也会导致微小动脉瘤形成,当血压剧烈波动时,微小动脉瘤破裂而导致脑出血。高血压脑出血的发病部位以基底核区最常见,主要是因为供应此处的豆纹动脉从大脑中动脉呈直角发出,在原有血管病变的基础上,受到压力较高的血流冲击后易致血管破裂。

三、临床表现

（一）病史与症状

1. 患者年龄多在 50 岁以上,多有高血压动脉硬化病史。

2. 多在情绪激动或活动中突然发病,发病后病情常于数分钟至数小时内达到高峰。

（二）体格检查

1. 患者发病后多有血压明显升高。临床表现的轻重主要取决于出血部位和出血量。

2. 突发的剧烈头痛、呕吐和不同程度的意识障碍，如嗜睡、昏迷或尿失禁等，大约10%的脑出血患者有抽搐发作。

3. 危重患者可出现高热、呼吸不规则、脉搏和血压不稳定等症状，有四肢弛缓性瘫痪及去大脑强直发作等表现。

4. 瞳孔的改变。如果出现两侧瞳孔大小不一，应考虑发生了脑疝；脑干、脑桥出血或脑室出血进入蛛网膜下腔，瞳孔常呈针尖样缩小。

5. 定位体征。壳核出血：常有病灶对侧偏瘫，偏身感觉缺失和同向性偏盲，还可出现双眼球向病灶对侧同向凝视不能，优势半球受累可有失语。丘脑出血：侵及内囊可出现对侧肢体瘫痪，多为下肢重于上肢，感觉障碍较重，深、浅感觉同时受累，但深感觉障碍明显，可伴有偏身自发性疼痛和感觉过度。脑桥出血：大量出血时患者迅即出现昏迷，双侧针尖样瞳孔，中枢性高热，中枢性呼吸衰竭；小量出血可无意识障碍，表现为交叉性瘫痪和共济失调性偏瘫，两眼向病灶侧凝视麻痹或核间性眼肌瘫痪。小脑出血：常有头痛、呕吐，眩晕和共济失调明显，起病突然，可伴有枕部疼痛。

（三）辅助检查

1. **颅脑 CT** 是诊断脑出血首选的重要方法。早期血肿在 CT 上表现为圆形或椭圆形的高密度影，边界清楚（图3-5-2）。可迅速、准确地显示血肿的部位、出血量、占位效应，是否破入脑室或蛛网膜下腔及周围脑组织受损等情况。但对脑桥内小量出血灶 CT 可能漏诊。

2. **MRI** 较 CT 扫描显示脑干及小脑出血清晰可靠，比 CT 更易发现动脉瘤、肿瘤及脑血管畸形。

3. **血管造影** 一般不需要进行血管造影检查，其价值在于寻找破裂的动脉瘤或动静脉畸形等病因。

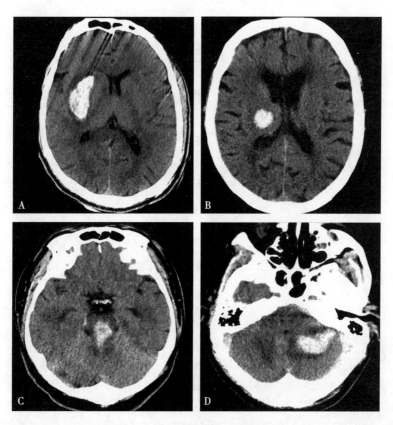

图3-5-2 CT 显示不同部位高密度出血灶

A. 右侧基底核区出血 B. 右侧丘脑出血 C. 脑桥出血 D. 左侧小脑出血

4. 其他检查 包括血常规、血液生化、凝血功能、心电图检查和胸部 X 线摄片检查,有助于了解全身的功能状态。

四、诊断与鉴别诊断

(一) 诊断

中老年患者,有高血压病史,活动中突发、迅速进展的全脑症状,如头痛、呕吐、颅内压增高表现和局限神经功能缺损表现,如失语、偏瘫、偏身感觉障碍等。头颅 CT 呈高密度的出血征象。

(二) 鉴别诊断

本病应与下列疾病相鉴别。

1. 与脑梗死、脑栓塞和蛛网膜下腔出血鉴别 详见表 3-5-1。

2. 与外伤性颅内血肿(特别是硬膜下血肿)鉴别 这类出血以颅内压增高的症状为主,但多有头部外伤史,头颅 CT 检查有助于确诊。

3. 与其他昏迷患者鉴别 对发病突然,迅速昏迷,局灶体征不明显的患者,应与引起昏迷的全身性疾病鉴别,如中毒(酒精中毒、一氧化碳中毒、镇静催眠药中毒等)和某些系统性疾病(肺性脑病、糖尿病急性并发症、肝性脑病、尿毒症等)鉴别。应仔细询问病史,并进行相关的实验室检查。

(三) 病情危重程度判定

可借助脑卒中量表评估病情严重程度、判断预后及指导治疗。常用的量表有:①GCS;②NIHSS;③脑出血评分量表(表 3-5-2)。脑出血患者有小脑或脑干大量出血时,病情极其危重。

表 3-5-2 脑出血评分量表

评估内容		分值
GCS 评分	3~4	2
	5~12	1
	13~15	0
V(血肿体积)/mL	≥30	1
	<30	0
破入脑室	是	1
	否	0
出血源自幕下	是	1
	否	0
年龄 / 岁	≥80	1
	<80	0
总分		0~6

注:评分值越高,30 天病死率越高。

五、急诊处置

(一) 一般治疗

1. 卧床休息,保持安静,减少搬动,保持大便通畅。

2. 密切监测意识状态、血压、呼吸、脉搏、瞳孔等生命体征。

3. 控制体温,体温 >38.5℃的患者,予以物理降温或退热药物,尽快将体温降至 37.5℃以下。

4. 保持呼吸道通畅,必要时给予吸氧治疗。明显呼吸困难、呼吸衰竭患者,可予以呼吸机治疗。

5. 护理。抬高床头 30°,头偏向一侧或侧卧,防舌后坠而堵塞气道;及时吸出口腔内的分泌物和呕吐物,防止呼吸道阻塞及误吸;定期翻身,防止压疮和肺炎;对于不能进食和尿潴留者,给予留置胃管和尿管。

(二) 控制高血压

脑出血患者常常出现血压明显升高,多种因素(应激、疼痛、颅内压增高等)均可使血压升高,且血压升高 >180 mmHg 与血肿扩大和预后不良相关。应综合管理脑出血患者的血压,分析血压升高的原因,再根据血压情况决定是否进行降压治疗。对于收缩压 150~220 mmHg 的患者,在没有急性降压禁忌证的情况下,数小时内降压至 130~140 mmHg 是安全的,其改善患者神经功能的有效性尚待进一步验证;对于收缩压 >220 mmHg 的脑出血患者,在密切监测血压的情况下,持续静脉滴注降压药物控制血压,收缩压目标值为 160 mmHg。在降压治疗期间应严密观察血压水平的变化,避免血压波动。

(三) 控制颅内压

颅内压增高者,应卧床,适度抬高床头,严密观察生命体征。脑出血后脑水肿约在 48 h 达到高峰,维持 3~5 d 后逐渐消退,可持续 2~3 周或更长。脑水肿可使颅内压增高,并致脑疝形成,是影响脑出血病死率及功能恢复的主要因素,因此有效地减轻脑水肿、控制颅内压是脑出血急性期治疗的重要环节。脱水降颅压治疗的首选药物仍为 20% 甘露醇,20% 甘露醇 125~250 mL,快速静脉滴注,每 6~8 h 一次,疗程 5~7 d。甘油果糖作为脱水降颅压的辅助治疗,可与甘露醇交替使用,每次 250 mL,缓慢静脉滴注(150 mL/h),每 12 h 一次。

(四) 深静脉血栓形成和肺栓塞的防治

卧床患者应注意预防深静脉血栓形成(DVT),如疑似患者可做 D- 二聚体检测及下肢静脉超声检查。鼓励患者尽早活动,腿抬高;尽可能避免下肢静脉输液,特别是瘫痪侧肢体。瘫痪患者应用气压泵装置,可预防 DVT 及相关栓塞事件;不推荐弹力袜预防 DVT。对易发生 DVT 的高危患者(排除凝血功能障碍所致的脑出血患者),血肿稳定后可考虑发病后 1~4 d 皮下注射小剂量低分子量肝素或普通肝素预防 DVT 及相关栓塞事件,但应注意出血的风险。当患者出现 DVT 或肺动脉栓塞症状时,可使用系统性抗凝治疗或下腔静脉滤器植入。合适治疗方案的选择取决于多重因素,如出血时间、血肿稳定性、出血原因及全身情况。

(五) 手术治疗

手术治疗主要目的是清除血肿,降低颅内压,以挽救生命。出血部位不同、出血量不同,手术治疗的指征有所不同。当基底核区出血 ≥30 mL,丘脑出血 ≥15 mL,小脑出血 ≥10 mL,血压控制理想时,可考虑行手术治疗:包括去骨瓣减压术、开颅血肿清除术、微创穿刺血肿清除术和脑室出血脑室穿刺引流术等。

六、注意事项

白蛋白(10~20 g)和呋塞米(10~20 mg)可以用于轻度肾功能障碍患者的脱水、降颅内压治疗。白蛋白输注完毕后即刻予呋塞米,以加强利尿作用、减轻心脏负荷。

蛛网膜下腔出血

一、概述

蛛网膜下腔出血(subarachnoid hemorrhage,SAH)是脑表面或脑底部血管破裂出血流入蛛网膜下腔,可伴有颅内或椎管内其他部位出血。SAH 占急性脑卒中的 5%~10%。

二、病因与发病机制

SAH 的病因有多种,颅内动脉瘤最常见,占 50%~85%,其次是脑血管畸形、夹层动脉瘤、脑底异常血管网等。

病变血管可自发破裂,或因血压突然增高及其他不明显的诱因而导致血管破裂,血液进入蛛网膜下腔,通过围绕在脑和脊髓周围的脑脊液迅速播散,刺激脑膜引起脑膜刺激征。颅内容量增加引起颅内压增高,甚至脑疝。在脑室和脑底凝固的血液可阻塞脑脊液循环通路,使其吸收和回流受阻,引起梗阻性脑积水,或引起蛛网膜粘连。

三、临床表现

(一)病史与症状

1. **诱因**　多数患者在发病前有一定的诱因,如剧烈运动、剧烈咳嗽、排便、情绪波动等。

2. **头痛及恶心、呕吐**　为最常见的首发症状,多突然发病,常描述为"裂开样"头痛,大多数为全头痛和后颈部疼痛,恶心、呕吐多与头痛同时出现,呈喷射性呕吐。

3. **神志改变**　约50%患者出现不同程度的意识障碍,一般不超过1 h,表现为晕厥、嗜睡、昏睡、意识模糊,甚至昏迷,严重者可持续昏迷直至死亡。

(二)体格检查

1. 可有意识障碍或烦躁、谵妄、幻觉等精神症状,少数出现部分性或全面性癫痫发作。

2. 脑膜刺激征(颈强直、Kernig 征和 Brudzinski 征)阳性,以颈强直最多见,而老年、衰弱患者或小量出血者可无明显脑膜刺激征。脑膜刺激征常于发病后数小时出现,3~4 周后消失。

(三)辅助检查

1. **头颅 CT**　是诊断 SAH 的首选方法。CT 平扫最常表现为基底池弥散性高密度影像(图3-5-3),严重时血液可延伸到外侧裂,前、后纵裂池,脑室系统或大脑凸面。CT 对 SAH 诊断的敏感性在 24 h 内为 90%~95%,3 d 为 80%,1 周为 50%,因此 CT 检查应尽早进行。

2. **磁共振成像(MRI)**　脑池和脑沟的新鲜出血 MRI 征象为低或等信号,与脑实质的信号接近,因此 MRI 对 SAH 急性期诊断价值不如头颅 CT。亚急性或慢性血肿 MRI 表现为高信号,因而,MRI 对晚期的 SAH 诊断价值优于头颅 CT。

3. **脑血管造影**　SAH 脑血管造影的临床意义在于确定原发病的诊断和明确是否有动脉瘤或血管畸形,确定动脉瘤或血管畸形的部位、大小、形状和数目,对进一步治疗具有重要指导意义。造影时机一般为出血 3 d 内或 3~4 周后,以避开脑血管痉挛及再出血的高峰期。

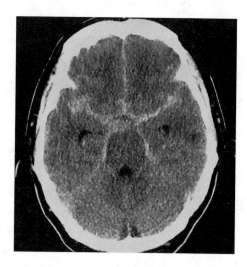

图3-5-3　CT 显示蛛网膜下腔出血

4. **腰椎穿刺**　CT 已经确诊的患者,腰椎穿刺不作为常规。最好在发病 12 h 后(脑脊液开始黄变)进行,以便与穿刺误伤鉴别。但须注意,腰椎穿刺有诱发脑疝形成的风险。

四、诊断与鉴别诊断

(一)诊断

典型的 SAH 诊断并不困难。突然剧烈头痛伴恶心、呕吐,脑膜刺激征阳性等,可为 SAH 的初步诊断提供依据。脑 CT 扫描显示脑沟、脑池、脑裂高密度影可确诊。

(二)鉴别诊断

本病应与下列疾病相鉴别。

1. **与其他脑卒中的鉴别**　见表3-5-1。

2. **与脑膜炎相鉴别**　细菌性、结核性、病毒性或真菌性脑膜炎均可出现脑膜刺激征。根据脑膜炎发病一般不如 SAH 急骤,病初先有发热,脑脊液有相应的感染性表现,头颅 CT 无 SAH 表现等特点可以鉴别。

3. **与其他导致意识障碍的疾病相鉴别**　以突然出现的精神障碍为主要表现的老年患者,头痛、呕吐均不明显,应注意鉴别。

（三）并发症

本病常见的并发症为再出血、脑血管痉挛、脑积水等。

1. **再出血** 是一种严重的并发症。发病后 24 h 内再出血的风险最大，以后 4 周内再出血的风险均较高。再出血的病死率约为 50%。临床表现为：在病情稳定或好转的情况下，突然发生原有症状和体征加重或重新出现，剧烈头痛、恶心、呕吐、意识障碍加深、抽搐等。CT 显示原有出血的增加或腰椎穿刺脑脊液含血量增多等。

2. **脑血管痉挛** 20%~30% 的 SAH 患者可出现脑血管痉挛，引起迟发性缺血性损伤，可继发脑梗死。血管痉挛一般于 SAH 后 3~5 d 开始，5~14 d 为高峰期，2~4 周后逐渐减少。临床表现为意识改变，局灶性神经功能损害体征（如偏瘫），或两者均有。

3. **脑积水** 15%~20% 的患者可出现急性梗阻性脑积水，多发生于出血后 1 周内，因蛛网膜下腔和脑室内血凝块堵塞脑脊液循环通路所致。轻者表现为嗜睡、精神运动迟缓和近记忆损害，重者出现头痛、呕吐、意识障碍等。头颅 CT 或 MRI 显示脑室扩大。

五、急诊处置

治疗目的是防治再出血、血管痉挛及脑积水等并发症，降低病死率和致残率。

（一）一般治疗

见脑出血部分。

（二）止血药

应用止血药的目的是控制出血和防止再出血。大剂量抗纤维蛋白溶解剂，抑制纤维蛋白原形成，防止动脉瘤周围血块溶解。常用止血药有氨基己酸（aminocaproic acid）、氨甲苯酸等。

（三）防治脑血管痉挛及再出血

1. **早期手术** 普遍认为早期手术，清除血凝块，避免血凝块释放致动脉痉挛物质，从而防止脑动脉痉挛，也是防止动脉瘤性 SAH 再出血的最好方法。

2. **药物治疗** 早期应用钙通道阻滞剂。钙通道阻滞剂中最常用的是尼莫地平，通过抑制脑血管平滑肌上的钙通道开放，而达到扩张脑血管增加脑血流量的作用，因而可减少脑血管痉挛引起的缺血性神经损害和死亡。

3. **病因治疗** 是 SAH 的根本治疗。尽早行全脑血管造影对确定病因十分重要。传统的直视下动脉瘤夹闭术、动静脉畸形供血动脉夹闭 + 畸形血管团切除术，以及血管内栓塞术，仍是 SAH 两种最根本的病因的最佳治疗方法。

六、注意事项

蛛网膜下腔出血的血液分解产物直接引起下丘脑功能紊乱，如发热、血糖升高、急性心肌缺血和心律失常等。血管释放的血管活性物质（如 5- 羟色胺、血栓素 A2 和组胺等）可刺激血管和脑膜，引起血管痉挛，严重者可发生脑梗死。

（丁　宁）

▶▶▶ 第二节　中枢神经系统感染 ◀◀◀

中枢神经系统感染（central nervous system infection, CNSI）是急诊的常见疾病之一，是由病原体侵犯中枢神经系统（central nervous system, CNS）的实质、被膜及血管等引起的急性或慢性炎症性（或非炎症性）疾病。其中，脑炎、脊髓炎和脑脊髓炎以脑和（或）脊髓实质感染为主，脑膜炎、脑脊髓膜炎以软脑膜感染为主。实际上，因相邻的组织解剖关系，脑炎与脑膜炎很难截然分开，两者可相互形成炎症损伤；当脑膜和脑实质均明显受累时，称为脑膜脑炎。引起 CNSI 的病原体包括病毒、细菌、真菌、螺旋体、寄生虫、立克次体和朊病毒等，主要通过血行感染、直接感染、神经干逆行感染三种途径进入中枢神经系统。

发热、头痛、神经功能受损及脑膜刺激征是中枢神经系统感染后常见的临床表现。患者多有发热、头痛和颈背痛、呕吐、意识障碍和抽搐的病史与症状。患者脑膜刺激征（颈强直、Kernig 征、Brudzinski 征）可阳性，脑膜炎特别是细菌性脑膜炎患者的脑膜刺激征阳性率比病毒性脑膜炎患者高；腹壁反射和提睾反射等浅反射消失，可在患者意识尚清晰时消失，膝反射、踝反射等深反射在患者意识清醒时亢进，在意识障碍出现后逐渐减弱，在深昏迷时消失；锥体受损后可引出 Babinski 征及其他病理征（Oppenheim 征、Chaddock 征、Gordon 征）；病程较缓慢的疾病，病变可不均匀，如森林脑炎等可出现局限性神经体征，脑神经受损可引起偏盲、偏身感觉障碍、偏瘫和呛咳等。相关辅助检查包括血常规（细菌性感染多有白细胞明显增高，病毒性感染白细胞正常或减少）、脑脊液检查（是诊断 CNSI 的金标准，脑脊液涂片检查可发现致病菌）、免疫学检测（通过检测不同的特异性抗体，对病原体具有提示作用）、颅脑 CT（可发现并发症，如脑水肿、脑积水、脑室扩大、脑脓肿等）。CNSI 因感染源及感染部位的不同而具有不同的临床表现，在诊断中应注意临床评估和辅助检查两个方面。中枢神经系统感染性疾病的鉴别诊断见表 3-5-3。

表 3-5-3　中枢神经系统感染性疾病的鉴别诊断

鉴别点	单纯疱疹病毒性脑炎	病毒性脑膜炎	流行性乙型脑炎	流行性脑脊髓膜炎	化脓性脑膜炎	结核性脑膜炎
致病原	单纯疱疹病毒	主要是柯萨奇病毒、埃可病毒、新型肠道病毒	乙型脑炎病毒	脑膜炎奈瑟菌	多见脑膜炎菌、肺炎链球菌、流感嗜血杆菌 B 型	结核分枝杆菌
起病	急性	急性或亚急性	急性	急性	急性或暴发性	慢性
发热	较早出现	较早出现	早期出现	早期出现	较早出现	早期出现
头痛	剧烈头痛	剧烈头痛	剧烈头痛	剧烈头痛	剧烈头痛	轻微头痛
呕吐	有	有	有	有	有	有
脑膜刺激征	+	+	±	+	+	+
脑神经受累	意识障碍、局灶性神经系统损害体征	可有意识障碍	早期锥体系统、锥体外系统受累，最终呼吸中枢受累	意识障碍、昏迷，可有锥体束受累，多有脑水肿、脑疝	多有意识障碍和神经症状	可有意识模糊，重者可有偏瘫、交叉瘫等
脑脊液	淋巴细胞明显增加，白细胞 $(100\sim1\,000)\times10^6$/L。蛋白质含量轻度增高，糖和氯化物含量正常	淋巴细胞明显增加，白细胞 $(100\sim1\,000)\times10^6$/L。蛋白质含量轻度增高，糖和氯化物含量正常	白细胞 $(50\sim500)\times10^6$/L，淋巴细胞为主。蛋白质含量轻度增高或正常，糖正常或略高，氯化物正常	白细胞数量明显升高 $1\,000\times10^6$/L 以上，以中性粒细胞为主。蛋白质含量增高，糖和氯化物明显减低	白细胞数量明显增加 $(1\,000\sim10\,000)\times10^6$/L，以多形核粒细胞为主。蛋白质含量增高，糖和氯化物含量减低	炎症细胞增多，蛋白质含量显著增高，糖和氯化物降低
涂片查菌	无	无	无	脑膜炎奈瑟菌	可检出病原菌	结核分枝杆菌

急诊处置包括一般处理（密切监测患者呼吸、血压、心率）、抗感染治疗（尽早、尽快给予敏感药物治疗）、器官功能支持治疗（发生呼吸衰竭者给予呼吸支持治疗）、对症治疗（脑水肿患者给予脱水治疗，高热患者给予降温治疗，抽搐患者给予镇静和止痉治疗）、其他治疗（昏迷患者给予液体、电解质和营养支持）。临床在怀疑细菌感染时，应在经验用药的基础上进行血培养，力求尽早获得病原菌及药物敏感试验结果，选用敏感药物。应选用能通过血脑屏障、在脑脊液中可达到有效治疗浓度的药物。

单纯疱疹病毒性脑炎

病毒性脑膜炎

一、概述

病毒性脑膜炎(viral meningitis)是一组由各种病毒感染引起的脑膜急性炎症性疾病,临床以发热、头痛、呕吐和脑膜刺激征为主要表现,是临床最常见的无菌性脑膜炎。大多数为肠道病毒感染,包括脊髓灰质炎病毒、柯萨奇病毒 A 和 B、埃可病毒等,其次为流行性腮腺炎病毒、疱疹病毒和腺病毒感染。脑脊液无色透明,以淋巴细胞为主的白细胞增多,糖和氯化物正常。病程呈良性,多在 2 周以内,一般不超过 3 周,有自限性,预后较好。

二、病因与发病机制

85%~95% 的病毒性脑膜炎由肠道病毒引起。该病毒属于微小核糖核酸病毒科,有 60 多个不同亚型,包括脊髓灰质炎病毒、柯萨奇病毒 A 和 B、埃可病毒等。呈流行或散在发病,主要经粪 – 口途径传播,少数通过呼吸道分泌物传播;大部分病毒在消化道发生最初的感染,肠道细胞上有与肠道病毒结合的特殊受体,病毒经肠道入血,产生病毒血症,再经脉络丛侵犯脑膜,引发脑膜炎症性改变。

流行性腮腺炎病毒引起者多发于冬春季节,常为自限性。疱疹性病毒包括单纯疱疹病毒、EB 病毒、巨细胞病毒及带状疱疹病毒。虫媒病毒为一类通过在脊椎动物和嗜血节肢动物宿主间传播而保存在自然界的病毒,分布在多个病毒家族,至少有 80 种可使人类染病,并可引起病毒性脑膜炎。

三、临床表现

(一)病史与症状

1. 本病以夏秋季为高发季节,在热带和亚热带地区可终年发病。儿童多见,成年人也可罹患。多为急性起病,出现病毒感染的全身中毒症状,如发热、头痛、畏光、肌痛、恶心、呕吐、食欲减退、腹泻和全身乏力等,并可有脑膜刺激征。病程在儿童常超过 1 周,成年人病程可持续 2 周或更长时间。

2. 临床表现因患者的年龄、免疫状态和病毒种类及亚型的不同而异,如幼儿可出现发热、呕吐、皮疹等症状,而颈强直轻微甚至缺如;手足口病常发生于肠道病毒 71 型脑膜炎,非特异性皮疹常见于埃可病毒 9 型脑膜炎。

(二)体格检查

体格检查可引出脑膜刺激征。

(三)辅助检查

1. **脑脊液检查**　脑脊液压力轻至中度增高。淋巴细胞明显增多,白细胞一般在 $(100\sim1\,000)\times10^6$/L。蛋白质含量轻度增高,糖和氯化物含量正常。在流行性腮腺炎病毒、带状疱疹病毒性脑膜炎等中也偶可出现轻度的脑脊液糖含量减低。

2. **免疫学检查**　依据临床某些特异性症状作某种病毒学检查。双份血清及脑脊液通过免疫荧光技术或放射免疫技术检测 IgM 或病毒抗原。

四、诊断与鉴别诊断

(一)诊断

1. **临床诊断**

(1)特征性病毒感染症状。

（2）急性或亚急性起病,可有发热。

（3）以脑膜刺激征为主的临床表现,如头痛、呕吐、颈强直等。

2. 确诊诊断

（1）脑脊液常规、生化　脑脊液压力正常或增高,白细胞数正常或升高,早期以多形核细胞为主,8~48 h 后以淋巴细胞为主。蛋白质含量轻度增高,糖和氯化物含量正常。

（2）脑脊液病原学检查　查出病毒,为该病的诊断金标准。

（二）鉴别诊断

1. 化脓性脑膜炎　该病临床症状与病毒性脑膜炎相似。鉴别诊断主要是通过脑脊液常规、生化以及病原学检测,化脓性脑膜炎的炎症细胞以白细胞为主,且糖和氯化物降低,脑脊液可检出细菌。

2. 其他病毒感染性脑病　如进行性多灶性白质脑病,是由人类多瘤病毒（JC 病毒）引起的亚急性致死性脱髓鞘疾病,常发生于细胞免疫功能低下的患者。区别于病毒性脑膜炎,该病常以人格改变和智能减退起病,伴有其他神经系统症状如偏瘫、感觉异常、视野缺损、共济失调等。

五、急诊处置

急诊处置的原则是积极抗病毒、抑制炎症、降颅内压、防止并发症。

1. 卧床休息,保证足够的水分和热量。

2. 保持呼吸道通畅,吸氧,做好口腔和眼部护理。

3. 注意腰椎穿刺后去枕平卧。

4. 阿昔洛韦或泛昔洛韦等抗病毒治疗。

5. 对症治疗

（1）头痛明显时,可用镇痛药。脑水肿在病毒性脑膜炎并不常见,发生时可适当使用 20% 甘露醇 125~250 mL 降低颅内压,每 6~8 h 1 次;也可用甘油果糖静脉滴注 250 mL,每日 2 次,或甘油盐水口服;必要时可用地塞米松 5~10 mg,或呋塞米以减轻脑水肿。

（2）高热时应用酒精擦拭,头戴冰帽,肌内注射柴胡注射液,或吲哚美辛肛门内塞入,必要时采用亚冬眠疗法。

（3）抽搐时可用苯巴比妥钠 8~9 mg/kg 肌内注射,可同时应用地西泮 10~20 mg 缓慢静脉注射,抽搐控制后每 6~8 h 肌内注射苯巴比妥钠 4 mg/kg,也可用苯妥英钠或卡马西平控制抽搐。

（4）针对肠道病毒感染临床上使用或试验性使用的药物有:免疫血清球蛋白和抗微小核糖核酸病毒药普来可那立。

六、注意事项

呼吸衰竭时,保持气道通畅,必要时行气管插管。

流行性乙型脑炎 ℯ

化脓性脑膜炎

一、概述

化脓性脑膜炎（purulent meningitis）是由化脓性细菌感染所致的脑脊膜炎症,又称软脑膜炎,是一种极为严重的颅内感染,常合并化脓性脑炎和脑脓肿,通常急性起病,好发于婴幼儿和儿童。

二、病因与发病机制

化脓性脑膜炎最常见的致病菌为肺炎链球菌、脑膜炎球菌及流感嗜血杆菌 B 型,约占本病的80%;其次为金黄色葡萄球菌、链球菌、大肠埃希菌、变形杆菌、厌氧杆菌、沙门菌及铜绿假单胞菌等。

感染的来源可因心、肺以及其他器官感染波及脑室和蛛网膜下腔系统,或由颅骨、椎骨或脑实质感染病灶直接蔓延引起,部分也可以通过颅骨、鼻窦或乳突骨折或神经外科手术侵入蛛网膜下腔引起感染,由腰椎穿刺引起者罕见。

三、临床表现

(一)病史与症状

1. **感染症状**　多暴发性或急性起病,发热、寒战或上呼吸道感染表现等。

2. **颅内压增高**　剧烈头痛、呕吐、意识障碍等。腰椎穿刺时颅内压明显增高,甚至形成脑疝。

3. **局灶症状**　部分患者可出现局灶性神经功能损害的症状,如偏瘫、失语等。

(二)体格检查

1. 脑膜刺激征阳性,表现为颈强直、Kernig 征和 Brudzinski 征阳性。新生儿、老年人或昏迷患者常不明显。

2. 脑实质受累可出现不同程度的意识障碍,如嗜睡、昏睡、昏迷,部分患者可出现精神症状。

(三)辅助检查

1. **血常规**　白细胞计数增加,通常为$(10\sim30)\times10^9/L$,以中性粒细胞为主,偶可正常或超过$40\times10^9/L$。

2. **脑脊液**　压力常升高;外观混浊或呈脓性;细胞数明显升高,以中性粒细胞为主,通常为$(1\,000\sim10\,000)\times10^6/L$;蛋白质含量增加;糖含量下降,常低于 2.2 mmol/L;氯化物降低。

3. **影像学检查**　MRI 诊断价值高于 CT,早期可正常,随病情进展 MRI 的 T1 加权像上显示蛛网膜下腔高信号,出现不规则强化,T2 加权像呈脑膜高信号。后期可显示弥漫性脑膜强化、脑水肿等。

四、诊断与鉴别诊断

(一)诊断

1. **临床诊断**

(1) 有呼吸道或其他感染,如上呼吸道感染、肺炎、中耳炎、乳突炎、骨髓炎、蜂窝织炎或脓毒症,同时伴有神经系统症状。

(2) 有头颅等部位的外伤史,同时伴有神经系统症状。

(3) 婴儿不明原因的持续发热,经一般治疗无效。

(4) 婴幼儿持续高热伴惊厥,而不能用一般高热惊厥解释者。

(5) 脑脊液检查提示化脓性改变。

(6) MRI 提示特征性炎症改变。

2. **确诊诊断**　确诊须有病原学证据,包括细菌涂片检出病原菌,血细菌培养阳性等。

(二)鉴别诊断

1. **病毒性脑膜炎**　脑脊液白细胞计数通常低于$1\,000\times10^6/L$,糖和氯化物一般正常或稍低,细菌涂片或细菌培养结果阴性。

2. **结核性脑膜炎**　通常亚急性起病,脑神经损害常见,脑脊液检查白细胞计数升高不如化脓性脑膜炎明显,病原学检查有助于进一步鉴别。

3. **隐球菌性脑膜炎**　通常隐匿起病,病程迁延,脑神经尤其是视神经受累常见,脑脊液白细胞计数通常低于$500\times10^6/L$,以淋巴细胞为主,墨汁染色可见新型隐球菌,乳胶凝集试验可检出隐球菌抗原。

（三）并发症

本病并发症可有硬膜下积液、硬膜下肌瘤、脑积水和低钠血症等，多见于婴幼儿。

五、急诊处置

本病的处理原则为早期、足量敏感的抗生素，防治感染性休克，维持血压，防止脑疝的发生。

（一）抗菌治疗

病原菌未能明确时，可选用广谱抗生素，氨苄西林对脑膜炎球菌、肺炎链球菌和流感嗜血杆菌均有抗菌活性，予每日剂量 150 mg/kg，分次静脉滴注，可迅速提高血药浓度和脑脊液药物浓度。若病原菌明确，应根据病原菌选用抗生素。

（二）糖皮质激素

对于暴发性感染的患者，如伴有颅内压增高、严重菌血症及急性肾上腺功能不全，可使用糖皮质激素，一般为地塞米松 10~20 mg/d 静脉滴注，连续 3~5 d。

（三）对症支持疗法

1. 20% 甘露醇 125~250 mL，每 4~6 h 1 次，快速静脉滴注，降颅压。

2. 予物理降温或使用退热剂。惊厥者予苯巴比妥钠 5~7 mg/kg，肌内注射。

3. 合并颅内脓肿者，若颅内压较高不能及时改善症状，则有必要行立体定向脓肿抽吸术或开颅清除脓肿，或者在短期内施行脑室引流。

六、注意事项

与化脓性脑膜炎危重程度密切相关的因素包括年龄、感染细菌种类、病情轻重、治疗早晚、有无并发症及细菌对抗生素的敏感性等。

结核性脑膜炎

一、概述

结核性脑膜炎（tuberculous meningitis，TBM）是由结核分核杆菌引起的脑膜和脊膜的非化脓性炎症性疾病。在肺外结核中有 5%~15% 的患者累及神经系统，其中又以结核性脑膜炎最为常见，约占神经系统结核的 70%。近年来，因结核分枝杆菌的基因突变、抗结核药研制相对滞后和艾滋病患者的增多，国内外结核病的发病率及病死率逐渐增高。

二、病因与发病机制

TBM 约占全身性结核病的 6%。结核分枝杆菌经血液传播后在软脑膜下种植，形成结核结节，结节破溃后大量结核分枝杆菌进入蛛网膜下腔引起 TBM。

三、临床表现

（一）病史与症状

TBM 多起病隐匿，慢性病程，也可急性或亚急性起病。可缺乏结核接触史，症状往往轻重不一，其自然病程发展一般表现如下。

1. **结核中毒症状** 低热、盗汗、食欲减退、全身倦怠无力、精神萎靡不振。

2. **脑膜刺激症状和颅内压增高** 早期表现为发热、头痛、呕吐及脑膜刺激征。颅内压增高在早期由于脑膜、脉络丛和室管膜炎性反应，脑脊液生成增多，蛛网膜颗粒吸收下降，形成交通性脑积水所致。颅内压多为轻、中度增高，通常持续 1~2 周。晚期蛛网膜、脉络丛粘连，呈完全或不完全性梗阻性脑积水，颅内压多明显增高,表现为头痛、呕吐和视神经盘水肿。严重时出现去大脑强直发作或去皮质状态。

3. 脑实质损害 如早期未能及时治疗,发病4~8周时常出现脑实质损害症状,如精神萎靡、淡漠、谵妄或妄想,部分性、全身性癫痫发作或癫痫持续状态,昏睡或意识模糊;肢体瘫痪如因结核性动脉炎所致,可呈卒中样发病,出现偏瘫、交叉瘫等;如由结核瘤或脑脊髓蛛网膜炎引起,表现为类似肿瘤的慢性瘫痪。

4. 脑神经损害 颅底炎性渗出物的刺激、粘连、压迫,可致脑神经损害,以动眼神经、展神经、面神经和视神经最易受累,表现为视力减退、复视和面瘫等。

5. 老年人TBM的特点 头痛、呕吐较轻,颅内压增高症状不明显,约半数患者脑脊液改变不典型,但在动脉硬化的基础上发生结核性动脉内膜炎而引起脑梗死的较多。

(二)体格检查

患者体格检查可有脑膜刺激征和脑神经损害体征。

(三)辅助检查

1. 血液检查 大多正常,部分患者血常规正常,红细胞沉降率可增快。伴有血管升压素异常分泌综合征的患者可出现低钠和低氯血症。

2. 结核菌素试验 约半数患者皮肤结核菌素试验阳性。

3. 胸部X线片 可见活动性或陈旧性结核感染证据。

4. 脑脊液 压力增高可达400 mmH$_2$O或以上,外观无色透明或微黄,静置后可有薄膜形成;淋巴细胞数显著增多,常为$(50\sim500)\times10^6$/L;蛋白质增高,通常为1~2 g/L,糖及氯化物下降,典型脑脊液改变可高度提示诊断。脑脊液抗酸染色仅少数为阳性,脑脊液培养出结核菌可确诊,但需大量脑脊液和数周时间。

5. CT和MRI 可显示基底池、脑膜、脑实质的对比增强和脑积水。

四、诊断与鉴别诊断

(一)诊断

1. 临床诊断 结核病病史或接触史,出现头痛、呕吐等脑膜刺激征表现,结合脑脊液淋巴细胞数增多、蛋白质增高及糖含量减低等特征性改变。

2. 确诊诊断 脑脊液抗酸涂片、结核分枝杆菌培养和PCR检查等可做出诊断。

(二)鉴别诊断

本病与隐球菌脑膜炎鉴别,两者的临床过程和脑脊液改变极为相似,应尽量寻找结核菌和新型隐球菌感染的实验室证据。还需要与脑膜癌相鉴别,后者系由身体其他器官的恶性肿瘤转移到脑膜所致,通过全面检查可发现颅外的癌性病灶。极少数患者合并脑结核瘤,表现为连续数周或数月逐渐加重的头痛,伴有痫性发作及急性局灶性脑损伤,增强CT和MRI显示大脑半球等部位的单发病灶,脑脊液检查通常多为正常,此时需要与脑脓肿及脑肿瘤相鉴别。

(三)并发症

TBM的发病率和病死率相对较高,该病容易累及神经系统,可引起一系列并发症,如脑积水、脑实质损伤和支气管炎等。

五、急诊处置

本病的治疗原则是早期、规律、全程、联合、适量治疗,只要患者临床症状、体征及实验室检查高度提示本病,即使抗酸染色阴性亦应立即开始抗结核治疗。

(一)抗结核治疗

一线抗结核药见表3-5-4。

表 3-5-4　一线抗结核药

药物名称	成人日用量	儿童日用量	给药方式	疗程	不良反应
异烟肼	600 mg/d	10~20 mg/kg	静脉滴注、口服	1~2 年	周围神经炎
利福平	450~600 mg/d	10~20 mg/kg	口服	6~12 个月	肝功能受损
吡嗪酰胺	1 500 mg/d	20~30 mg/kg	口服	2~3 个月	高尿酸血症
乙胺丁醇	750 mg/d	15~20 mg/kg	口服	2~3 个月	药物性肝炎

1. **异烟肼**　可抑制结核分枝杆菌 DNA 合成,破坏菌体内酶活性,对细胞内、外结核分枝杆菌均有杀灭作用。无论脑膜有无炎症,均能迅速渗透到脑脊液中。单独应用易产生耐药性。主要不良反应有末梢神经炎、肝损害等。

2. **利福平**　与细菌的 RNA 聚合酶结合,干扰 mRNA 的合成,抑制细菌的生长繁殖,导致细菌死亡。对细胞内外结核分枝杆菌均有杀灭作用。利福平不能透过正常的脑膜,只部分通过炎性脑膜,是治疗 TBM 的常用药物。单独应用也易产生耐药性。主要不良反应有肝毒性、超敏反应等。

3. **吡嗪酰胺**　在酸性环境中杀菌作用较强,pH 5.5 时杀菌作用最强,能杀灭酸性环境中缓慢生长的吞噬细胞内的结核分枝杆菌,对中性和碱性环境中的结核分枝杆菌几乎无作用。菌体内的酰胺酶使吡嗪酰胺脱去酰胺基,转化为吡嗪酸而发挥杀菌作用。吡嗪酰胺能够自由通过正常和炎性脑膜,是治疗 TBM 的重要抗结核药。主要不良反应有肝损害,关节酸痛、肿胀、强直、活动受限,血尿酸增加等。

4. **链霉素**　为氨基糖苷类抗生素,仅对吞噬细胞外的结核菌有杀灭作用,为半效杀菌药。主要通过干扰氨酰基 –tRNA 和与核糖体 30S 亚基结合,抑制 70S 复合物的形成,抑制肽链延长、蛋白质合成,致细菌死亡。链霉素能透过部分炎性的血脑屏障,是 TBM 早期治疗的重要的药物之一。主要不良反应有耳毒性和肾毒性。

5. **乙胺丁醇**　与二价锌离子络合,干扰多胺和金属离子的功能,影响戊糖代谢和脱氧核糖核酸、核苷酸的合成,抑制结核分枝杆菌的生长。对生长繁殖状态的结核分枝杆菌有作用,对静止状态的细菌几乎无影响。主要不良反应有视神经损害、末梢神经炎、超敏反应等。

WHO 建议应至少选择三种药物联合治疗,常用异烟肼、利福平和吡嗪酰胺,轻症患者治疗 3 个月后可停用吡嗪酰胺,再继续用异烟肼和利福平 7 个月。耐药菌株可加用第四种药,如链霉素或乙胺丁醇。利福平不耐药菌株,总疗程 9 个月;利福平耐药菌株需连续治疗 18~24 个月。由于中国人为异烟肼快速代谢型,成年患者剂量可加至 900~1 200 mg/d,但应注意保肝治疗,防止肝损害,并同时服用维生素 B_6 以预防该药导致的周围神经病。

（二）糖皮质激素

糖皮质激素用于脑水肿引起的颅内压增高,伴局灶性神经体征和蛛网膜下腔阻塞的重症患者,可减轻结核中毒症状,抑制炎症反应及减轻脑水肿。成年人常选用泼尼松 60 mg 口服,3~4 周后逐渐减量,2~3 周内停药。

（三）药物鞘内注射

脑脊液蛋白质定量明显增高,有早期椎管梗阻,肝功能异常致使部分抗结核药停用,TBM 慢性、复发,或结核分枝杆菌耐药的情况下,在全身药物治疗的同时可辅以鞘内注射。异烟肼 0.1 g、地塞米松 5~10 mg、糜蛋白酶 4 000 U、透明质酸酶 1 500 U,每隔 2~3 d 1 次,注射药物宜缓慢;症状消失后每周 2 次,体征消失后 1~2 周 1 次,直至脑脊液检查正常。

（四）降颅压

颅内压增高者可选用渗透性利尿药,如 20% 甘露醇、甘油果糖或甘油盐水等,同时需及时补充丢失的液体和电解质。

六、注意事项

脑脊液压力较高的患者慎用鞘内注射法。

（曾红科）

▶▶▶ 第三节　癫痫持续状态 ◀◀◀

一、概述

癫痫（epilepsy）是一组由不同病因所引起，脑部神经元高度同步化、自限性的异常放电所导致，以发作性、短暂性、重复性及刻板性的中枢神经系统功能失常为特征的综合征。每次发作称痫样发作，反复多次发作所引起的慢性神经系统病症则称为癫痫。癫痫持续状态（status epilepticus，SE）包括两种情况，一种是癫痫连续多次发作，在发作间期意识未能恢复者；另一种是指一次癫痫发作持续 30 min 以上者。

SE 是急诊科临床常见的急危重症之一。持续的癫痫发作不仅可引起细胞代谢紊乱、离子跨膜运动障碍、葡萄糖和氧耗竭，导致脑部神经元的死亡，还可因合并感染、电解质紊乱、酸碱平衡失调、多器官功能障碍使患者病情迅速恶化。快速、准确地结束 SE，正确处理 SE 的并发症，是降低癫痫患者病死率和致残率的重要途径，直接关系到患者的健康和生存质量。

二、病因与发病机制

癫痫的病因与年龄有很大关系。儿童多与高热惊厥、感染、肿瘤有关，青壮年及老年多与外伤、肿瘤、酒精、药物、脑血管病有关。而诱发 SE 最常见的原因是突然停用抗癫痫药、饮酒、感染、药物中毒等。

癫痫发作时，突触前膜释放大量的神经递质或调质，其中有主要起抑制作用的 GABA 和起兴奋作用的谷氨酸，这些递质分别与突触后膜上的相关受体结合产生兴奋或抑制作用，当抑制作用成为矛盾的主要方面时，发作停止；如抑制性递质的作用不足以对抗兴奋递质所起作用时发作将继续。随着癫痫的多次发作，突触后膜中的受体部分内陷，后膜表面积减少，递质不易与受体结合。

三、临床表现

（一）病史与症状

首先确定是否为癫痫发作，病史是诊断的主要依据；其次要确定患者的发作类型；最后确定病因及诱因。本病根据发作类型分为全面性癫痫持续状态和部分性癫痫持续状态。

1. 全面性癫痫持续状态

（1）全面性强直-阵挛性癫痫持续状态　是临床上最常见、最危险的 SE。其典型特征为意识丧失和全身对称性抽搐，伴自主神经功能障碍，间歇期持续昏迷。常合并缺氧、二氧化碳潴留导致的呼吸性酸中毒、代谢性酸中毒、高热、休克、低血糖、电解质紊乱，可发生多器官功能衰竭。

（2）强直性癫痫持续状态　强直性发作而无阵挛，呈伸展或屈曲状，常见双上肢屈曲而双下肢伸直，或呈角弓反张型发作。

（3）阵挛性癫痫持续状态　发作一开始即有长时间阵挛发作而不伴强直，呈不对称性和无节律性，发作持续时间较长，伴意识障碍。

（4）肌阵挛癫痫持续状态　特发性肌阵挛发作患者很少出现 SE，严重器质性脑病晚期如亚急性硬化性全脑炎、家族性进行性肌阵挛癫痫等较常见。特发性患者脑电图显示与肌阵挛紧密联系的多棘波，预后较好；继发性的脑电图通常显示非节律性反复的棘波，预后较差。

（5）失神癫痫持续状态　多见于 10 岁以下原发性癫痫患儿，其特征为突然发生和突然停止的意识丧失,中断正在进行的活动。约半数合并肌痉挛。可持续几小时至数天。

2. 部分性癫痫持续状态

(1) 单纯部分性发作癫痫持续状态　临床表现以反复的局部颜面或躯体持续抽搐为特征,或持续的躯体局部感觉异常为特点,发作时意识清楚,脑电图上有相应脑区局限性放电。

(2) 精神运动性癫痫持续状态　常表现为意识障碍和精神症状,又称复杂部分性癫痫持续状态、边缘叶癫痫持续状态,常见于颞叶癫痫,须注意与其他原因导致的精神异常鉴别。

(3) 偏侧性癫痫持续状态　为半侧阵挛性抽搐,常伴有同侧偏瘫,称为半身惊厥 – 偏瘫综合征。

(二) 体格检查

本病患者体格检查可见到相应的颜面或肢体抽搐、意识状态的改变等。

(三) 实验室检查和其他检查

1. **血糖、肝功能、肾功能、电解质及血气分析等**　可表现出不同程度的异常。

2. **脑电图**　应用头皮电极记录的常规脑电图主要反映大脑外侧面的电活动;颞叶内侧面或底面、额叶眶面和额叶深部结构的癫痫样放电,往往需要应用特殊放置的鼻咽电极蝶骨电极和埋藏电极等记录。为提高发作间歇期异常脑电的发现率,可应用过度换气、剥夺睡眠、节律性闪光刺激、遥睡眠描记或 24 h 连续描记等方法。

3. **单光子发射计算机断层显像(SPECT)**　发作间歇期,SPECT 可显示致痫区局部脑血流减低,正电子发射断层显像可显示局部葡萄糖代谢减低。发作时则显示致痫区局部的脑血流增高,葡萄糖代谢增加。

4. **头颅 CT、MR 或脑血管造影**　可明确患者的器质性病变。

四、诊断与鉴别诊断

病史是诊断 SE 的重要依据,通过病史可以了解:①发作是否具有癫痫发作的共性;②发作是否具有癫痫持续发作的特征。而脑电图上的癫痫样放电是癫痫重要的诊断佐证,同时应与下列疾病相鉴别。

1. **假性发作**　是一种非癫痫性的发作性疾病,是由心理障碍而非脑电紊乱引起的脑部功能障碍。脑电图无异常,发作没有刻板性,运动表现为非典型癫痫样抽动,持续脑电图记录正常。

2. **晕厥**　为弥漫性脑部短暂性缺血、缺氧所致。常有意识丧失、跌倒,部分患者可出现肢体的强直或阵挛,需与癫痫的全身性发作鉴别。以下几点支持晕厥的诊断:由焦虑、疼痛、见血、过分寒冷、高热诱导的发作,站立或坐位时出现的发作,伴有面色苍白、大汗者。

3. **短暂性脑缺血发作**　多见于老年人,常有动脉粥样硬化、冠心病、高血压、糖尿病等病史,发作持续时间从数分钟到数小时不等,临床症状多为缺失而非刺激,因而感觉丧失和减退比感觉异常多,肢体的瘫痪比抽搐多,脑电图无癫痫样放电。

4. **过度换气综合征**　由心理障碍所致,不恰当过度呼吸而诱发,临床上表现为以发作性躯体症状为特征的综合征,患者症状能通过过度换气复制,发作间期或发作期脑电图无癫痫样放电,发作前后血气分析显示二氧化碳分压偏低。

五、急诊处置

(一) 一般处理

1. 将患者仰卧,头颈半伸位并转向一侧以利口腔分泌物的流出;吸痰,尽可能清除呼吸道分泌物以保持呼吸道的通畅。用裹有纱布的压舌板垫在上下白齿之间,以防舌头咬伤,并有利于呼吸道通畅。有呼吸道堵塞征象时,应立即作气管插管或气管切开。

2. 吸氧,进行心电、血压、呼吸、脑电的监测,定时进行血气、血生化分析,以保持患者生命体征平稳,积极纠正电解质紊乱。监测体温,防治高体温。监测血糖,控制血糖。

3. SE 常有脑水肿,也常引起患者的猝死,需要加以注意,并选择合适的脱水剂。

（二）终止发作

1. 全面性强直–阵挛性癫痫持续状态、强直性癫痫持续状态、阵挛性癫痫持续状态 可选用下列药物治疗。

（1）地西泮 成年人首先用地西泮 10~20 mg 静脉注射，每分钟不超过 2 mg。如有效，再将 60~100 mg 地西泮溶于 5% 葡萄糖生理盐水中，于 12 h 内缓慢静脉滴注。地西泮偶可抑制呼吸，需停止注射，必要时加用呼吸兴奋剂。儿童首次静脉剂量为 0.25~0.5 mg/kg，一般不超过 10 mg。

（2）苯妥英钠 可单独使用，苯妥英钠 0.3~0.6 g 加入生理盐水 500 mL 中静脉滴注，速度不超过 50 mg/min，剂量和方法同上。

（3）地西泮联合苯妥英钠 必要时联合用药，如出现血压降低或心律不齐时需减慢静脉滴注速度或停药。

（4）10% 水合氯醛 20~30 mL 加等量植物油保留灌肠，8~12 h 1 次，适用于肝功能不全或不宜使用苯巴比妥类药物者。

（5）副醛 8~10 mL（儿童 0.3 mL/kg）植物油稀释后保留灌肠。

（6）其他 经上述处理，发作控制后，可考虑使用苯巴比妥 0.1~0.2 g 肌内注射每日 2 次，巩固和维持疗效。同时鼻饲抗癫痫药达稳态血浓度后逐渐停用苯巴比妥。上述方法均无效者，按难治性癫痫持续状态处理。

2. 失神发作持续状态和肌阵挛癫痫持续状态 首先按病因治疗。酒精中毒、苯二氮䓬类戒断引起者可选用地西泮；抗癫痫药不足者可补足药物；服用过量抗精神病药引起者，则需减少服用的抗精神病药的量。终止发作首选地西泮或氯硝西泮静脉注射，也可考虑用丙戊酸静脉滴注。

3. 部分性癫痫持续状态 80% 以上患者的部分性癫痫持续状态能被地西泮、咪达唑仑及劳拉西泮所控制，因而这些药物作为治疗的首选。苯妥英钠及丙戊酸注射剂也可能有效。

4. 难治性癫痫持续状态 难治性 SE 是指持续的癫痫发作，对初期的一线药物如地西泮、氯硝西泮、苯巴比妥、苯妥英钠等无效连续 1 h 以上者。难治性 SE 治疗的首要任务就是要迅速终止发作，可选用下列药物。

（1）异戊巴比妥 是治疗难治性 SE 的标准疗法，几乎都有效。成年人每次 0.25~0.5 g，1~4 岁的儿童每次 0.1 g，>4 岁的儿童每次 0.2 g，用注射用水稀释后缓慢静脉注射（每分钟不超过 100 mg）。呼吸抑制、低血压、复苏延迟是其主要的不良反应，因而在使用中往往需行气管插管、机械通气来保证生命体征的稳定。

（2）咪达唑仑 由于其起效快，1~5 min 出现药理学效应，5~15 min 出现抗癫痫作用，使用方便，对血压和呼吸的抑制作用比传统药物小，近年来，有广泛替代异戊巴比妥成为治疗难治性 SE 标准疗法的趋势。应用方法为首剂静脉注射 0.15~0.2 mg/kg，然后按 0.06~0.6 mg/(kg·h) 静脉滴注维持。新生儿可按 0.1~0.4 mg/(kg·h) 持续静脉滴注。

（3）丙泊酚 是一种非巴比妥类的短效静脉用麻醉剂，能明显增强 GABA 能神经递质的释放，可在几秒钟内终止癫痫发作和脑电图上的癫痫样放电，平均起效时间为 2.6 min。建议剂量 1~2 mg/kg 静脉注射，继之以 1~10 mg/(kg·h) 持续静脉滴注维持。控制发作所需的血药浓度为 2.5 μg/mL，突然停用可使发作加重，逐渐减量则不出现癫痫发作的反跳。

咪达唑仑和丙泊酚在使用前也要进行气管插管、机械通气和进行血流动力学监测。

5. 对药物治疗无效的难治性癫痫 可考虑手术治疗。半球切除术软脑膜下横断术、病灶切除术、胼胝体切开术都是目前常用的方法，可根据病情酌情选用。

六、注意事项

由于肌肉持续性收缩和呼吸停止，脑部糖代谢由有氧代谢转变成无氧酵解，引起乳酸堆积，导致酸中毒。随着癫痫发作的停止，癫痫患者的酸中毒可自行缓解，所以，除重症患者需用碳酸氢钠外，其他患者不宜过早使用碳酸氢钠。

（丁　宁）

▶▶▶　第四节　高颅压综合征 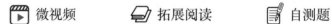 ◀◀◀

数字课程学习……

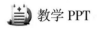 教学 PPT　　　 微视频　　　🕮 拓展阅读　　　📝 自测题

第六章

内分泌及代谢性急症

▶▶▶ 第一节　糖尿病急症 ◀◀◀

糖尿病酮症酸中毒

一、概述

糖尿病酮症酸中毒（diabetic ketoacidosis，DKA）是糖尿病（diabetes mellitus）患者最常见的严重急性并发症，也是内科的急症之一。糖尿病酮症酸中毒是由于胰岛素不足和升糖激素不恰当升高引起的糖、脂质和蛋白质代谢严重紊乱综合征，产生严重高血糖（一般血糖 >16.7 mmol/L）、高酮血症（血酮体 >5 mmol/L）、脱水、电解质紊乱和代谢性酸中毒（pH<7.3），严重者可发生昏迷，危及生命。

二、病因与发病机制

任何加重胰岛素缺乏或胰岛素抵抗的因素，或增加胰岛素拮抗激素分泌的因素，均可诱发酮症酸中毒的发生。许多患者的诱因不是单一的，有 10%~30% 的患者无明显诱因而突然发病。常见的诱因如下：急性感染、胰岛素不适当减量或突然中断治疗、饮食不当、胃肠疾病、脑卒中、心肌梗死、创伤、手术、妊娠、分娩、精神刺激等。

糖尿病酮症酸中毒的发病机制较复杂，其重要的特征是胰岛素相对或绝对缺乏的同时胰岛素拮抗激素如胰高血糖素、肾上腺素、糖皮质激素和生长激素等浓度升高，本病发生时脂肪动员和分解加速，大量脂肪酸在肝经 β 氧化生成乙酰乙酸、β 羟丁酸和丙酮，三者统称酮体，其中乙酰乙酸和 β 羟丁酸为较强的有机酸。当酮体产生超过肝外组织的利用能力时，血酮体升高称为酮血症，增高的酮体从尿中排出时称为酮尿，临床上统称为酮症。酮体明显增高时，消耗体内大量储备碱，病情早期尚不发生酸中毒，当增高的酮体超过机体的代偿能力时则发生代谢性酸中毒，此时称糖尿病酮症酸中毒。

三、临床表现

（一）病史与症状

1. **病史**　患者常有急性感染、胰岛素不适当减量或突然中断治疗、饮食不当、胃肠疾病、脑卒中、心肌梗死、创伤、手术、妊娠、分娩、精神刺激等诱因。

2. **症状**　在糖尿病酮症酸中毒起病前数天可有多尿、烦渴多饮和乏力症状的加重，失代偿阶段出现食欲减退、恶心、呕吐、腹痛,常伴头痛、烦躁、嗜睡等症状,呼吸深快,呼气中有烂苹果味(丙酮气味);随发展过程各阶段时间长短不等,常常还伴有合并症或诱发疾病的表现,如感染时的发热、咳嗽、心力衰竭等症状,加快病情的进展。

(二) 体格检查

查体时,患者常有脱水征象,一般可见皮肤黏膜干燥、眼球下陷,脉快而弱,血压下降,四肢厥冷;酸中毒时有 Kussmaul 呼吸,部分患者呼气中有烂苹果味(丙酮气味);严重时,各种反射迟钝甚至消失,重则昏迷。

(三) 辅助检查

首要的实验室检查应包括:血常规、血糖、血尿素氮、血肌酐、血酮体、血电解质、血渗透压、血气分析、尿常规、尿酮体等。若怀疑合并感染应进行血、尿和咽部的细菌培养。还应进行心电图检查。

四、诊断与鉴别诊断

(一) 诊断

具有糖尿病酮症酸中毒的诱发因素和脱水、酸中毒、意识障碍等临床表现时,急查血糖、尿糖、血气分析和酮体。如血酮体升高(血酮体≥3 mmol/L)或尿糖和尿酮体阳性(++ 以上),伴血糖增高(血糖 > 13.9 mmol/L),血 pH(pH<7.3)和(或)二氧化碳结合力降低(HCO_3^-<18 mmol/L),无论有无糖尿病病史,都可确立诊断。

(二) 鉴别诊断

1. 饥饿性酮症　非糖尿病患者如严重妊娠反应,恶心、剧烈呕吐、腹泻和禁食可产生大量酮体并可能发生代谢性酸中毒,此时化验血糖和尿糖正常有助于鉴别。

2. 急腹症　糖尿病酮症酸中毒时可出现剧烈的腹痛、恶心、呕吐和血尿淀粉酶轻度增高,应与常见的急腹症如急性胰腺炎、胆石症、胆囊炎、急性阑尾炎等相鉴别,个别患者可同时有急性胰腺炎。

3. 其他引起脱水及酸中毒的疾病　有恶心、呕吐者与急性胃肠炎、急性胃扩张鉴别;有外伤、手术史者与失血性休克鉴别;有血尿素氮、肌酐升高、少尿和酸中毒者,需与急性肾衰竭鉴别。血、尿糖和酮体的检测有助于鉴别。

4. 糖尿病患者其他急性并发症　糖尿病酮症酸中毒与糖尿病其他急性并发症如高渗综合征、低血糖昏迷和乳酸酸中毒的鉴别对治疗具有指导意义,其鉴别要点见表 3-6-1。

表 3-6-1　糖尿病酮症酸中毒、高渗性高血糖状态、低血糖昏迷和乳酸酸中毒的鉴别

鉴别点	糖尿病酮症酸中毒	高渗性高血糖状态	乳酸酸中毒	低血糖昏迷
病史	多发于青少年糖尿病患者,1 型糖尿病中断胰岛素治疗或 2 型糖尿病合并有感染应激和胰岛素抵抗病史	多发于 2 型糖尿病老年患者,有时无糖尿病病史,常有严重感染、胃肠道病变引起失水史	糖尿病或非糖尿病患者有口服苯乙双胍、饮酒、肝肾功能障碍、休克、心力衰竭等病史	见于糖尿病或非糖尿病患者,进食少,活动过度,有口服降血糖药史、使用过量胰岛素史或胰岛细胞瘤病史
起病症状	起病较慢,以日计(2~4 d)。轻到中度烦渴、多饮、多尿,有恶心、呕吐、腹痛,深大呼吸伴有酮味,后期出现神志淡漠、昏迷和嗜睡	起病较缓慢。常有烦渴、多饮、多尿、恶心、呕吐,神志淡漠、反应迟钝,甚至昏迷,可出现偏瘫、失语、抽搐等	起病较急。有厌食、恶心、昏睡及伴发病的症状	起病较急,以小时计。饥饿、心悸、多汗、手抖等交感神经兴奋症状,有时有烦躁、抽搐、惊厥等脑细胞缺氧表现

鉴别点	糖尿病酮症酸中毒	高渗性高血糖状态	乳酸酸中毒	低血糖昏迷
体征				
皮肤	干燥、失水、弹性差	严重失水,皮肤干燥、弹性差	干燥、苍白或发绀	皮肤苍白、潮湿多汗
呼吸	深大,有酮味,(Kussmaul呼吸)	呼吸深大	呼吸深大	正常或较浅
脉搏	细速	细速	细速	速而有力
血压	下降	下降	下降	正常或稍高
神经反射	迟钝	增强,病理征可为阳性		增强,病理征可为阳性
实验室检查				
尿糖	++++	+~++++	- 或 +	- 或 +
尿酮体	+~++++	- 或 +	- 或 +	-
血糖	16.7~33.3 mmol/L	大于 33.3 mmol/L	正常或增高	2.8 mmol/L 以下
血酮体	大于 5 mmol/L	正常或稍高	正常或稍高	正常
CO_2 结合力	降低	正常或降低	降低,小于 13.5 mmol/L	正常
血 pH	降低	正常或降低	降低	正常
血渗透压	稍高,300~330 mmol/L	大于 350 mmol/L	可升高	正常
血钠	偏低或正常	正常或显著增高	正常或稍低	正常
血钾	可正常、偏低或偏高	可正常、偏低或偏高	可正常、偏低或偏高	正常
HCO_3^-	降低	正常或偏高	常小于 10 mmol/L	正常
BUN	可正常,常升高	常轻中度增高	正常或中度增高	正常
血乳酸	一般正常,可稍升高	正常或稍高	显著增高,大于 5 mmol/L	正常
治疗及预后	小剂量胰岛素治疗有效,病死率低	补液治疗可部分缓解,合并有心脑血管病的老年患者病死率高	对补碱治疗有效,但病死率高	早期及时予以葡萄糖救治有良效

五、急诊处置

糖尿病酮症酸中毒重在预防和早期诊治,一经确诊即刻给予积极治疗,其有效率与治疗初 12 h 内处理方法是否得当有直接关系,治疗措施应根据病情严重程度不同而定。

(一) 单纯酮症的治疗

患者无明显脱水征象和代谢性酸中毒表现,可在原有胰岛素治疗方案上调整胰岛素剂量,口服降血糖药者更换为成胰岛素治疗,或在原有口服药物治疗基础上加用胰岛素治疗。多饮水直至酮症消失。若有轻度脱水表现需停用口服降血糖药,补充适量液体,静脉持续给予小剂量胰岛素[0.1 U/(kg·h)或 4~6 U/h],纠正酮症后,可进食者改为皮下注射胰岛素。同时积极治疗伴随疾病,如感染等。

(二) 酮症酸中毒的治疗

1. 治疗原则

(1) 充足补充液体,尽早纠正脱水状态,纠正电解质紊乱。

(2) 促进葡萄糖利用,抑制肝糖异生,使血糖降至安全水平。

(3) 抑制脂肪组织分解,减少酮体的生成,促进酮体利用,减轻酮症,缓解代谢性酸中毒。

（4）去除诱因,防治各类并发症,降低病死率。

2. 治疗措施　酮症酸中毒应按以下方法积极治疗。

（1）补充液体　补液能纠正失水,恢复血容量和肾灌注,有助于降低血糖和清除酮体。治疗中补液速度应先快后慢,第 1 h 输入生理盐水,速度为 15~20 mL/(kg·h)（一般成年人 1.0~1.5 L）。随后补液速度取决于脱水程度、电解质水平、尿量等。要在第 1 个 24 h 内补足预先估计的液体丢失量,补液治疗是否奏效,要看血流动力学(如血压)、出入量、实验室指标及临床表现。对有心、肾功能不全者,在补液过程中要监测血浆渗透压,并经常对患者的心、肾、神经系统状况进行评估以防止补液过快。在治疗过程中,纠正高血糖的速度一般快于酮症,血糖降至 13.9 mmol/L,酮症得到纠正(pH>7.3,HCO_3^->18.0 mmol/L)的时间分别约为 6 h 和 12 h。当患者血糖≤11.1 mmol/L 时,须补充 5% 葡萄糖溶液并继续胰岛素治疗,直至血酮、血糖均得到控制。

（2）胰岛素的应用　糖尿病酮症酸中毒是胰岛素治疗的绝对适应证。应选用短效胰岛素静脉给药。研究表明,皮下注射速效胰岛素与静脉注射胰岛素在轻至中度的糖尿病酮症酸中毒患者的预后方面无明显差异,但越来越多的证据已推荐将小剂量胰岛素连续静脉滴注方案作为糖尿病酮症酸中毒的标准治疗。小剂量胰岛素治疗方案(即每小时每千克体重 0.1 U 胰岛素,或 4~8 U/h)是目前公认的有效治疗方式,其优点为:①安全、简便易行;②不易发生低钾血症,不易导致低血糖和诱发脑水肿的发生;③最大效应抑制脂肪分解和酮体生成,而促进钾离子向细胞内转运的作用较弱。正常人空腹胰岛素浓度为 5~20 mU/L,餐后峰值为 50~100 mU/L,每小时 1 U 胰岛素持续静脉滴注相当于空腹生理浓度胰岛素,而静脉滴注 0.1 U/(kg·h)胰岛素相当于 100 mU/L 胰岛素浓度,已足够发挥抑制糖原分解、糖异生和脂肪分解的作用及促进组织对葡萄糖的利用,同时此浓度胰岛素尚不足以引起细胞外钾离子向细胞内转移的作用。其具体应用方法是在 0.9% 氯化钠溶液中加入 8~12 U 胰岛素,在初始 2 h 内输入,使血糖的下降速度为每小时 3.9~5.6 mmol/L,治疗 2 h 后血糖无明显下降时胰岛素剂量加倍。待血糖下降至 13.9 mmol/L 时改输 5% 葡萄糖溶液,按每 2~6 g 葡萄糖加 1 U 胰岛素继续滴注,使血糖维持在 8~11 mmol/L,酮体消失。当脱水、酸中毒、电解质紊乱纠正后,患者食欲恢复,可改为皮下注射胰岛素。救治时最好建立两条静脉输液通路,一条进行补液治疗,另一条专门进行小剂量胰岛素持续静脉滴注。胰岛素泵适用于糖尿病酮症酸中毒的抢救,容易控制胰岛素的输入速度。

（3）纠正电解质紊乱　在开始胰岛素及补液治疗后,若患者的尿量正常,血钾 <5.2 mmol/L 即应静脉补钾,一般在每升输入溶液中加氯化钾 1.5~3.0 g,以维持血钾水平在 4~5 mmol/L 之间。治疗前已有低钾血症,尿量≥40 mL/h 时,在补液和胰岛素治疗的同时必须补钾。严重低钾血症可危及生命,若发现血钾 <3.3 mmol/L,应优先进行补钾治疗,当血钾升至 3.3 mmol/L 时,再开始胰岛素治疗,以免发生致死性心律失常、心搏骤停和呼吸肌麻痹。

（4）纠正酸碱平衡失调　轻症糖尿病酮症酸中毒患者经积极输液和胰岛素治疗,酸中毒可逐渐得到纠正,无需使用碱性制剂,补碱过多过快将产生不利影响,如快速补碱后血 pH 上升较快而脑脊液尚为酸性,易引起脑细胞酸中毒;快速纠正的酸中毒促进钾离子向细胞内转移,易引起低钾血症。因此,应慎重补碱。但严重酸中毒可使外周血管扩张、心肌收缩力降低、血压降低和发生心律失常,危及生命,又应进行适当补碱治疗。推荐仅在 pH≤6.9 的患者考虑适当补碱治疗。一般选用 4%~5% 碳酸氢钠 100 mL,以注射用水稀释为 1.25% 浓度后静脉滴注,每 2 h 测定 1 次血 pH,直至其维持在 7.0 以上。治疗中应加强复查,防止过量。

（5）并发症的防治　伴有脑水肿的患者病死率较高,应早期发现、积极预防。

（6）对症、支持治疗　消除诱因,针对不同的感染选用较广谱的抗生素,最好在使用抗生素之前做细菌培养和药物敏感试验。伴有心力衰竭、心肌梗死、外伤、手术者给予相应的处理,不能进食者,每日葡萄糖使用剂量应不少于 150 g。

六、注意事项

脑水肿的发生常与脑缺氧、酸中毒,补碱过早过多过快,使用胰岛素降血糖过快等因素有关。

其发生多在治疗后 10 h 左右(6~16 h),一旦出现,病死率极高(21%~24%),存活患者也常遗留永久性神经系统损害。

(熊南轩 韩小彤)

高渗性高血糖状态

一、概述

高渗性高血糖状态(hyperosmolar hyperglycemic state,HHS)是糖尿病的严重急性并发症之一,临床上以严重高血糖而无明显糖尿病酮症酸中毒、血浆渗透压显著升高、脱水和意识障碍为特征。血浆渗透压 =2×(Na⁻+K⁺)mmol/L+(血糖)mmol/L+(尿素氮)mmol/L。高渗性高血糖状态于 1957 年由 Sament 和 Schwartz 首先报道,以脱水和昏迷等神志改变为主要表现,病死率较高,以往被称为高渗性非酮症高血糖性昏迷(hyperosmolar nonketotic hyperglycemic coma,HNKHC)综合征、高渗性昏迷(hyperosmolar coma)、非酮症高渗性糖尿病昏迷(nonketotic hyperosmolar diabetic coma)、高渗性非酮症酸中毒糖尿病昏迷(hyperosmolar non-ketoacidosis diabetic coma)和糖尿病高渗性昏迷(diabetic hyperosmolar coma)等。

二、病因与发病机制

高渗性高血糖状态的发病机制与酮症酸中毒类似,也是在机体胰岛素不足的基础上加上诱因而发生的。糖尿病或糖耐量受损的患者存在胰岛素相对或绝对缺乏,当存在应激、脱水、糖负荷增加等诱因时可发病。高渗性高血糖状态发生时血酮体一般不升高或仅有轻度升高,其确切机制不明。可能与以下因素有关。

1. 发生高渗综合征的患者一般为轻型 2 型糖尿病患者,其体内的胰岛素尚有一定功能,胰岛素的水平不像糖尿病酮症酸中毒患者那样低下;此浓度足以用以抑制脂肪组织的动员、脂肪分解和防止酮体的产生。但尚不能有效控制增高的血糖,尤其是糖负荷急剧增加时。

2. 高血糖、高渗等状态可抑制儿茶酚胺、胰高血糖素、肾上腺素和生长激素等脂解激素的分泌,从而减少脂肪分解和酮体产生。

3. 肝是合成酮体的主要器官,在严重高渗、脱水、缺氧状态下肝细胞功能异常,合成酮体能力下降。

虽然高渗综合征较少有酮症酸中毒的,但两者可以合并存在,这样病情会更复杂。此外,高渗性高血糖状态常因循环灌注不足、组织缺氧、细胞代谢紊乱而造成无氧酵解增加,细胞乳酸和有机酸产生增加,出现代谢性酸中毒或(和)乳酸酸中毒,使原本复杂的病情更加凶险。

三、临床表现

(一)病史与症状

1. **病史** 高渗性高血糖状态起病隐匿,一般从开始发病到出现意识障碍需要 1~2 周,偶尔急性起病,有 30%~40% 无糖尿病病史。

2. **症状** 常先出现口渴、多尿和乏力等糖尿病症状,或原有症状进一步加重,多食不明显,有时甚至表现为厌食。病情逐渐加重出现典型症状,主要表现为脱水和神经系统表现。

(二)体格检查

患者的血浆渗透压 >320 mOsm/L 时,可出现精神症状,如淡漠、嗜睡等;当血浆渗透压 >350 mOsm/L 时,可出现定向力障碍、幻觉、上肢拍击样粗震颤、癫痫样发作、偏瘫、偏盲、失语、视觉障碍、昏迷和阳性病理征。

(三) 辅助检查

血 pH 和 CO_2 结合力正常或偏低,碱剩余一般不低于 -5 mmol/L,HCO_3^- 一般不小于 18 mmol/L。酸中毒明显者需排除合并存在糖尿病酮症酸中毒和乳酸酸中毒的可能。

1. 血酮体 一般正常或轻度升高,但一般不高于 0.85 mmol/L(5 mg/dL)。

2. 血常规 白细胞多数升高,明显升高者提示感染,尤其是在起病时即有发热的患者,多数存在感染。因脱水和血液浓缩,一般血红蛋白和血细胞比容均增高。

3. 肝和肾功能检查 谷丙转氨酶、谷草转氨酶和胆红素升高,有时乳酸脱氢酶也可增高。血尿素氮和肌酐因脱水有不同程度升高。

4. 尿常规 尿糖呈强阳性,尿酮体呈阴性或弱阳性。尿相对密度和尿渗透压升高。尿液中可有蛋白质、红细胞等。

5. 心电图 可有低血钾、心肌缺血或心律失常的表现。

高渗性高血糖状态的实验室诊断参考标准有:①血糖≥3.3 mmol/L;②有效血浆渗透压≥320 mOsm/L;③血清 HCO_3^-≥18 mmol/L 或动脉血 pH≥7.3;④尿糖呈强阳性,而血酮体及尿酮阴性或为弱阳性;⑤阴离子间隙 <12 mmol/L。

四、诊断与鉴别诊断

(一) 诊断

凡老年患者,无论有无糖尿病病史,出现进行性意识障碍和脱水等临床表现均应考虑本病的可能,应及时检查血糖、渗透压、电解质和酸碱度。血糖检查若大于 33.3 mmol/L,血渗透压大于 350 mOsm/L、尿酮体阴性或弱阳性,本综合征的诊断基本成立。应同时测定血乳酸和酮体,排除糖尿病酮症酸中毒和乳酸酸中毒的合并存在。

(二) 鉴别诊断

高渗性高血糖状态与糖尿病酮症酸中毒和乳酸酸中毒鉴别时,测定血乳酸、酮体和血气分析很有帮助。根据血糖水平明显下降、皮肤潮湿而无脱水征象可与低血糖昏迷相鉴别(表 3-6-1)。高渗性高血糖状态通过临床表现有时难以与脑血管意外鉴别,需进行血渗透压、血糖、脑 CT 检查并观察治疗反应。有时高渗性高血糖状态可合并出现脑血管意外。

五、急诊处置

高渗性高血糖状态病情危重、并发症多,病死率高于糖尿病酮症酸中毒,强调早期诊断和治疗。治疗原则同糖尿病酮症酸中毒,主要包括积极补液,纠正脱水;小剂量胰岛素静脉滴注控制血糖;纠正水、电解质紊乱和酸碱平衡失调及去除诱因和治疗并发症。

1. 补充液体 在高渗性昏迷的治疗中补液是首要、关键的治疗措施。高渗综合征患者均有严重脱水,高渗性高血糖状态失水比糖尿病酮症酸中毒更严重,补液不仅可使血糖下降,还可有效降低血浆渗透压、恢复有效血容量。24 h 总的补液量一般应为 100~200 mL/kg。推荐 0.9% 氯化钠溶液作为首选。平均脱水程度为体液的 10%,严重者高达 25%。

2. 胰岛素的应用 目的是纠正高血糖、降低血浆渗透压。其治疗原则和方式与糖尿病酮症酸中毒基本相同。一般来说,高渗性高血糖状态患者对胰岛素较为敏感,胰岛素用量相对较小。选用小剂量短效胰岛素静脉给药,按照每小时每千克体重 0.1 U 胰岛素持续静脉滴注,使血糖的下降速度为每小时 3.9~5.6 mmol/L,血糖不宜下降过快,否则易诱发脑水肿。当血糖降至 16.7 mmol/L 时,应减慢胰岛素的滴注速度至 0.02~0.05 U/(kg·h),同时继以葡萄糖溶液静脉滴注,并不断调整胰岛素用量和葡萄糖溶液浓度,使血糖维持在 13.9~16.7 mmoL/L,直至高血糖危象缓解。待病情好转、神志清楚及脱水、电解质紊乱得到纠正后,能进食者,可皮下注射胰岛素。

3. 补钾治疗 本病与糖尿病酮症酸中毒相比,血钾的丢失较少。但体内总钾量是减少的,随着补液和胰岛素治疗,血液被逐渐稀释及葡萄糖和钾进入细胞内,使血钾迅速降低,因此只要血钾无增高、尿量在 40 mL/h 以上,治疗早期即应开始补充氯化钾,每小时可输入钾 1~1.5 g,24 h 内补入 6~8 g。能进食者改为口服补钾,4~6 g/d。

4. 纠正酸碱平衡失调　一般仅有轻度酸中毒,经足量补液和胰岛素治疗后,酸中毒即可被纠正,无需使用碱性药物。合并有酮症酸中毒或乳酸酸中毒,血 pH 小于 7.1 时可考虑使用碱性药物。一般以 4%~5% 碳酸氢钠 70~100 mL 稀释为 1.25% 浓度后静脉滴注,必要时 6~8 h 重复给药。

5. 连续性肾脏替代治疗(CRRT)　25% 的高血糖危象患者会出现急性肾损伤,病死率可达 35.5%。由于高渗性高血糖状态引起的脱水较糖尿病酮症酸中毒严重,高渗性高血糖状态患者中急性肾损伤的发生率更高。早期给予 CRRT 治疗,能有效减少并发症的出现,缩短住院时间,降低患者病死率,其机制为 CRRT 可以平稳有效地补充水分和降低血浆渗透压。CRRT 还可清除循环中的炎症介质、内毒素,减少多器官功能障碍综合征等严重并发症的发生。但 CRRT 治疗高渗性高血糖状态仍是相对较新的治疗方案,还需要更多的研究以明确 CRRT 的疗效。

6. 其他治疗　包括去除诱因,纠正休克,防治低血糖和脑水肿,预防压疮等。

六、注意事项

避免补液过多、过快,避免血糖下降过快和不适当补碱,预防脑水肿的发生。一旦发生脑水肿,给予脱水剂甘露醇、呋塞米等。应积极处理感染、肾衰竭、心脑血管并发症。

(田晶晶　韩小彤)

糖尿病性低血糖昏迷

一、概述

糖尿病性低血糖昏迷(hypoglycemic coma)是糖尿病患者在治疗过程中因各种因素(如药物、饮食、感染、应激等)诱发的一种常见危重并发症,1 型和 2 型糖尿病患者均可发病。常被误诊为脑血管意外、糖尿病酮症酸中毒、高渗性高血糖状态等。治疗不及时可致残、致死。在糖尿病患者的诊治过程中,应提高警惕,做好预防、早诊断、早治疗,以降低发病率及病死率。

二、病因与发病机制

(一)病因

1. 糖摄入不足　未按时进食,或进食过少。患者应定时、定量进餐,如果进餐量减少则相应减少降糖药物剂量,有可能误餐时应提前做好准备。糖尿病患者应常规随身备用糖类食品,一旦发生低血糖症状,立即食用。

2. 消耗增加　计划外的运动、感染诱发的高分解代谢状态等均可导致体内能量物质的快速消耗,在没有相应增加糖类摄入的情况下容易诱发低血糖。

3. 降糖药使用不当　患者不当使用降糖药也可导致糖尿病性低血糖昏迷。

4. 酒精摄入,尤其是空腹饮酒　酒精能直接导致低血糖,应避免酗酒和空腹饮酒。

5. 自主神经功能障碍　糖尿病患者常伴有自主神经功能障碍,自主神经功能障碍影响机体对低血糖的调节能力,增加发生严重低血糖的风险。同时,低血糖也可能诱发或加重患者自主神经功能障碍,形成恶性循环。

6. 肝、肾功能不全　合并肝、肾功能不全的糖尿病患者易于发生低血糖,与肝、肾功能不全引起摄入不足及糖异生能力降低等因素有关。

（二）发病机制

血糖浓度的变化受多种因素的影响,生理情况下空腹血糖依靠神经信号、激素、代谢底物的网络调控达到稳态,维持在 3.9~6.1 mmol/L(餐后血糖不超过 7.8 mmol/L)较为狭窄的范围内,其中胰岛素起着主要作用。胰岛素通过促进肌细胞利用糖、肝细胞合成糖原、抑制肝糖原分解和肝糖原异生达到降低血糖效果。升高血糖激素包括胰高血糖素、肾上腺素、皮质醇和生长激素。血糖调节失去平衡,胰岛素过多过强或升血糖激素减少则会出现低血糖。

三、临床表现

（一）病史与症状

1. 保护性自主神经低血糖症状　包括震颤、心悸和焦虑(儿茶酚胺介导的肾上腺素能症状),以及出汗、饥饿和感觉异常(乙酰胆碱介导的胆碱能症状)。这些症状在很大程度是由交感神经激活造成的,而非肾上腺髓质激活所致。

2. 大脑神经元低血糖症状　包括认知损害、行为改变、精神运动异常,以及血糖浓度更低时出现的癫痫发作和昏迷。

（二）体格检查

糖尿病性低血糖昏迷的体征没有特异性,除昏迷外,可表现为去大脑强直状态、心动过缓、体温不升、瞳孔散大、偏瘫、深浅反射消失等。

四、诊断与鉴别诊断

（一）诊断

患者血糖 <2.8 mmol/L,伴有保护性自主神经和损伤性神经系统的表现,即可诊断为低血糖。

（二）鉴别诊断

本病应与脑血管意外、癫痫、癔症和其他糖尿病危象所致的昏迷相鉴别。

1. 脑血管意外　患者发病前无低血糖的先兆症状,血糖正常,颅脑 CT 检查可见异常。

2. 癫痫　患者既往有颅脑疾患史,发作时口吐白沫,两眼上翻,四肢抽搐等,血糖正常,头颅 CT/MRI 及脑电图、脑地形图检查可见异常。

3. 癔症　患者发病时有明确的精神因素,多发于青年,发作时哭啼叫喊、捶胸顿足、倒地翻滚、乱唱乱叫等,躯体检查未发现相应器质性病变,血糖正常,经暗示治疗病情可好转。

4. 其他糖尿病危象所致的昏迷　见表 3-6-1。

五、急诊处置

对于疑似低血糖昏迷的患者,首先应保障气道通畅,并及时测定血糖,甚至无需血糖结果,及时给予 50% 葡萄糖溶液 60~100 mL 静脉注射,继以 5%~10% 葡萄糖溶液静脉滴注,必要时可加用氢化可的松 100 mg 和(或)胰高血糖素 0.5~1.0 mg 肌内或静脉注射。神志不清者,切忌喂食以避免窒息。使用胰岛素或胰岛素促泌剂联合葡糖苷酶抑制药的患者,应使用纯葡萄糖来治疗有症状的低血糖。因为葡糖苷酶抑制药减慢了其他糖类的消化,糖类的其他形式如淀粉食物、蔗糖不能及时纠正由葡糖苷酶抑制药联合治疗引起的低血糖(图 3-6-1)。

六、注意事项

糖尿病性低血糖昏迷患者的治疗不能以苏醒和血糖恢复正常为终点,而应持续监测血糖,保证能量供应,维持呼吸道通畅,在此基础上,积极寻找诱因,进行病因治疗,直至诱因去除后方可恢复正常的血糖监测和治疗方案。

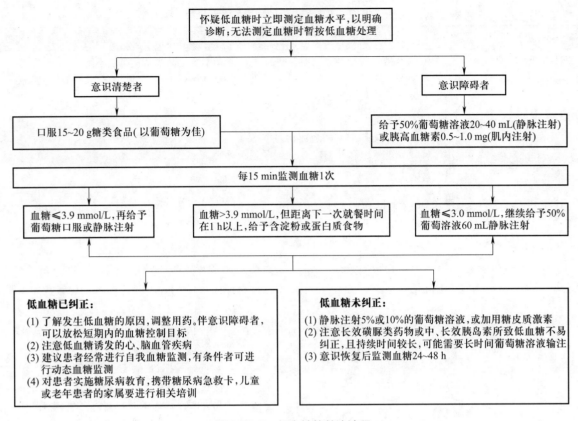

图 3-6-1 低血糖的救治流程

（周　靓　韩小彤）

乳酸酸中毒

一、概述

乳酸酸中毒（lactic acidosis，LA）是由于各种原因导致组织缺氧，大量乳酸在体内堆积，或由于肝病变致使乳酸利用减少、清除障碍，血乳酸浓度明显升高引起。它是糖尿病的急性并发症之一，多发生于伴有全身性疾病或大量服用双胍类药物的患者。本症可单独存在或与糖尿病酮症酸中毒和高渗性高血糖状态并存，其病情严重，病死率高达 50% 以上，早期诊治非常重要。

血清中乳酸正常值下限 0.5 mmol/L，但上限值相差较大，常介于 1.0~2.2 mmol/L 不等。单纯血乳酸浓度 >2.0 mmol/L 且无代谢性酸中毒时称为高乳酸血症；乳酸浓度持续增高 ≥5.0 mmol/L 且伴有代谢性酸中毒（动脉血 pH<7.35）表现时为乳酸酸中毒，此时患者的死亡风险也逐渐增加。

二、病因与发病机制

乳酸酸中毒病因和发病机制复杂（表 3-6-2）。

乳酸酸中毒分为先天性和获得性两大类。先天性乳酸酸中毒是由遗传性酶（如葡糖 -6- 磷酸酶、丙酮酸脱氢酶和丙酮酸羧化酶）的缺陷，造成乳酸、丙酮酸代谢障碍引起。而获得性乳酸酸中毒根据发病原因主要分为 A 型和 B 型两大类。

1. A 型　组织低氧所致。

（1）组织低灌注　包括各种休克，心力衰竭，心排血量减少。

（2）动脉氧含量降低　包括窒息，低氧血症，一氧化碳中毒，严重贫血。

表 3-6-2　乳酸酸中毒的病因和发病机制

病因	发病机制	备注
心源性或低血容量性休克、晚期心力衰竭、严重创伤	组织氧输送减少,肾上腺素诱导的 β_2 肾上腺素受体兴奋	组织氧输送减少证据可能不足 即使体循环未受损,但仍存在微循环功能障碍
脓毒症	肾上腺素诱导的 β_2 肾上腺素受体兴奋,伴或不伴组织氧输送减少;血流动力学稳定但乳酸清除率下降	脓毒症为 LA 最常见的病因之一
严重低氧血症	组织氧输送减少	通常 $PaO_2<30$ mmHg
一氧化碳中毒	组织氧输送减少,氧化磷酸化途径受干扰	pH<7.1 时建议高压氧治疗
重度贫血	组织氧输送减少	通常血红蛋白 <50 g/L
剧烈运动、癫痫发作寒战	耗氧量增加	pH 下降,一过性高乳酸血症 LA 可影响运动功能
糖尿病	机制不明	糖尿病酮症酸中毒合并 LA 的患者病死率明显增加
肿瘤	肿瘤细胞糖酵解作用增强(Warburg 效应);肿瘤组织缺氧;若肿瘤合并肝转移,则乳酸清除率下降	LA 见于淋巴瘤、白血病及实体瘤患者,使用 HCO_3^- 可能会使乳酸的生成增加,酸性微环境对肿瘤的发生、血管形成和肿瘤转移至关重要
肝病	乳酸清除率下降	急性暴发性肝病可引起高乳酸血症;慢性肝病患者高乳酸血症通常较轻,若合并脓毒症,即使肝功能正常也可能出现乳酸清除率下降
嗜铬细胞瘤	组织氧输送减少,肾上腺素诱导的 β_2 肾上腺素受体兴奋	LA 较少见
二甲双胍	氧化磷酸化途径受干扰,肝糖异生受抑制	通常见于二甲双胍服用过量时,血液透析有效
核苷类反转录酶抑制剂	氧化磷酸化途径受干扰	无其他诱因,高乳酸血症少见
可卡因	组织氧输送减少,肾上腺素诱导的 β_2 肾上腺素受体兴奋	部分癫痫发作或活动受限的患者可能诱发隐匿性高乳酸血症
有毒酒精、甲醇、乙二醇、二甘醇	氧化磷酸化途径受干扰	乳酸升高不明显,有些无醇类酒精中毒患者可见渗透压轻微升高(通常 <20 mOsm/L)
丙二醇	D– 乳酸和 L– 乳酸是丙二醇正常的代谢产物	即使氧化磷酸化途径正常也可出现乳酸酸中毒
水杨酸盐类	氧化磷酸化途径受干扰	轻微高乳酸血症
氰化物	氧化磷酸化途径受干扰	LA 是氰化物中毒的重要临床表现
β_2 受体激动药	刺激有氧糖酵解	在哮喘急性发作的治疗中较常见,促进钾离子向细胞内转移而出现低钾血症
丙泊酚	氧化磷酸化途径受干扰	长时间、大剂量用药可致 LA
维生素 B_1 缺乏症	丙酮酸脱氢酶活性的损伤	常见于儿童或接受肠内营养或暴发性维生素 B_1 缺乏症的成年人

2. B 型　非组织低氧所致。

（1）系统性疾病　见于糖尿病、恶性肿瘤、肝肾衰竭、严重感染、惊厥、胰腺炎及胃肠病等。

（2）药物及毒物　多见于双胍类、果糖、山梨醇、甲醇、乙醇、水杨酸类及乙二醇、核苷酸反转录酶抑制剂、可卡因、氰化物、丙泊酚、儿茶酚胺等。

乳酸的生成主要是通过葡萄糖无氧酵解途径,在还原型烟酰胺腺嘌呤二核苷酸(reduced nicotinamide

adenine dinucleotide,NADH)和乳酸脱氧酶作用下由丙酮酸还原而成,此过程为可逆性。体内多数组织如骨骼肌、红细胞、白细胞和血小板等均可产生乳酸。机体产生的乳酸被肝和肾等器官重新摄取,在有氧和烟酰胺腺嘌呤二核苷酸(NAD)存在时,迅速转化为丙酮酸,或转化为二氧化碳和水,或经糖异生途径合成葡萄糖。当组织缺氧时,线粒体功能障碍,丙酮酸脱氢酶活性受抑制,丙酮酸不能进入三羧酸循环,加之腺苷三磷酸(adenosine triphosphate,ATP)不足,影响了丙酮酸羧化酶的活性,糖异生受限,大量丙酮酸转化为乳酸。正常血乳酸与丙酮酸比值为 10:1,乳酸酸中毒时该比值增高。

三、临床表现

(一)病史与症状和体征

1. **病史**　可发生于糖尿病或非糖尿病患者,多见于有严重疾病或有某些诱因的基础上。

2. **症状和体征**　一般起病较急,临床表现视病情不同而异。缺氧引起者有发绀、休克及原发病表现;药物引起者常有服药史及各种中毒表现;系统性疾病引起者,除原发病症状外,以酸中毒为主。本病症状与体征可无特异性,常被原发或诱发疾病的症状所掩盖,应注意避免误诊或漏诊。轻症患者可仅有疲乏无力、恶心、食欲降低、头昏、嗜睡和呼吸稍深快。中至重度患者可有腹痛、呕吐、头痛、头晕、疲劳加重、口唇发绀,不伴酮味的深大呼吸至潮式呼吸,血压下降、脱水表现、意识障碍、四肢反射减弱、肌张力下降、体温下降和瞳孔扩大,最后可导致昏迷及休克。

(二)辅助检查

1. **血乳酸**　浓度常≥5 mmol/L,有时可达 35 mmol/L,血乳酸浓度 >25 mmol/L 的患者通常预后不佳。丙酮酸浓度相应升高达 0.2~1.5 mmol/L,乳酸/丙酮酸≥30:1。

2. **血气分析及血电解质**　血 pH 一般 <7.2,血 HCO_3^- 明显降低(常 <10 mmoL/L),二氧化碳结合力常 <10 mmoI/L。阴离子间隙(anion gap,AG)常 >18 mmol/L,一般为 25~45 mmol/L。血钠一般偏高,血钾一般正常或偏高。

3. **血糖**　可正常、偏低或升高,但通常血糖水平 <13.9 mmol/L。

4. **血酮体**　一般正常或轻度升高,但多数 <0.85 mmol/L。

5. **其他**　白细胞多数升高,肝、肾功能可有不同程度的升高。

四、诊断与鉴别诊断

(一)诊断

糖尿病患者在服用双胍类药物过程中,若出现严重酸中毒,既无酮体升高(血酮、尿酮皆不升高),又无严重高血糖、血浆渗透压增高或高血钠等,必须警惕乳酸酸中毒的可能性。乳酸酸中毒的主要诊断标准为:①血乳酸≥5 mmol/L;②动脉血 pH<7.35;③AG>18 mmol/L;④HCO_3^-<10 mmol/L;⑤二氧化碳结合力 <10 mmoL/L;⑥丙酮酸增高,乳酸/丙酮酸≥30:1;⑦血酮体一般正常或轻度升高。其中①、②为必要诊断条件。

(二)鉴别诊断

乳酸酸中毒应注意与糖尿病酮症酸中毒、高渗性高血糖状态、低血糖昏迷相鉴别。

五、急诊处置

本病病死率较高,治疗效果欠佳,因此重在预防和早期诊治,一经确诊即刻给予抢救。

1. **预防措施**　糖尿病患者肝、肾和心功能不全时忌用双胍类药物,其他诱发药物也应尽量避免使用,如乙醇、甲醇、水杨酸、异烟肼、山梨醇等。积极纠正缺血、缺氧、休克和控制呼吸道疾病。

2. **一般措施**　停用所有可能诱发该病的药物与化学物质。立即给予吸氧,保持呼吸道通畅,做好气管插管准备,必要时气管切开。给予心电监护,监测生命体征、血乳酸、电解质、血气分析、酮体、血糖等。

3. **液体复苏**　晶体和胶体溶液均可改善组织灌注。与生理盐水相比,目前推荐使用含有 HCO_3^- 或其前体的平衡盐溶液,但最终使用哪种液体尚存在争议。在中心静脉压监测下补液,充分补液后血压仍低时可考虑使用血管活性药。

4. 纠正酸中毒及电解质紊乱 血 pH<7.2、血 HCO_3^-<10 mmol/L 时,应及时补充碳酸氢钠。目前主张给予小剂量碳酸氢钠持续静脉滴注的方式,使 HCO_3^- 上升 4~6 mmol/L,维持在 14~16 mmol/L,动脉血 pH 高于 7.2。

5. 葡萄糖和胰岛素的使用 根据血糖水平给予葡萄糖和胰岛素,有利于机体对乳酸的利用。

6. 透析治疗 对服用过量双胍类药物者伴有血钠增高、心力衰竭、肾衰竭时可采用血液透析治疗。

六、注意事项

以往强调的大量碳酸氢钠注射液静脉滴注的方法现多不主张采用,因为大剂量碳酸氢钠可引起高钠血症、高血浆渗透压,加重了容量负荷,血乳酸反而升高。

(樊麦英 韩小彤)

▶▶▶ 第二节 甲状腺急症 ◀◀◀

甲状腺危象

一、概述

甲状腺危象(thyroid crisis)也称甲亢危象,是甲状腺毒症急性加重表现的一系列症状,主要发生在甲亢治疗不及时和不充分的情况下。在甲亢患者中有 1%~2% 发生甲状腺危象。

二、病因与发病机制

甲状腺危象常见诱因有感染、手术、创伤、精神刺激和药物使用不当等。目前甲状腺危象的发生机制尚不完全明确,其可能与下列因素相关。

1. 儿茶酚胺结合位点增加及对肾上腺素的反应力增加。目前认为,该机制是甲状腺危象病理生理的核心,在甲状腺危象的发生中,儿茶酚胺起关键作用,甲状腺危象患者儿茶酚胺结合位点增加,使肾上腺素能神经兴奋性增高,而儿茶酚胺的反应性增强又可进一步刺激甲状腺素的合成与释放。

2. 血中游离甲状腺素水平升高。感染、应激等疾病可引起甲状腺结合球蛋白减少,使与其结合的激素转化为具有生物活性的游离甲状腺激素,这可以解释部分甲状腺危象患者的发病。

3. 甲状腺激素大量入血。甲亢患者突然停用抗甲状腺治疗的药物,甲状腺钝挫伤或贯通伤时甲状腺激素从受损的腺体中漏出,血液中甲状腺激素浓度突然升高,导致患者发生甲状腺危象。

4. 机体对甲状腺激素的耐受能力降低或机体对甲状腺素的清除率降低。

三、临床表现

(一)病史与症状

1. **病史** 多有甲亢病史和感染、手术、创伤等相关诱因。

2. **症状** 甲状腺危象患者的临床症状牵涉多个系统,主要有以下表现:①高热:体温可达 39℃以上,伴大汗。②心血管系统表现:窦性心动过速(140 次/min 以上)、心房颤动、心房扑动、脉压差增大、心力衰竭等。③神经系统表现:极度乏力、烦躁不安、焦虑、谵妄甚至昏迷。④胃肠道症状:恶心、呕吐、腹泻、腹痛等。⑤其他表现:脱水、体重锐减、电解质紊乱、低血糖,严重时可出现黄疸,多以结合胆红素为主。

(二)体格检查

患者表现有心率快、大汗淋漓、洪脉、发热、烦躁不安、情绪不稳定、注意力不集中。

（三）血清标志物

1. **血清总甲状腺素**（total thyroxine，TT_4） T_4全部由甲状腺产生，每天产生 80~100 μg。甲状腺危象时 TT_4 增高。受甲状腺结合球蛋白（thyroxine-binding globulin，TBG）变化的影响，TBG 水平增高导致 TT_4 的假性增高。

2. **血清总三碘甲腺原氨酸**（total triiodothyronine，TT_3） 甲亢时 TT_3 增高，T_3 与 T_4 的比值也增加。受 TBG 变化的影响，TBG 水平增高导致 TT_3 的假性增高。

3. **血清游离甲状腺素**（free thyroxine，FT_4）、**游离三碘甲腺原氨酸**（free triiodothyronine，FT_3） 甲状腺危象患者 FT_3、FT_4 均增高，FT_3、FT_4 升高的速度比浓度更有提示意义。

4. **超敏促甲状腺激素**（thyroid-stimulating hormone，TSH） 血清超敏 TSH 浓度的变化是反映甲状腺功能最敏感的指标，甲状腺危象患者的 TSH 水平降低。

四、诊断与鉴别诊断

（一）诊断

甲状腺危象患者表现多样，目前尚无公认的诊断标准，其诊断主要依赖于临床表现、诱因及既往甲状腺病史。对于有甲状腺毒症病史，未经正规治疗或突然中断治疗，并有相关诱因的患者，出现原有甲亢症状加重，应警惕甲状腺危象的发生。实验室检查对于甲状腺危象诊断意义有限，部分患者激素水平并不显著增高，怀疑甲状腺危象时可送检甲状腺激素，但鉴于疾病的危急性，不应等待检验结果完善后再予以诊断治疗。

甲状腺危象诊断评分表有助于及时做出诊断并评估病情严重度（表 3-6-3）。值得注意的是，少数患者会以突发性昏迷、癫痫持续状态为首发症状，不典型甲亢或恶病质患者危象发生时常无典型表现，可只有昏迷或低体温、皮肤干燥无汗等单一表现。

表 3-6-3 Burch 和 Wartofsky 甲状腺危象诊断评分表

诊断参数	分值	诊断参数	分值
1. 温度调节功能失常		**4. 心血管异常**	
体温		**心动过速（次/min）**	
37.2~37.7℃	5	90~109	5
37.8~38.2℃	10	110~119	10
38.3~38.8℃	15	120~129	15
38.9~39.4℃	20	130~139	20
39.5~39.9℃	25	≥140	25
≥40℃	30	**充血性心力衰竭**	
2. 中枢神经系统异常		无	0
无	0	轻度（足水肿）	5
轻度（烦躁）	10	中度（双肺底啰音）	10
中度（谵妄、昏睡、精神病）	20	重度（肺水肿）	15
重度（癫痫、昏迷）	30	**心房颤动**	
3. 胃肠-肝功能异常		无	0
无	0	有	10
中度（腹泻、恶心、呕吐、腹痛）	10	**5. 诱因**	
重度（无法解释的黄疸）	20	无	0
		有	10

注：甲状腺危象诊断积分分值≥45 高度提示甲状腺危象，25~44 分即提示可能有甲状腺危象，≤24 分则提示不太可能是甲状腺危象。

（二）鉴别诊断

甲状腺危象患者应注意与严重感染、感染性休克、多器官功能衰竭、恶性高热、细菌性脑膜炎、高渗性高血糖状态等鉴别。根据病史、发病过程、临床表现和甲状腺激素水平测定不难鉴别。

五、急诊处置

正确地认识和处理甲状腺危象对于患者生存至关重要。治疗具有以下几个目标。

（一）减少甲状腺激素生成

甲状腺危象的一线治疗是使用硫脲类药物，其能抑制氧化过程和有机碘与甲状腺球蛋白的结合，因此可阻断甲状腺激素的合成。丙硫氧嘧啶(propylthiouracil, PTU)和甲巯咪唑均可选择，但是 PTU 更为合适，因为其具有减少 T_4 转化为 T_3 附加效果。PTU 初始负荷量为口服 500~1 000 mg，继以 250 mg/4 h。甲巯咪唑的初始剂量 20~30 mg，以后每 6 h 重复此剂量。如果患者无法口服药物，可经鼻胃管或直肠予以同样剂量。

（二）抑制甲状腺激素释放

虽然甲状腺激素的合成可以通过硫脲类药物阻断，但腺体内已经合成的激素仍可继续释放。复方碘口服溶液可以阻断腺体内储存的甲状腺激素的释放，剂量为 250 mg/6 h，一般使用 3~7 d。但是其必须在使用硫脲类药物至少 1 h 后再应用，其原因是施加于活跃合成状态的甲状腺的碘负荷为刺激甲状腺激素生成和释放提供了更多的底物。如果口服或者鼻胃管途径无法使用，可以使用直肠途径给药。碘剂的作用在治疗 2~3 周后消失，因此可能出现迟发的甲亢恶化，所以需要保持充分的硫脲类药物治疗。

（三）阻止外周 T_4 向 T_3 转化，抑制 β 肾上腺素受体活性

使用 β 受体拮抗药抑制肾上腺素受体活性是甲状腺危象和症状性甲状腺毒症治疗的关键。普萘洛尔是 β 受体拮抗药的传统选择，因其阻止 T_4 向 T_3 的转化并具有非选择性的效果，可改善震颤、高热和焦虑不安，可予 60~80 mg/4 h 口服。如果患者不能口服或需要快速起效的 β 受体拮抗药时，可以静脉注射普萘洛尔，试用剂量为 0.5~1 mg/10 min，可在 15 min 后重复以达到理想效果，继以 2~3 mg/3 h。或使用短效制剂如艾司洛尔，负荷量为 250~500 μg/kg，继以 50~300 μg/(kg·min)的速度静脉滴注。

甲状腺危象时使用糖皮质激素可抑制外周 T_4 转化为 T_3，并阻断激素由腺体释放。由于甲状腺危象时存在绝对或相对性肾上腺功能不全，因此也建议使用糖皮质激素。可使用氢化可的松首剂 100~300 mg 静脉注射，继以 100 mg/8 h 持续数天，或地塞米松 2 mg/6 h。PTU、碘剂和糖皮质激素的协同作用可在 24~48 h 内使 T_3 浓度恢复到正常。

（四）支持、对症治疗

支持措施在甲状腺危象的治疗中同样重要。除非有明确的充血性心力衰竭证据，则应积极进行液体复苏。由于甲状腺毒症时肝糖原储备减少，推荐使用 5% 葡萄糖溶液；为了恢复血容量可选择 5% 葡萄糖氯化钠溶液。

甲状腺毒症的躁动和轻度躁狂可考虑使用苯二氮䓬类药物。

需要特殊注意的是硫脲类药物的毒性作用，其表现可能是甲状腺毒症患者已经存在的症状。轻微的不良反应出现于 5% 以上的患者，包括药物热、味觉异常、皮疹、关节痛以及唾液腺炎。甲状腺危象患者出现这些反应不应停止治疗，但对于甲状腺毒症较轻的患者应该停止用药。PTU 和甲巯咪唑最严重和威胁生命的不良反应是粒细胞缺乏症，常常以发热和严重咽喉痛为预兆。使用硫脲类药物的任何患者出现发热都应检查白细胞计数，如果降低应立即停药，此类反应的发生率仅有 3‰ ~4‰。

若给予积极的多药联合治疗后甲状腺危象仍持续恶化，则需要考虑血浆置换或透析以快速降低甲状腺激素的水平。

（五）明确和治疗诱因

在进行前述各项治疗的同时，应积极寻找甲状腺危象的潜在诱因。感染是最常见的诱因，甲状腺危

象时可以尝试经验性使用抗生素。应做心电图和肌钙蛋白评估静默型心肌缺血,并考虑到卒中和肺栓塞的可能。

甲状腺危象时给予碘剂、β 受体拮抗药、糖皮质激素、液体复苏、快速降温及治疗诱发疾病可以在 24 h 内缓解发热、心动过速及神志改变。所有甲状腺危象患者应予监护,并且应避免任何的治疗中断而导致症状突然反复和死亡。

六、注意事项

高热在甲状腺危象中并不少见,应优先考虑物理降温。中度发热可使用对乙酰氨基酚,但危象时可能出现肝功能障碍,应谨慎使用。阿司匹林会增加游离甲状腺激素的浓度,因此,阿司匹林在甲状腺危象时是禁止使用的。

(徐一笑　韩小彤)

黏液性水肿昏迷

一、概述

黏液性水肿昏迷(myxedema coma)是甲状腺功能严重减退、全身代谢和各系统功能下降所引起的临床综合征,又称甲减危象。它是甲状腺功能减退症(简称甲减)的严重并发症,可危及生命。无论是原发性甲减还是继发性甲减,未能及时诊治均可发展为黏液性水肿昏迷。

二、病因与发病机制

黏液性水肿昏迷的患者多在冬季寒冷时发病。诱因为严重的全身性疾病、甲状腺激素替代治疗中断、感染、寒冷、手术、麻醉和使用镇静药等。黏液性水肿昏迷的基本病理生理基础是甲减导致的细胞内 T_3 显著减少。

1. 低体温是患者的主要表现,持续的甲状腺素低水平会导致患者体内 β 肾上腺素能反应低下,导致患者热能产生的反应能力也下降。

2. 甲减患者的低代谢状态可使患者对体内物质的清除率下降,如胰岛素清除率下降和糖原生成减少,患者易发生低血糖。对各种药物的清除率下降,从而易致药物中毒,如地高辛、利尿药与镇静药等,常规剂量即可导致中毒。

3. 心肌黏液性水肿可导致心脏增大、心肌收缩力降低、心排血量下降,心电图示低电压,并可出现心包积液。甲减患者,外周血管会代偿性收缩,出现收缩性高血压;但黏液性水肿昏迷时,患者常表现为低血压。

4. 甲减可使中枢神经系统对缺氧和高碳酸的敏感性降低,从而导致呼吸衰竭。

5. 甲状腺激素显著降低导致肾小球滤过率降低,水和溶质向远端肾单位传送减少,血管升压素分泌增加,从而水分排除受阻,患者易发生低钠血症,并可进一步损伤中枢神经系统,加重患者的神经精神症状。

三、临床表现

(一)症状

患者常表现为嗜睡、低体温(<35℃)、呼吸徐缓、心动过缓、血压下降、四肢肌肉松弛、反射减弱或消失、急性尿潴留、麻痹性肠梗阻,甚至昏迷、休克、肾功能不全危及生命。

（二）体格检查

典型面容:水肿、呆钝、唇厚、鼻宽、舌大,皮肤发凉、蜡黄、粗糙、弹性差,头发稀、干、缺乏光泽,眉少,往往外 1/3 脱落。皮肤水肿以非压凹性为主。

（三）血清学标志物

1. 血清甲状腺激素和 TSH 血清 TSH 增高,TT_4、FT_4 降低是诊断本病的必备指标。

2. 血红蛋白 多为轻、中度贫血。

3. 甲状腺摄碘率测定 明显低于正常。

4. 生化检查 磷酸肌酸激酶、肌酐、氨基转移酶升高,高二氧化碳血症、高脂血症、低血糖症、稀释性低钠血症等。

四、诊断与鉴别诊断

（一）诊断

目前黏液性水肿昏迷尚无特异性诊断标准,疾病诊断时应注意病史、症状、体格检查及排除昏迷的其他原因,患者有低体温及神经系统异常且临床和生化特征提示甲减应高度怀疑该疾病。甲状腺功能指标 FT_3、FT_4 水平降低,TSH 升高或不高有助于黏液性水肿昏迷的诊断。

（二）鉴别诊断

黏液性水肿昏迷主要应与下列疾病相鉴别。

1. 低血糖昏迷 低血糖也可引起体温降低,而黏液性水肿昏迷时也有低血糖,故当昏迷患者伴有低血糖时,应注意有无甲减症状及体征,必要时行甲状腺功能检查。

2. 脑血管疾病 常有高血压病史,突然发病,有神经定位体征。头颅 CT 及甲状腺功能检测是鉴别依据。

3. 继发性甲减危象 测定 TSH 对区别原发、继发或第三性甲减有帮助。

4. 其他 还需与重度抑郁、肺性脑病、其他原因所致的贫血、水肿等疾病相鉴别。

五、急诊处置

黏液性水肿昏迷的治疗应立即注意气道管理、液体复苏、甲状腺激素替代、全身支持以及治疗诱发病。

（一）气道管理

因为可能出现巨舌和声门上水肿导致气道梗阻、呼吸肌病变以及中枢性低通气,多数黏液性水肿昏迷患者需要气管插管机械通气支持。在完全机械通气支持的起始阶段需要严密监测血气,避免出现威胁生命的碱中毒。

（二）液体复苏

即使生命体征正常,黏液性水肿昏迷患者也可能存在显著的血容量减少。黏液性水肿昏迷患者是低钠血症和低血糖的高危人群,首选的复苏液体是 0.9% 生理盐水或 5% 葡萄糖氯化钠溶液。

（三）甲状腺激素替代治疗

正确的甲状腺激素替代治疗对于黏液性水肿昏迷患者的存活至关重要。T_4 依赖于在外周转化为 T_3,且危重病时 T_4 向 T_3 转化受到抑制,所以其心脏毒性低但起效缓慢。T_3 起效快、生物活性高,但过量使用时有较大的心脏毒性风险。

黏液性水肿昏迷应用最广泛的方案是根据患者体重和心脏危险因素静脉注射 T_4 200~400 μg 负荷剂量,此剂量可完全替代体内 T_4 的总储存量,然后以 1.6 μg/(kg·d) 维持注射。如有条件,对于病情非常严重而没有心脏病的年轻患者,可同时给予 T_3 5~20 μg 负荷剂量注射,然后维持 2.5~10 μg/8 h 静脉注射。

黏液性水肿昏迷时需静脉给药直到患者清醒并耐受口服为止,然后继续单独使用 T_4 维持。

（四）支持、对症治疗

所有黏液性水肿昏迷的患者都应使用氢化可的松。小部分患者为中枢性甲减而合并促肾上腺皮质激素（adrenocorticotropic hormone，ACTH）缺乏，另外一部分患者甲状腺和肾上腺遭到自身免疫性破坏（Schmidt 综合征），同时大多数患者存在因应激和激素清除增加导致的相对肾上腺功能不全。可使用氢化可的松 50~100 mg/6~8 h 静脉注射数天，并逐渐减量。

针对低体温应积极复温，但由此导致的血管扩张有引起低血压的风险。同时，在低体温时应避免过度机械刺激以诱发心律失常。

（五）明确和治疗诱发疾病

应寻找黏液性水肿昏迷的诱发疾病并积极治疗，应特别注意潜在的感染因素。

如果没有进行甲状腺激素替代治疗和积极的处置，黏液性水肿昏迷的病死率超过 80%；经过积极处置，病死率可降至 20% 以下。黏液性水肿昏迷预后不良的因素包括高龄、难治性低体温、低血压及脓毒症。

六、注意事项

黏液性水肿昏迷患者应避免使用低张液体，如果低钠血症严重（低于 120 mmol/L），可以考虑使用高张盐水 50~100 mL。

（谭　正　韩小彤）

▶▶▶ 第三节　垂体危象 ◀◀◀

数字课程学习……

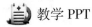 教学 PPT　　 微视频　　 拓展阅读　　 自测题

第七章

皮肤与血液系统急症

▶▶▶ 第一节 重症药疹 ◀◀◀

一、概述

重症药疹（drug eruption）属于药物反应中十分严重的并发症，病情危重，进展迅速，容易引发其他严重相关疾病，病死率较高，为了保障患者的生命健康，需采取有效措施及时治疗。重症药疹一般分为中毒性表皮坏死松解症（toxic epidermal necrolysis，TEN）、重症多形红斑（erythema multiforme major）［又称史 - 约综合征（Stevens-Johnson syndrome，SJS）］、剥脱性皮炎（exfoliative dermatitis，ED）及药物超敏反应综合征（drug-induced hypersensitivity syndrome）等，其中 SJS 及 TEN 在临床上相对常见，是一组主要由药物导致皮肤黏膜广泛受累，表皮剥脱，同时伴有内脏损伤的疾病。

二、病因与发病机制

（一）病因

1. 个体因素 不同个体对药物反应的敏感性差异较大，其原因包括遗传因素、某些酶的缺陷、机体病理或生理状态的影响等。同一个体在不同时期对药物的敏感性也可不同。

2. 药物因素 绝大部分药物在一定条件下都有引起药疹的可能，但不同种类药物的危险性不同。临床上易引起药疹的药物有抗生素、解热镇痛药、镇静催眠药及抗癫痫药、抗痛风药及异种血清制剂及疫苗。

（二）发病机制

药疹的发病机制可分为变态反应和非变态反应两大类。多数药疹属于变态反应，某些药物（如青霉素等）所致药疹既可以以 Ⅰ 型变态反应为主，亦可以以 Ⅱ 型或 Ⅲ 型变态反应为主，也可能为两种或两种以上的变态反应同时参与，其具体机制尚未完全阐明。能引起非变态反应性药疹的药物相对较少。其可能的发病机制有药理作用、过量反应、蓄积作用、个体某些代谢酶缺陷或抑制、光毒性反应等。

三、临床表现

1. 重症多形红斑 多由磺胺类、解热镇痛类及巴比妥类引起，常由轻型多形红斑发展而来，发病前常有较重的前驱症状，皮损迅速泛发全身，在中心呈暗紫色的典型皮疹（虹膜样）基础上出现大疱、糜烂及渗出，累及黏膜，常伴剧烈疼痛，可伴有高热、外周血白细胞升高、肝肾功能损伤等。

2. 中毒性表皮坏死松解症 常由磺胺类、解热镇痛类、巴比妥类及抗生素类引起,起病急骤,部分患者的皮疹在发病初期可为其他类型药疹,特点为速发型弥漫性紫红色或暗红色斑片并且迅速波及全身,在红斑处出现大小不等的松弛性水疱和表皮松解,尼科利斯基征(简称尼氏征)阳性,容易形成溃烂面,如烫伤样外观,疼痛明显。口、眼、呼吸道及胃肠道黏膜常受累,并可伴有显著内脏损伤,全身中毒症状较重,可出现高热、恶心、腹泻、谵妄、昏迷等全身症状,甚至因肝肾衰竭、电解质紊乱、内脏出血、继发感染等死亡,病情重笃凶险。

3. 剥脱性皮炎 常由磺胺类、解热镇痛类、巴比妥类、抗生素类、抗癫痫药类引起,潜伏期较长,可长达3周以上,发病前常有全身不适、发热等前驱症状。皮损初期多呈发疹型或猩红热样,亦可呈泛发全身的大片损害,皮损逐渐加重并融合成全身弥漫性潮红、肿胀,尤以面部水肿为重,可伴水疱、糜烂和渗出,因渗出物分解而产生臭味,经2~3周后红肿消退,全身出现大量鳞片状或落叶状脱屑,掌跖部位呈手套或袜套样剥脱,头发、指甲等亦可脱落,非永久性损伤。可累及黏膜,全身症状明显,浅表淋巴结肿大,常伴寒战、发热等,病死率高。

4. 药物超敏反应综合征 又称伴有嗜酸性粒细胞增多及系统症状的药物反应(drug reaction with eosinophilia and systemic symptoms,DRESS)。常于用药后2~6周内发生,主要见于抗癫痫药、磺胺类、别嘌醇、米诺环素、钙通道抑制剂及雷尼替丁等。早期皮损可表现为面部、前胸、后背及双侧上肢的麻疹样皮损,迅速发疹至全身。面部水肿最为明显,其他皮损可较为多样。嗜酸性粒细胞增高亦可浸润到内脏,出现腹泻、氨基转移酶升高、肺部感染等。若非及时诊治,病死率高达10%。

四、诊断与鉴别诊断

(一)诊断

1. 病程 发疹前近1个月有明确用药史。用药至发疹之间的间隔时间有一定规律性。首次用药,潜伏期为4~20 d,平均8~9 d;再次用药常在24 h内发病。剥脱性皮炎潜伏期较长,一般在3周以上。

2. 皮疹表现 与发疹性传染病或常见皮肤病皮损相近,但皮疹分布更广泛,色泽鲜红,且多呈对称性。常伴发热等全身症状,重症患者可见心、肝、肾等内脏器官及造血系统等损害。

3. 辅助检查 白细胞计数及分类可增高,但中性粒细胞不高,嗜酸性粒细胞绝对值常升高。肝肾功能、心电图及胸部X线片可见异常。

(二)基因检测和基因多样性检测

患者服药前筛查*HLA-B*1502*等位基因可预防卡马西平等抗癫痫药诱发重症药疹,筛查*HLA-B*5801*等位基因可规避别嘌醇导致重症药疹,筛查*HLA-B*1301*等位基因可提示出现氨苯砜综合征风险。

(三)严重程度评估

SCORTEN评分是评价SJS以及TEN严重程度的特异性评分,对于重症药疹有重要警示作用。SCORTEN评分系统对以下7个独立指标进行评价(表3-7-1)。

表3-7-1 SCORTEN评分

指标	数值	指标	数值
年龄	≥40岁	血尿素氮	>10 mmol/L(>28 mg/dL)
合并肿瘤	合并	血碳酸氢盐	<20 mmol/L(<20 mEq/L)
心率	≥120/min	血糖	>14 mmol/L(>252 mg/dL)
第一天受累皮肤面积	≥10%		

注:每符合一项记1分,最终得分用于估计病死率:0~1分,3.2%;2分,12.1%;3分,35.3%;4分,58.3%;5分,90%。

SCORTEN评分时间点为入院24 h内,主要反映患者病情严重程度,这也是治疗干预的起点。随着疾病本身的发生、发展、高峰以及治疗干预措施的有效性,SCORTEN评分也必然因此而发生变化。

五、急诊处置

急诊处置的原则是停用一切可疑药物,包括与可疑致病药物结构成分类似的药物;早期全身应用糖皮质激素治疗以控制超敏反应造成的皮肤黏膜及其他器官损伤。对于重症药疹一定要早期、足量、分次使用糖皮质激素。

1. 口服泼尼松或泼尼松龙,用于伴有发热在38℃左右,皮疹较广泛,但一般情况较好的且无感染指征的患者,剂量为20~30 mg,分次服用;琥珀酸氢化可的松200~600 mg加入5%葡萄糖溶液分次缓慢持续静脉滴注。用药过程中严密注意可能出现的激素不良反应。

2. 重症患者可用丙种球蛋白(IVIg)冲击,特别适合重症药疹已经发生广泛性皮肤脱落者。

3. 局部以抗炎、止痒、安抚、保护皮肤黏膜和防止继发感染为原则,尽可能保护受损伤或继发感染的皮肤与黏膜。

4. 重症患者全身状况极差者可以输注新鲜冰冻血浆等,注意及时纠正水和电解质紊乱,伴继发感染时及时选用适当抗生素。

5. 加强护理,对重症皮肤脱落患者做好床旁隔离,避免感染,加强营养。

6. 避免使用结构类似的药物,注意交叉过敏和多价过敏。

7. 重症药疹患者禁忌药物激发试验。

六、注意事项

重症药疹患者一般存在年龄、药物用量等危险因素,且与抗生素、抗癫痫药等药物使用存在重要关联。致敏药物各有不同,对危险因素进行临床分析可为临床用药起到预警作用。

(朱梦侬　朱继红)

▶▶▶ 第二节　出凝血功能障碍 ◀◀◀

一、概述

机体的凝血系统、抗凝血系统及纤溶系统维持着正常动态平衡,保证生理状态下的循环血液流动,机体凝血功能的自我调节能力,既避免了生理状态下血栓的形成,也保持了在一定损伤条件下的止血功能。病理情况下影响出凝血功能的因素复杂,获得性因素导致的急性出凝血功能障碍是急诊与ICU重点关注的问题。出血及血栓形成是疾病的临床表现,血管损伤与凝血功能紊乱是其病理机制,也是急危重患者救治的难点问题。本节对先天性因素所致的出凝血功能障碍不作赘述。

二、病因与发病机制

危重患者获得性急性出凝血功能障碍的常见病因包括脓毒症、严重创伤、中毒、血小板减少、肝功能障碍、病理产科、热射病和药物等因素,弥散性血管内凝血(DIC)既可以是出凝血功能障碍的原因,也可以是出凝血功能障碍的结果,急性出凝血功能障碍包括血管壁异常、血小板异常、凝血功能障碍和抗凝与纤溶异常等。

(一)血管壁异常

造成血管壁损伤或发生病理改变而导致出血的获得性因素包括:①感染;②过敏或药物性紫癜;③营养不良导致代谢物质缺乏;④代谢障碍,如糖尿病、高脂血症等;⑤其他,如结缔组织病、机械性紫癜等。另一方面,血管内皮细胞因机械性、化学性、生物性、免疫性等因素受损时,可引起抗栓和促栓机制失衡,导致血栓形成。

(二)血小板异常

1. 血小板减少 ①获得性因素造成血小板生成减少,如药物不良反应、血液性疾病、营养底物缺乏及放射和化学治疗后的骨髓抑制;②免疫性血小板减少症造成血小板破坏过多;③大出血丢失及脓毒症等触发病理凝血过程造成血小板消耗过多;④脾大和脾充血,导致血小板分布异常;⑤其他,如大量液体复苏带来的血液稀释等因素。

2. 血小板增多 ①严重感染等因素损伤血管内皮细胞,可使血小板代偿性升高及功能增强;②骨髓增殖性肿瘤,容易形成血栓及导致继发性凝血功能亢进。

(三)凝血功能异常

造成获得性凝血功能异常的因素包括:①肝功能障碍,影响凝血因子合成;②维生素K缺乏或化学、生物物质拮抗作用,抗凝血药对一些凝血因子的抑制作用;③严重病理损害因素,如脓毒症、严重创伤、病理产科和热射病等引起的凝血功能紊乱。

(四)抗凝与纤溶异常

获得性因素多因药物(如肝素、香豆素类药物和溶血栓药等过量)、毒物(如敌鼠钠、蛇咬伤等中毒)所致。另一方面,抗凝能力减弱,纤溶活力降低,有利于血栓的形成。

(五)弥散性血管内凝血(DIC)

DIC可由多种病因所致,病理机制复杂。①组织损伤,脓毒症、严重创伤或大型手术等因素导致组织因子(tissue factor,TF)或组织因子类物质释放入血,激活外源性凝血途径。蛇毒等外源性物质亦可激活此途径,或直接激活因子X及凝血酶原。②血管内皮损伤,脓毒症、炎症与免疫反应、病理产科、缺氧等造成内皮损伤,内皮下胶原暴露,启动内源性凝血途径。③血小板活化,各种炎症反应、药物等因素可诱发血小板聚集和释放反应,通过多种途径激活凝血。④纤溶系统激活,凝血过程及血栓形成可直接或间接激活纤溶系统。

(六)血液流变学异常

高脂血症、高纤维蛋白原血症、红细胞增多症、脱水等原因可使血液黏滞度增高、红细胞变形能力下降,导致血流缓慢、淤滞,是血栓形成的重要基础。

三、临床表现

出凝血功能障碍导致的结果包括出血和血栓形成,获得性急性病程在急诊和ICU较为常见。出血与血栓形成是各种病因引起不同病理机制的结果,临床表现为非特异性。诊断主要依据病史和辅助检查结果分析判断。

(一)出血性疾病

排除先天性、遗传性因素,依据以下三方面做出出血的原因判定。

1. 病史和症状 ①出血特征:包括出血发生的年龄、部位、持续时间、出血量,是否同一部位反复出血等;②出血诱因:是否为自发性,与手术、创伤、感染及接触(毒物)或使用药物的关系等;③基础疾病:是否存在肝肾疾病、消化系统疾病、免疫性疾病和特殊感染等。

2. 体格检查 ①皮肤、黏膜出血点、紫癜、瘀斑、口腔黏膜血疱、鼻出血及牙龈出血;②深部组织出血,包括血肿、关节出血、浆膜腔出血和眼底出血等;③内脏出血,包括咯血、呕血、便血、血尿、引流出血及脑出血,需关注生命体征和末梢循环状况等;④基础疾病如肝硬化体征。

3. 辅助检查

(1)筛选试验 临床上出血缺乏特征性,主要依据实验室检查进行判断。①出血时间(bleeding time,BT)、血小板计数用于血管或血小板异常的筛查;②活化部分凝血活酶时间(APTT)、凝血酶原时间(PT)、凝血酶时间(thrombin time,TT)、纤维蛋白原浓度(fibrinogen,FBG)等用于判断凝血是否异常。

(2)确诊试验 针对不同病理异常,选择相应实验检查指标。①血管异常可测定血管性假血友病因子（von Willebrand factor，vWF）、内皮素 –1（endothelin-1，ET-1）及凝血调节蛋白（thrombomodulin，TM）等；②血小板异常包括数量和功能异常，如血小板形态、黏附、聚集功能，血小板抗原、抗体检测等；③凝血异常可检测凝血因子、纤维蛋白原的抗原和活性；④抗凝与纤溶异常可选择抗凝血酶（antithrombin，AT）/TM、纤维蛋白/纤维蛋白原降解产物（fibrin/fibrinogen degradation product，FDP）/D- 二聚体等。血栓弹力图（thromboelastography，TEG）有助于更全面评估凝血功能。

（二）血小板减少症

1. 病史和症状 血小板减少是 ICU 危重患者常见并发症，发生率为 8.3%~67.6%。不论是免疫性因素或非免疫性因素导致获得性血小板减少、血小板功能降低，均可影响凝血功能，造成出血和止血不易。血小板计数在短时间内急剧下降或持续减少，还可能存在急性血小板功能障碍，提示病情危重且预后不佳。血小板减少如合并有血栓形成，可表现相应栓塞血管因缺血导致的组织器官功能障碍的症状与体征。血小板减少可存在于 DIC、血栓性微血管病变（thrombotic microangiopathy，TMA）、HELLP 综合征、肝素诱导的血小板减少症（heparin induced thrombocytopenia，HIT）和抗磷脂抗体综合征（antiphospholipid syndrome，APS）等疾病。

2. 辅助检查 血小板计数 <100×10^9/L 或下降达到原有基线水平 30% 以上为血小板减少，血小板计数 <50×10^9/L 为重度血小板减少。Hunt 根据血小板情况将凝血功能障碍分为以下 4 类：①血小板减少，凝血功能正常：血涂片没有破碎红细胞，由各种原因引起的血小板减少症。②血小板减少，凝血功能异常：血涂片存在破碎红细胞，见于血栓性微血管病，如 TTP/HUS。③血小板减少，存在凝血障碍：见于凝血因子大量消耗的疾病，如 DIC。④血小板正常，存在凝血障碍：见于凝血因子生成减少或者抑制凝血因子的疾病，如肝衰竭、口服抗凝血药等。

（三）血栓性疾病

血栓形成和血栓栓塞，临床上称为血栓性疾病。

1. 静脉血栓形成 以腘静脉、股静脉最多见。血栓远端血液回流受阻，局部水肿、胀痛、皮肤颜色改变；栓子脱落后栓塞血管引起相应器官功能障碍，常见于肺栓塞。

2. 动脉血栓栓塞 多见于冠状动脉、脑动脉、肠系膜动脉和肢体动脉等。突发起病，栓塞局部剧烈疼痛；血管阻塞致供血组织缺血、缺氧，表现出相应器官功能异常；缺血坏死组织可引起发热等全身反应。

3. 微血管血栓形成 多见于 DIC、TTP 等。皮肤黏膜可见瘀点、瘀斑等出血性表现，同时伴有微循环和器官功能障碍。

（四）DIC

引起急性 DIC 的病因多较严重，而 DIC 是影响危重患者预后的重要病理环节。脓毒症、严重创伤、热射病、中毒、病理产科和恶性肿瘤等病理损害，超出机体自我代偿调节能力，导致机体调节紊乱。凝血反应和调节紊乱在病理过程中出现较早，是病情进展的重要因素。全身凝血调节紊乱产生 DIC，其本质是全身过度的凝血反应，造成微血管内大量微血栓形成，消耗凝血物质，并继发引起纤溶亢进，最终导致出血、微循环障碍和器官功能衰竭。急性 DIC 依病程进展不同阶段出现相应的临床表现。

1. 微血管栓塞 ①皮肤黏膜点状或片状出血，皮下瘀斑，少数患者可出现肢体末端缺血坏死。②广泛的微血栓形成导致微循环障碍，休克难以逆转，表现为顽固性休克；组织器官缺血，可伴有肺、肾、肝、胃肠等器官功能障碍，DIC 是 MODS 病情进展的重要环节。

2. 出血 急性 DIC 早期凝血功能亢进，处于高凝状态，为非显性 DIC 阶段，多数患者没有出血征象；当凝血物质消耗不足以维持基本凝血功能，加之微血栓引起继发的纤溶亢进，病程发展至显性 DIC 阶段，可出现出血倾向和自发性出血。全身各部位均可发生出血，表现为皮肤黏膜多处瘀斑，创面及穿刺部位出血，气道、消化道、泌尿道和引流道出血，严重者可发生颅内出血。

3. 微血管病性溶血 由红细胞破坏所致，一般不明显，严重者可表现贫血和溶血征象。

四、诊断与鉴别诊断

(一)血小板减少症

详细了解血小板减少症患者的病史和临床背景对明确病因十分重要,包括既往血小板基线水平、出血和血栓相关症状体征、感染症状和病程、用药情况、营养评估、肝病史和脾功能状况、自身免疫病史、输血和手术史等,可为鉴别诊断提供重要判断依据。血小板减少症的鉴别诊断如下。

1. **DIC** 是由不同病因导致微血管损伤,促发广泛的血管内凝血系统激活而产生的获得性综合征。其特点为进行性的血小板等凝血物质消耗性下降,伴随着因微血栓形成引起继发纤溶标志物同步升高,主要影响微循环和器官功能。当病程进展至一定阶段,凝血功能难以维持,则可继发出血。

2. **血栓性微血管病(TMA)** 包括血栓性血小板减少性紫癜(thrombotic thrombocytopenic purpura, TTP)和溶血性尿毒综合征(HUS),以微血管病性溶血性贫血为特征。TTP 时 ADAMTS-13 活性通常 <10%,而 DIC 等其他类型 TMA 通常 >30%;HUS 存在溶血、贫血,破碎红细胞和肾病理有助于鉴别。产志贺毒素大肠埃希菌 HUS 更常见,有腹泻症状,大便培养大肠埃希菌或志贺痢疾杆菌阳性。

3. **HELLP 综合征** 是妊娠先兆子痫的严重并发症,血小板减少、微血管病性贫血和肝损伤是其主要临床表现。分娩是标准处理措施,分娩后症状仍持续恶化需考虑获得性 TTP。

4. **肝素诱导的血小板减少症(HIT)** 在应用肝素过程中出现的由血小板活化抗体诱导所致。普通肝素更容易发生,检测 HIT 的 IgG 特异性抗体有助于明确诊断。HIT 常引起下肢深静脉血栓形成,而 DIC 多出现对称性肢端坏疽。

5. **抗磷脂抗体综合征(APS)** 是以反复动静脉血栓形成、习惯性流产、血小板减少和抗磷脂抗体持续中高滴度阳性为特征的自身免疫病。抗磷脂抗体阳性有助于明确诊断。

(二)血栓性疾病

血栓性疾病的诊断依据包括:①存在血栓形成的高危因素。②有各种血栓形成和栓塞的相应症状、体征。③影像学检查提示血栓,血管造影术是血栓性疾病诊断的“金标准”,目前临床上更多采用彩色多普勒超声、CT 血管成像(CTA)及 MR 血管成像(MRA)技术。此外,放射性核素显像也是方法之一。④血液学检查,根据血栓形成机制,选择相关检验项目。

(三)DIC

1. **临床特点** 存在引起 DIC 的病因,出现下列一项以上情况:①多发性出血倾向;②多发性微血管栓塞的症状和体征;③原发疾病难以解释的微循环障碍或休克,多器官功能障碍。

2. **实验室检查** 具备下列 3 项以上指标异常:①血小板 $<100 \times 10^9/L$ 或进行性下降,肝病、白血病患者血小板 $<50 \times 10^9/L$;②血浆纤维蛋白原含量 $<1.5 \ g/L$ 或进行性下降,或 $>4 \ g/L$,白血病及其他恶性肿瘤 $<1.8 \ g/L$,肝病 $<1.0 \ g/L$;③3P 试验阳性或血浆 FDP>20 mg/L,肝病、白血病 FDP>60 mg/L,或 D-二聚体水平升高;④PT 缩短或延长 3 s 以上,肝病、白血病延长 5 s 以上,或 APTT 缩短或延长 10 s 以上。

近年研究表明,一些新型血栓分子标志物有助于 DIC 早期预测和诊断,如凝血酶抗凝血酶复合物(thrombin AT-Ⅲ complex TAT, TAT)、纤溶酶抗纤溶酶复合物(plasmin antiplasmin complex, PIC)、组织型纤溶酶原激活物-纤溶酶原激活抑制物-1复合物(tissue-type plasminogen activator-plasminogen activator inhibitor-1 complex, tPAIC)和凝血调节蛋白(TM)等。

五、急诊处置

(一)出血性疾病

1. **病因治疗** 获得性出血性疾病多存在病理因素,包括控制感染、原发疾病治疗;避免或慎重使用加重出血的药物等。

2. **止血治疗**

(1)补充凝血物质 新鲜血浆或新鲜冰冻血浆含有除组织因子、Ca^{2+} 以外的全部凝血因子,可作为替代治疗；血小板悬液、纤维蛋白原、凝血酶原复合物、冷沉淀物和因子Ⅷ等均有助于改善凝血功能。

（2）**止血药物**　根据作用包括：①缩血管、增加毛细血管致密度、改善血管通透性，如肾上腺色腙、曲克芦丁、垂体后叶素和维生素 C 等；②合成凝血相关成分药物，如维生素 K、维生素 B_{12} 及叶酸等；③抗纤溶药物，如氨基乙酸和氨甲环酸等；④促进止血因子释放药物，如去氨加压素；⑤重组活化因子Ⅶ（rFⅦa）；⑥局部止血药物，如凝血酶和巴曲酶等。

（3）**促血小板生成药物**　血小板生成素（thrombopoietin，TPO）和 IL-11，可用于骨髓抑制患者。

（4）**局部止血**　加压包扎、固定及手术结扎局部血管等。

3. **其他治疗**　免疫因素相关的出血性疾病可应用糖皮质激素、人丙种球蛋白、抗 CD20 单抗等，TTP 时可行血浆置换治疗，脾功能亢进、血肿清除可谨慎选择手术，中医中药也有一定的止血作用。

（二）**血小板减少症**

1. **血小板减少伴出血**　治疗原则同出血性疾病。

2. **血小板减少伴高凝状态或血栓形成**　为预防和治疗血栓形成，需给予抗凝措施。常用抗凝血药包括普通肝素、低分子量肝素、阿加曲班和比伐卢定；HIT 时应使用非肝素类抗凝血药；活动性出血是抗凝血药的禁忌证，肝功能障碍应注意抗凝血药剂量调整；DIC 低凝状态且出血风险高，应在补充凝血物质的基础上给予小剂量抗凝治疗，应动态监测凝血功能，并根据血小板和 D- 二聚体改善情况调整抗凝血药剂量；血小板减少而其聚集功能增强，可考虑抗血小板治疗并评估疗效和出血风险。

3. **血小板减少合并纤溶亢进**　严重创伤出血可导致丢失性血小板减少，同时合并纤溶亢进，不利于创伤局部止血，应给予抗纤溶治疗。尽早使用氨甲环酸 1 g 静脉注射，维持 10 min，随后 8 h 内 1 g 静脉滴注。

（三）**血栓性疾病**

1. 去除血栓形成诱因，治疗基础疾病。

2. **对症治疗**　包括止痛、扩张血管、改善微循环和器官功能支持等。

3. **抗血栓治疗**

（1）**溶栓药物与介入治疗**　适用于新鲜血栓形成和血栓栓塞，动脉血栓的治疗争取在 3 h 内进行，最迟不超过 6 h；静脉血栓最迟不超过 2 周。常用溶血栓药有尿激酶、链激酶和组织型纤溶酶原激活物（t-PA）。有肢体坏疽风险的深静脉血栓形成（DVT）和血流动力学不稳定的肺栓塞（PE）尽量给予溶栓或介入取栓，并监测相关凝血指标。

（2）**抗凝与抗血小板治疗**　抗凝首选普通肝素和低分子量肝素，HIT 可选择阿加曲班。华法林作为长期口服抗凝治疗，新型抗凝血药有达比加群酯、利伐沙班、依度沙班和阿哌沙班；抗血小板药主要选择阿司匹林、氯吡格雷和血小板膜糖蛋白Ⅱb/Ⅲa 拮抗剂，需长期维持治疗。

（四）**DIC**

1. **病因治疗及器官功能支持**　祛除病因是终止 DIC 病程的关键和根本治疗措施。

2. **抗凝治疗**　微血管内凝血激活、大量微血栓形成是 DIC 的本质，病理凝血过程如不阻断，微循环难以改善，休克和器官功能持续恶化。抗凝是恢复凝血平衡的重要手段，普通肝素和低分子量肝素是临床上最常用的抗凝血药。

（1）**抗凝时机**　存在 DIC 病理因素，患者呈现高凝状态，可给予预防性抗凝；临床诊断 DIC 患者，应给予治疗性抗凝。

（2）**抗凝血药剂量**　预防性抗凝可首选低分子量肝素 4 000~5 000 U/d（皮下注射），或普通肝素 1 mg/（kg·d）（静脉微泵维持）；治疗性抗凝应根据 DIC 病程进展阶段调整相应剂量。①血小板 $>50 \times 10^9$/L、FBG>2.0 g/L，给予低分子量肝素 4 000~5 000 U 皮下注射，2 次 /d，或普通肝素 1.5~3.0 mg/（kg·d）（微泵维持）；②血小板（20~50）$\times 10^9$/L、FBG1.0~2.0 g/L，给予低分子量肝素 4 000~5 000 U/d（1~2 次皮下注射），或普通肝素 0.5~1 mg/（kg·d）（微泵维持）；③血小板 $<20 \times 10^9$/L、FBG<1.0 g/L，必须在补充外源性凝血物质的基础上给予抗凝，多选择普通肝素 0.3~0.5 mg/（kg·d）（微泵维持）。

3. **替代支持**　外源性凝血物质补充有助于改善和维持凝血功能，应避免不进行抗凝而单纯给予替代治疗。①新鲜冰冻血浆（10~15 mL/kg）和冷沉淀；②血小板悬液，当血小板 $<20 \times 10^9$/L 或血小板 $<50 \times 10^9$/L 伴有出血时应给予紧急输注；③纤维蛋白原，首次剂量 2.0~4.0 g，静脉滴注，24 h 内可重复给药；④凝血酶原复合物等凝血因子，特别是有肝功能障碍时应给予补充。

六、注意事项

DIC 抗凝需注意：①每日监测 PT、APTT 等凝血功能指标，抗凝首日监测 2~3 次血小板和 D-二聚体指标变化，以决定是否调整剂量；②存在活动性出血或 DIC 后期低凝出血是抗凝治疗的禁忌，应首先处理出血及给予凝血功能支持；③应注意肝素抗凝效果依赖于 AT 活性，普通肝素存在血小板减少的不良反应，其过量可用鱼精蛋白中和（1 mg：100 U 肝素）。

另外，虽然 DIC 有微血栓形成，但溶栓并不适用；纤溶亢进是继发于微血栓的基础上，阻断血栓的形成即可减弱纤溶功能，只在纤溶亢进影响出血时给予纤溶抑制药物；糖皮质激素主要针对 DIC 病因治疗时予以考虑。

（林兆奋）

▶▶▶ 第三节 溶血危象 ◀◀◀

一、概述

溶血性贫血是由于红细胞破坏速率增加，超过骨髓造血的代偿能力而发生的贫血，其严重程度取决于红细胞破坏的速率和骨髓造血的代偿能力，因此患者的临床表现差别较大，从无明显症状到危及生命的急重症不等。溶血危象（hemolytic crisis，HC）是指短时间内红细胞大量破坏或骨髓红系增生骤停/失代偿，导致血红蛋白急剧下降（较基础值下降 50% 或 ≤30 g/L），黄疸明显加重，出现休克、急性心力衰竭等危及生命的急症。溶血危象多见于急性血管内溶血，也可出现于慢性溶血性贫血在某些诱因情况下的急性加重。关于溶血危象尚无系统阐述。重症溶血性贫血多就诊于急诊科，因此及早识别和诊断并妥善处理，是改善患者预后的关键。

二、病因与发病机制

溶血危象是溶血性贫血中的急重症，因此其病因与溶血性贫血相同。造成溶血性贫血的病因有 200 余种。自身免疫性病因引起的溶血性贫血较常见，也是首先考虑的病因，因此依据是否有免疫性因素，本文将溶血性贫血病因分为免疫性和非免疫性两大类（表 3-7-2）。

表 3-7-2 溶血性贫血的病因与发病机制

分类	病因与发病机制
非免疫性病因（Coombs 试验阴性溶血性贫血）	
遗传性	酶缺乏症（G6PD、丙酮酸激酶缺乏症、葡萄糖磷酸异构 酶缺乏症、5'-核苷酸酶缺乏症等） 异常血红蛋白病（镰状细胞病、珠蛋白生成障碍性贫血、不稳定血红蛋白病等） 红细胞膜缺陷（如遗传性球形红细胞增多症、遗传性椭圆形红细胞增多症、遗传性口形红细胞增多症等）

分类	病因与发病机制
获得性	全身性疾病:肝病、肾疾病、感染(如巴尔通体病、疟疾、梭状芽孢杆菌败血症等)
	脾功能亢进
	药物和毒素(如铅、铜中毒,蛇和蜘蛛咬伤)
	氧化剂(如氨苯砜、亚硝酸盐、苯胺染料)
	微血管病性溶血性贫血(如 TTP、HUS、DIC 等)
	红细胞的机械损伤(行军性血红蛋白尿症,心室辅助装置术后,瓣膜置换术后)
	阵发性睡眠性血红蛋白尿症
免疫性病因(Coombs 试验阳性溶血性贫血)	温抗体型自身免疫溶血性贫血(淋巴增殖性疾病、自身免疫病、病毒感染、免疫缺陷状态)
	药物诱导性免疫性溶血(青霉素、奎宁、甲基多巴)
	输血反应(如 ABO 血型不合、同种异体抗体)
	阵发性冷性血红蛋白尿症(梅毒、麻疹、腮腺炎)
	冷凝集素病(淋巴增殖性疾病、自身免疫病、支原体感染、传染性单核细胞增多症)

注:G6PD,葡萄糖 -6- 磷酸脱氢酶缺乏症;Coombs 试验,抗球蛋白试验;TTP,血栓性血小板减少性紫癜。

自身免疫性溶血性贫血(autoimmune hemolytic anemia,AIHA)是一组免疫介导获得性溶血疾病的总称。特征为自身抗体与自身红细胞发生反应,造成红细胞被破坏。当溶血速率超过骨髓代偿能力时,可导致贫血及其伴随的症状和体征。AIHA 是根据 Coombs 试验结果阳性明确诊断。根据是否存在明确病因,可将 AIHA 分类为原发性(特发性)或继发性。根据自身抗体的热反应性,可将 AIHA 归类为温抗体型或冷抗体型两种。但需注意,Coombs 试验阴性也不能完全排除免疫性因素(表 3-7-3,表 3-7-4)。

表 3-7-3　AIHA 依据病因分类

温抗体型(IgG+/C3±)	冷抗体型(C3+)
原发性	冷凝集素病
继发性	原发性
自身免疫病	继发性
淋巴增殖性疾病	淋巴增殖性疾病
病毒感染	自身免疫病
恶性肿瘤	支原体感染
免疫缺陷状态(HIV 或先天性)	传染性单核细胞增多症
药物性	阵发性冷性血红蛋白尿症(IgG+)
	梅毒
	病毒感染(麻疹、腮腺炎)

表 3-7-4　AIHA 依据抗体分型

项目	WAIHA	CAD	PCH
抗体类型	IgG	IgM	IgG
作用机体温度类型	热	冷	冷
激活补体	C3 阶段	C5~C9 复合物	C5~C9 复合物
Coombs 试验	4℃:阴性 37℃:IgG+,C3 ±	4℃:IgG−,C3+ 37℃:IgG−,C3+	4℃:IgG+,C3+ 37℃:IgG−,C3+
红细胞抗原	Rh	I/i	P
溶血场所	脾	血管内、肝	血管内
一线治疗	糖皮质激素	保温	保温
二线治疗	脾切除、利妥昔单抗	利妥昔单抗	糖皮质激素

三、临床表现

(一) 病史与症状

1. **病史**　溶血危象常见于有基础疾病特别是患有溶血性疾病(尤其是遗传性病因)的人群。免疫缺陷及妊娠期妇女、婴幼儿均为易发人群。基础疾病最常见于血液疾病,如溶血性贫血、营养性贫血、接受化学治疗的恶性血液疾病。其他可见于肝病(肝豆状核变性)、肾疾病、风湿免疫性疾病(系统性红斑狼疮、系统性硬化或抗磷脂抗体综合征)、内分泌疾病等。

(1) 遗传性溶血性贫血　由于此类患者的红系代谢是一种红细胞超常破坏与红系代偿增生的脆弱平衡状态,任何溶血诱因可破坏这种平衡,使病情恶化而发生溶血危象。最常见于 G6PD 患者接触药物或细菌病毒感染时诱发溶血危象。遗传性球形红细胞增多症患儿中再障危象发生率为4.8%,其中溶血危象、脾扣留危象更为常见。遗传性球形红细胞增多症患儿中有 50% 是因为急性脾扣留危象而行脾切除术。3 岁以下镰状细胞病患儿中脾扣留危象最为常见。其他遗传性溶血性贫血如红细胞酶病(丙酮酸激酶缺乏症等)、血红蛋白病(β 珠蛋白生成障碍性贫血、α 珠蛋白生成障碍性贫血等不稳定血红蛋白病等)、红细胞膜病(遗传性椭圆形红细胞增多症、遗传性口形红细胞增多症等)、先天性红细胞生成不良性贫血等均有报道。

(2) 免疫性溶血性贫血　自身免疫性溶血(AIHA)易发生溶血危象。特别是慢性 AIHA 患者,由于红细胞长期存在破坏和生成的一种脆弱的平衡状态,且长期反复溶血和长期服用糖皮质激素,患者免疫力较低下,因此极易发生感染。当 AIHA 患者受病毒和细菌感染时,微小病毒 B19 感染率约50%,其中 25% 发生再障危象。

(3) 其他　如系统性红斑狼疮、重叠结缔组织病伴免疫性溶血性贫血、肝豆状核变性、急性白血病、急性红白血病、溶血性尿毒综合征等也可伴发溶血危象。PNH 在高剂量补铁时可出现溶血加重导致溶血危象,感染也可诱发溶血危象。PNH 易发生血管阻塞危象,若救治不及时可导致急性肾衰竭或脑梗死。

溶血性疾病患者在接触某些食物[如蚕豆(G6PD 患者)],或者接受某种药物治疗(如氟达拉滨、环磷酰胺、利妥昔单抗、哌拉西林和头孢曲松等)时可诱发溶血危象。溶血性疾病的患者合并细菌和病毒感染(微小病毒 B19、EBV 等)、寄生虫感染及支原体感染等均可诱发溶血危象。此外,严重的维生素 B_{12} 和叶酸缺乏,尤其是婴幼儿在合并感染等情况下可诱发巨幼细胞贫血危象。G6PD 患者在应激状态,如手术或者麻醉时也可诱发溶血危象。

2. **症状**　由于溶血危象多发生于慢性溶血性疾病(贫血、黄疸、脾大)的患者,因此多表现为原有贫血症状加重,主要为乏力、气促明显加重,伴发热、寒战、头痛、呕吐、腰背痛、腹痛等,常伴有酱油色尿,黄疸明显加深。极危重者可出现意识模糊、惊厥、休克、心力衰竭或急性肾衰竭。

（二）体格检查

1. 急性贫血伴发脾明显增大、胀痛，提示脾扣留危象。

2. 急性贫血同时出现传染性红斑：先面部，随之躯干、四肢对称分布的花边状或网状疼痛性斑丘疹，提示再障危象可能性大。

3. 急性贫血伴发全身多部位顽固性疼痛提示血管阻塞危象可能性大。

（三）辅助检查

1. **常规检查**　患者入院后立即完善血常规及血型检测，及时为输血做好准备。通过血常规可了解贫血的程度，是否伴发白细胞和血小板减少。尿常规可见蛋白尿，尿胆原阳性，提示血红蛋白尿的可能，是血管内溶血的重要指标。生化检测：由于红细胞被破坏，乳酸脱氢酶（LDH）明显升高，其中以红细胞中表达的 LDH1 和 LDH2 增高为主。当红细胞破坏降低时，LDH 水平可随之下降，因此临床上使用 LDH 评价治疗的反应。胆红素尤其以非结合胆红素明显升高，25% 以上患者 GPT 升高。需要注意，慢性溶血性贫血患者由于长期溶血，肝处理胆红素的能力下降，部分患者发生溶血时，非结合胆红素水平升高不明显，主要取决于肝的功能。患者溶血危象时易发生急性肾衰竭，可出现高钾血症、代谢性酸中毒。

2. **网织红细胞（reticulocyte，RET）**　RET 计数反映骨髓红系增生情况，升高提示骨髓红细胞加速生成，但并不是溶血性贫血的特异性指标。RET 百分比指 RET 占红细胞总数的百分比，因为是相对于红细胞总数的，因此严重贫血时该比例可能会假性偏高，而不贫血时则可能假性减低，不能反映实际从骨髓释放的 RET，需进行校正。校正的 RET%=RET%× 血细胞比容 /45%。贫血越严重，网织红细胞越早进入循环，在循环中的寿命就越长。网织红细胞的绝对计数可以依据网织红细胞成熟时间（reticulocyte maturation time，RMT）进行校正。网织红细胞生成指数（reticulocyte production index，RPI）=RET%×（血细胞比容 ÷ 45）×（1 ÷ RMT）[RMT（网织红细胞成熟时间）：血细胞比容为 45%、35%、25% 和 15% 时，RMT 分别为 1.0、1.5、2.0 或 2.5 d]。

此外，临床某些情况可导致不伴有 RET 升高的溶血性贫血，这样常导致更严重的贫血。通常发生在骨髓不能相应代偿性增生时。主要见于铁缺乏（绝对或功能性缺铁），维生素 B_{12}、叶酸或铜缺乏，慢性炎症性贫血，酒精中毒，骨髓增生异常，再生障碍性贫血或其他原发骨髓疾病，以红系造血前体细胞为靶点的细小病毒感染导致的一过性红细胞再生障碍，药物诱导的骨髓抑制，如慢性淋巴细胞白血病的治疗。网织红细胞减低的其他情况包括：以骨髓红系祖细胞为靶点的 AIHA，或在新发溶血的前几日内网织红细胞生成短暂延迟。

3. **游离血红蛋白和结合珠蛋白**　多数溶血危象为急性血管内溶血，红细胞被破坏，大量游离血红蛋白释放入血和循环中与结合珠蛋白结合，促进血红素回收，导致结合珠蛋白明显下降。但结合珠蛋白正常或升高并不能排除溶血的可能性，因为结合珠蛋白是一种急性期反应物，可在炎症时升高。结合珠蛋白降低的其他原因可见于腹部创伤和先天性无结合珠蛋白血症。因此，临床上结合血清 LDH 升高伴结合珠蛋白降低诊断溶血的特异性较高。

4. **外周血涂片**　对确定有无溶血性贫血及其病因尤为重要。外周血涂片可排除急性白血病，此外可明确血小板是否减少。溶血性贫血时外周血涂片可见幼稚红细胞。在 MAHA 伴发血小板减少时，尽早开始血涂片寻找破碎红细胞，对于确诊 TTP 极其重要。由于技术手段等因素，部分患者检查可未见破碎红细胞，应连续 3 日进行检查且与实验室沟通，提醒注意红细胞形态的描述及破碎红细胞，若破碎红细胞在 2%，预后较好，5% 破碎红细胞提示 TTP 病死率较高。因此，尽早开始外周血涂片检查对于提供挽救生命的治疗至关重要。此外，对于疟疾或巴贝虫等感染可见病原体，G6PD 患者可见咬痕细胞提示氧化性药物引起的溶血。遗传性球形红细胞增多症等通过外周血涂片也可发现，但部分 AIHA 患者红细胞也可呈球形等多形性。

5. **抗球蛋白试验**　又称 Coombs 试验，是临床用于区分免疫性和非免疫性溶血的重要检查，分为直接抗球蛋白试验（direct antiglobulin assay，DAT）和间接抗球蛋白试验（indirect antiglobulin assay，IAT）。通过上述红细胞破坏的证据（非结合胆红素升高，LDH 升高，结合珠蛋白下降）确定溶血后，需进一步鉴别溶血的病因，而 Coombs 试验则是区分病因的首选检查，可区分免疫性和非免疫性病因。DAT 检查与红细胞膜结合的抗体，用于确定红细胞是否包被 IgG 和（或）补体。方法是取洗涤过的患者红细胞，与抗人 IgG 抗体和抗人 C3d 抗体一起孵育，抗人 IgG 抗体和（或）抗 C3d 抗体通过结合患者红细胞上的人抗体（部分

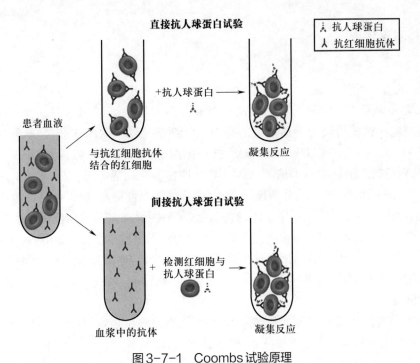

图3-7-1 Coombs试验原理

患者可选择单一针对 IgA 或 IgM 的抗血清),在红细胞之间形成"桥梁"(凝集反应),凝集反应经目测分级为阴性至 4+。IAT 是检查血清中的抗体,部分患者输血后可产生抗他人红细胞抗体,若 DAT 阴性,IAT 阳性,提示患者非抗自身红细胞溶血,而是抗他人红细胞溶血可能。

90% 以上 AIHA 患者 DAT 呈阳性,共分三型:①抗 IgG、抗 C3 均阳性,约占 67%;②抗 IgG 阳性,抗 C3 阴性,约占 20%;③抗 IgG 阴性,抗 C3 阳性,占 13%。对于冷抗体型 AIHA,DAT 为抗 IgG 阴性,抗 C3 阳性。然而,Coombs 试验阳性并不能排除非免疫机制的可能性,因为某些个体的 Coombs 试验呈阳性并不具有溶血性贫血。此外,Coombs 试验阴性也不能完全排除免疫性因素,Coombs 试验阴性的温抗体型 AIHA 很少见,约占 AIHA 的 5%。Coombs 试验阴性可能是因为自身抗体有一些特征使其较难检测(IgA/IgM 型),或因为红细胞表面的自身抗体减少,导致靶位结合位点低于实验室检测指标(正常人群红细胞表面约有 35 个 IgG 结合位点,标准 DAT 可以检测出 >300~500 个 IgG 结合位点,温抗体型 AIHA 患者红细胞表面至少有 7~434 个 IgG 结合位点),检测呈阴性;极少数 AIHA 患者可能因为过度的抗体包裹细胞溶血而出现 DAT 阴性;或者由于抗体对于红细胞结合的亲和力较低;试剂效价不高;检测技术原因等(表 3-7-5)。

表 3-7-5 DAT 的主要反应模式及相关免疫损伤类型

反应模式	免疫损伤类型
IgG 阳性,C3 阳性	温抗体型 AIHA 药物免疫性溶血性贫血:自身抗体型(罕见)
IgG 阳性,C3 阴性	温抗体型 AIHA 药物免疫性溶血性贫血:半抗原药物吸附 / 自身抗体型
IgG 阴性,C3 阳性	温抗体型 AIHA 伴亚阈值 IgG 沉积 冷凝集素病 阵发性冷性血红蛋白尿 药物免疫性溶血性贫血:三元复合物型

四、诊断与鉴别诊断

（一）诊断

对于 Coombs 试验阴性的溶血患者，在排除假阴性结果后，可基本诊断为非免疫性溶血性贫血。需进一步根据个人史和家族史、体格检查、溶血的速度和严重程度及红细胞形态，进行有针对性的实验室检查。红细胞渗透脆性试验可进行溶血危象的筛查。红细胞葡萄糖 -6- 磷酸脱氢酶活性筛选试验可诊断 G6PD。ADAMTS-13 检测可明确 TTP 诊断。检测抗补体因子 I 和 H 抗体可诊断 HUS。实验室检查外周血 CD55 或 CD59 表型缺乏的红细胞可诊断 PNH。合并明显凝血功能障碍，提示 DIC。

在排除出血性疾病的情况下，结合患者既往病史（遗传性溶血性贫血、获得性溶血性贫血或其他基础疾病），在接触某些药物或感染等诱因情况下出现急性贫血，黄疸明显加重及酱油色尿提示溶血危象可能。依据患者溶血危象的伴发表现确定危象的类型，溶血伴发网织红细胞增生低下，提示再障危象；溶血伴发全身多部位顽固性疼痛提示血管阻塞危象；溶血伴发严重叶酸、维生素 B_{12} 缺乏提示巨幼细胞危象；溶血伴发脾迅速增大，血细胞比容明显下降，合并休克前兆（颜面苍白、心动过速、烦渴大汗、嗜睡等）提示脾扣留危象。

（二）鉴别诊断

溶血性疾病主要表现为贫血，黄疸，脾大以及骨髓代偿性增生表现，而溶血危象时上述症状明显加重，表现为急性贫血，黄疸明显加深，酱油色尿，脾明显增大，以及骨髓代偿性增生增强或降低的表现。临床某些疾病常表现为贫血伴发骨髓代偿增生 / 低下，黄疸伴或不伴贫血等表现，常混淆溶血危象的诊断，因此需与以下疾病进行鉴别。

1. 出血性疾病　在外伤、消化道出血、泌尿系出血等疾病中，患者表现为急性贫血，同时网织红细胞明显升高，骨髓可见红系代偿性增生，但缺乏红细胞破坏的表现，无黄疸、酱油色尿等表现，仔细询问病史及观察出血临床表现、实验室检查可鉴别。

2. 再障危象和再障　非重型再障多呈慢性发病，表现为慢性贫血、出血等表现且无红细胞破坏的表现，结合病史可行鉴别。重型再障可呈急性发作，临床起病急，病情重，实验室检查为全血细胞明显减少，网织红细胞低下或缺乏，患者颜面苍白、头晕、心悸、气促乏力，可伴发严重感染或出血，临床上易与再障危象混淆。但是再障危象有红细胞破坏表现，骨髓相可见特征性巨大原始红细胞，核仁明显，胞质有凸起、空泡。病毒学可见微小病毒 B19 的 RNA，免疫学可见微小病毒抗体，此外常伴发传染性红斑和关节症状，病程多呈自限性，多数于 1 个月内恢复。

3. 其他贫血　缺铁性贫血表现为贫血伴发网织红细胞增多，临床表现为小细胞低色素性贫血，补充铁剂治疗有效，实验室检查可行鉴别。巨幼细胞贫血早期因缺乏叶酸、维生素 B_{12} 可表现为贫血合并网织红细胞低下，予以补充治疗后，贫血改善，网织红细胞升高，实验室检查可行鉴别。但需注意，妊娠期妇女或婴幼儿在造血原料明显缺乏的情况下合并感染或应激状态可诱发溶血危象。

骨髓增生异常综合征表现为无效造血、难治性血细胞减少及高风险向急性粒细胞白血病转化的特点。临床表现可为红细胞破坏，非结合胆红素升高，LDH 升高，网织红细胞升高，红细胞可呈巨幼变。易与溶血危象恢复期混淆，应详细结合病史分析，治疗缓解 3 个月后再复查溶血指标鉴别。

五、急诊处置

溶血危象可见于各种溶血性疾病，在不同诱因情况下发生急性溶血性贫血或慢性溶血性贫血急性加重，严重者危及患者的生命。因此作为临床急症，急诊科应尽快明确诊断，积极予以支持治疗，同时去除诱因和采取病因治疗，及时挽救患者生命。

（一）对症支持治疗

溶血危象的急诊治疗首先应快速评估并稳定患者的生命体征，尽早开始心电监测及吸氧，缓解缺氧症状。立即开放静脉通路，予以充分血容量支持，可静脉及胃肠补充，维持平均动脉压，保证组织灌注，同时控制液体量，避免大量晶体液诱发患者心力衰竭及稀释红细胞，加重组织器官缺氧。予以碱化尿液，避免肾损伤,积极纠正水、电解质紊乱,保护器官功能。严重溶血危象可能造成急性肾衰竭、休克、严重感染等致死并发症,应及时收治监护病房,严密监测。

(二) 输血

早期行 ABO 和 RH 血型鉴定及交叉配型为输血做好准备。溶血危象患者大多数因严重贫血,极易出现严重的心肺功能异常危及生命,因此予以红细胞输注刻不容缓。尤其是出现缺氧、意识状态改变或血流动力学不稳定时应紧急输血,保障重要器官组织的氧供,减少肺水肿、心力衰竭、心肌梗死或心律失常造成死亡的可能性。由于溶血危象多见于遗传性溶血性疾病或 AIHA,患者长期耐受缺氧状态,不宜将输血目标定制太高,临床上对于输血目标以维持血红蛋白 >60 g/L 为宜,因此,当血红蛋白 <60 g/L 时,启动输血治疗。

AIHA 患者具有自身抗体,可识别红细胞抗原,并与几乎所有供体红细胞发生溶血反应,因此交叉配型多不相容。这种情况下绝对不能因血型不匹配拒绝或延迟输血。即使没有完全相匹配的压积红细胞也应采用能够极力获得的最相合红细胞输注,同时在输注过程中密切观察病情变化。若患者既往血型明确,可采用既往血型的红细胞输注,但因输入的红细胞可能加重患者自身红细胞的破坏,因此输血时应予足够的糖皮质激素或免疫抑制剂以抑制抗体生成,减少溶血性输血反应的发生,同时输注速度相对缓慢,并做好严密监测。既往认为血型匹配的洗涤红细胞(去除 80% 白细胞、98% 补体和血浆蛋白成分的红细胞)是治疗 AIHA 患者首选。此外,若患者血型不匹配,无 O 型洗涤红细胞,需输注 O 型红细胞时,需充分沟通并制定相关的流程和预案。

(三) 去除诱因

对诱发溶血危象的外在因素应及时去除。感染是溶血性贫血加重的常见诱因,根据感染类型或可能的致病微生物选择适当的抗生素控制感染。某些治疗药物可能诱发或加重 AIHA 或 G6PD 介导的溶血性贫血,应停用并避免再次接触。如因食用蚕豆或接触药物、毒物而引起的溶血,应停止接触这类物品。如血型不合或污染引起的输血反应立即停止输血。

(四) 病因治疗

对于遗传性溶血性贫血,去除诱因及对症支持治疗后可缓解,但对于部分溶血疾病,病因的治疗也非常重要。

(五) 其他

某些慢性溶血性贫血叶酸消耗增加,尤其是溶血危象时会大量消耗,若不及时予以补充,可造成巨幼贫血危象。慢性血管内溶血增加铁丢失,但由于红细胞破坏,血清铁并不降低,若实验室检查证实缺铁可予以及时补充。再障危象时使用促红细胞生成素可能有助于改善暂时性骨髓衰竭且可以减少输血需求,避免因输血过多而导致溶血。溶血患者发生血栓栓塞性并发症的风险增加,应注意预防静脉血栓栓塞症。

六、注意事项

1. 狭义溶血危象指危及生命的急性溶血。广义上溶血危象概括所有的溶血危象,还包括再障危象、巨幼细胞危象、脾扣留危象和血管阻塞危象。

2. 溶血危象病死率高,要及早注意识别及寻找溶血危象的病因和诱因。急诊可完善外周血涂片及 Coombs 试验,排除致命性的 TTP 等急症,明确免疫性病因,尽早去除诱因和针对病因治疗,才能降低溶血危象的病死率,改善患者预后。

3. 输血治疗是缓解溶血危象缺血缺氧症状的关键,切忌因血型不匹配拒绝或延迟输血。

(宋小静 朱继红)

数字课程学习……

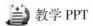 教学 PPT   微视频    拓展阅读   自测题

第八章

水、电解质紊乱及酸碱平衡失调

▶▶▶ 第一节 水、电解质紊乱 ◀◀◀

一、钾离子代谢紊乱

钾离子为主要的细胞内阳离子,细胞含钾量大约是机体总储钾量的98%。细胞内和细胞外空间钾分布的最重要决定因素是胰岛素和β肾上腺素受体的刺激。细胞内与细胞外液钾离子浓度之比是跨膜静息膜电位的主要决定因素,这奠定了动作电位产生的基础,而动作电位是维持正常神经及肌肉功能所必需的。因此,高钾血症和低钾血症均可导致肌肉麻痹及可能致死的心律失常。

血浆钾离子浓度取决于钾摄入量、细胞内和细胞外液的钾离子分布及尿钾排出之间的关系。

(一) 高钾血症

1. 概述 高钾血症是常见的临床问题,最常见于肾功能受损的患者。钾通过经口摄入或静脉输注而进入体内,大部分储存于细胞内,然后经尿液排出。高钾血症的主要原因是钾从细胞中移出或肾钾排泄异常,钾从细胞中移出是暂时性高钾血症的原因,而慢性高钾血症表明肾钾分泌受损。

2. 病因与发病机制

(1) 细胞钾离子释放增加

1) 代谢性酸中毒 除乳酸酸中毒或酮症酸中毒所致的有机酸中毒外,其他代谢性酸中毒为缓冲细胞内过量的氢离子、钾离子移至细胞外液致高钾血症,这种跨细胞转移在某种程度上由细胞需维持电中性决定。

2) 胰岛素缺乏、高血糖和高渗透压 胰岛素可促进钾离子进入细胞,胰岛素缺乏可引起高钾血症。血浆渗透压增加可导致水分从细胞内渗透性转移至细胞外液。该过程伴有钾离子移出细胞。

3) 组织分解代谢增加 组织分解增加的任何原因均会引起细胞内钾离子释放进入细胞外液,从而发生高钾血症,尤其同时存在肾衰竭时。如创伤(包括非挤压性创伤)、白血病或淋巴瘤患者接受细胞毒性药物治疗或放射治疗(肿瘤溶解综合征),以及重度意外性低体温等。

4) β受体拮抗药 β_2肾上腺素能活性增加可驱使钾离子进入细胞,从而降低血清钾浓度。β受体拮抗药可干扰上述作用,尤其是在钾负荷后。主要见于应用非选择性β受体拮抗药时。

5) 高钾性周期性瘫痪 是一种常染色体显性遗传病,无力或瘫痪通常可由受凉、运动后休息、禁食或摄入少量钾诱发。

6) 假性高钾血症 通常由血液样本采集期间或之后钾离子移出细胞所致的血清钾浓度测量值升高,如果患者无症状,也无相关心电图表现及病因,应怀疑可能为假性高钾血症。最常见的原因与采血技术相关,其他原因包括慢性淋巴细胞白血病患者的白细胞计数显著增加、遗传性(家族性)假性高钾血症等。

7) 其他病因　洋地黄过量,红细胞输注,烧伤、广泛创伤、长期制动、慢性感染、神经肌肉疾病患者应用琥珀胆碱或应用钙调磷酸酶抑制剂、尼可地尔和异氟烷等可激活细胞膜上 ATP 依赖性钾离子通道的药物等。

(2) 尿钾排出减少

1) 醛固酮分泌减少　肾素性醛固酮减少症或某些药物等引起醛固酮释放减少的任何情况均可降低钾分泌的效率,从而引起高钾血症和代谢性酸中毒。常涉及的药物包括血管紧张素转换酶抑制药、非甾体抗炎药、钙调磷酸酶抑制剂和肝素。

2) 醛固酮反应降低　最常见的是应用保钾利尿药,以及急、慢性肾疾病。

3) 远端钠和水输送减少　最常见的原因为有效动脉血容量减少,包括真性容量不足的任何原因,以及心力衰竭和肝硬化,后两者的组织灌注减少分别由心排血量减少和血管舒张导致。

4) 急性和慢性肾病　高钾血症是急性和慢性肾疾病的常见并发症。

5) 其他病因　包括选择性钾分泌受损、2 型假性醛固酮减少症(Gordon 综合征)、输尿管空肠吻合术。

3. 临床表现　高钾血症最严重的表现为肌无力或肌麻痹、心脏传导异常及心律失常,其他表现可能和高钾血症的病因有关。

(1) 严重的肌无力或麻痹　可引起上行性肌无力,即自腿部开始进展至躯干及手臂,可进展为弛缓性瘫痪。症状随着高钾血症的纠正而消失。

(2) 心电图　可能伴有多种心电图改变。高尖 T 波伴 Q-T 间期缩短通常是最初的表现。可能见到的传导异常包括右束支传导阻滞、左束支传导阻滞、双分支传导阻滞及高度房室传导阻滞。心律失常包括:窦性心动过缓、窦性停搏、缓慢型室性自主心律、室性心动过速、心室颤动及心搏停止。

4. 诊断与鉴别诊断

(1) 通常首先仔细询问病史,评估肌无力、心电图特征性改变等高钾血症的临床表现,并进行实验室检查寻找病因。排除假性高钾血症。

(2) 确定治疗的紧迫性。根据是否存在心电图改变或神经肌肉症状、钾升高的幅度及高钾血症的病因,高钾血症的治疗紧迫性存在差异。

1) 高钾血症急症　明显的心电图改变和严重的肌无力;重度高钾血症(如血清钾离子 >6.5 mmol/L);中度高钾血症(>5.5 mmol/L)合并肾功能显著受损且存在以下任意情况时:明显的、持续性组织分解(如横纹肌溶解或挤压伤和肿瘤溶解综合征)、持续性钾吸收(如消化道大出血),或显著的阴离子间隙正常型代谢性酸中毒或呼吸性酸中毒。

2) 需要及时治疗　包括在非常规透析时间就诊的血液透析患者,存在临界肾功能和(或)临界尿量的患者,或者需要充分优化状况以接受手术的患者。

3) 可缓慢降钾　因慢性肾疾病(chronic kidney disease,CKD)和(或)使用抑制 RAAS 的药物而出现的血清钾慢性、轻度或中度升高。

5. 急诊处置　治疗目标为诱导排钾,并根据治疗的紧迫性给予治疗。

(1) 高钾血症急症

1) 钙剂　静脉给予钙剂以拮抗高钾血症的细胞膜反应。可在数分钟内起效,但药效持续时间相对较短(30~60 min),且不改变血浆钾浓度,因此钙剂不应单独用于治疗。若高钾血症急症持续存在且血清钙并未出现升高,则可每 30~60 min 重复给予钙剂。

2) 胰岛素　以促使细胞外钾进入细胞内,主要是通过增强骨骼肌的 Na^+/K^+-ATP 酶泵活性来实现的。胰岛素于给药后 10~20 min 起效,30~60 min 达到峰值,药效可持续 4~6 h。

3) 清除体内多余钾离子　包括利尿药、胃肠道阳离子交换剂及透析。肾功能正常或轻至中度受损的患者,袢利尿药可增加尿液中的钾离子丢失;胃肠道阳离子交换剂可结合胃肠道中的钾而交换出其他阳离子,无论患者是否存在重度肾功能受损均可使用;重度肾功能受损的患者需要进行血液透析。

4) 其他治疗　β_2 受体激动药与胰岛素有类似效果;静脉使用碳酸氢钠,但在没有酸中毒的情况下,碳酸氢钠只能轻微降低血浆钾浓度。此外,治疗可逆性病因。

5) 监测　需要进行持续心脏监测和心电图。应在开始治疗后 1~2 h 检测血清钾浓度,此后的检测时间由血清钾浓度和患者对治疗的反应来决定。对于接受胰岛素的患者,无论使用或不使用葡萄糖,都应每小时检测一次血糖,需持续 6 h,以监测是否存在低血糖。

(2) 无高钾血症急症

1) 需要及时降低血清钾的患者　重度肾功能受损的患者可选择透析或使用胃肠道阳离子交换剂。无重度肾功能受损患者的治疗通常包括胃肠道阳离子交换剂,以及联合逆转高钾血症病因的治疗。

2) 可缓慢降低血清钾的患者　改变饮食降低钾摄入,停用可能损害肾钾排泄的药物,使用利尿药或胃肠道阳离子交换剂。

6. 注意事项　避免空腹,避免可升高血钾或减少钾离子排泄的药物,限钾饮食,密切监测血清钾浓度。

(二) 低钾血症

1. 概述　钾摄入减少、向细胞内转运增多或最常见的经尿、胃肠道或汗液的丢失增多都可导致血清钾浓度降低。

2. 病因与发病机制

(1) 钾摄入减少　单纯的摄入减少极少导致显著低钾血症,但是当钾摄入较少与另一个导致低钾血症的原因重叠出现时,低钾摄入会增加钾缺乏的严重程度。

(2) 进入细胞内的钾增多

1) 胰岛素利用度增加　胰岛素主要通过增加 Na^+/K^+-ATP 酶泵的活性来促进钾进入骨骼肌细胞和肝细胞。

2) β 肾上腺素能活性增强　内源性儿茶酚胺通过 β_2 肾上腺素受体起作用,它可促进钾进入细胞内,其机制为增加 Na^+/K^+-ATP 酶泵和 Na^+-K^+-$2Cl^-$ 协同转运蛋白的活性,以及可能还包括增加胰岛素的释放。

3) 碱中毒　代谢性或呼吸性碱中毒均可促进钾进入细胞内。

4) 低钾性周期性瘫痪　是一种罕见的神经肌肉疾病,以可累及呼吸肌的、潜在致死性肌无力或瘫痪发作为特征。可以常染色体显性方式遗传,或者在甲状腺功能亢进患者中作为获得性疾病。

5) 血细胞生成增多　造血细胞生成急性增多时会出现新细胞对钾的摄取,最常见于给予维生素 B_{12} 或叶酸治疗巨幼细胞贫血时。

6) 其他病因　钡中毒、铯中毒、氯喹中毒及低体温、抗精神病药等。

(3) 钾丢失增加

1) 胃肠道丢失增加　任何原因(呕吐、腹泻、轻泻药或导管引流)导致的胃或肠分泌物丢失都可引起钾丢失,从而可能引起低钾血症。

2) 尿中丢失增加　通常有盐皮质激素过量(常因为醛固酮增多)和(或)远端部位流量增加。尿钾消耗的主要原因包括:使用利尿药、盐皮质激素原发性分泌增多的疾病、不能重吸收的阴离子的排泄(如碳酸氢根或 β 羟丁酸)。

3) 其他原因　出汗过多,以及接受透析或血浆置换治疗。

3. 临床表现　低钾血症的临床表现包括重度肌无力、心律失常、肾功能异常和葡萄糖耐受不良。这些症状和体征通常与血清钾减少的程度及速度相称,并且会随着低钾血症得到纠正而消失。

低钾血症引发心律失常的风险在以下患者中最高:年龄较大、有器质性心脏病,以及使用地高辛或抗心律失常药。

4. 诊断与鉴别诊断　应通过重复血清钾测定来确认诊断。

大多数低钾血症患者的病因可根据病史确定(如呕吐、腹泻及利尿药治疗),体格检查应侧重于识别心律失常和神经系统表现。其他实验室检查包括血糖和镁水平、尿电解质和肌酐水平以及酸碱平衡。

5. **急诊处置**　治疗的直接目标是通过将血清钾提高到安全水平来预防可能危及生命的心脏传导障碍和神经肌肉功能障碍。应确定低钾血症的基础病因，尤其是存在低镁血症或重分布性低钾血症时。对于同时存在低镁血症的患者，仅进行补钾治疗可能很难治愈；对于重分布性低钾血症患者，补钾可导致反跳性高钾血症；对于交感神经张力增强导致的重分布性低钾血症患者，给予非选择性 β 受体拮抗药。

口服钾制剂包括氯化钾、碳酸氢钾或其前体（枸橼酸钾和醋酸钾），以及磷酸钾。通常优选碳酸氢钾或其前体用于低钾血症合并代谢性酸中毒的患者。只有对低钾血症伴低磷血症患者才考虑使用磷酸钾。对于存在慢性、稳定的肾性失钾患者，如果补钾没有成功，可能需要使用保钾利尿药，原发性醛固酮增多症的患者首选螺内酯或依普利酮。对于重度低钾血症（血清钾浓度 <2.5~3.0 mmol/L）或症状性（心律失常、明显肌无力或横纹肌溶解）低钾血症患者，必须更快速地补钾。可口服给予氯化钾，对于不能口服药物的患者推荐经静脉给予氯化钾。当使用静脉注射钾时，标准给药是在 1 L 生理盐水中加入 20~40 mmol 钾，根据症状的严重程度，补钾速度为每 2~3 h 20 mmol 至每小时 10~20 mmol（最大推荐速度）；高达 40 mmol/h 的速度被用于治疗危及生命的低钾血症。补钾速度高于 20 mmol/h 会严重刺激外周静脉，液体应输入大的中心静脉或输入多根外周静脉。输注钾到外周静脉时，可能出现疼痛和静脉炎；如果出现疼痛，应降低输注速度或钾浓度，优选降低钾浓度。不应在含葡萄糖的溶液中给予钾，因为葡萄糖刺激的胰岛素分泌可加剧低钾血症。一旦低钾血症不再严重，应降低静脉补钾的速度或改为口服治疗。患者应接受治疗直至血清钾浓度持续高于 3.0~3.5 mmol/L 且低钾血症引起的症状或体征已消失。

6. **注意事项**　对以下患者需要进行持续的心电图监测：低钾血症引起心律失常，低钾血症导致的 Q-T 间期延长和（或）其他心电图异常，具有低钾血症时易出现心律失常的基础心脏病（如地高辛中毒、心肌梗死和基础长 Q-T 间期综合征），静脉补钾速度超过 10 mmol/h，或者有发生反跳性高钾血症风险（最常见的原因是甲状腺毒性周期性瘫痪）。

二、水、钠紊乱

血浆钠浓度是通过改变水分摄入和排出来调节，而不是由钠平衡的改变来调节。血浆张力和细胞外液容量异常会导致以下 4 种基本的水、钠紊乱状态：低钠血症（水分太多）、高钠血症（水分太少）、低血容量（细胞外液的主要溶质钠太少）、水肿（钠过多，伴水潴留）。以下主要介绍高钠血症与低钠血症。

（一）高钠血症

1. **概述**　高钠血症是由净失水或钠增加引起的，最常见的原因是失水后未得到补充。失水途径包括：经胃肠道、经皮肤、经尿液，其中未控制糖尿病时的糖尿，或是分解代谢或肾衰竭恢复所致的尿素排泄增多均可引起渗透性利尿。此外，摄入盐而未摄入水或给予高渗性钠溶液也可导致高钠血症。

出现高钠血症的患者通常有严重的基础疾病，该基础疾病损害患者对口渴的反应能力，或者损坏患者感知口渴的能力。

2. **病因与发病机制**

（1）丢失的水未得到补充

1）经皮肤丢失　由非显性失水（经表皮扩散）及显性失水（出汗）组成，对体温调节有重要意义。在正常情况下，成年人的出汗量为 500~700 mL/d。然而，发热、运动及暴露于高温可显著增加汗液丢失。

2）经胃肠道丢失　当水的摄入不足时，上消化道及下消化道的水丢失均可导致高钠血症，如呕吐、渗透性腹泻。

3）经尿液丢失　尿崩症或渗透性利尿患者中最常发生。

4）损害渴感或渗透压感受器功能的下丘脑病变　如果原发性下丘脑疾病损害了渴感（渴感减退），在无水丢失增加的情况下可发生高钠血症。

（2）水转移入细胞内　在一过性高钠血症中，血清钠浓度可在数分钟内升高多达 10~15 mmol/L，这种情况可由剧烈运动或电击诱导的惊厥导致，该效应是细胞渗透压一过性增加介导的。

（3）钠超负荷 通过给予高渗性钠溶液可引起急性且经常显著的高钠血症，血清钠浓度可超过 200 mmol/L。包括盐中毒（婴幼儿多见）及医源性钠负荷。

3. **临床表现** 高钠血症使水分从脑内移出，造成脑体积缩小，该过程迅速发生时可致局灶性颅内出血和蛛网膜下腔出血、脱髓鞘性脑损害以及不可逆的神经损害。有症状的高钠血症患者表现为嗜睡、乏力和易激惹，可能会进展为抽搐、癫痫发作和昏迷。严重症状通常在血清钠浓度急剧升高至 158 mmol/L 以上时才会出现。脑部适应降低了慢性高钠血症引起神经系统症状的可能。

4. **诊断与鉴别诊断** 通常可通过测量尿渗透压诊断病因，如果尿渗透压低于 600 mOsmol/kg，通过观察给予外源性抗利尿激素（antidiuretic hormone，ADH）后尿渗透压的变化确定。

（1）尿液渗透压低或中等 尿渗透压低于血浆渗透压（通常低于 300 mOsmol/kg），患者存在中枢性或肾性尿崩症。通过给予外源性 ADH，并在接下来 2 h 中每 30 min 监测一次尿液渗透压和尿量可鉴别。

尿液渗透压为中等（300~600 mOsmol/kg），可能是渗透性利尿或尿崩症。可通过测量总溶质排泄量（等于尿液渗透压与日尿量的乘积）确定是否存在渗透性利尿。

（2）尿液渗透压高 尿渗透压大于 600 mOsmol/kg，最可能是肾外水丢失导致的，但也可能存在部分性尿崩症。在通过低渗液体进行治疗的同时，应重复测量尿渗透压和血浆渗透压，同时测量尿钠浓度来鉴别病因。

5. **急诊处置** 高钠血症的治疗方法取决于发生速度以及是否由纠正重度高血糖所致，治疗包括治疗病因和纠正缺水。

（1）慢性高钠血症 持续超过 48 h，几乎所有的高钠血症都会发展为慢性。

静脉输注 5% 葡萄糖溶液，目标是在 24 h 内降低血清钠约 10 mmol/L。补液方案中还必须考虑补充持续性自由水丢失，才能达到目标纠正速度。治疗期间每 4~6 h 监测一次血清钠。

（2）急性高钠血症 持续不超过 48 h。急性高钠血症并不常见，可发生于盐中毒，尿崩症患者急性丧失补充失水的能力，正治疗重度高血糖但未充分补液，糖尿引起的失水。

静脉输注 5% 葡萄糖溶液，每 1~2 h 监测一次血清钠和血糖水平，直至血清钠 <145 mmol/L。目标是每小时降低血清钠 1~2 mmol/L，并在不到 24 h 内恢复至正常值。中枢性尿崩症患者还需要去氨加压素治疗。

快速输注 5% 葡萄糖溶液可能引发高血糖，在输注数小时后，可能需要降低滴注速度或更换为 2.5% 葡萄糖溶液，以免糖尿引起水丢失增加。

6. **注意事项** 对于糖尿病酮症酸中毒（DKA）或高渗性高血糖状态患者，随着高血糖和低血容量得到纠正，细胞外液中的水分会渗透性转移至细胞内，葡萄糖的过度排泄也会增加尿中无电解质水分丢失，因此血清钠浓度会升高。这些患者大多都存在低血容量和高血糖，并伴有糖尿引起的持续性水钠丢失，因此自由水补充常采用 0.45% 盐溶液而非 5% 葡萄糖溶液。

（二）低钠血症

1. **概述** 低钠血症通常被定义为血清钠浓度低于 135 mmol/L，但在不同临床实验室中该定义可以有少许差别。低钠血症最常见的分类基于容量状态：低血容量（全身水减少，钠水平下降幅度更大）、正常血容量（全身水增加，钠水平正常）和高血容量（全身水增加，钠水平降低）。血浆渗透压在低钠血症的病理生理学中起作用。大多数低钠血症是低张性的，非低张性低钠血症可见于高血糖、外源性有效渗透压分子蓄积以及重度高脂血症或高蛋白血症导致的假性低钠血症患者。

低钠血症几乎总是由口服或静脉摄入的水分不能完全排泄所致，如果机体稀释尿液的功能健全，则只要停止摄入水就能迅速缓解因大量摄入水而引起的低钠血症。

2. **病因与发病机制** 低血容量低钠血症的原因包括脑盐耗、利尿药的使用、胃肠道丢失（如腹泻、呕吐）、盐皮质激素缺乏症、渗透性利尿、肾小管酸中毒、失盐性肾病、第三间隙丢失（如肠梗阻、烧伤）等。

正常血容量低钠血症最常见由抗利尿激素分泌失调综合征（syndrome of inappropriate secretion of antidiuretic hormone，SIADH）引起，包括原发性、继发性（如巴比妥类、卡马西平等药物）及肾源性 SIADH，也可由甲状腺功能减退和糖皮质激素缺乏、水中毒等引起。

高血容量低钠血症最常见的原因是心力衰竭、肝硬化和肾损伤。

3. 临床表现 主要发生在神经系统,与血清钠浓度改变的严重程度以及改变速度有关,其中与速度尤为密切。低钠血症直接引起的症状主要是随血清钠浓度急剧下降使水分向细胞内移动从而产生脑水肿所致神经功能障碍。

急性低钠血症的临床表现反映为脑部水中毒的严重程度,最早的表现是恶心和不适;如果血清钠浓度降至 115~120 mmol/L 以下,就可能发生头痛、嗜睡、意识混沌,最终出现癫痫发作、昏迷和呼吸停止。低钠血症性脑病可能可逆,也可能是永久性损伤。

慢性低钠血症的神经系统症状要轻得多,即使血清钠浓度持续低于 120 mmol/L,患者也可能没有症状。常见症状包括乏力、恶心、头晕、步态紊乱、健忘、意识模糊、嗜睡和肌肉痛性痉挛;癫痫发作和昏迷不常见,通常反映低钠血症的急性加重。

4. 诊断与鉴别诊断 根据临床表现、持续时间及实验室检查进行评估。实验室检查包括肾功能、电解质、血浆渗透压、尿渗透压、尿钠等。

(1) 持续时间

1) 急性 48 h 内出现,通常是术后肠外补液,以及自我诱导的水中毒。

2) 慢性 持续时间超过 48 h,或持续时间不明。

(2) 血钠水平

1) 重度 血清钠浓度 <120 mmol/L。

2) 中度 血清钠浓度处于 120~129 mmol/L。

3) 轻度 血清钠浓度处于 130~134 mmol/L。

(3) 症状

1) 重度 包括癫痫发作、意识模糊、昏迷和呼吸骤停。

2) 轻至中度 相对没有特异性,包括头痛、乏力、嗜睡、恶心、呕吐、头晕、步态障碍、健忘、意识模糊和肌肉痉挛。

5. 急诊处置 治疗低钠血症的方法取决于低钠血症的持续时间和严重程度、有无症状及其严重程度,以及是否已存在颅内病变。

治疗目标:预防血清钠浓度进一步下降;对有脑疝风险的患者降低颅内压;缓解低钠血症的症状;对有渗透性脱髓鞘综合征(osmotic demyelination syndrome,ODS)风险的患者,避免过度纠正低钠血症。

(1) 初始治疗 指发现这种电解质紊乱后 6 h 内的治疗。

重度低钠血症患者通常需要在一定程度上纠正低钠血症,但初始治疗的目标是 24 h 内血清钠浓度增加 4~6 mmol/L。对于有症状的急性低钠血症患者,或有重度症状的患者,应快速实现该目标(≤6 h)。对于慢性重度低钠血症患者,最大纠正速度应为任何 24 h 内血清钠浓度升高 8 mmol/L。

1) 急性低钠血症 无症状者,快速输注 50 mL 3% 氯化钠溶液(即高张盐水)以防止血清钠浓度进一步下降。此后监测患者的症状,并每小时复查一次血清钠浓度,以确定是否需要额外治疗。

存在可能由颅内压增高导致的任何症状的患者,快速输注 100 mL 3% 氯化钠溶液,如果症状持续,可最多追加 2 次 100 mL 3% 氯化钠溶液,共计 300 mL,共输注 30 min。

2) 慢性低钠血症 有低钠血症的重度症状,或已知有颅内病变,快速输注 100 mL 3% 氯化钠溶液,如果症状持续,可最多追加 2 次 100 mL 3% 氯化钠溶液(共计 300 mL)。

中度低钠血症无症状或有轻至中度症状者,予停用可能导致低钠血症的药物,识别并尽可能逆转低钠血症的病因,以及限制进一步摄入水。

重度低钠血症患者无症状或有轻至中度症状,通常开始以 0.25 mL/(kg·h)的速度静脉输注 3% 氯化钠溶液。此外,对于低钠血症病因可逆转的患者,若在治疗过程中可能发生水利尿,或发生 ODS 的风险高,则同时启动去氨加压素治疗,以防止过快纠正。

（2）后续治疗 急性低钠血症患者,监测症状,并每小时复查一次血清钠浓度,以确定是否需要额外治疗。当血清钠浓度已增加 4~6 mmol/L 时,可降低监测频率。

一旦达到每日纠正 4~6 mmol/L 的目标,应停用高张盐水。如果血清钠浓度再次开始下降,可按需重新启用高张盐水,以保证血清钠浓度达到当日所期望的增幅。根据低钠血症的病因,其他治疗可能包括袢利尿药、口服盐、补钾或加压素受体拮抗剂。

6. 注意事项 在水肿状态、SIADH、晚期肾损伤或原发性烦渴症的情况下,症状性或重度低钠血症患者的液体入量应少于尿量。对于尿液高度浓缩的患者,仅靠限液可能不足以纠正低钠血症。除了纠正低钠血症,还应治疗基础疾病。

（朱华栋）

▶▶▶ 第二节 酸碱平衡失调 ◀◀◀

一、概述

内环境酸碱稳态是维持生命的基础。正常人血液的酸碱度即 pH 始终保持在一定的水平,基本恒定在 pH7.35~7.45 之间,其变动范围很小,准确及时地处理酸碱平衡失调可以挽救生命。生命能承受的 pH 范围是 6.80~7.80(氢离子浓度[H^+]为 16~160 nmol/L)。各种原因引起人体内酸性和(或)碱性物质含量及其比例失调,导致体液酸碱度稳定性破坏,则引起酸碱平衡发生紊乱,简称酸碱平衡失调(disturbance of acid-base balance)。

二、病因与发病机制

正常人体动脉血 pH 正常值为 7.35~7.45,当 pH 大于 7.45 时为碱血症,可见于代谢性碱中毒及呼吸性碱中毒;当 pH 小于 7.35 时为酸血症,可见于代谢性酸中毒、呼吸性酸中毒及代谢性酸中毒合并呼吸性酸中毒。pH 正常说明血液中的酸碱度在正常范围内,但并不能排除酸碱平衡失调的可能。定量酸碱平衡失调最常使用的三种方法是:基于肾和肺酸碱相互作用的生理学方法,基于强离子及白蛋白和磷酸盐等弱离子中 pH 相关性改变的物理化学方法(也称作 Stewart 法),以及基于对代谢性酸碱状态改变进行定量(由血气分析设备提供)的碱过剩法。目前基于肾和肺酸碱相互作用的生理学方法仍然是评估酸碱平衡失调的最简单、最严格和最常用的方法。

(一)体液缓冲系统

构成生物体内的缓冲系统的无机酸或盐类,是碳酸和碳酸氢盐(碳酸缓冲系统)以及亚磷酸盐与磷酸盐(磷酸缓冲系统),在血液中前者起主要作用,在组织细胞中后者起主要作用,但成为两性离子的蛋白质(在血液中是血红蛋白和血浆蛋白)或氨基酸的作用也很大。

生理学方法是使用碳酸 – 碳酸氢盐缓冲系统。基于异构化原理,该系统将酸表征为氢离子供体和碱作为氢离子受体。碳酸 – 碳酸氢盐系统在维持稳态控制中很重要。在生理学方法中,二氧化碳分压($PaCO_2$)的主要变化引起碳酸氢盐浓度的继发"适应性"反应,反之亦然;二氧化碳或碳酸氢盐的进一步变化反映了酸碱状态的额外变化。4 种公认的原发性酸碱平衡失调包括 2 种代谢紊乱(代谢性酸中毒和碱中毒)和 2 种呼吸紊乱(呼吸性酸中毒和碱中毒)。

体内氢离子浓度受到严格调节,因为氢离子的变化实际上可以改变所有蛋白质和膜的功能。由于血浆中的氢离子浓度通常非常低(每升约 40 nmol),因此 pH(氢离子浓度的负对数)通常用于临床医学以指示酸碱状态。术语"酸血症"和"碱血症"是指血液 pH 异常低(酸性)或异常高(碱性)的状态。氢离子浓度增加的过程称为酸中毒,氢离子浓度降低的过程称为碱中毒。酸碱值的传统测定基于 Henderson-Hasselbalch 方程(其中 pK 表示酸解离常数):

$$pH = pK + \log_{10}(碳酸氢盐[HCO_3^-] \div [0.03 \times 动脉二氧化碳分压(PaCO_2)])$$

其中碳酸氢盐的单位为 mmol/L，$PaCO_2$ 的单位为 mmHg。

为便于临床计算，Kassirer 等将它简化为公式（A）：$[H^+]=24 \times \{[PaCO_2]/[HCO_3^-]\}$。式中 H^+、$PaCO_2$ 及 HCO_3^- 这3个变数的关系是不变的，故知其二便可知其三。式中 $[H^+]$ 的单位是 mmol/L，$PaCO_2$ 的单位是 mmHg，HCO_3^- 的单位是 mmol/L。在核实血气测定数据时，可将 $PaCO_2$ 与 HCO_3^- 的实测值代入公式中，计算出 H^+ 值，再将此值折合为 pH 而与实测 pH 作比较。若计算出的 pH 与实测 pH 符合，则提示血气测定值可靠，否则表明 pH、$PaCO_2$ 及 HCO_3^- 中必有一项错误。需要注意的是，仅靠 Henderson-Hasselbalch 方程式并不能证明酸碱平衡失调的原因，不要将一个描述性方程式与可以证明因果关系相混淆。

（二）代偿性机制——代偿性呼吸反应和肾反应

Henderson-Hasselbalch 方程显示，pH 是由血清 $PaCO_2$ 及 HCO_3^- 的比值决定的。每种单纯型酸碱平衡失调都伴随着代偿性呼吸反应或肾反应，能限制该比值及 pH 的改变。当代谢性酸碱平衡失调使血清 HCO_3^- 减少（代谢性酸中毒）或使其增加（代谢性碱中毒）时，应当会有适度的呼吸代偿使 $PaCO_2$ 朝与血清 HCO_3^- 相同的方向移动（代谢性酸中毒时降低，代谢性碱中毒时升高）。呼吸代偿减少了血清 HCO_3^- 与 PCO_2 比值的变化，因而减少了 pH 的变化。在代谢性酸中毒或碱中毒中，呼吸代偿是一种快速的反应。例如代谢性酸中毒时，这种反应在 30 min 内开始，并在 24 h 内完成。当呼吸性酸碱平衡失调造成 $PaCO_2$ 增加（呼吸性酸中毒）或减少（呼吸性碱中毒）时，代偿发生在2个阶段。由于全身缓冲机制的作用，血清 HCO_3^- 出现立即的、小幅度变化（与 $PaCO_2$ 变化的方向相同）。如果这种呼吸性异常持续超过数分钟至数小时，肾会促使血清 HCO_3^- 产生较大变化（同样，与 $PaCO_2$ 变化的方向相同）。这些 HCO_3^- 变化会减少 pH 的改变。呼吸性酸中毒时，肾通过增加氢离子分泌来代偿（升高血清 HCO_3^- 浓度）；呼吸性碱中毒时，肾通过减少氢离子分泌和尿中 HCO_3^- 的丢失来代偿。肾代偿需要 3~5 d 才能完成。因此，在急性呼吸性酸碱平衡失调（全身性缓冲而无明显肾代偿）和慢性呼吸性酸碱平衡失调（完全肾代偿）中，预期的表现有很大不同。代偿性肾反应和呼吸反应被认为，至少在一定程度上由感觉和调节细胞（包括肾小管细胞和呼吸中枢的细胞）内的 pH 平行变化所介导。代偿反应的幅度与原发性酸碱平衡失调的严重程度成比例。根据上述讨论，HCO_3^- 浓度较高可能是由于代谢性碱中毒或慢性呼吸性酸中毒的代偿作用；相反，HCO_3^- 较低可能是由于代谢性酸中毒或慢性呼吸性碱中毒的代偿作用。类似问题适用于较高或较低的 $PaCO_2$。为了评估酸碱平衡失调，必须测得 Henderson-Hasselbalch 方程式中3个变量（pH、HCO_3^-、$PaCO_2$）中至少2个。

三、诊断——酸碱平衡的判定六步法

1. 根据 Henderseon-Hasselbach 公式评估血气数值的内在一致性。$[H^+]=24 \times [PaCO_2]/[HCO_3^-]$，如果 pH 和 $[H^+]$ 数值不一致，该血气结果可能是错误的（表 3-8-1）。

表 3-8-1 pH 与 $[H^+]$ 的换算

pH	估测 $[H^+]$ (mmol/L)	pH	估测 $[H^+]$ (mmol/L)	pH	估测 $[H^+]$ (mmol/L)
7.00	100	7.25	56	7.50	32
7.05	89	7.30	50	7.55	28
7.10	79	7.35	45	7.60	25
7.15	71	7.40	40	7.65	22
7.20	63	7.45	35		

2. 根据 pH 大小，判断是否存在碱血症或酸血症。当 pH <7.35，说明存在酸血症；pH>7.45，说明存在碱血症。即使 pH 在正常范围（7.35~7.45 之间），也可能存在酸中毒或碱中毒。

3. 根据原发疾病，判断是否存在呼吸或代谢紊乱，pH 改变的方向与 $PaCO_2$ 改变方向的关系如何。在原发呼吸障碍时，pH 与 $PaCO_2$ 改变方向相反；在原发代谢障碍时，pH 与 $PaCO_2$ 改变方向相同（表 3-8-2）。

表3-8-2 pH 改变的方向与 $PaCO_2$ 改变方向的关系

酸中毒/碱中毒	性质	pH 变化	$PaCO_2$ 变化
酸中毒	呼吸性	↓	↑
酸中毒	代谢性	↓	↓
碱中毒	呼吸性	↑	↓
碱中毒	代谢性	↑	↑

4. 针对原发异常是否产生适当的代偿? 通常情况下,代偿反应不能使 pH 恢复正常(7.35~7.45)。如果观察到的代偿程度与预期代偿反应不符,很可能存在一种以上的酸碱异常(表3-8-3)。

表3-8-3 酸碱平衡失调代偿值预计公式

原发失衡	代偿值预计公式	代偿时限	代偿极限
代谢性酸中毒	$PaCO_2=40-(24-HCO_3^-)\times 1.2 \pm 2$	12~24 h	≥ 12 mmHg
代谢性碱中毒	$PaCO_2=40+(HCO_3^--24)\times 0.9 \pm 5$	12~24 h	≤ 55 mmHg
急性呼吸性酸中毒	$HCO_3^-=24+(PaCO_2-40)\times 0.07 \pm 1.5$	数分钟	≤ 32 mmol/L
慢性呼吸性酸中毒	$HCO_3^-=24+(PaCO_2-40)\times 0.4 \pm 3$	3~5 d	≤ 45 mmol/L
急性呼吸性碱中毒	$HCO_3^-=24+(40-PaCO_2)\times 0.2 \pm 2.5$	数分钟	≥ 18 mmol/L
慢性呼吸性碱中毒	$HCO_3^-=24+(40-PaCO_2)\times 0.5 \pm 2.5$	2~3 d	≥ 15 mmol/L

5. 计算阴离子间隙(如果存在代谢性酸中毒),确定阴离子间隙(AG)是否增高。这对于代谢性酸中毒患者尤为重要。如果阴离子间隙增高,则分析阴离子间隙增加值与 HCO_3^- 浓度降低值之比。

$$AG=[Na^+]-([Cl^-]+[HCO_3^-])=12\pm 2$$

正常的阴离子间隙约为 12 mmol/L。对于低白蛋白血症患者,阴离子间隙正常值低于 12 mmol/L。低白蛋白血症患者血浆白蛋白浓度每下降 10 g/L,阴离子间隙"正常值"下降约 2.5 mmol/L。AG 升高不能用明显的原因(DKA、乳酸酸中毒、肾衰竭)解释应怀疑中毒。

6. 计算 $\Delta AG=$ 测得的 AG- 正常的 AG。预计的 $[HCO_3^-]=\Delta AG+$ 测得的 $[HCO_3^-]$。如预计的 $[HCO_3^-]$ <22,则还存在酸中毒;如预计的 $[HCO_3^-]$>26,则还存在代谢性碱中毒。预计的 $[HCO_3^-]$ 在 22~26 之间,说明是单纯性的酸碱平衡失调。

呼吸性酸中毒

一、概述

呼吸性酸中毒(respiratory acidosis)的特征是血 $PaCO_2$ 和 H_2CO_3 原发性增高。

二、病因与发病机制

1. **通气不足** 如中枢神经系统病变引起的呼吸中枢抑制,呼吸神经、肌肉功能障碍,胸廓异常,气道阻塞,慢性阻塞性肺疾病、支气管哮喘等。

2. **CO_2 吸入过多** 指吸入气中 CO_2 浓度过高,如坑道、坦克等空间狭小通风不良之环境中。此时肺泡通气量并不减少。

三、临床表现

呼吸性酸中毒对机体的影响,就其体液[H^+]升高的危害而言,与低谢性酸中毒是一致的。但呼吸性酸中毒特别是急性者因肾的代偿性调节比较缓慢,故常呈失代偿而更显严重。

呼吸性酸中毒可有二氧化碳(carbine dioxygen,CO_2)麻醉现象。这就使其神经系统症状更为严重。CO_2麻醉的初期症状是头痛、视物模糊、疲乏无力,进一步加重则患者表现为精神错乱、震颤、谵妄、嗜睡甚至昏迷。高浓度CO_2麻醉时患者颅内压增高,视神经盘可有水肿,这是CO_2扩张脑血管所致。此外,患者脑脊液 pH 下降较其他细胞外液更多。这是由于 CO_2 为脂溶性,极易通过血脑屏障;HCO_3^-为水溶性,通过此屏障缓慢之故。

呼吸性酸中毒时,心血管方面的变化与代谢性酸中毒一致,也有微循环容量增大、血压下降、心肌收缩力减弱、心排血量下降和心律失常。因为这两类酸中毒时,[H^+]升高并能导致高钾血症是一致的。

四、急诊处置

1. 积极防治原发病,改善通气是关键。

2. 原则上不应用碱性药物纠正酸中毒,酸中毒严重时如患者昏迷、心律失常,可给予三羟甲基氨基甲烷(trihydroxymethyl aminomethane,THAM 或 Tris)治疗以中和过高的[H^+]。$NaHCO_3$ 溶液亦可使用,不过必须保证在有充分的肺泡通气的条件下才可使用。

五、注意事项

宁酸勿碱,避免引起呼吸抑制。

呼吸性碱中毒

一、概述

呼吸性碱中毒(respiratory alkalosis)的特征是血 $PaCO_2$ 和 H_2CO_3 原发性减少。

二、病因与发病机制

过度通气:①精神性过度通气:这是呼吸性碱中毒的常见原因。②人工性过度通气:如呼吸机相关的过度通气。③疾病相关的过度通气:乏氧性缺氧时的通气过度是对乏氧的代偿,中枢神经系统疾患等。

三、临床表现

急性呼吸性碱中毒患者的临床表现较为明显,常有诸如窒息感,气促,眩晕,易激动,四肢及口周围感觉异常,手足搐搦,严重者有意识障碍。呼吸性碱中毒与代谢性碱中毒一样,也能导致低钾血症和组织缺氧。

四、急诊处置

1. 防治原发病。

2. 降低患者的通气过度,如精神性通气过度可用重复呼吸法或镇静药。

3. 纠正电解质紊乱,手足搐搦者可静脉适量补给钙剂以增加血浆 Ca^{2+}。

五、注意事项

原则上宁酸勿碱,应尽快纠正碱中毒,避免引起呼吸抑制。

代谢性酸中毒

一、概述

代谢性酸中毒(metabolic acidosis)的特征是血浆[HCO_3^-]原发性减少。代谢性酸中毒又可根据 AG 是否增加分为两类:①AG 增加类代谢性酸中毒,患者血浆[Cl^-]水平正常,亦即文献上经常提到的正常血氯性代谢性酸中毒;②AG 正常类代谢性酸中毒,患者血浆[Cl^-]水平升高,亦即经常提到的高血氯性代谢性酸中毒。

二、病因与发病机制

1. **酸性物质产生过多**

(1) 乳酸酸中毒　休克、严重贫血、呼吸暂停、心脏停搏、一氧化碳中毒、氰化物中毒、癫痫发作及过于剧烈的运动等。属于 AG 增加类正常血氯性代谢性酸中毒。

(2) 酮症酸中毒　见于糖尿病、饥饿、妊娠反应较长时间有呕吐症状者、酒精中毒呕吐并数日少进食物者。

2. **肾排酸保碱功能障碍**　如肾衰竭、肾小管性酸中毒等。

3. **肾外失碱**　腹泻、肠瘘、肠道减压吸引等时,可因大量丢失[HCO_3^-]而引起 AG 正常类高血氯性代谢性酸中毒。

4. **药物因素**　酸或酸性药物摄入或输入过多。

5. **稀释性酸中毒**　大量输入生理盐水,可以稀释体内的 HCO_3^- 并使 Cl^- 增加,引起 AG 正常类高血氯性代谢性酸中毒。

6. **钾代谢紊乱**　严重高钾血症。

三、临床表现

代谢性酸中毒对呼吸、心血管和神经系统的功能有影响。特别是严重的酸中毒,发展急速时可导致死亡。

1. 呼吸可出现代偿性加深加快,呈现 Kussmaul 呼吸,呼吸气味可有酮味。

2. 中枢神经系统受累,患者可表现为头晕、乏力、嗜睡,甚至昏迷。

3. 心血管系统受累,患者心率加快、血压偏低、心脏传导阻滞和心室颤动,甚至心力衰竭、心源性休克等。

四、急诊处置

1. 积极防治引起代谢性酸中毒的原发病,纠正水、电解质紊乱,恢复有效循环血量,改善组织血液灌流状况,改善肾功能等。

2. 补碱纠正代谢性酸中毒。对于急性代谢性酸中毒引起重度酸血症(动脉血 pH<7.1)的患者,可以选择应用碳酸氢钠。目标是将动脉血 pH 维持在 7.1 以上,直到引起代谢性酸中毒的原发疾病得以逆转。对于急性代谢性酸中毒引起轻度酸血症(即动脉血 pH 为 7.1~7.2)的患者,如果合并重度急性肾损伤(血清肌酐至少增至 2 倍或者少尿),建议进行碳酸氢钠治疗,此类患者的治疗目标是 pH≥7.3。对于动脉血 pH≥7.1 的患者,如果没有合并重度急性肾损伤,谨慎选择碳酸氢钠治疗。THAM 近来常用,它不含 Na^+、HCO_3^- 或 CO_2;其缺点是用得过多过快,患者呼吸抑制能导致缺氧及 CO_2 重新积累。

3. 严重肾衰竭引起的酸中毒,则需进行腹膜透析或血液透析方能纠正其水、电解质紊乱,酸碱平衡失调及代谢产物潴留等紊乱。

五、注意事项

代谢性酸中毒对呼吸、心血管和神经系统的功能有影响,特别是严重的酸中毒,发展急速时可导致死亡,临床上需要及时发现、及时处理、适时监测。

代谢性碱中毒

一、概述

代谢性碱中毒(metabolic alkalosis)的特征是血浆[HCO_3^-]原发性增多。

二、病因与发病机制

1. H^+ 丢失过多

(1) 胃液丢失　常见于幽门梗阻或高位肠梗阻时的剧烈呕吐。

(2) 肾排 H^+ 过多　主要由醛固酮分泌增加引起,见于下列情况:①原发性醛固酮增多症。②库欣综合征(Cushing syndrome)。③先天性肾上腺皮质增生。④Bartter 综合征。⑤近球装置肿瘤,其细胞能分泌大量肾素,引起高血压及代谢性碱中毒。⑥甘草及其制剂长期大量使用时,由于甘草酸(glycyrrhizic acid)具有盐皮质激素活性,故能引起类似醛固酮增多症时的代谢性碱中毒。

2. 碱性物质摄入过多。

3. 长期利尿,存在低氯、低钾、低钠。

三、临床表现

1. 神经肌肉功能障碍　急性代谢性碱中毒患者常有神经肌肉应激性增高和手足搐搦症。

2. 中枢神经系统功能障碍　患者可有烦躁不安、精神错乱、谵妄,甚至昏迷等症状。

3. 低钾血症　代谢性碱中毒经常伴有低钾血症,患者可发生肌肉无力或瘫痪,腹胀甚至肠麻痹。

四、急诊处置

1. 积极防治引起代谢性碱中毒的原发病。

2. 纠正低血钾症或低氯血症,如补充 KCl、$NaCl$、$CaCl_2$、NH_4Cl 等。

3. 纠正碱中毒。可使用碳酸酐酶抑制剂如乙酰唑胺以抑制肾小管上皮细胞中 H_2CO_3 的合成,从而减少 H^+ 的排出和 HCO_3^- 的重吸收。醛固酮拮抗剂可减少 H^+、K^+ 从肾排出,也有一定疗效。

五、注意事项

代谢性碱中毒患者可出现神经肌肉功能障碍、中枢神经系统功能障碍及低钾血症,应积极寻找引起代谢性碱中毒的原发病予以纠正。

混合型酸碱平衡失调

混合型酸碱平衡失调(mixed acid-base disturbance)是指两种或两种以上的原发性酸碱平衡失调并存。酸碱平衡失调患者的评估首先需要识别主要的失调,然后确定代偿程度是否适当。如果代偿不恰当,则提示存在第二种酸碱平衡失调(即存在混合型酸碱平衡失调)。当两种原发性障碍使 pH 向同一方向变动时,则 pH 偏离正常更为显著,如代谢性酸中毒合并呼吸性酸中毒的患者其 pH 比单纯一种障碍更低。当两种障碍使 pH 向相反的方向变动时,血浆 pH 取决于占优势的一种障碍,其变动幅度因受另外一种抵消而不及单纯一种障碍那样大。如果两种障碍引起 pH 相反的变动正好互相抵消,则患者的血浆 pH 可以正常,如代谢性酸中毒合并呼吸性碱中毒。以下列举几种混合型酸碱平衡失调。

一、呼吸性酸中毒合并代谢性酸中毒

呼吸性酸中毒合并代谢性酸中毒见于:存在中枢神经系统或肺部疾病,由于呼吸受累存在呼吸性酸中毒,同时存在组织灌注不足、缺氧而出现代谢性酸中毒。①慢性呼吸性酸中毒如阻塞性肺疾病,同时发生感染性休克伴有乳酸酸中毒;②头颅创伤患者发生急性呼吸性酸中毒和因失血发生乳酸酸中毒。此种混合型酸碱平衡失调可使血浆 pH 显著下降,血浆$[HCO_3^-]$可下降,$PaCO_2$可上升。

二、呼吸性酸中毒合并代谢性碱中毒

呼吸性酸中毒合并代谢性碱中毒常见于慢性阻塞性肺疾病发生高碳酸血症,又因肺源性心脏病心力衰竭而使用利尿药(如呋塞米、依他尼酸等)引起代谢性碱中毒的患者。患者血浆 pH 可以正常或轻度上升或下降,但$[HCO_3^-]$和$PaCO_2$均显著升高。$[HCO_3^-]$升高是代谢性碱中毒的特点,而$PaCO_2$升高是呼吸性酸中毒的特点,两者比值却可保持不变或变动不大。

三、呼吸性碱中毒合并代谢性酸中毒

此种混合型酸碱平衡失调可见于:过度通气患者合并休克或肾功能不全等。①肾功能不全患者有代谢性酸中毒,又因发热而过度通气引起呼吸性碱中毒,如革兰氏阴性杆菌败血症引起的急性肾衰竭并伴有高热。②创伤患者因疼痛刺激而过度通气,同时又因失血导致代谢障碍出现乳酸酸中毒。其血浆 pH 可以正常、轻度上升或下降,但血浆$[HCO_3^-]$和$PaCO_2$均显著下降。$[HCO_3^-]$下降是代谢性酸中毒的特点,$PaCO_2$下降是呼吸性碱中毒的特点。两者比值却可保持不变或变动不大。

四、呼吸性碱中毒合并代谢性碱中毒

此种混合型酸碱平衡失调可见于:过度通气患者合并呕吐、应用药物等。①发热、呕吐患者,有过度通气引起的呼吸性碱中毒和呕吐引起的代谢性碱中毒。②肝硬化患者有腹水,因氨的刺激而通气过度,同时使用利尿药或有呕吐。此型血浆 pH 明显升高,血浆$[HCO_3^-]$可升高,PCO_2可降低。$[HCO_3^-]$升高是代谢性碱中毒的特点,$PaCO_2$降低是呼吸性碱中毒的特点。

混合型酸碱平衡失调情况比较复杂,必须在充分研究分析疾病发生发展过程的基础上才能做出判断。尽管如此,有少数混合型酸碱平衡失调仍然难以确定。

(朱华栋)

数字课程学习……

教学 PPT　　　微视频　　　拓展阅读　　　自测题

第九章

环境及理化因素损伤急症

▶▶▶ 第一节 中 暑 ◀◀◀

一、概述

中暑（heat illness）是一种可以追溯到 2 000 年前的古老疾病。但在现代社会,中暑仍在威胁着人们的健康,严重时甚至可能致死。我国目前暂无中暑相关病死率与发病率的具体数据,但在《中国热射病诊断与治疗专家共识》中提示,由热射病导致的死亡可能超过所有自然灾害导致的死亡总和。

热损伤因素作用于机体,可引起一系列病理生理变化,表现为由轻及重的连续过程,包括先兆中暑、轻症中暑和重症中暑（按表现不同又可分为热痉挛、热衰竭及热射病）,统称为热致疾病。热射病是最严重的热致疾病类型,具有很高的病死率。热射病是暴露于热环境和（或）剧烈运动所致的机体产热与散热失衡,以核心温度升高 >40℃和中枢神经系统异常为特征,如精神状态改变、抽搐或昏迷,并伴有多器官损害的危及生命的临床综合征。根据发病原因和易感人群的不同,热射病分为经典型热射病（classic heat stroke,CHS）和劳力型热射病（exertional heat stroke,EHS）。

二、病因与发病机制

机体维持相对稳定体温的机制主要依赖于产热与散热的动态平衡,一旦这种平衡被打破并造成体内热量蓄积即会造成中暑。人体与环境进行热交换的方式有辐射、蒸发、对流及传导。当以上交换途径发生障碍并超出机体代偿时,即会出现热量堆积并造成核心温度升高。

（一）病因

中暑的病因主要有高温高湿环境、高强度作业、机体对高温环境适应不足、应用某些药物及汗腺功能障碍等（表 3-9-1）。

1. 产热大于散热

（1）高强度作业　如军事训练、运动训练、建筑工人等。

（2）应用某些药物　如阿托品、苯丙胺等。

2. 散热障碍　散热失衡会使机体内部热量持续蓄积,从而引起中暑。

（1）高温高湿环境,当室温 >32℃、湿度较大 >60% 时,外部环境的高温高湿会使机体产生的额外热量无法向外传递。

（2）汗腺功能障碍如硬皮病、先天性汗腺缺乏症、皮肤大面积烧伤后瘢痕等。

（3）穿着不能透气、排汗的衣物或防护设备。

表 3-9-1　不同类型热射病的危险因素

热射病类型及危险因素	解释
经典(非劳力)型	
气候	连续高温气候
生理因素	心功能不全,阻碍正常心血管对热应激的调节;在酷暑中无法维持有效的每搏量;血管结构改变和一氧化氮介导的血管舒张机制受损,导致外周血管舒张不全,皮肤微循环的毛细血管密度和质量下降,应对热应激时排汗及汗腺反应度降低
社会心理因素	独居,生活空间通风不足,缺乏相应降温设备(空调等),卧床
既往疾病	既往疾病可导致机体对热应激适应性下降并反向加重既往疾病
用药情况	利尿药、抗胆碱药、水杨酸盐、甲状腺激素受体激动剂、阿托品等
劳力型热射病	
社会因素	超负荷运动(如军事训练,运动训练,户外高强度作业)
外在因素	穿戴防护设备等阻碍热传递
先天因素	自身热适应能力较差,自身感染状态,汗腺功能障碍,外胚层发育不良
药物滥用	以甲基苯丙胺为代表的苯丙胺类药物,可卡因,五氯苯酚,乙醇等

3. 机体对高温环境的适应能力不足　如年老、体弱、孕产妇等特殊人群。

(二) 发病机制

正常人腋窝温度为 36~37.3℃,直肠温度(核心温度)36.9~37.9℃。机体根据外界环境,下丘脑的体温调节中枢通过控制产热和散热来维持体温的相对稳定。

人体自身的氧化代谢过程中会产生热量,运动和寒战也可产生热量。体温升高时,机体通过自主神经调节使皮肤血管扩张,外周皮肤血流量增加从而增加出汗量来进行散热。机体自身对于热环境存在一定的适应能力,长期于高温环境下训练的运动员、军人等人员拥有更强的热适应能力。训练有素的马拉松运动员,直肠温度高达 42℃时仍无不适。随着核心体温持续升高,细胞毒性作用和炎症反应加剧,最终导致恶性循环,引发多器官功能衰竭(图 3-9-1)。

三、临床表现

(一) 病史与症状

1. 病史　多有高温环境工作或生活史。

2. 症状　根据发病机制和临床表现的不同,中暑可分为先兆中暑、轻症中暑和重症中暑(按表现不同又可分为热痉挛、热衰竭及热射病),统称为热致疾病。

(1) 先兆中暑　患者在高温环境工作或生活一段时间后,出现口渴、头痛、头晕、乏力、多汗、恶心、心悸、胸闷、注意力不集中等。体温正常或略升高,一般不超过 38℃。

(2) 轻症中暑　出现早期循环功能紊乱,包括面色潮红、苍白、烦躁不安、表情淡漠、恶心、呕吐、大汗淋漓、皮肤湿冷、脉搏细数、血压下降、心率增快、体温轻度升高。

(3) 重症中暑　出现高热、惊厥、休克、昏迷等症状。

1) 热痉挛　是热射病的早期表现。剧烈活动后,排出大量汗液使水和盐分丢失。补盐不足造成四肢、腹部及背部肌肉的肌痉挛和收缩疼痛,尤其以腓肠肌为特征,常呈对称型和阵发性。无明显体温升高,神志清楚。

2) 热衰竭　多见于老年人、儿童和慢性病患者。严重热应激时,机体对热环境不适应引起脱水、电解质紊乱、有效循环血量不足。表现为头晕、眩晕、头痛、恶心、呕吐、脸色苍白、皮肤湿冷、大汗淋漓、脉搏细数、

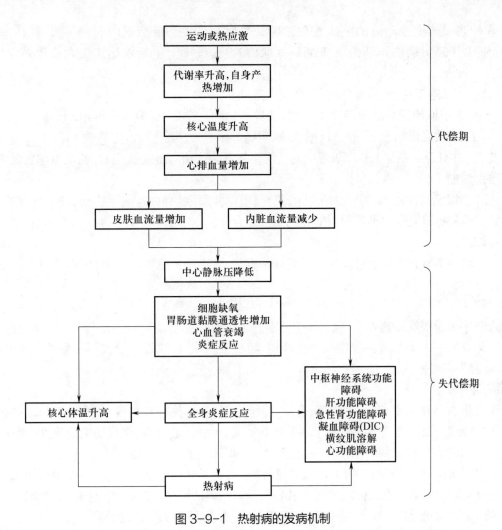

图 3-9-1　热射病的发病机制

血压下降、心律失常、晕厥、肌痉挛、血压下降甚至休克。核心体温升高但一般不超过 40℃,无意识障碍。

3) 热射病　分为经典型热射病(CHS)和劳力型热射病(EHS)。①经典型热射病(CHS):致热原主要来自外部环境(如高温高湿),多见于年老、体弱、孕产妇或其他伴有慢性疾病的患者,一般为逐渐起病。前驱症状较为隐匿,1~2 d 症状逐渐加重,出现意识模糊、谵妄、昏迷等,体温可高达 40~42℃,常伴有大小便失禁、心力衰竭、肾衰竭等表现。②劳力型热射病(EHS):多见于健康年轻人(如部队官兵、运动员、消防队员、建筑工人等),在高温高湿环境下进行高强度训练或从事重体力劳动一段时间后突感全身不适,如疲劳、持续头痛、判断力受损、认知障碍、面色潮红或苍白、恶心、呕吐、晕厥等,可伴有大量出汗或无汗。继而体温迅速升高达 40℃以上,出现谵妄、癫痫发作、意识水平下降和昏迷等中枢神经系统严重受损表现。严重者出现休克、心力衰竭、脑水肿、肺水肿、ARDS、急性肾损伤、急性肝衰竭、DIC、多器官功能障碍综合征(MODS)。

(二) 辅助检查

1. **血清标志物**　根据病情的不同程度可表现为白细胞总数增加,中性粒细胞增高,血小板减少,凝血功能异常,氨基转移酶、肌酐、尿素、血乳酸脱氢酶和肌酸激酶升高,电解质紊乱,呼吸性和代谢性酸中毒。

2. **影像学检查**　应尽早完善心电图、超声心动图及头 CT 等辅助检查。

四、诊断与鉴别诊断

(一) 诊断

中暑是从轻到重各种表现形式逐一呈现的,但鉴于轻度中暑目前并无明确的诊断标准,临床上应当根据患者的热暴露史及相应的临床表现诊断。热射病是中暑最严重的表现形式,往往危及生命。目前,国际上关于热射病的诊断仍缺乏统一标准,在很大程度上主要根据病史和临床表现做出临床诊断。

病史信息:①暴露于高温、高湿环境;②高强度运动。

临床表现:①中枢神经系统功能障碍表现(如昏迷、抽搐、谵妄、行为异常等);②核心温度超过40℃;③多器官(≥2个)功能损伤表现(肝、肾、横纹肌、胃肠等);④严重凝血功能障碍或DIC。

由病史信息中任意一条加上临床表现中的任意一条,且不能用其他原因解释时,应考虑热射病的诊断。

(二)鉴别诊断

需除外并警惕流行性乙型脑炎、细菌性脑膜炎、中毒性细菌性痢疾、脑型疟疾、脑血管意外、脓毒症、甲状腺危象、伤寒、抗胆碱药中毒等原因引起的高温综合征。

(三)危险分层

目前暂无取得学界共识的危险分层及预后评估方法,这也是日后的临床研究中需要不断探索的。

五、急诊处置

(一)先兆中暑及轻症中暑

先兆中暑及轻症中暑患者应立即脱离热环境,转运至阴凉、通风处。绝大部分患者可口服淡盐水和含盐饮料,休息后即可恢复。

(二)重症中暑

重症中暑患者治疗的重点为:①快速、有效、持续降温;②迅速补液扩容;③有效控制躁动和抽搐,其中快速、有效、持续降温是最重要的。鉴于热射病病情重、进展快的特点,在现场早期处置中推荐"边降温边转运"原则,当降温与转运存在冲突时,应遵循"降温第一,转运第二"的原则。

1. 立即脱离热环境 应迅速脱离高温、高湿环境(参训者立即停止训练),转移至通风阴凉处,尽快除去患者全身衣物以利散热。有条件的可将患者转移至有空调的房间,建议室温调至16~20℃。

2. 一般治疗 心电监护、吸氧,完善血常规、凝血功能、肝肾功能等辅助检查。

3. 降温 降温速度与预后密切相关,核心温度(直肠温度)在30 min内迅速降至39.0℃以下,2 h内降至38.5℃以下。常用的降温方法如下。

(1)体外降温 可使用冰袋、冰毯等紧贴两侧颈动脉或腹股沟处。也可使用冰水、酒精等擦拭全身皮肤。目标温度管理是可以快速降低体温并对脑功能进行保护的方法。

(2)体内降温 用冰盐水200 mL进行胃或直肠灌洗,也可用冰的5%葡萄糖溶液静脉滴注降温,或用低温透析液(10℃)进行血液透析。

4. 快速液体复苏 应在现场快速建立静脉通路,输注液体首选含钠液体(如生理盐水或林格液),在补液的同时可补充丢失的盐分。应避免早期大量输注葡萄糖溶液,以免导致血钠在短时间内快速下降,加重神经损伤。

5. 防止脑水肿和抽搐 可以应用甘露醇、糖皮质激素等。若有抽搐发作可静脉注射地西泮。亚低温治疗对防止脑水肿、改善神经功能预后有一定效果。

6. 综合与对症治疗 保持气道通畅,必要时机械通气。防治各器官功能损伤等。

六、注意事项

与其他危重病不同的是,中暑是完全可以预防的。应该强调,降低中暑病死率的关键在于预防而非治疗。对公众进行高温环境工作的健康宣传教育及劳动保护可以大大降低中暑的发病率。

(唐子人)

▶▶▶ **第二节 电 击 伤** ◀◀◀

▶▶▶ **第三节 溺 水** ◀◀◀

一、概述

溺水(drowning)又称淹溺,是指人浸入(submersion)或淹没(immersion)于水或者其他液体中,引起原发性呼吸道损害的过程。水或其他液体经气道进入后充满呼吸道和肺泡,或因反射性喉、支气管痉挛发生窒息,导致死亡。据世界卫生组织(World Health Organization,WHO)统计,全球每年约有 450 000 人死于溺水,我国每年大约有 57 000 人因溺水死亡。溺水死亡在年轻男性中更为常见,是青少年意外伤害致死事故的首位死因。

二、病因与发病机制

(一)病因

溺水常见于水上运动、水边戏水、入水前曾饮酒过量或服用损伤脑功能药物,或者游泳时出现心脑血管事件(如急性心肌梗死、晕厥)、低血糖或者肌痉挛发作。也可见于自杀、水灾、意外事故等。

(二)发病机制

1. 溺水的始发阶段 人体溺水后数秒钟内,为避免水进入呼吸道,会本能地屏气,引起潜水反射(呼吸暂停、心动过缓和外周血管剧烈收缩),以保证心脏和大脑血液供应。同时,水进入气道或因惊恐、寒冷等刺激,引起喉、支气管反射性痉挛,导致呼吸道梗阻。继而出现低氧血症和高碳酸血症,刺激呼吸中枢,进入非自发性吸气期,从而使大量的水进入呼吸道和肺泡阻滞气体交换,引起缺氧、二氧化碳潴留和代谢性酸中毒。缺氧可继发性引起心脏、脑、肾等器官功能障碍。气道液体增多及喉、支气管痉挛可造成窒息死亡。

2. 淡水溺水 淡水是指含盐量小于 0.5 g/L 的水,其渗透压较血浆或其他体液低,江、河、湖、池中的水一般属于淡水。淡水溺水者大量吸入淡水后,低渗性液体可经肺组织快速渗入肺毛细血管而进入血液循环,血容量剧增时可引起心力衰竭和肺水肿;低渗性液体会导致红细胞肿胀、破裂,从而发生溶血,当红细胞破裂时,大量血红蛋白和钾离子会释入血浆,导致血红蛋白血症和高钾血症。大量的血红蛋白容易堵塞肾小管从而引起急性肾衰竭,而高钾血症可导致心搏骤停,且淡水进入血液循环稀释血液还容易出现低氯血症、低钠血症以及低蛋白血症。更重要的是,淡水可以破坏肺泡表面活性物质,损伤气管、支气管和肺泡壁的上皮细胞,导致肺泡塌陷,阻滞气体交换,造成全身严重缺氧。

3. 海水溺水 海水含 3.5% 氯化钠及大量钙盐和镁盐,含钠量是血浆的 3 倍以上。海水溺水后肺泡内液体停留时间长,冲洗和稀释肺泡表面活性物质,海水对呼吸道和肺泡有化学性刺激作用,促使血浆液进入肺泡腔,大量蛋白质及水分向肺间质和肺泡腔内渗出,引起急性非心源性肺水肿,影响气体交换,发生低氧血症。溺水后可出现横纹肌溶解和急性肾小管坏死、应激性心肌病及鼻旁窦、肺和中枢神经系统感染等。肺泡上皮细胞和肺毛细血管内皮细胞受海水损伤后,高钙血症可导致心律失常,甚至心脏停搏;高镁血症可抑制中枢和周围神经,导致横纹肌无力、血管扩张和血压降低;溺水吸入污物或泥沙等更能加重肺损伤,引起缺氧和代谢性酸中毒,促使脑和其他器官系统损害。

三、临床表现

(一)病史与症状

1. 病史 根据溺水的病史及临床表现即可诊断。需鉴别继发于其他疾病的溺水,通过详细了解既往史和检查资料而做出判断。

2. 症状 患者的大部分临床症状和体征发生在溺水现场。呼吸道被堵塞或喉头痉挛导致呼吸困难、缺氧，表现为口唇、四肢及末端发绀。严重者出现意识障碍、烦躁不安、昏迷。也可出现肺水肿、双肺湿啰音、心音减弱、心律失常等；皮肤黏膜苍白或发绀，面部肿胀、眼球突出、双眼充血、牙关紧闭、呼吸浅表或停止；溺水者落水后口鼻可充满泡沫或淤泥、杂草，胃内积水导致胃扩张引起上腹部膨隆，全身冰冷。部分溺水患者 24~48 h 后出现脑水肿、急性呼吸窘迫综合征、溶血性贫血、急性肾衰竭或 DIC 的临床表现，肺部感染和发热也较常见。下垂部位发绀及尸僵为死亡征象。

（二）辅助检查

动脉血气分析测定显示低氧血症和酸中毒。心电图常见的为窦性心动过速，非特异性 ST 段及 T 波改变，出现室性心律失常者提示病情危重；淡水溺水者血钠、氯降低，血钾增高；海水溺水者可出现短暂性血液浓缩，血钠、钾、氯、钙、镁增高，严重者出现凝血功能异常；早期肺部 X 线可无明显异常改变，随着病情进展，可表现有肺门阴影扩大、加深，肺间质纹理增深，肺野中有大小不等的絮状渗出或炎性改变，或有两肺弥漫性肺水肿的表现，可疑颈椎损伤者，可行颈椎 X 线、CT 检查，意识障碍者需尽早完善头颅 CT 检查。

四、急诊处置

1. 现场急救 首先帮助溺水者脱离水面，立即将患者从水中救起，急救人员注意自身安全；清除口、鼻淤泥、杂草、呕吐物后，俯式压腹、拍背以排出肺内水，时间不宜过长（1 min 内，部分溺水者肺内可无水控出），重点进行基础生命支持（BLS），开放气道并维持气道通畅，检查呼吸、脉搏等。

2. 转运中救治 病情严重者应转至医院治疗，患者在转运过程中不能停止心肺复苏。如证实有可除颤心律，可连接自动体外除颤器（automated external defibrillator，AED）除颤。

3. 院内处理 有症状者进一步收住 ICU 进行监护治疗，予以生命支持。进一步救治和并发症的防治重点为脑水肿、肺水肿、ARDS、肾衰竭、MODS/MOF、溶血反应、高血钾和酸中毒、水和电解质紊乱、DIC。

（1）纠正缺氧 给予高流量吸氧，最好使用氧气面罩，根据病情采用机械通气以达到血氧饱和度 ≥90% 或 $PaO_2 \geq 60$ mmHg。

（2）复温 体温低于 30℃ 者需体内或者体外复温，尽快使用多种体温控制方法使患者体温控制在 32~36℃，升温速度控制在每小时 0.25~0.5℃，溺水者体温未恢复到 30℃ 不能放弃复苏，低温心脏对药物和电复律无效。

（3）脑复苏 脑保护用低温、冬眠、止痉、高压氧。防治脑水肿可用甘露醇、高渗葡萄糖溶液等。淡水溺水者当血压稳定时及早应用脱水剂，血压不稳定时可输红细胞悬液、浓缩血浆或白蛋白等；海水溺水者勿输生理盐水，可用 5% 葡萄糖溶液、羟乙基淀粉、血浆等。

（4）抗生素 用抗生素防治肺部感染。

（5）控制心律失常 心律失常患者在对因治疗后选用抗心律失常药。

五、注意事项

缺氧的持续时间和严重程度是决定预后的关键因素，近乎 80%~90% 溺水者经院内治疗后可存活且无明显后遗症。治疗 1 h 恢复神志的溺水者预后较好。出现以下因素提示预后不良：3 岁以下儿童；估计溺水时间大于 10 min，抢救 10 min 没有复苏迹象；格拉斯哥昏迷评分 <5 分；复苏持续时间 >25 min；动脉血 pH<7.1。

溺水的临床表现与预后密切相关，溺水者可遗留不同程度的脑功能障碍、中枢性四肢瘫痪、锥体外系统症状和外周神经肌肉损伤。培训院前急救人员能明显提高溺水的存活率。

（陈 兵）

▶▶▶　第四节　急性高原病 　◀◀◀

▶▶▶　第五节　动 物 咬 伤 ◀◀◀

数字课程学习……

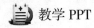 教学 PPT　　　▶ 微视频　　　拓展阅读　　　自测题

第十章

急 性 创 伤

▶▶▶ **第一节　多发伤评估及处理原则** ◀◀◀

一、概述

多发伤指机体在单一致伤因素作用下,同时或相继发生的2处或2处以上不同解剖部位或器官的严重损伤,其中至少有1处损伤可危及患者生命。多发伤最常见的损伤是骨折和颅脑损伤,其次为胸部及腹部损伤。多发伤不是几种创伤的组合,而是一种伤情既彼此掩盖又相互作用,应激反应严重,临床经过复杂的临床综合征或创伤症候群,常可导致多器官功能障碍,严重时甚至威胁生命。复合伤与多发伤不同,指2个或2个以上的致伤因素引起的创伤,如爆炸产生的物理、化学、高温、放射等因子引起的创伤,汽车碰撞并燃烧造成的机械伤及高温导致的创伤。

二、病因与发病机制

多发伤的病因以钝伤为主,常在坠落、施工现场和交通事故中发生。能够导致患者出现多发伤的损伤多为高能量损伤。

多发伤对机体的损害包括原发性损伤和继发性损伤。机体在严重外力作用下,首先遭受原发性损伤(如心脏大血管损伤,肝、脾破裂,十二指肠损伤,肠破裂、骨盆骨折等),引起机体内环境紊乱,产生一系列局部和全身的连锁反应,过度反应则导致继发性损伤(如休克后急性肾衰竭、休克肺、再灌注损伤等),成为内环境紊乱新的诱因,并形成恶性循环。

三、临床表现

1. **临床表现主要取决于损伤部位和损伤程度**　头部创伤者主要表现为神志的变化,严重者出现昏迷;面颈部创伤则应注意气道阻塞导致的窒息;85%以上的胸部创伤是肋骨骨折引起的血气胸和肺挫伤;腹部创伤常见实质性器官破裂引起出血和休克;四肢创伤者可出现骨折征,长骨骨折和骨盆骨折可引起严重的失血性休克。

2. **休克**　严重创伤的休克发生率为50%~80%。早期休克的发生与失血、失液量成正比。由于多发伤通常损伤范围大,创面大,失血多,所以应激反应较剧烈,易发生失血性休克,有时可与心源性休克同时存在。

3. **严重多发伤极易出现死亡三联征**　严重多发伤患者面临着死亡和出现严重并发症的危险。①低体温,指机体中心温度低于35℃;②凝血功能障碍,指凝血酶原时间(PT)和活化部分凝血活酶时间(APTT)

延长、血小板减少和纤维蛋白原水平降低等;③代谢性酸中毒,指严重创伤者早期血液 pH<7.25,出现代谢性酸中毒和碱缺乏是创伤患者预后不良的指标。

4. 创伤患者存在三个死亡高峰 ①第一死亡高峰为受伤瞬间和(或)伤后数分钟,患者多死于脑干、高位脊髓、心脏大血管的严重损伤,约占死亡人数的 50%。②第二死亡高峰出现在伤后数分钟至数小时,患者多死于脑、胸、腹内器官或血管破裂,骨盆或股骨骨折等引起的大量失血所致的休克、呼吸功能不全或严重颅脑损伤,约占死亡人数的 30%。在黄金时间内给予紧急手术和损害控制性复苏等救治有望使第二死亡高峰死亡人数减少 10% 以上。③第三死亡高峰出现在伤后数天或数周,患者多死于继发感染及其他并发症,约占死亡人数的 20%。

四、诊断与鉴别诊断

(一) 全面诊断与检查

1. 病史与症状 详细询问受伤病史,判断患者是否属于严重创伤,以及根据外力作用的部位和方向了解器官有无损伤及其程度。患者意识清楚,要仔细问诊,注意观察其表述的部位及其周围相关器官有无损伤。

2. 体格检查 首先快速评估患者气道、呼吸和循环,在患者气道、呼吸和循环平稳的情况下,应对怀疑有损伤的部位进行详细检查,之后对患者的手足活动、腹壁状态、肠鸣音等认真检查。

3. 辅助检查

(1) 把握全身状态的检查

1) 动脉血气分析 包括 pH、PaO_2、$PaCO_2$、碱剩余(base excess,BE)。血气分析可提示呼吸、循环状态以及体液酸碱平衡失调。

2) 血、尿常规检查 包括红细胞(red blood cell,RBC)、血细胞比容(HCT)、白细胞(white blood cell,WBC)、血小板(platelet,PLT)。血常规和血细胞比容可提示有无出血及其程度等。尿常规可提示泌尿系有无损伤以及身体是否脱水及其程度。

3) 血清电解质 包括 Na^+、K^+、Ca^{2+}。电解质严重紊乱提示疾病危重。

4) 血生化检查 包括血糖、尿素氮、肌酐。血糖升高提示过去有糖尿病或创伤以后应激性高血糖和胰岛素抵抗。血尿素氮、肌酐升高可提示氮质血症。

5) 心电图 可提示有无心肌损伤以及损伤部位。

(2) 评估器官损伤的检查

1) 实验室检查

① 肝功能检查 包括谷草转氨酶(AST)、谷丙转氨酶(GPT)、血清胆红素(BIL)等,可提示肝有无损伤及严重程度等。

② 血清或尿淀粉酶 增高提示胰腺有损伤。

③ 穿刺液的性状 根据穿刺液的性状可大致判断实质器官或是空腔器官损伤。

2) 影像学检查

① 单纯床旁 X 线平片 对脊柱损伤、胸部伤、腹部伤、骨折或异物存留的诊断具有重要意义。

② 创伤的超声重点评估(focused assessment with sonography for trauma,FAST) 快速确定危及生命的情况,主要用以观察外伤后体腔有无积血、积液,如胸腔、腹腔、心包腔大量积血(积液)(图 3-10-1)。还可帮助观察包膜内的肝、脾损伤。必要时可行动态床旁超声

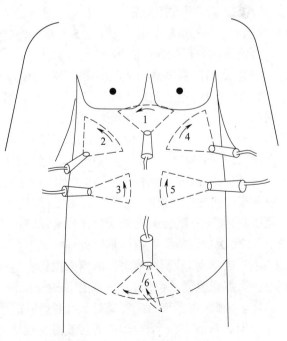

图 3-10-1 创伤的超声重点评估

检查,以便及时发现迟发性器官破裂出血。

③ CT　头颅、胸部、腹部和盆腔 CT 可以看到确切的损伤部位和性质,增强 CT 检查对器官的损伤形态和有无活动性出血方面可提供更多参考价值。

④ MRI、磁共振血管成像(MRA)　对观察脑深部损伤、大脑中线结构和脑干的细微结构方面优于CT。此外,对血管损伤和某些特殊部位的血肿有较高的诊断价值。

⑤ 造影检查　对器官有无损伤和活动性出血有诊断价值。尤其是选择性动脉造影可明确出血来源和出血部位。

(二) 危急程度评估

多发伤的危急程度多使用 AIS-ISS。简明损伤评分(abbreviated injury score, AIS)是解剖评分(表3-10-1),只适用于单一部位损伤的患者。多发伤患者需用创伤严重度评分(injury severity score, ISS)。ISS是以 AIS 为基础,把人体分为 6 个区域:头颈、面、胸、腹、四肢或骨盆、体表。ISS 值是将身体 3 个最严重损伤区域的最高 AIS 值的平方相加而成。分值范围为 1~75。其中以 ISS<16 分者为轻伤,16~24 分者为重伤,≥25 分者为严重伤,死亡率极高。当 AIS 为 6 分时,则 ISS 自动确定为 75 分。

五、急诊处置

多发伤的患者病情变化迅速,要快速和反复进行评估,任何一项异常应立即进行相应的复苏处理。多发伤初次评估与复苏的目的是诊断并处理危及生命的严重问题,遵循初次评估和复苏同时进行的原则。

(一) 早期诊疗的原则和步骤

1. 快速进行初步诊疗。

2. 对威胁生命紧急度高的症状进行处理。

3. 优先把握生理学状态(相对于症状学、解剖学评估)。

4. 寻找详细的损伤部位。

5. 进行转运或医疗行为时,避免给患者造成二次损伤。

6. 患者从早期诊疗到集中治疗呈连续性,早期诊疗复苏如气道、呼吸、循环不稳定,要及早选择损伤控制外科(damage control surgery, DCS),在早期要重视影响生理功能的低体温状态,注意保温。

(二) 初次评估及处置

初次评估包括 A、B、C、D、E 5 个步骤,依次对多发伤患者的气道、呼吸、循环、神经功能与残疾、暴露与环境控制进行快速评估。

1. 维持呼吸道通畅及保护颈椎(A: airway maintenance with cervical spine immobilization)

(1) 维持呼吸道通畅　对于多发伤患者的初次评估首先应评估气道是否安全。多发伤患者早期气道梗阻的常见原因包括误吸、呼吸道异物、颌面部创伤、气道软骨骨折等。评估时可通过看、听、感觉等进行观察和判断,如果患者能够进行语言交流,可基本判断患者气道暂时是安全的,但在后续的评估过程中仍需反复关注气道是否通畅。此外,多发伤患者因颅脑外伤等原因造成意识水平改变、格拉斯哥昏迷评分(GCS)≤8分时,也通常认为气道是不安全的。如评估发现患者气道不安全,一般开始可以采用仰头抬颏法(对于怀疑有颈椎损伤的患者禁用)或双手托颌法开放气道,然后可考虑采用气管插管、环甲膜穿刺等确定性的开放气道措施;如呼吸道通畅,可给予鼻导管或面罩甚至是口咽通气管、鼻咽通气管吸氧以维持患者氧合。

(2) 保护颈椎　气道评估与处理时,应尽可能地保护颈椎,要避免头颈部过伸、过曲或夸张的转动等颈椎过度运动,从而加重潜在的颈椎损伤。应时刻警惕创伤后颈椎损伤的可能性,钝性多系统创伤尤其是伴有意识改变或锁骨以上平面损伤时更应该警惕,而神经系统检查没有阳性发现也不能完全排除颈椎损伤。因此,在受伤后应常规对于可疑患者的颈椎予以颈托固定(图 3-10-2)。而颈椎的确定性评估,包括颈椎 X 线或 CT 检查可以在直接或潜在威胁生命的因素被解除后进行。如果在颈椎损伤明确诊断前因操作(如气管插管等)需要暂时移除颈托,则在整个过程中应手法保护稳定患者的颈椎。

表 3-10-1 AIS 表

损伤部位	AIS 分级（分值）					
	轻度（1分）	中度（2分）	重度（3分）	严重（4分）	危重（5分）	目前无法救治（6分）
头颈部	①头部外伤后，头痛，头晕 ②颈椎损伤，无骨折	①意外事故致记忆丧失 ②嗜睡，木僵，迟钝，能被语言刺激唤醒 ③昏迷<1h ④单纯颅顶骨折 ⑤甲状腺挫伤 ⑥臂丛神经损伤 ⑦颈椎棘突或横突骨折或移位 ⑧颈椎轻度压缩骨折（≤20%）	①昏迷1~6h ②昏迷<1h伴神经障碍 ③颅底骨折 ④粉碎、开放或凹陷性颅顶骨折，脑挫伤，蛛网膜下腔出血 ⑤颈动脉内膜撕裂，血栓形成 ⑥喉、咽挫伤 ⑦脊髓挫伤 ⑧颈椎或椎板、椎弓根或关节突脱位或骨折 ⑨>1个椎体的压缩骨折或前缘压缩>20%	①昏迷1~6h，伴神经障碍 ②昏迷6~24h ③仅对疼痛刺激有恰当反应 ④颅顶骨折性凹陷>2cm^2 ⑤脑膜破裂或组织缺失 ⑥颅内血肿≤100mL ⑦脊髓不完全损伤 ⑧喉轧伤 ⑨颈动脉内膜撕裂，血栓形成伴神经障碍	①昏迷伴不适当的动作 ②昏迷>24h ③脑干损伤 ④颅内血肿>100mL ⑤颈4或以下脊髓完全损伤	①碾压骨折 ②脑干碾压撕裂 ③断头 ④颈3以上脊髓下轧，裂伤或完全断裂，有或无骨折
面部	①角膜擦伤 ②舌浅表裂伤 ③鼻骨或下颌骨骨折 ④牙齿折断、撕裂或脱位	①颧骨、眶骨、下颌骨折 ②LeFort I 型骨折 ③内膜、角膜裂伤	①视神经挫伤 ②LeFort II 型骨折	LeFort III 型骨折		
胸部	①肋骨骨折 ②胸椎扭伤 ③胸壁挫伤 ④胸骨挫伤	①2~3根肋骨骨折 ②胸骨骨折 ③胸椎脱位、棘突或横突骨折 ④胸椎轻度压缩骨折（≤20%）	①单叶肺挫伤，裂伤 ②单侧血胸或气胸 ③膈肌破裂 ④肋骨骨折≥4根 ⑤锁骨下动脉或无名动脉内膜撕裂，血栓形成 ⑥轻度心肌挫伤 ⑦胸椎脱位、椎板、椎弓根或关节突骨折 ⑧椎体压缩骨折>1个椎骨或椎体高度>20%	①多叶肺挫伤，裂伤 ②纵隔血肿或气胸 ③双侧气胸 ④连枷胸 ⑤心肌挫伤 ⑥张力性气胸 ⑦血胸血量≥1000mL ⑧气管撕裂 ⑨主动脉内膜撕裂 ⑩锁骨下动脉裂伤或无名动脉重度裂伤，不完全性脊椎损伤	①重度主动脉裂伤 ②心脏裂伤 ③支气管、气管破裂 ④连枷胸，吸入烧伤需机械通气 ⑤喉、气管分离 ⑥多叶肺撕裂伤伴张力性气胸，纵隔积血，积气或血胸血量>1000mL ⑦脊髓裂伤或完全损伤	①主动脉完全离断 ②胸部广泛碾压伤

续表

损伤部位	AIS 分级（分值）					
	轻度(1分)	中度(2分)	重度(3分)	严重(4分)	危重(5分)	目前无法救治(6分)
腹部	①擦伤,挫伤,浅表裂伤:阴囊,阴道,阴唇,会阴 ②腰扭伤 ③血尿	①挫伤,浅表裂伤:胃,肠系膜,小肠,膀胱,输尿管,尿道,肝,脾,胰 ②轻度挫伤:胃,肝,脾,膜 ③挫伤:十二指肠,结肠 ④腰椎脱位,横突或棘突骨折 ⑤腰椎轻度压缩骨折(≤20%) ⑥神经根损伤	①浅表裂伤:十二指肠,结肠,直肠 ②穿孔:小肠,肠系膜,膀胱,输尿管,尿道 ③大血管中度挫伤,轻度裂伤或腹腔积血>1000 mL的肾,肝,脾,胰损伤 ④轻度髂动脉,髂静脉裂伤 ⑤腰椎脱位或腰椎后腹膜血肿 ⑥椎体压缩骨折>1个椎根,关节突骨折或椎体压缩骨折>20%前缘高度	①穿孔:胃,十二指肠,结肠,直肠 ②穿孔伴组织缺失:胃,膀胱,小肠,输尿管,尿道 ③肝裂伤(浅表性) ④严重髂动脉或髂静脉裂伤 ⑤不全截瘫 ⑥胎盘剥离	①重度裂伤伴组织缺失或严重污染:十二指肠,结肠,直肠 ②复杂破裂:肝,脾,肾,膜 ③完全性腰椎损伤	躯干横断
四肢或盆骨	①挫伤:肘,肩,腕,踝 ②骨折,脱位:指,趾 ③扭伤:肩,肘,指,腕,髋,踝,趾	①骨折:肱骨,桡骨,尺骨,腓骨,胫骨,锁骨,肩胛骨,腕骨,掌骨,跟骨,附骨,跖骨,耻骨支或盆骨单纯骨折 ②脱位:肘关节,手关节,肩关节,肩锁关节 ③严重肌肉,肌腱损伤 ④内膜裂伤,轻度撕裂伤:腘,胫,腓动脉,股,腕,股,静脉	①骨盆粉碎性骨折 ②股骨骨折 ③脱位:腕关节,踝关节,膝关节,骶关节 ④膝下和上股骨断裂 ⑤膝关节韧带断裂 ⑥坐骨神经断裂 ⑦内膜撕裂,轻度撕裂伤:股动脉 ⑧重度裂伤伴或伴不伴血栓形成:腘,胭动脉,股静脉	①骨盆碾压性骨折 ②膝下外伤性离断,碾压伤 ③重度撕裂伤:股动脉,腘动脉	骨盆开放粉碎性骨折	
体表	①擦伤,挫伤:面/手≤25 cm²,身体≤50 cm² ②浅表裂伤:面/手≤5 cm²,身体≤10 cm² ③一度烧伤≤100%体表面积 ④二度或三度烧伤/脱套伤<10%体表面积	①擦伤,挫伤:面/手>25 cm²,身体>50 cm² ②裂伤:面/手>5 cm²,身体>10 cm² ③二度或三度烧伤/脱套伤达10%~19%体表面积	二度或三度烧伤/脱套伤达20%~29%体表面积	二度或三度烧伤/脱套伤达30%~39%体表面积	二度或三度烧伤/脱套伤达40%~89%体表面积	二度或三度烧伤/脱套伤≥90%体表面积

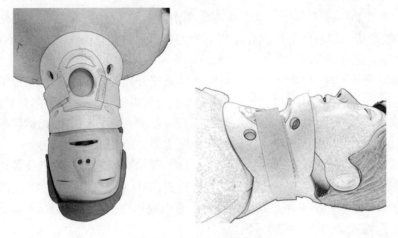

图 3-10-2　颈托固定示意图

2. 维持呼吸和对致命胸部外伤的处理（B：breathing with life-threatening chest injury management）

（1）维持呼吸　在评估多发伤患者呼吸时，每个部位都必须仔细检查。充分暴露患者的颈部和胸部，视诊观察患者的颈静脉扩张性、气管位置、呼吸频率、胸壁活动度、有无辅助呼吸肌参与呼吸以及连枷胸引起的反常呼吸；触诊有无皮下气肿和气管移位；叩诊肺部是否有气体或液体潴留；听诊两肺呼吸音有无减弱，胸部穿通伤时有无开放性气胸等。对需要正压通气的患者，需要提前确认有无引起呼吸和循环恶化的胸部外伤（尤其是有无张力性气胸），并在正压通气前给予处理，对张力性气胸进行针头穿刺减压等。

（2）对致命胸部外伤的处理　初次评估中致命的胸部外伤包括以下 4 种。

1）张力性气胸（tension pneumothorax）　视诊见胸廓左右活动不对称，患侧胸廓无起伏；叩诊呈鼓音；听诊患侧呼吸音消失；全身状态有休克、血压急剧下降、心搏呼吸停止。

处理：胸腔穿刺和（或）胸腔闭式引流。

2）连枷胸（frail chest）合并肺挫伤　视诊见胸廓反常运动；触诊可及肋骨异常活动，骨擦感；听诊可闻及粗、细湿啰音；X 线可见多发肋骨骨折和肺挫伤。

处理：确保呼吸道开放，给氧，辅助呼吸，严重时使用呼吸机。

3）大量血胸（massive hemothorax）　叩诊患侧胸腔呈浊音；听诊患侧胸腔呼吸音减弱或消失；X 线可见患侧胸腔积液征象，纵隔偏移和肺压缩；FAST 检查可见患侧有大量液性暗区。

处理：胸腔闭式引流。同时观察循环状态和检查出血量。

4）开放性气胸（open pneumothorax）　视诊见胸廓左右活动不对称；听诊患侧呼吸音减弱，X 线可见胸腔内积气。

处理：胸腔闭式引流后清创缝合封闭伤口。

另外，一些轻度的气胸或血胸、单纯的肋骨骨折、单纯的肺挫伤等对通气功能影响较小的情况，可以在二次评估时得以明确和治疗。

3. 循环及控制出血（C：circulation with hemorrhage control）

（1）循环评估　对于多发伤患者来说，早期出现休克的首要原因为失血性休克，其次为张力性气胸、急性心脏压塞和神经源性休克。此时，有必要对患者的血流动力学状态进行快速而准确的评估。

失血性休克时，血压降低是其中一个指标，但是血压正常并不能代表患者不存在休克，还应根据脉搏、毛细血管再充盈时间（capillary refilling time，CRT）、皮肤颜色及意识状态等进行综合评估，对早期休克做出恰当判断。

（2）止血与稳定循环　出血是造成多发伤死亡的重要原因，快速而有效地控制出血常可挽救患者的生命。多发伤患者出现休克，一旦排除张力性气胸、急性心脏压塞及神经源性休克等可能后，休克的原因必须首先考虑出血引起的失血性休克，尽快发现出血部位并控制出血是处理的关键。

1) 对外出血立即止血　用手直接将消毒纱布放在伤口上加压止血,无效时才可使用止血带止血,因为止血带止血有可能造成远端肢体的缺血和坏死。要避免盲目使用止血钳来止血,不仅需时较长而且可能造成止血点旁神经血管的损伤。

2) 确保静脉通路开放和输血、输液疗法　确保静脉通路开放的原则首选上肢较粗的末梢静脉,末梢静脉塌陷难以开放时,可选择中心静脉置管或骨髓腔穿刺置管开放静脉通路。建立至少 2 条大口径的静脉血管通路,快速输注乳酸林格溶液(1~2 L,儿童 20 mL/kg)。判断循环稳定的指标包括:血压、心率、皮肤颜色、意识状态、酸碱平衡、中心静脉压、尿量和静脉变异度等。

3) 查找出血部位和治疗　引起休克的出血部位以胸、腹和腹膜后 3 个部位最多见,应将重点放在这些部位进行检查和处理。利用床旁 X 线和 FAST 组合检查,确认有无血胸、腹腔出血以及骨盆骨折(提示后腹膜出血的可能性)。四肢和躯干部的软组织出血也有引起休克的可能。如以上状况不能解释病情时,要考虑到纵隔血肿、胰腺或肾周围的腹膜后出血。

处理:对各种明确出血均应立即止血治疗。

4) 查找非出血性休克的原因和治疗　不能用出血解释的休克,再次查找有无急性心脏压塞和张力性气胸。对于急性心脏压塞可利用床旁 FAST 做出诊断,并进行心包穿刺或心包开窗术解除心脏压迫。对于张力性气胸可利用床旁 X 线做出诊断,并进行胸腔闭式引流。

4. 神经功能评估(D:disability)　低氧血症、血流灌注不足会使大脑内环境恶化,造成继发性损伤从而影响预后,因此对神经功能的快速评估应在呼吸和循环稳定后再进行。

初次评估中的神经功能评估可根据患者的意识水平、瞳孔大小及对光反射、神经定位体征、脊髓损伤平面等进行综合判断。GCS 是判断意识水平快速简单的方法。患者意识水平下降提示颅内氧合或灌注下降,或者可能是由颅内损伤直接导致,因此当患者意识水平出现改变时,首先应立即对其氧合、通气、灌注状态进行评估,并排除低血糖、饮酒、麻醉剂等其他引起意识改变的因素。一旦排除这些因素,应考虑患者意识改变是由脑组织的原发性脑损伤引起的,进而在二次评估中明确病因。提供充足的氧合与灌注以避免二次脑损伤是初次评估阶段复苏的主要措施之一。

在初次评估中,要反复确认患者意识状态的变化,只有初次评估结束后才能考虑头颅 CT 检查。

5. 暴露与环境控制(E:exposure and environmental control)　评估时原则上需要将患者完全暴露,通常用剪除衣物的方式来裸露患者以便全身检查及评估,但去除患者衣物后可能会出现低体温,低体温可增加出血和代谢性酸中毒,因此在评估过程中及完成后都需要注意保护患者的体温。保温的常用方法有:①覆盖体表(使用毛毯、加温毯等,清除体表体液、血液);②对体表加温(保持较高的室温、暖风机等);③深部加温(加温输液,对胃、膀胱、腹腔进行加温灌注)。

6. 初次评估及复苏时的诊疗辅助手法

(1) 放置导尿管　可根据尿量判断患者复苏时的体液状况,但禁用于尿道断裂的患者。在未检查直肠、会阴部及排除尿道损伤之前不应该放置导尿管。下列情形则应怀疑有尿道损伤:①尿道口有血迹;②阴囊血肿;③指检时前列腺高位或触摸不到。如果患者有尿道损伤,在初次评估和二次评估时,可由有经验的外科医生在耻骨上方行经皮导管膀胱置入术。

(2) 放置胃管　是为了防止胃胀气及吸入性肺炎,对怀疑有严重的颌面骨骨折或颅底骨折的患者,应放置口胃管,以避免将胃管放入颅腔。

7. 初次评估复苏时的生命体征监测　进行初次评估的同时,应监测呼吸频率、脉搏、血压、血氧饱和度、血气分析、心电图、体温和尿量等,以获得病情的连续变化。

(1) 经皮血氧饱和度监测　可放在手指、脚趾或耳垂处来监测患者的氧合情况,以反映患者呼吸道、呼吸及循环情况。

(2) 心电图监测　对心电图监测中出现无法解释的心动过速、心房颤动、室性期前收缩及 ST 段变化,要考虑到有可能出现心肌损伤。无脉性电活动常见于急性心脏压塞、张力性气胸及严重低血容量等。低体温时患者也容易发生心律失常。

(3) 体温监测　体温是复苏过程中重要的监测项目,因腋温误差较大常使用直肠温或膀胱温进行测量。但首次测量也可使用鼓膜温。

六、注意事项

严重多发伤极易导致死亡三联征,且多发伤患者存在三个死亡高峰,因此急救人员应该利用一切手段,以最快的速度进行有效急救,避免急救复苏延迟所导致的一系列并发症,为进一步治疗创造条件,降低第三死亡高峰的死亡率。

（夏森林 章 凯 许 岚 马岳峰）

▶▶▶ 第二节　加强创伤生命支持 ℮ ◀◀◀

▶▶▶ 第三节　急性伤口处理 ℮ ◀◀◀

数字课程学习……

📖 教学 PPT　　▶ 微视频　　📖 拓展阅读　　📝 自测题

第十一章

急 性 中 毒

▶▶▶ 第一节　急性中毒的救治原则 ◀◀◀

毒物突然进入机体,短时间内使机体产生一系列病理生理变化,出现症状甚至危及生命的过程,称为急性中毒(acute poisoning)。毒物的种类包括工业毒物、农业毒物(农药及杀鼠剂)、药物过量及天然毒物等。急性中毒的毒物种类很多,中毒的方式不同,病情复杂,进展迅速,临床表现各异,各自的处理方式也不尽相同,但总的救治原则包括:①迅速脱离中毒环境;②清除吸收或未吸收的毒物;③准确评估患者的生命体征,合理处置威胁生命的危重症;④及时、合理使用解毒药物;⑤全面、综合地进行对症支持治疗。

一、院前急救

(一) 防护措施

现场救援人员必须注重自身防护,确保自身安全。特殊中毒现场的救治,医护人员只能在现场标识的冷区内救治患者。

(二) 脱离毒源

尽快脱离染毒区是中毒现场首要的救护措施。有毒气体中毒,应迅速将患者移至毒源上风向的空气新鲜场所。

(三) 现场急救

已脱离染毒区的患者,应迅速判断其生命体征。心搏停止的患者立即行现场心肺复苏术;呼吸道梗阻者,清理呼吸道,开放气道,必要时建立人工气道通气。脱去患者污染的衣服,清水洗净污染的皮肤。对于部分与水发生反应的毒物,应先用干布抹去沾染的毒物,再用温水反复冲洗干净。优先冲洗眼部的毒物,用温水反复冲洗至少 10~15 min;消化道途径中毒的患者只要没有禁忌证,即可现场催吐。尽早明确接触毒物的名称、理化性质和状态,接触时间、吸收量和方式。现场救治有条件时,应根据中毒的类型,尽早给予相应的特效解毒剂,积极对症支持治疗,保持呼吸循环稳定,必要时气管插管以减少误吸风险。

(四) 群体中毒

群体中毒的现场救治,在医疗资源不足的情形下,救援人员的主要任务是对毒物接触者,按照红、黄、绿、黑 4 种颜色标志的意义进行准确的现场分类。再对不同颜色依次对应的危重症、重症、轻症、濒死或死亡的患者实施力所能及的处置(红色:必须紧急处理的危重症患者,优先处置;黄色:可延迟处理的重症患者,次优先处置;绿色:轻症患者或可能受到伤害的人群,现场可不处置;黑色:濒死或死亡患者,暂不处置)。

(五)患者转运

经过必要的现场处理后,将患者转运至相应医院。转运过程中,医护人员必须密切观察患者病情变化,随时给予相应治疗。转入医院后,应做好患者交接。

二、院内救治

各种中毒性疾病,经过院前简单处置后转移至救治条件更好的医院,进行更为精细的诊治。当医生接诊患者后,必须仔细阅读患者前期的诊治意见,全面认真检查患者目前的身体状况,综合分析患者目前病情后,进一步完善诊治方案。

(一)清除未被机体吸收的毒物

1. 呼吸道中毒 吸附毒物的衣服尽快脱去,清除呼吸道内分泌物,保持气道通畅。以 3% 硼酸、2% 碳酸氢钠或清水拭洗鼻咽腔。

2. 皮肤接触中毒 脱去污染的衣服。用棉花、卫生纸吸去肉眼可见的液态毒物,用镊子夹去固体毒物。对染毒局部用碳酸钠液(碱水)或肥皂水清洗,或用大量清水冲洗。

3. 眼部接触 毒物(液滴、微粒)溅入眼内或结膜接触有毒气体时,用 3% 硼酸、2% 碳酸氢钠或大量清水冲洗。

4. 胃肠道中毒 经口中毒时,用以下方法清除进入胃肠道的毒物。

(1) 催吐 对神志清醒的中毒患者,只要胃内尚存留有毒物,就应再次催吐。催吐是排除胃内毒物的方法之一,与洗胃相结合进行可加强清除毒物的效果。常用的催吐方法有:①机械催吐:用压舌板或手指探触腭咽弓和咽后壁使中毒者呕吐,吐前可令其先喝适量温水。②饮水催吐:口服 4% 温盐水 200~300 mL,或 1∶2 000 高锰酸钾溶液 200~300 mL。催吐的禁忌证:①腐蚀性毒物中毒;②惊厥、昏迷、肺水肿,严重心血管疾病,食管静脉曲张;③妊娠(慎用)。

(2) 洗胃 经口中毒的患者,只要胃内毒物未完全排空,即可用洗胃法清除毒物。一般在摄入毒物 1~6 h 内效果为好,饱腹服毒、中毒量大或减慢胃排空的毒物超过 6 h 仍要洗胃。常用洗胃液为 1∶5 000 高锰酸钾溶液,2% 碳酸氢钠溶液,紧急情况下一般用清水。对硫磷中毒禁用高锰酸钾,美曲磷酯(敌百虫)中毒禁用碱性溶液,腐蚀性毒物中毒早期用蛋清或牛奶灌入后吸出 1~2 次。洗胃宜用较粗的胃管,因小胃管易被胃内食物堵塞。洗胃时应先吸出胃内容物再灌入洗胃液,每次灌入 300~500 mL,反复灌洗,洗胃液总量根据情况而定,一般洗至无毒物气味或高锰酸钾溶液不变色为止。有些毒物经胃肠道吸收后又从胃黏膜排出,需要重复多次洗胃。如敌敌畏,首次洗胃 20~30 L 后,留置胃管,每隔 3~4 h 再以 3 L 液体洗胃,保留 12~24 h,至血液中检测不到敌敌畏或治疗有效为止。洗胃的禁忌证:腐蚀性毒物中毒,昏迷者要防止误吸。

(3) 吸附 洗胃后从胃管内灌入药用炭 50~100 g 的混悬液 1~2 次。百草枯中毒患者灌入白陶土溶液。

(4) 导泻 洗胃及灌入吸附剂后,再灌入泻药,如 50% 硫酸镁溶液 50 mL。

(5) 灌肠 经导泻后无下泻,可用盐水、温水高位灌肠数次。百草枯口服中毒者,口服复方氯化钠溶液加泻剂(或聚乙二醇)进行全肠道灌洗。

针对洗胃,以下几个方面要特别注意:①洗胃以服毒 6 h 以内最有效。对服毒 6 h 以上者,如服毒量大,患者病情重,也不放弃洗胃。②洗胃的原则为早洗、反复洗、洗彻底。③洗胃液以清水为宜,忌用热水,避免加速毒物吸收。④每次灌入量以 300~400 mL(神志不清者减为 100~300 mL)为宜,注意出入量平衡。一般成年人洗胃液总量 5 000~10 000 mL。⑤注意防止吸入性肺炎、胃肠穿孔、水中毒、脑水肿。⑥对腐蚀性毒物(如强酸、强碱)、挥发性烃类化学物(如汽油)口服中毒者禁忌洗胃。⑦对深昏迷、呼吸衰竭者,先行气管插管后,再下胃管洗胃。⑧洗胃管宜留置 24 h 间断洗胃,同时防止呕吐或洗胃液误入气管造成不良后果。

（二）排除已吸收进入血液的毒物

1. 强化利尿　大量输液加用利尿药,用以排除大部分布于细胞外液,与蛋白质结合少,主要经肾由尿排除的毒物或代谢产物。利尿药与控制尿液 pH 相结合可增加毒物的离子化,减少肾小管的再吸收,加速毒物排出。

（1）碱性利尿　静脉滴注 5% 碳酸氢钠溶液使尿液 pH 达到 7.5~9.0,对下列毒物排泄效果好:苯巴比妥、阿司匹林、磺胺。

（2）酸性利尿　静脉滴注维生素 C 使尿液 pH 达到 4.5~6.0,对苯丙胺类、奎宁、奎尼丁有效。对下列毒物利尿效果差:短效和中效巴比妥类、甲喹酮、格鲁米特、吩噻嗪、三环类抗抑郁药、对乙酰氨基酚、苯妥英钠等。

（3）强化利尿的禁忌证　心肾功能不全、低钾、急性呼吸窘迫综合征。

2. 血液净化疗法　目前血液净化在中毒领域的使用越来越广泛,其组合的方式也越来越多,其目的除过去单一清除特定的毒物外,拓展到清除中毒所致的炎症因子、代谢物质、免疫复合物等。适应证:①毒(药)物或其代谢产物能被血液净化的方式排出体外者;②中毒剂量大,毒(药)物毒性强;③摄入未知成分和数量的药物或毒物,病情迅速进展,危及生命;④中毒合并内环境紊乱或急性肾功能障碍或多个器官功能不全或衰竭;⑤进入体内的毒物有延迟效应,较长时间滞留体内引起损伤。

对于毒(药)物中毒,是否血液净化治疗,其模式如何选择,主要是根据毒(药)物相对分子质量大小、溶解度、半衰期、分布容积、蛋白结合率、内源性清除率(包括肾、肝等)、药(毒)代动力学及临床经验等因素,结合中毒严重程度、并发症和治疗费用,决定是否进行血液净化治疗及其模式选择。

关于首次血液净化治疗时间,原则上是越早越好。然而在实际工作中,很难在 2~4 h 内使用。因此,只要明确患者体内有毒物存在,其剂量仍很高或患者病情持续加重,即使时间超过 24 h,也应该选择相应的血液净化方式,加速体内残余毒物的清除。目前常用的血液净化方法有以下几种。

（1）血液透析(hemodialysis,HD)　基于扩散原理,利用半透膜两侧浓度差,将高水溶性、小分子(相对分子质量 <500)和部分中分子、低蛋白质结合率和(或)伴酸中毒的毒物清除。如乙醇、乙二醇、对乙酰氨基酚、水杨酸盐、非那西丁、苯巴比妥、甲丙氨酯、水合氯醛、海洛因、甲醛、溴剂、异丙醇、苯丙胺、锂盐、异烟肼、苯妥英钠、砷、铁、钾、钡、四氯化碳、硼酸盐等。脂溶性毒物的透析效果差,如格鲁米特等。与蛋白质紧密结合的毒物,如短效作用的巴比妥盐类、吩噻嗪类药物、阿米替林等抗抑郁药及地西泮类药物等疗效也不佳。HD 同时能纠正水、电解质紊乱及酸碱平衡失调。

（2）血液灌流(HP)　是将血液在体外直接流经药用炭、树脂、树脂炭等吸附剂的灌流柱,将血液中的毒物吸附,以达到净化血液的目的。本法主要用于高蛋白质结合率、高脂溶性、大中相对分子质量的毒物。如镇静催眠药(巴比妥类、地西泮、格鲁米特、水合氯醛、甲丙氨酯、吩噻嗪类)、解热镇痛药(对乙酰氨基酚、水杨酸类)、三环类抗抑郁药(阿米替林、丙米嗪、多塞平)、抗肿瘤药、洋地黄类、异烟肼、苯丙胺、百草枯、毒鼠强、毒蕈毒素、有机磷农药、有机氯农药等。HP 不能纠正水、电解质紊乱及酸碱平衡失调,并可引起血小板、白细胞、凝血因子、葡萄糖、二价阳离子等减少,应予监测并及时补充。

（3）血液置换(plasma exchange,PE)　将血液分离为血浆和细胞成分,弃去血浆,把细胞成分和所需补充的白蛋白、新鲜血浆及平衡液等按一定比例回输至患者体内,达到清除毒物或药物目的。主要用于相对分子质量大、血浆蛋白结合率高的毒物,异常血红蛋白以及红细胞的破坏产物或合并肝衰竭时产生的大量蛋白结合率高的内源性毒素,还可清除炎症因子,补充血液中有益成分;用于清除游离或与蛋白质结合的毒物,如将洋地黄、三环类抗抑郁药、百草枯等迅速彻底排出体外,特别是用于生物毒(如蛇毒、蕈中毒)及砷化氢等溶血性毒物中毒。一般需在数小时内置换 3~5 L 血浆。缺点是血浆需求量大,来源受限,价格昂贵,容易经血液传播病毒致感染,不能纠正水、电解质紊乱及酸碱平衡失调。

（4）连续性血液净化(continuous blood purification,CBP)　又名连续性肾脏替代治疗(CRRT),为血液净化的一种特殊形式,是连续、缓慢清除水分和溶质的治疗方式的总称。CBP 能稳定清除致病因子及炎症介质,重建和维持机体内环境稳定,恢复细胞功能,保护重要器官功能,不易引起病情的"反跳和反复"。

其中连续性静脉–静脉血液滤过（CVVH）较常用，主要通过对流和弥散方式缓慢清除毒物，能长时间维持内环境的平衡。

总之，中毒是临床常见的急危重症，可导致多系统多器官损害，时刻危及患者生命，必须采取综合性治疗方案救治，其中血液净化尤其是 HP 在临床实际工作中占有重要地位。

临床医师必须掌握血液净化的常规方式，不断探索新的救治模式，以达到高效清除毒物，快速促进康复的目的。

（三）特异性抗毒治疗

使用解毒剂的原则是：①早期、足量、尽快达到治疗有效量，注意防止不良反应。②选择正确的给药方法，使特殊解毒剂在最短的时间内发挥最好的疗效。③注意解毒剂的配伍，充分发挥解毒剂的联合作用。目前常用的特效解毒药见表3-11-1。

表 3-11-1　常用的特效解毒药

解毒药	作用特点及适应证
阿托品	拮抗 M– 胆碱受体，解除毒蕈碱样中毒症状。适应证为有机磷农药中毒，氨基甲酸酯类农药中毒
盐酸戊乙奎醚	作用同阿托品，较阿托品半衰期长
氯解磷定	胆碱酯酶复能剂，恢复中毒胆碱酯酶的活性。适应证为有机磷农药中毒
复方氯解磷定注射液	拮抗 M– 胆碱受体、N– 胆碱受体，恢复中毒胆碱酯酶的活性。适应证为有机磷农药中毒
乙酰胺（解氟灵）	治疗有机氟杀鼠剂（氟乙酰胺、氟乙酸钠）中毒
维生素 K_1	治疗抗凝血类杀鼠剂中毒
纳洛酮	阿片受体纯拮抗药，全面逆转阿片类药物的作用。适应证为阿片类药物中毒及乙醇或甲醇中毒的催醒
亚甲蓝（美蓝）	小剂量进入体内后被酶还原成还原型亚甲蓝，使高铁血红蛋白还原为正常血红蛋白，大剂量使血红蛋白氧化为高铁血红蛋白。适应证为亚硝酸盐中毒（用小剂量）和氰化物中毒（用大剂量）
亚硝酸异戊酯	高铁血红蛋白形成剂，在体内形成高铁血红蛋白，与细胞色素氧化酶竞争氰离子，恢复酶的活性。用于治疗氰化物中毒
亚硝酸钠	作用同亚硝酸异戊酯
4– 二甲氨基苯酚（4–DMAP）	作用同亚硝酸异戊酯
硫代硫酸钠	在体内转化成元素硫，在硫氰生成酶的催化下，与氰离子生成无毒的硫氰酸盐，由尿排出体外。用于治疗氰化物中毒
依地酸钙钠	氨基多羧酸类金属络合剂，与多种二价和三价重金属离子络合形成可溶性复合物，由组织释放到细胞外液，通过肾小球过滤，由尿排出。主要治疗铅中毒，亦可治疗镉、锰、铬、镍、钴和铜中毒
喷替酸钙钠（促排灵）	氨基多羧酸类金属络合剂，能与多种金属离子结合成稳定的可溶性络合物，由尿排出。治疗铅、铁、锌、钴、铬中毒，以及钍、铀、钚、钇、锶、镭等放射性核素的促排
二巯丁二钠（DMSA–Na）	为金属络合剂。砷、汞、锑等金属离子与含巯基的酶结合，干扰组织细胞的正常功能，产生中毒症状。巯基络合剂的巯基对砷、汞、锑亲和力较大，能与砷、汞、锑离子络合成无毒络合物从尿排出而发挥解毒作用。用于治疗砷、汞、锑化合物中毒
二巯丁二酸（DMSA）	作用同二巯丁二钠
二巯丙磺钠	作用同二巯丁二钠
氟马西尼	为苯二氮䓬（BZD）受体特异性拮抗剂，能与 BZD 类药竞争受体结合部位，从而逆转或减轻其中枢抑制作用。用于拮抗 BZD 类药中毒

续表

解毒药	作用特点及适应证
维生素 B_6	肼类中毒时脑内 5-磷酸吡哆醛含量减低,以此为辅酶的谷氨酸脱羧酶和 γ-氨基丁酸(GABA)氨基转移酶活性受抑制,于是 GABA 生成与代谢发生障碍,导致兴奋-痉挛发作。维生素 B_6 可逆转这一过程,用于治疗异烟肼及其他肼类中毒
催醒宁与毒扁豆碱	可逆性胆碱酯酶抑制剂,抑制胆碱酯酶的活性,产生更多的乙酰胆碱与之竞争胆碱能受体。适应证为抗胆碱药中毒
乙酰半胱氨酸	在体内转变为半胱氨酸,并通过刺激肝内谷胱甘肽的合成,有效地防止对乙酰氨基酚的肝肾损害。治疗对乙酰氨基酚中毒
地高辛特异性抗体	与血中游离的地高辛特异性结合,并能从心肌受体夺取与受体结合的地高辛,逆转其毒性作用。用于拮抗地高辛类药中毒
普鲁士蓝	对治疗经口服致急、慢性铊中毒有效,也可促进放射性铯的排放
甲吡唑	治疗乙二醇和甲醇中毒
新斯的明	治疗非去极化型肌肉松弛药(筒箭毒碱、戈拉碘铵)过量
去铁胺	治疗静脉注射铁剂过量
抗蛇毒血清	用于毒蛇咬伤的治疗
南通蛇药	清热、解毒,消肿止痛。用于毒蛇、毒虫咬伤
肉毒抗毒素	用于预防及治疗肉毒毒素中毒

(四) 对症支持疗法

许多毒物至今没有特效解毒剂,主要为强有力的综合性对症支持治疗。

1. 氧疗　急性中毒常因毒物的毒理作用而抑制呼吸及气体交换,有的毒物抑制组织内细胞呼吸造成组织缺氧。也就是各种情况导致氧饱和度下降,均可成为氧疗指征。百草枯中毒常规吸氧会加重病情,除出现严重呼吸衰竭或 ARDS。在救治中要监护呼吸,根据病情选择有效的吸氧疗法,正确选用鼻导管、面罩、呼吸机。其中高压氧对一氧化碳中毒和中毒性脑病具有很好的治疗效果。

2. 纠正低血压、休克　常见于镇静药、催吐药、抗精神病及抗抑郁药中毒,其作用机制常是综合性的。除补充血容量外,要重视应用纳洛酮和血管活性药物及防治中毒性心肌炎与稳定内环境。

3. 高热与低温的处理　高热常见于吩噻嗪类、单胺氧化酶类及抗胆碱类等药物中毒,甚至可引起休克及恶性神经抑制综合征。低温多见于镇静催眠药中毒,在低温可发生电解质紊乱、体液及酸碱平衡失调,细胞内钠丢失。

4. 心律失常　有些毒物影响心肌纤维的电作用,另外由于心肌缺氧或代谢紊乱而发生心律失常。救治中早期应用镁极化液有助于预防心律失常,同时可根据心律失常的类型选择应用相应的药物,常用的有利多卡因、阿托品、维拉帕米、普罗帕酮。

5. 心搏骤停　除因严重缺氧外,由某些毒物的直接作用引起阿-斯综合征所致。例如急性有机磷农药或有机溶剂中毒,汽油、苯等刺激 β 受体,能突然导致原发性心室颤动而死亡;氯仿、氟乙酸、氟乙酰胺等严重中毒时,直接作用于心肌发生心室颤动,引起心搏骤停,高浓度氧气吸入,迷走神经的反射增强而导致心搏骤停。一旦发生心搏骤停,应分秒必争紧急心肺脑复苏,除有效的闭胸心脏按压外,迅速开放气道并有效供氧十分重要,有条件时应尽快行气管内插管使用呼吸机,同时根据病情选用肾上腺素、阿托品、纳洛酮等。

6. 中毒性肺损伤　毒物抑制呼吸中枢而导致肺换气不足及二氧化碳潴留,也可因中毒后呼吸肌麻痹或肺水肿而引起急性呼吸衰竭。中毒性肺水肿多由于肺毛细血管内皮细胞与肺泡上皮细胞受刺激性气体损伤引起。抢救中毒性肺水肿,应积极氧疗,配合机械通气及大剂量糖皮质激素。

7. 中毒性脑病 主要由于亲神经毒物所致,如一氧化碳、二氧化碳、有机汞、麻醉药、镇静药。主要表现为不同程度的意识障碍和颅内压增高症状。此外,抽搐、惊厥也是中毒性脑病的常见症状。中毒性脑病的救治重点是早发现、早防治脑水肿,保护脑细胞。根据病情适时应用脱水剂,如20%甘露醇125 mL+呋塞米20 mg+地塞米松10 mg,每3~12 h一次,出现抽搐、惊厥可用苯妥英钠,必要时用地西泮。必要时可使用脑保护药。

8. 防治急性肾衰竭 原则是有效控制原发病,维持有效血液循环,纠正缺氧,避免使用对肾有损害的药物,合理使用利尿药。在利尿药使用效果不佳时,注意选用血管扩张药(如酚妥拉明、阿托品、多巴胺等)。

9. 水、电解质紊乱与酸碱平衡失调 急性中毒常因毒物本身的作用和患者呕吐、腹泻、出汗、洗胃及利尿等而造成内环境的紊乱。因此,在救治过程中必须密切监测、发现并维持好水、电解质与酸碱平衡。

10. 全身炎症反应综合征与多器官功能障碍综合征 摄入的毒物本身可诱导一种失控的全身炎症反应,也可因毒物导致某一器官的功能障碍或继发严重感染,续发全身炎症反应综合征,加速多器官功能衰竭。早期积极干预全身炎症反应综合征及对多器官功能障碍积极的综合处理和血液净化治疗等措施可以缓解病情,改善患者的预后。在抢救急性中毒合并循环与呼吸功能障碍的危重患者时,使用ECMO可提高救治成功率。

三、注意事项

1. 高度重视中毒患者的病史资料采集,必须反复仔细询问,直至收集接近完整,及时准确记录下来。对于中毒患者,收集到真实可靠的资料,可为正确的诊断提供坚实基础。

2. 准确评估患者的生命体征,及时判断威胁生命的主要矛盾,精准实施消除矛盾的最优方案。

3. 中毒性疾病涉及多系统、多器官损害,应重视多学科联合诊治,把各专科领域最先进的技术融入中毒性疾病的诊治之中。

4. 中毒性疾病特效药物很少,全身支持治疗是中毒领域最重要的治疗措施。急诊医师应提高全方位的救治能力。

5. 中毒性疾病主要是依据病史和临床表现及少数中毒性标志物综合分析后确定诊断,毒物检查普遍缺乏,急诊医师应早期留取生物标本,找相应机构检查确诊毒物。

6. 与中毒患者家属或单位交代患者病情时,必须准确记录参加主要人员、谈话时间、地点和内容。

7. 发生3人及以上群体中毒应及时向上级医师及有关领导报告,涉及法律问题应向有关公安部门汇报。

(彭晓波 邱泽武)

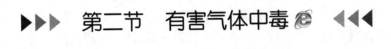

▶▶▶ **第二节 有害气体中毒** ◀◀◀

▶▶▶ **第三节 急性农药中毒** ◀◀◀

▶▶▶ **第四节 镇静催眠药中毒** ◀◀◀

一、概述

镇静催眠药主要通过消化道、肌内或静脉注射途径进入体内。镇静催眠药多为脂溶性,药物的吸收、分布、蛋白质结合、代谢、排出以及起效和作用时间与脂溶性高低相关。脂溶性强的药物易通过血脑屏障，起效快，作用时间短，称为短效药；反之，则为长效药。大致分为巴比妥类、苯二氮䓬类和非巴比妥非苯二氮䓬类（表 3-11-2）。大多数镇静催眠药中毒（poisoning of sedative-hypnotics）为故意的，如自杀、投毒等。

表 3-11-2　镇静催眠药药物的分类和半衰期

分类		镇静催眠药	半衰期(h)
巴比妥类	极短效类	美索比妥、硫喷妥钠	<2
	短效类	司可巴比妥	2~3
	中效类	戊巴比妥、异戊巴比妥、布他比妥	3~6
	长效类	苯巴比妥（鲁米那）	6~8
苯二氮䓬类	短效类	三唑仑、奥沙西泮	<5
	中效类	阿普唑仑、替马西泮	5~15
	长效类	氯氮䓬、地西泮、氟西泮	>30
非巴比妥非苯二氮䓬类	氨基甲酸酯类	甲丙氨酯（安宁）	6~17
	醛类	水合氯醛、副醛	7~10
	哌啶酮类	格鲁米特（导眠能）	12.5
	环吡咯酮类	佐匹克隆	3.5~6
	咪唑并吡啶类	唑吡坦（思诺思）	2~4

二、病因与发病机制

（一）药代动力学

1. **巴比妥类**　中毒量和致死量因药物起效快慢、维持时间长短及机体耐受性而异，与短效巴比妥相比，长效巴比妥的脂溶性和血浆蛋白结合率低，分布容积小，作用时间长。长效巴比妥的通透性受体内 pH 变化的影响，只有在非离子化状态下，才具有膜通透性。在酸性状态下，药物呈离子化状态，利于巴比妥的渗透；而在碱性状态下，药物呈非离子化状态，渗透降低，因此，碱化尿液可治疗长效巴比妥中毒。巴比妥类药物口服后在胃和小肠吸收，经肝内细胞色素 P450 微粒体酶系统代谢成无活性的物质，经肾排出。

2. **苯二氮䓬类**　苯二氮䓬类药物的起效时间由胃肠道的吸收速度决定，达血药浓度高峰的时间一般为 1~3 h。脂溶性苯二氮䓬类比水溶性的吸收和起效快，在胃排空和联用乙醇的前提下，药物吸收更快。由于脂溶性药物吸收后从中枢神经快速再分布到外周脂肪组织，其作用时间较水溶性短。苯二氮䓬类药物经肝氧化和结合后，被分解成有活性的代谢产物，其作用时间较原药强，大多经肾排出。

3. **非巴比妥非苯二氮䓬类**　大多数药物在肝生物转化后，被分解成代谢产物，大多经肾排出，部分通过粪便排出。

（二）中毒机制

所有的镇静催眠药都有中枢神经抑制作用，大多数通过激活 γ- 氨基丁酸（GABA）产生中枢抑制作用。而不同种类药物的作用位点不同，导致临床表现又各有其特点。例如巴比妥类主要作用于网状结构上行激活系统，引起意识障碍；苯二氮䓬类则作用于边缘系统，影响情绪和记忆力。

三、临床表现

（一）病史与症状体征

1. **病史**　有镇静催眠药使用史。

2. 症状体征

(1) 巴比妥类中毒 一次使用治疗剂量 5~10 倍的药物,即可引起急性中毒,吸收的药量超过其治疗量的 15 倍时,则有致命危险。口服长效巴比妥 >6 mg/kg,短效巴比妥 >3 mg/kg,即可出现毒性反应。

1) 中枢神经系统抑制 轻度中毒出现嗜睡、共济失调、言语不清、步态不稳和反应迟钝等。中度中毒有昏睡、浅昏迷和反射减弱等表现。重度中毒时表现为深昏迷、肌张力下降、腱反射消失。

2) 呼吸抑制 呼吸浅慢、抑制或呼吸停止。

3) 心血管表现 由于中枢抑制使血管扩张,导致低血压。严重时可能并发非心源性肺水肿。

4) 其他 瞳孔常常缩小,可出现低体温和皮肤病损(皮肤水疱)。

(2) 苯二氮䓬类中毒 此类药物的中枢神经系统抑制较巴比妥类轻,但一次用药量过大或反复给药致积蓄作用会发生中毒。轻度中毒时有意识模糊、头晕、头痛、言语不清、共济失调、恶心、呕吐及腱反射减弱等表现。严重者出现昏睡、昏迷和呼吸抑制。如果长时间的昏迷和呼吸抑制不能纠正,应考虑同时服用了其他镇静催眠药或乙醇等,并要排除颅内病变。

(3) 非巴比妥非苯二氮䓬类中毒 症状与巴比妥类中毒相似,除了中枢神经抑制作用外,对其他系统均有损害,如水合氯醛中毒可引起严重胃炎、胃肠道出血、心律失常,甲丙氨酯出现严重的低血压,格鲁米特中毒时表现明显的抗胆碱能症状,甲喹酮会发生出血倾向。

(二) 辅助检查

1. 实验室检查

(1) 血液、尿液、胃液毒物分析 检出毒物有助于明确病因诊断。

(2) 血液常规、生化检查 了解血常规、血糖、电解质、肝肾功能、渗透压等。

(3) 血气分析 了解是否存在由于呼吸抑制所导致的缺氧或酸中毒。

2. 影像学检查 并发非心源性肺水肿患者应行胸部 X 线、CT 检查。因水合氯醛不透 X 线,疑服用者可做腹平片以鉴别。头颅 CT 可排除脑出血等颅内病变。

四、诊断与鉴别诊断

1. 有使用药物的依据,症状在使用药物后出现。

2. 出现中枢神经抑制的临床表现:言语不清、协调不良、步态不稳、眼球震颤、注意力或记忆缺损、木僵或昏迷。

3. 中毒者血、尿、胃内容物中可检测到药物。

4. 排除躯体器质性疾病所致(低血糖昏迷、脑血管意外、糖尿病酮症酸中毒和高渗性昏迷等)。

五、急诊处置

(一) 基本生命功能维持和监测

1. 保持气道通畅,深昏迷和呼吸抑制的患者行气管插管和机械通气。

2. 维持血压,应输液补充血容量,如无效,给予血管活性药物,但水合氯醛中毒者避免使用多巴胺,因有增加致死性心律失常的危险。

3. 心脏监护,如出现心律失常,给予抗心律失常药。

(二) 清除未吸收的毒物

1. 洗胃 口服中毒者应尽快催吐或洗胃,巴比妥类药物中毒超过 6 h 仍要洗胃,因该药物可致幽门痉挛,而延长药物在胃内停留时间,加深中毒程度。洗胃后灌入药用炭悬液,并予硫酸钠导泻(忌用硫酸镁,以防加重中枢抑制)。若系灌肠引起中毒,应作洗肠治疗。

2. 药用炭 对所有口服镇静催眠药中毒者,均推荐使用,每次 50~100 g,每 4 h 一次。

(三) 促进已吸收的毒物排出

1. 碱化尿液 仅对苯巴比妥等长效类巴比妥有效。

2. 强力利尿　可用呋塞米或其他利尿药利尿加速毒物排出,维持尿量在 100~200 mL/h。

3. 血液净化治疗　对摄入致死量药物和中毒症状严重的患者应及早应用。

(四) 解毒剂的应用

怀疑苯二氮䓬类中毒者考虑使用氟马西尼(flumazenil)。氟马西尼是苯二氮䓬类拮抗剂,能通过竞争苯二氮䓬类受体而逆转苯二氮䓬受体的中枢抑制作用。用法:首次 0.2~0.3 mg,缓慢静脉注射,必要时重复注射,总量可达 2 mg。大剂量会导致兴奋、躁动和戒断等现象,甚至惊厥,尤其在合并其他药物中毒或苯二氮䓬长期滥用者。如果反复使用氟马西尼而无效,应考虑患者的抑制状态并非由苯二氮䓬类药物引起。

除上述处置外,还应注意维持水、电解质平衡,治疗并发症。

六、注意事项

1. 镇静催眠药滥用和戒断综合征。长期使用镇静催眠药会出现耐药性和依赖性,突然停药或减量可引起戒断症状,表现为自主神经功能亢进,手部震颤加重,失眠,焦虑、恶心、呕吐,一过性视、触、听幻觉等,临床上称为戒断综合征。巴比妥类药物的戒断症状比较严重,一般在停药后 12~24 h 出现,而地西泮、氯氮䓬等长效药物在停药后 5~6 d 才出现。

2. 镇静催眠药依赖者,急诊处置后需要心理精神科治疗,通过心理疏导等帮助患者逐步脱离药物依赖和滥用。

(张剑锋)

▶▶▶　**第五节　抗精神病药中毒** *ℯ*　◀◀◀

▶▶▶　**第六节　水杨酸盐类中毒** *ℯ*　◀◀◀

▶▶▶　**第七节　急性亚硝酸盐中毒**　◀◀◀

一、概述

急性亚硝酸盐中毒(acute nitrite poisoning)指短时间内摄入较大量亚硝酸盐后引起的以血液系统损害为主的全身性疾病,主要表现为高铁血红蛋白血症。以口唇、甲床及全身皮肤发绀等组织缺氧为主要表现,严重者可因呼吸循环衰竭而死亡,是我国最常见的化学性食物中毒。

亚硝酸盐是自然界中普遍存在的一类含氮无机化合物。常见的亚硝酸盐为亚硝酸钠和亚硝酸钾,浅黄色或白色结晶性粉末,无臭味,微咸而稍带苦味,易溶于水,极似食盐。工业上常用亚硝酸盐做金属表面处理剂,或用某些有机物合成原料;医学上还能用作急性氰化物中毒解毒剂。国标规定,亚硝酸钠、亚硝酸钾可作为护色剂、防腐剂,在腌腊肉制品、酱卤肉制品和熏、烧、烤肉等加工中使用,并规定了最大使用量和最大残留量。亚硝酸盐毒性较大,成人摄入 0.3~0.5 g 时即可引起急性中毒,1~2 g 可致人死亡;小儿摄入 0.1 g 即引起急性中毒,甚至死亡。

二、病因与发病机制

亚硝酸盐外观和物理性状与食盐相似,常被用于食品加工业,极易被误当作食盐用于烹调,致食用者集体中毒。中毒场所以集体食堂、酒店餐饮业居多,中毒食物以肉类及腌制品(如腌制咸菜)居多。

亚硝酸盐被吸收入血后,可使血红蛋白中的二价铁离子氧化成三价铁离子,形成高铁血红蛋白(氧化型血红蛋白)。高铁血红蛋白没有携氧能力,当大于 10% 的血红蛋白转变为高铁血红蛋白时,可造成机体组织缺氧。亚硝酸盐同时还能阻止正常氧合血红蛋白释放氧,进一步加重组织器官的缺氧,临床上突出表现为皮肤黏膜呈青紫色及其他缺氧症状。亚硝酸钠对中枢神经系统,尤其对血管舒缩中枢有麻痹作用。亚硝酸盐还能直接作用于血管平滑肌,引起血管极度扩张,导致血压降低,甚至发生循环衰竭。口服的亚硝酸钠部分在胃中转化为亚硝酸,进而分解释放出一氧化氮,引起胃肠道刺激症状。

三、临床表现

(一)病史与症状

1. **病史** 有误食亚硝酸盐制剂或有进食大量腌制品和饮用含亚硝酸盐的井水史。

2. **症状** 皮肤发绀和缺氧是本病的特征性表现,轻者表现为头晕、头痛、乏力、心慌、气促、恶心、呕吐及发绀,重者出现烦躁、嗜睡、呼吸困难、血压降低、肺水肿、心律失常、惊厥、昏迷、呼吸与循环衰竭。

(二)体格检查

1. **轻度中毒** 高铁血红蛋白达血红蛋白总量的 10%~15% 时,口唇、指甲及全身皮肤黏膜呈紫黑色、蓝灰或蓝褐色。

2. **中度中毒** 高铁血红蛋白浓度达 30%~50% 时,发绀加重,患者可有恶心、呕吐、心悸、呼吸急速,有时可有轻微的意识障碍,如烦躁、谵妄。

3. **重度中毒** 高铁血红蛋白升高至 50% 以上时,出现实质性器官功能衰竭的表现。呼吸由急促转抑制,出现肺水肿、呼吸衰竭或循环衰竭;出现脑缺氧、脑水肿的表现,如惊厥、昏迷等。如不及时抢救可危及生命,当高铁血红蛋白浓度大于 70%,患者随时有死亡的可能,脑水肿是死亡的重要原因之一。

(三)辅助检查

1. **高铁血红蛋白的检查** 血液中高铁血红蛋白定性试验阳性;定量检验显示血液中亚硝酸盐含量显著升高,正常人高铁血红蛋白含量为 1%~2%,亚硝酸盐中毒时常高于 10%。

2. **检测亚硝酸盐** 取残余食物、污染物或洗胃抽出液做亚硝酸盐定量测定。

四、诊断与鉴别诊断

(一)诊断

详细询问病史,结合临床表现、相关实验室检查,尤其是不能用基础疾病或者缺氧解释的皮肤黏膜发绀可疑性较大。有误食亚硝酸盐制剂史及典型的发绀及其他缺氧表现,即可初步诊断;实验室检查结果阳性可确定诊断。投毒或误作食盐使用后,众多同食者同时出现相似的亚硝酸盐中毒症状,也即群体性中毒,要高度怀疑亚硝酸盐中毒。

(二)鉴别诊断

对于病史不明者,需与高还原血红蛋白血症及硫化血红蛋白血症鉴别。高还原血红蛋白血症常见于缺氧性疾病;硫化血红蛋白血症常见于某些农用杀菌剂,如亚乙基双二硫代氨基甲酸类(乙硫锌等)中毒。还应注意排除苯的氨基和硝基化合物中毒,如农药氯苯甲脒、氯酸钠、除虫菊酯等,它们也可引起高铁血红蛋白血症,必要时应检验残余食品。

五、急诊处置

治疗原则为吸氧、建立静脉通道、洗胃、催吐、导泻、使用解毒剂、吸痰、扩容、对症支持处理,注意保暖,密切监测生命体征变化。

(一)一般处理

轻症患者吸氧便能自行恢复,让患者绝对卧床休息,注意保暖。吸氧流量 4~6 L/min。必要时行高压氧疗,高压氧疗尤为适用于严重缺氧伴急性肺水肿、脑水肿、昏迷等患者。

（二）清除毒物

误食亚硝酸盐，应尽快使用 1：5 000 高锰酸钾溶液洗胃，并导泻；现场不能洗胃者，只要神志清楚，宜先做催吐。如中毒时间较长，可进行高位灌肠以清除残存毒物。

（三）特效疗法

1. **亚甲蓝的应用**　用法：首剂 1% 亚甲蓝 1~2 mg/kg，溶入 25%~50% 葡萄糖溶液 20~40 mL，于 10~15 min 内缓慢静脉注射，如症状仍不缓解，2 h 内可重复 1 次。使用亚甲蓝时需用小剂量，慢速给药，避免加重缺氧反应。此外，尚需密切观察患者应用亚甲蓝后球结膜、面色、口唇、四肢末端、尿液颜色变化，若呈蓝色应立即停药。亚甲蓝液体呈蓝色澄清状，经肾完全代谢排出需 3~5 d，反复大剂量应用亚甲蓝易引起体内蓄积中毒，出现皮肤黏膜及尿液呈蓝色，尿路刺激征、谵妄、兴奋、抽搐、溶血、黄疸、休克等不良反应。亚甲蓝对血管有强刺激性，输注时应避免药液外渗引起组织坏死。

2. **高渗葡萄糖溶液和大剂量维生素 C**　50% 葡萄糖溶液 60~100 mL 加维生素 C 1~2 g 静脉滴注，或维生素 C 1~2 g 加入 10% 葡萄糖溶液 500~1 000 mL 中静脉滴注。维生素 C 可使高铁血红蛋白还原为血红蛋白，而脱氢的维生素 C 又被谷胱甘肽还原，以后又作用于高铁血红蛋白，如此反复，使血液中高铁血红蛋白浓度降低，但其作用不如亚甲蓝迅速和彻底。而高渗葡萄糖溶液可增加高铁血红蛋白还原过程中所需要的 NADPH，可作为治疗的辅助剂。此外，给予辅酶 A 和维生素 B_{12} 对解毒也有辅助作用。

3. **高压氧治疗**　对于昏迷患者，高压氧治疗对本病有特效。轻、中度患者，经 1~3 次高压氧治疗即可治愈，对大多数昏迷患者经一次治疗即可清醒；重度经 3~5 次可治愈。高压氧可以迅速改善机体缺氧状态；血氧分压升高，还可以加速置换出高铁血红蛋白结合的亚硝酸盐，恢复亚铁血红蛋白；能有效地控制肺水肿、脑水肿，增加各器官供氧，改善各器官功能。

4. **对症支持疗法**　应用细胞色素 C，可预防呼吸循环衰竭。病情危重经上述处理后发绀仍明显者，可输鲜血 300~500 mL，或行换血疗法。

六、注意事项

1. 疑似中毒时，尽快对残余食物、污染物或洗胃抽出液取样，做亚硝酸盐定量测定。
2. 所有对氧疗无反应的发绀患者，都应高度怀疑高铁血红蛋白血症，警惕亚硝酸盐中毒可能。

（张劲松）

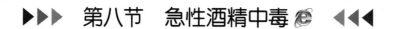

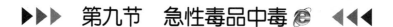

数字课程学习……

  📒 教学 PPT ▶️ 微视频 📖 拓展阅读 📝 自测题

第十二章

急诊常见感染性疾病

▶▶▶ 第一节　流行性脑脊髓膜炎 🌐 ◀◀◀

▶▶▶ 第二节　破　伤　风 🌐 ◀◀◀

▶▶▶ 第三节　细菌性食物中毒 ◀◀◀

一、概述

细菌性食物中毒(bacterial food poisoning)是指由于进食被细菌或细菌毒素所污染的食物而引起的急性感染中毒性疾病。根据临床表现不同,分为胃肠型细菌性食物中毒和神经型细菌性食物中毒(又称肉毒中毒)两种类型,以胃肠型细菌性食物中毒多见。我国每年发生的细菌性食物中毒事件占食物中毒事件总数的30%~90%,人数占食物中毒总人数的60%~90%,为各种类型食物中毒中最多见的一种。多数细菌性食物中毒预后相对较好,但严重者可出现休克,继而发展为多器官功能衰竭,最后甚至死亡,因此及时诊断和识别重症细菌性食物中毒的发生发展及出现严重并发症是治疗的关键。

二、病因与发病机制

本病由进食被细菌或细菌毒素污染的食物引起。导致食物被细菌和(或)细菌毒素污染的原因较多,例如食物在加工、运输、贮藏等过程中受到细菌和(或)细菌毒素污染,食物存放不当导致细菌大量繁殖,加工过程中未能杀灭食物原本的细菌,食物之间的交叉感染等。引起胃肠型细菌性食物中毒的常见细菌为大肠埃希菌、金黄色葡萄球菌、耶尔森菌、艰难梭菌、变形杆菌、类志贺邻单胞菌和气单胞菌。引起神经型细菌性食物中毒的细菌为肉毒杆菌。

(一)胃肠型细菌性食物中毒

细菌在污染的食物中繁殖,产生肠毒素类物质或内毒素等毒素。发病与否及病情轻重与摄入食物被细菌和毒素污染的程度、摄入量多少及人体抵抗力强弱等因素有关。

1. **肠毒素**　多数细菌能产生肠毒素,肠毒素可刺激肠壁上皮细胞,激活其腺苷酸环化酶,腺苷三磷酸经活性腺苷酸环化酶催化,形成环磷酸腺苷,环磷酸腺苷促进胞质内蛋白质磷酸化,进而激活细胞有关酶系统,使液体及氯离子分泌增加,抑制肠壁上皮细胞对钠和水分的吸收,导致腹泻。

2. 侵袭性损害　有些细菌可对肠黏膜上皮细胞产生侵袭性损害,使肠黏膜出现充血、水肿和上皮细胞变性,甚至坏死、脱落并形成溃疡。常见侵袭性细菌包括沙门菌、副溶血性弧菌、变形杆菌等。

3. 内毒素　沙门菌菌体裂解后可释放内毒素(除鼠伤寒沙门菌可产生肠毒素),其致病性较强,能够使胃肠黏膜出现炎症反应,促进消化道蠕动并产生呕吐、腹泻等症状,可出现发热。

4. 超敏反应　摩根变形杆菌可使组氨酸脱羧而形成组胺,引起超敏反应。但该细菌不侵入组织,可无炎症改变。

(二) 神经型细菌性食物中毒

肉毒毒素是一种嗜神经毒素,人摄入肉毒毒素后,主要吸收部位位于上消化道,不能被胃酸和消化酶破坏。其吸收入血后,主要作用于脑神经核,外周神经肌肉接头处及自主神经末梢,阻断胆碱能神经纤维的传导,抑制乙酰胆碱(胆碱能神经传导介质)释放,使肌肉收缩运动障碍,导致弛缓性瘫痪。

三、临床表现

(一) 病史、流行病学史与症状

1. 病史　有进食可疑食物史。

2. 流行病学史　细菌性食物中毒者最突出的流行病学史就是共同进食者集体发病,其特点是:突然发生,潜伏期短;同发病者能找到共同的可疑食物,多食者病情重,未食者不发病;夏秋季多发。

3. 症状

(1) 胃肠型细菌性食物中毒　潜伏期短,一般数小时至 3 d,不同病原体引起的食物中毒潜伏期不相同。临床表现以急性胃肠炎为主。①恶心、呕吐:为胃内容物,非喷射性。葡萄球菌、蜡样芽孢杆菌引起的食物中毒呕吐较明显,呕吐物中含胆汁,有时带血和黏液。②发热:中低体温为主,38℃左右,少有达40℃者,可有畏寒、寒战。③腹痛:本病引起的腹痛部位以上腹部和脐周多见,侵袭性细菌引起的食物中毒可有腹部阵发绞痛。④腹泻:本病会引起频繁腹泻,每日数次至数十次,多为黄色稀便和水样便。⑤脓血便:侵袭性细菌可引起黏液脓血便;鼠伤寒沙门菌食物中毒的粪便呈水样或糊状,伴有腥臭味,也可出现脓血便;副溶血弧菌食物中毒的部分病例大便呈血水样。⑥呕吐、腹泻严重时出现口渴、眼窝下陷、皮肤弹性差等脱水症状,严重者可出现酸中毒甚至休克。⑦其他炎性表现:部分细菌引起的食物中毒可引起颜面潮红、头痛、荨麻疹等过敏表现,常见于摩根变形杆菌。

(2) 神经型细菌性食物中毒　潜伏期相对较长,一般 12~36 h,最短为 2 h,长者可达 8~10 d,其长短与外毒素量有关,潜伏期越短,病情越重。临床表现以神经症状为主。①一般胃肠道症状很轻或缺失,可出现乏力、头晕、眩晕、头痛等,一般无发热。②自主神经功能障碍:表现为直立性低血压、口干、腹胀、肠梗阻和尿潴留。③眼内外肌瘫痪:出现视物模糊、复视、上睑下垂、瞳孔散大、对光反射迟钝或消失等症状。④胆碱能神经的传递作用受损:唾液和泪液分泌减少、尿潴留及便秘等表现。严重者可出现咽喉部肌肉弛缓性轻瘫:主要症状为构音障碍、声音嘶哑、吞咽困难、饮水呛咳等;面部表情肌弛缓性轻瘫:表现为闭目无力,示齿、鼓腮困难等症状;呼吸肌弛缓性轻瘫:严重者可累及呼吸肌,导致胸闷、呼吸困难甚至周围性呼吸衰竭,危及生命。⑤婴儿肉毒中毒综合征:4~26 周婴儿食入少量肉毒芽孢杆菌,细菌在肠内繁殖,产生神经毒素可出现中毒综合征。便秘,不能吸吮和吞咽困难,哭声低微,颈软不能抬头及脑神经损害(包括上睑下垂、眼和面部活动减少、瞳孔对光反射迟钝等)为其首发症状。病情进展迅速,呼吸衰竭为其主要死亡原因。

(二) 体格检查

1. 胃肠型细菌性食物中毒

(1) 患者可有上、中腹部轻压痛,肠鸣音亢进等表现。

(2) 脱水患者可有口唇干燥、皮肤弹性差、眼窝下陷等表现,严重者可有脉搏细速而弱、血压下降等休克表现。

2. 神经型细菌性食物中毒

（1）患者可有上睑下垂、瞳孔扩大、对光反射迟钝或消失、构音障碍、声音嘶哑、语音低，闭目无力，示齿、鼓腮困难等表现。

（2）患者可有深腱反射减弱和消失，但无病理反射。

（3）患者可出现直立性低血压。

（4）患者可因便秘和尿潴留导致腹部膨隆等。

（三）实验室检查

1. 血常规检查　大肠埃希菌、沙门菌等感染者血白细胞计数多在正常范围。副溶血弧菌及金黄色葡萄球菌感染者，白细胞数可增高，大于 $10.0 \times 10^9/L$，中性粒细胞比例增高。

2. 粪便常规检查　稀水样粪便镜检可见少量白细胞，血性黏液便则可见到多数红细胞和白细胞，血水样便镜检可见多数红细胞和少数白细胞。

3. 血清学检查　患者早期及病后 2 周的双份血清特异性抗体升高 4 倍者可明确诊断。由于细菌性食物中毒一般在数天内即可痊愈，目前血清学检查已较少应用。但因食物及患者的呕吐物极易被变形杆菌污染，培养阳性亦不能证明其为真正的病原菌，故需通过血清学检查明确诊断。可通过 OX19 及 OXK 的凝集反应检测来确诊变形杆菌感染，效价在 1：80 以上即可确诊。

4. 细菌培养　将食物、呕吐物或排泄物进行细菌培养，培养出可疑细菌则可确诊。

5. 特异性核酸检测　特异性核酸探针可检查出病原菌并进行分型。

6. 肉毒毒素检测　可通过动物试验、禽眼睑接种试验和中和试验对肉毒毒素进行检测。

四、诊断与鉴别诊断

（一）诊断

细菌性食物中毒可根据患者进食变质食物等可疑食物的病史，共同进餐、短时内集体发病具有重要参考价值，结合临床症状等可做出临床诊断。对食物、呕吐物或排泄物进行细菌培养，分离出病原菌，或通过血清学、毒素检测等辅助检查，可明确诊断。

（二）鉴别诊断

1. 胃肠型细菌性食物中毒

（1）非细菌性食物中毒　包括化学性食物中毒（食用被金属及其化合物，如砷、铅、汞或农药如有机磷等污染的食物引起的食物中毒）和生物性食物中毒（食用毒蕈、河豚鱼或苦杏仁等引起的食物中毒）。患者有进食该类食物史，胃肠道症状严重，同时可存在器官损害表现，食物、呕吐物或排泄物中可检出相关毒物。

（2）急性细菌性痢疾　患者无明显进食污染食物病史。临床表现有发热，常在 39℃ 以上，黏液脓血便伴里急后重，全身中毒症状较为明显。大便培养有痢疾志贺菌生长，利于鉴别诊断。

（3）霍乱　患者多来自霍乱流行地区，有霍乱患者接触病史，临床表现常为先泻后吐，一般不发热，无腹痛，无里急后重感。吐泻物呈米泔水样，脱水明显，可有肌痉挛或抽搐。大便培养有助于鉴别。

（4）病毒性胃肠炎　患者无明显进食污染食物史，亦无短时间内集体发病史。起病急，多无发热或仅有低热，以恶心、呕吐、腹泻、腹痛和腹胀为主要症状，大便多为稀便或水样便，无脓血，大便培养无病原菌。病史、便培养有助于鉴别。

（5）急性出血性坏死性肠炎　其发病与肠道缺血、感染等因素有关，临床表现可有腹部阵发性或持续性绞痛，并有明显压痛、反跳痛和肌紧张等腹膜刺激症状，全身中毒症状重，重症可出现感染性休克。大便可呈暗红色血便或血水样，影像学检查可显示肠麻痹或轻、中度肠扩张。故可通过临床表现以及辅助检查进行鉴别。

2. 神经型细菌性食物中毒

（1）河豚或毒蕈中毒　有误食河豚或毒蕈史。河豚和毒蕈中毒可出现神经麻痹症状，但主要为肢端麻木和肢体瘫痪,肉毒中毒主要为脑神经麻痹。

(2) 脊髓灰质炎 多见于小儿,有发热、肢体疼痛和肢体瘫痪。脑脊液检查有蛋白质及白细胞数增多。可通过病史、脑脊液检查等进行鉴别。

(3) 流行性乙型脑炎 发病有明显季节性,在每年 7—9 月份,有发热、惊厥和昏迷,脑脊液蛋白质和白细胞数增加。乙脑特异性 IgM 抗体阳性。可通过病史、特异性抗体检查进行鉴别。

(4) 感染性多发性神经根炎 发病前数日可有受凉、上呼吸道或消化道感染史。无热或低热,逐渐出现弛缓性瘫痪,呈上行性、对称性,常伴感觉障碍。脑脊液有蛋白质增高而细胞少为其特点。

(5) 重症肌无力 为慢性病程,波动性病程,可累及全身骨骼肌,包括脑神经支配的骨骼肌,肌无力的情况在活动后加重,休息后可好转,有晨轻暮重的特点,做新斯的明试验可呈阳性结果。

(三) 并发症

1. 胃肠型细菌性食物中毒

(1) 急性肾衰竭 多数为肾前性衰竭,主因严重呕吐、腹泻导致脱水,使血管内容量严重减少,进而使肾灌注不良,肾血流量不足所致;少数为肾性衰竭,主要是肾小管上皮损害。

(2) 休克 因严重呕吐、腹泻导致的血容量减少性休克预后较好。感染性休克预后相对较差。

(3) 肺炎 主要发生于老年患者,其中绝大多数为坠积性肺炎,若诊断延误可出现呼吸衰竭等进而导致死亡。

(4) 脑卒中 主要发生于老年患者,其中多数伴有高血压病史。均有因严重呕吐、腹泻导致不同程度的脱水,多数为出血性脑卒中,因脱水时脑体积显著缩小,颅骨与脑皮质之间的血管张力增大,导致静脉破裂出现脑出血。少数为缺血性脑卒中和短暂性脑缺血发作。

(5) 急性心肌梗死 常见于存在血流动力学障碍,水、电解质紊乱与酸碱平衡失调的老年患者,其中多数伴有冠心病病史。

(6) 肠系膜血管血栓形成 一般见于老年患者,其中多数伴有动脉粥样硬化病史。常见于存在血流动力学障碍、血液高凝状态的患者,可进展为肠坏死,病死率极高。

2. 神经型细菌性食物中毒 常因延髓麻痹导致呼吸衰竭及误吸,致继发性肺部感染。

五、急诊处置

胃肠型细菌性食物中毒患者一般仅需对症治疗,少数患者需抗菌治疗,一般病情恢复较快,预后较好。神经型细菌性食物中毒患者除对症处理外,需尽早使用抗毒素治疗,部分患者需合用抗菌药和其他药物,如果不及时治疗,病死率可达 40%~50%。

(一) 胃肠型细菌性食物中毒

1. 一般治疗 适当卧床休息,早期饮食应选择易消化的流质或半流质,病情好转后逐渐恢复正常饮食。

2. 对症治疗 恶心者可口服甲氧氯普胺 10 mg,3~4 次 /d;呕吐、腹痛、腹泻严重者,可肌内注射山莨菪碱 10 mg 或者皮下注射阿托品 0.5 mg;能口服者均应口服补液盐,频繁腹泻或者剧烈呕吐无法进食者,可予葡萄糖生理盐水静脉滴注;高热及明显中毒症状者,为降温、减轻中毒症状的作用,酌情可应用地塞米松或氢化可的松;变形杆菌食物中毒者,可用抗组胺类药物对抗超敏反应,如异丙嗪、苯海拉明等。

3. 抗菌治疗 细菌性食物中毒一般无需抗菌治疗,对病情严重尤其是严重高热患者,可选用抗菌治疗。抗菌治疗原则:大肠埃希菌、沙门菌属和变形杆菌等对氟喹诺酮类、氨基糖苷类及三代头孢菌素均敏感,首选口服剂型治疗。

4. 重症患者的处理

(1) 禁食洗胃 必要时进行洗胃导泻,尤其是对于发病 6 h 内的严重病例。

(2) 纠正水、电解质紊乱 首选口服补液盐,频繁腹泻或者剧烈呕吐无法进食者,予葡萄糖生理盐水静脉滴注,同时适当补充电解质。出现严重酸中毒时,可酌情使用 5% 碳酸氢钠溶液。

（3）抗休克治疗　应积极补液,必要时可使用血管活性药去甲肾上腺素和多巴胺等。

（二）神经型细菌性食物中毒

1. **一般治疗**　卧床休息,加强护理和监护。及时清理呼吸道分泌物,以防止窒息和肺部感染的发生。

2. **对症支持治疗**　无法进食者宜用鼻饲和(或)静脉补充营养。呼吸困难者应予以吸氧,严重者及早气管切开,人工呼吸器辅助呼吸。

3. **清除胃肠道内的外毒素**　外毒素不耐碱性,氧化剂可使其毒力减弱,故应尽早用5%碳酸氢钠溶液或1∶4 000高锰酸钾溶液洗胃及灌肠。如无肠麻痹,可服用导泻剂,清除肠内未吸收的毒素,但禁用镁剂,因为镁剂可能存在神经肌肉相关不良反应。还可予药用炭和胆碱酯酶抑制剂,但疗效尚不明确。

4. **抗毒素及抗生素治疗**　抗毒素治疗:抗毒素血清可中和肉毒外毒素,对本病有特效,应尽早且足量使用,无需等待毒素诊断。根据病情使用多价抗毒素血清(毒素型别未定,用法用量:5万~10万U/次,静脉或肌内注射)或单价抗毒素血清(毒素型别已定,用法用量:1万~2万U/次),必要时6 h后可重复一次,抗毒素作用在24 h内最为有效。但注意注射前需做过敏试验,过敏者需先脱敏处理。抗生素治疗:大剂量青霉素可消灭肠道内肉毒杆菌,防止毒素继续产生,故应尽早使用。

5. **盐酸胍啶**　有促进周围神经释放乙酰胆碱的作用,改善神经肌肉传递功能,缓解症状。用量为15~50 mg/kg,口服或者鼻饲。

6. **其他药物**　如大剂量维生素C、胞磷胆碱和B族维生素等。

六、注意事项

1. 注意食物中毒并不都是细菌性的,要注意区别导致食物中毒的其他原因。

2. 胃肠型细菌性食物中毒恢复较快,预后较好,故以一般对症治疗为主。神经型细菌性食物中毒病死率高,预后较差,应及早治疗并注射抗毒素。

3. 有并发症者可多学科介入治疗。

（潘曙明）

▶▶▶　第四节　流行性感冒　◀◀◀

一、概述

流行性感冒（influenza）简称流感,是由流感病毒引起的一种急性呼吸道传染病,是人类面临的主要公共健康问题之一。流感起病急,具有季节性,虽然大多为自限性,但部分因出现肺炎等并发症可发展至重症流感,少数重症病例病情进展快,可因急性呼吸窘迫综合征（ARDS）和(或)多器官功能衰竭而死亡。重症流感主要发生在老年人、年幼儿童、肥胖者、孕产妇或有慢性基础疾病者等高危人群,亦可发生在一般人群。

（一）病原学

流感病毒属于正黏病毒科,为单股、负链、分节段的RNA病毒。根据核蛋白和基质蛋白分为甲、乙、丙、丁4型。目前感染人的主要是甲型流感病毒中的H1N1、H3N2亚型及乙型流感病毒中的Victoria和Yamagata系。流感病毒对乙醇、聚维酮碘、碘酊等常用消毒剂敏感;对紫外线和热敏感,56℃条件下30 min可灭活。H5N1禽流感,是甲型流感病毒的一个高致病性亚型,可以感染人,但不容易在人与人之间传播。

（二）流行病学

1. **传染源**　流感患者和隐性感染者是流感的主要传染源,从潜伏期末到急性期都有传染性。病毒在人呼吸道分泌物中一般持续排毒3~7 d,儿童、免疫功能受损患者排毒时间可超过1周。潜伏期一般为

1~7 d，多为 2~4 d。

H5N1 病毒感染人类最主要的传染源为被 H5N1 病毒感染的禽类动物，尤其是散养家禽。从家庭聚集现象来看，人禽流感患者也可能具有一定的传染性。人类 H5N1 感染的潜伏期是 7 d 或更短，常常是 2~5 d。

2. 传播途径

（1）流感主要通过打喷嚏和咳嗽等飞沫传播，经口腔、鼻腔、眼等黏膜直接或间接接触感染。接触被病毒污染的物品也可通过上述途径感染。

（2）禽流感传播途径可能包括 4 个方面：①禽 - 人传播；②环境 - 人传播；③少数和非持续性人际的有限传播；④母婴间垂直传播。

3. 易感人群　人群普遍易感。接种流感疫苗可有效预防相应亚型 / 系的流感病毒感染。

4. 重症病例的高危人群　下列人群感染流感病毒，较易发展为重症病例，应给予高度重视，进行流感病毒核酸检测及其他必要检查，尽早给予抗病毒治疗。

（1）年龄 <5 岁的儿童（年龄 <2 岁更易发生严重并发症）。

（2）年龄≥65 岁的老年人。

（3）伴有以下疾病或状况者：慢性呼吸系统疾病、心血管系统疾病（高血压除外）、肾疾病、肝病、血液系统疾病、神经系统及神经肌肉疾病、代谢及内分泌系统疾病、恶性肿瘤、免疫功能抑制等。

（4）肥胖者（BMI>30 kg/m^2）。

（5）妊娠及围生期妇女。

二、病因与发病机制

甲、乙型流感病毒通过血凝素结合呼吸道上皮细胞含有唾液酸受体的细胞表面启动感染。流感病毒通过细胞内吞作用进入宿主细胞，病毒包膜上含有 M2 多肽的离子通道在细胞内被酸性 pH 激活，使核衣壳蛋白释放到胞质（脱壳）并被转运到宿主细胞核，病毒基因组在细胞核内进行转录和复制。复制出大量新的子代病毒颗粒，这些病毒颗粒通过呼吸道黏膜扩散并感染其他细胞。流感病毒感染人体后，可以诱发细胞因子风暴，导致全身炎症反应，出现脓毒症（sepsis），从而引起 ARDS、休克、脑病及多器官功能衰竭等多种并发症。流感病例中只有极少数出现病毒血症或肺外组织感染的情况。在 H5N1 高致病性禽流感病例中，下呼吸道的病毒载量要比上呼吸道高，咽喉部比鼻腔高，有时会出现病毒血症、胃肠道感染及肺外传播，偶可出现中枢神经系统感染。可在心脏、肝、脾、肾、肾上腺、肌肉及脑膜中检出病毒，也可从有中枢神经系统症状患者的脑脊液中检出病毒。

流感的病理变化主要表现为呼吸道纤毛上皮细胞呈簇状脱落，上皮细胞化生，固有层黏膜细胞充血、水肿伴单核细胞浸润等病理变化。重症患者可出现肺炎改变，危重症可合并弥漫性肺泡损害。合并脑病时出现脑组织弥漫性充血、水肿、坏死。急性坏死性脑病表现为丘脑为主的对称性坏死性病变。合并心脏损害时出现心肌细胞肿胀、间质出血，淋巴细胞浸润、坏死等心肌炎的表现。

三、临床表现

（一）病史与症状

1. 病史　注意询问有无发热或流感患者及病死家禽或活禽等接触史。因妊娠及围生期妇女及合并多种慢性病患者为高危人群，所以接诊时需完善相关病史采集。

2. 症状　主要以发热、头痛、肌痛和全身不适起病，体温可达 39~40℃，可有畏寒、寒战，多伴全身肌肉关节酸痛、乏力、食欲减退等全身症状，常有咽喉痛、干咳，可有鼻塞、流涕、胸骨后不适等。部分以呕吐、腹痛、腹泻为特点，常见于感染乙型流感的儿童。无并发症者病程常呈自限性，多于发病 3~4 d 后体温逐渐消退，全身症状好转，但咳嗽、体力恢复常需较长时间。

H5N1 高致病性禽流感患者主要表现为高热、咳嗽、咳痰及呼吸困难，其中呼吸困难进行性加重，可在短时间内出现急性呼吸衰竭。个别患者病程中可出现精神、神经症状，如烦躁、谵妄。

(二) 体格检查

在无并发症的流感病例中，体格检查通常无特殊发现。患者可能出现发热、颜面潮红及眼结膜充血；即使患者诉重度咽痛，除充血以外，其他的口咽异常并不常见。年轻患者可出现颈部淋巴结肿大。

重症流感或禽流感患者可发现受累肺叶段区域实变体征，包括叩诊呈浊声、语颤和语音传导增强、吸气末细湿啰音及支气管呼吸音等。病程初期常见于一侧肺的局部，但随病情进一步恶化，可扩展至双肺的多个部位，肺内可闻及细湿啰音。合并心力衰竭时，部分患者心尖部可闻及舒张期奔马律。

(三) 辅助检查

1. 实验室检查

(1) 外周血常规　白细胞总数一般不高或降低，重症病例淋巴细胞计数明显降低。

(2) 血生化　部分病例出现低钾血症，少数病例肌酸激酶、谷草转氨酶、谷丙转氨酶、乳酸脱氢酶、肌酐等升高。我国人禽流感病例中约 40% 的患者出现蛋白尿(+~++++)。

(3) 动脉血气分析　重症患者可有氧分压、血氧饱和度、氧合指数下降及酸碱平衡失调。

(4) 脑脊液　中枢神经系统受累者细胞数和蛋白质可正常或升高；急性坏死性脑病的典型表现为细胞数大致正常，蛋白质增高。

(5) 病原学相关检查

1) 病毒抗原检测　可采用胶体金法和免疫荧光法。抗原检测速度快，但敏感性低于核酸检测。病毒抗原检测阳性支持诊断，但阴性不能排除流感。

2) 病毒核酸检测　敏感性和特异性很高，且能区分病毒类型和亚型。目前主要包括实时荧光定量 PCR 和快速多重 PCR。荧光定量 PCR 法可检测呼吸道标本(鼻咽拭子、咽拭子、气管抽取物、痰)中的流感病毒核酸，且可区分流感病毒亚型。对重症患者，检测下呼吸道(痰或气管抽取物)标本更加准确。

3) 病毒培养分离　从呼吸道标本培养可培养分离出流感病毒。

4) 血清学检测　IgG 抗体水平恢复期比急性期呈 4 倍或以上升高有回顾性诊断意义。IgM 抗体检测敏感性和特异性较低。

2. 影像学检查
并发肺炎者影像学检查可见肺内斑片状、磨玻璃影、多叶段渗出性病灶；进展迅速者，可发展为双肺弥漫的渗出性病变或实变，个别病例可见胸腔积液。急性坏死性脑病者 CT 或 MRI 可见对称性、多灶性脑损伤，包括双侧丘脑、脑室周围白质、内囊、壳核、脑干被盖上部(第四脑室、中脑水管腹侧)和小脑髓质等。

H5N1 高致病性禽流感病毒感染肺部后，患者胸部 X 线和 CT 检查可见肺内片状高密度影，且动态变化较快。疾病早期(发病 3 d 左右)肺内出现局限性片状影，可呈肺实变或磨玻璃样改变，病灶多局限于一个肺段或肺叶内。绝大多数病例肺内病灶在短期内迅速进展为大片状或融合斑片状影，其间可见"支气管充气征"，累及多个肺叶或肺段，严重时发展为"白肺"样改变。在病情好转后，肺内病灶 2 周左右开始逐渐吸收，大部分炎症影吸收较快。有些病例在疾病后期出现肺间质改变或纤维化，表现为网格状、小叶间隔增厚及纤维索条影。肺内残留影像可持续数月以上。

四、诊断与鉴别诊断

(一) 诊断

流感及禽流感诊断主要结合流行病学史、临床表现和病原学检查。流行病学史是诊断的重要条件，但不是必要条件。确诊病例需要严格的病毒学或血清学证据。

1. 流感
流行病学史定义：发病前 7 d 内，在无有效个人防护的情况下与疑似或确诊流感患者有密切接触，或属于流感样病例聚集发病者之一，或有明确传染他人的证据。结合上述流感临床表现，且排除其他引起流感样症状的疾病，则考虑为临床诊断病例。确定诊断需在上述流感临床表现的基础上具有以下一种或以上病原学检测结果阳性：①流感病毒核酸检测阳性。②流感抗原检测阳性。③流感病毒培养分离阳性。④急性期和恢复期双份血清的流感病毒特异性 IgG 抗体水平呈 4 倍或以上升高。

2. 人禽流感 流行病学史定义:①发病前 7 d 内接触过病、死禽(包括家禽、野生禽鸟)或其排泄物、分泌物,或暴露于其排泄物、分泌物污染的环境。②发病前 14 d 内曾经到过活禽交易、宰杀市场。③发病前 14 d 内与人禽流感疑似、临床诊断或实验室确诊病例有过密切接触,包括与其共同生活、居住,或护理过病例等。④发病前 14 d 内在出现异常病、死禽的地区居住、生活、工作过。⑤高危职业史:从事饲养、贩卖、屠宰、加工及诊治家禽工作的职业人员,可能暴露于动物和人禽流感病毒或潜在感染性材料的实验室职业人员,未采取严格的个人防护措施处置动物高致病性禽流感疫情的人员,在未采取严格的个人防护措施下诊治、护理人禽流感疑似、临床诊断或实验室确诊病例的医护人员。确定诊断需在上述 H5N1 高致病性禽流感临床表现的基础上具有以下一种或以上病原学检测结果阳性:①呼吸道分泌物或相关组织标本分离出特定病毒。②经 2 个不同实验室证实人禽流感病毒 H5N1 特异性抗原或核酸阳性。③发病初期和恢复期双份血清的人禽流感病毒亚型毒株 IgG 抗体水平呈 4 倍或以上升高。

(二) 鉴别诊断

1. 普通感冒 通常流感的全身症状比普通感冒重,追踪流行病学史有助于鉴别;普通感冒的流感病原学检测阴性,或可找到相应的感染病原证据。两者的鉴别要点见表 3-12-1。

表 3-12-1 流感和普通感冒的主要区别与特点

因素	流感	普通感冒
致病原	流感病毒	鼻病毒等
流感病原体检测	阳性	阴性
传染性	强	弱
发病季节性	有明显季节性(我国北方为 11 月至次年 3 月多发)	季节性不明显
发热程度	多高热(39~40℃),可伴寒战	不发热或轻度发热,无寒战
发热持续时间(d)	3~5	1~2
全身症状	重,头痛、全身肌肉酸痛、乏力	轻或无
病程(d)	5~10	5~7
并发症	可合并中耳炎、肺炎、心肌炎、脑膜炎或脑炎	少见

2. 其他类型上呼吸道感染 包括急性咽炎、扁桃体炎、鼻炎和鼻窦炎。感染与症状主要限于相应部位。局部分泌物流感病原学检查阴性。

3. 其他下呼吸道感染 流感有咳嗽症状或合并气管支气管炎时需与急性气管支气管炎相鉴别;合并肺炎时需要与其他肺炎,包括细菌性肺炎、衣原体肺炎、支原体肺炎、病毒性肺炎、真菌性肺炎、肺结核等相鉴别。根据临床特征可做出初步判断,病原学检查可确诊。

4. 新型冠状病毒肺炎 轻型、普通型可表现为发热、干咳、咽痛等症状,与流感不易区别;重型、危重型表现为重症肺炎、ARDS 和多器官功能障碍,与重症、危重症流感临床表现类似,应当结合流行病学史和病原学鉴别。

(三) 危险分层

1. 重症病例 ①持续高热 >3 d,伴有剧烈咳嗽,咳脓痰、血痰,或胸痛;②呼吸频率快,呼吸困难,口唇发绀;③神志改变,如反应迟钝、嗜睡、躁动、惊厥等;④严重呕吐、腹泻,出现脱水表现;⑤合并肺炎;⑥原有基础疾病明显加重;⑦需住院治疗的其他临床情况。

2. 危重病例 ①呼吸衰竭;②急性坏死性脑病;③休克;④多器官功能不全;⑤其他需进行监护治疗

的严重临床情况。

3. 甲型 H5N1 高致病性禽流感重症患者判断标准（参考新型冠状病毒肺炎重症标准） 成人符合下列任何一条：①出现气促，呼吸频率≥30 次 /min；②静息状态下，吸空气时指氧饱和度≤93%；③动脉氧分压（PaO_2）/ 吸氧浓度（FiO_2）≤300 mmHg。

（四）并发症

1. 肺炎 流感并发的肺炎可分为原发性流感病毒性肺炎、继发性细菌性肺炎或混合性肺炎。流感起病后 2~4 d 病情进一步加重，或在流感恢复期后病情反而加重，出现高热、剧烈咳嗽、脓性痰、呼吸困难，肺部湿啰音及肺实变体征。外周血白细胞总数和中性粒细胞显著增多，以肺炎链球菌、金黄色葡萄球菌、流感嗜血杆菌等为主。严重者可出现 ARDS。

2. 神经系统损伤 包括脑炎、脑膜炎、急性坏死性脑病、脊髓炎、吉兰 – 巴雷综合征（Guillain–Barre syndrome）等。

3. 心脏损伤 不常见，主要有心肌炎、心包炎。可见心肌标志物升高，心电图、超声心动图异常，重症病例可出现心力衰竭。此外，感染流感病毒后，心肌梗死、缺血性心脏病相关住院和死亡的风险明显增加。

4. 肌炎和横纹肌溶解 主要症状有肌痛，肌无力，肾衰竭，血清肌酸激酶、肌红蛋白升高，急性肾损伤等。

5. 感染性休克 表现为高热、休克及多器官功能障碍等。

五、急诊处置

（一）基本原则

1. 对临床诊断病例和确诊病例应尽早隔离治疗。

2. 急诊留观或住院治疗标准（满足下列标准一条或一条以上）：①基础疾病明显加重，如慢性阻塞性肺疾病、糖尿病、慢性心功能不全、慢性肾功能不全、肝硬化等。②符合重症或危重流感诊断标准。

3. 非留观或住院患者居家隔离，保持房间通风。充分休息，多饮水，饮食应当易于消化和富有营养。密切观察病情变化，尤其是儿童和老年患者。

4. 流感病毒感染高危人群容易引发重症流感，应尽早抗病毒治疗以减轻症状，减少并发症，缩短病程，降低病死率。

5. 避免盲目或不恰当使用抗菌药物。仅在有细菌感染指征时使用抗菌药物。一般地说，中、后期（≥5 d）出现的肺炎，影像学检查呈叶、段分布的局限性或融合性肺部浸润或实变影（而非弥漫性间质性病变），临床上出现持续发热、咳黄色脓痰，提示细菌性肺炎，需要使用抗生素。重症流感住院期间（包括应用机械通气期间）发生肺炎，则按医院获得性肺炎（含呼吸机相关性肺炎）恰当、合理地选用抗生素。

6. 儿童忌用阿司匹林或含阿司匹林药物及其他水杨酸制剂。

（二）对症治疗

高热者可进行物理降温，或应用解热药。咳嗽、咳痰严重者给予止咳祛痰药。根据缺氧程度采用适当的方式进行氧疗。

（三）抗病毒治疗

1. 抗流感病毒治疗时机 重症或有重症流感高危因素的患者，应尽早给予抗流感病毒治疗，不必等待病毒检测结果。发病 48 h 内进行抗病毒治疗可减少并发症、降低病死率、缩短住院时间，发病时间超过 48 h 的重症患者依然可能从抗病毒治疗中获益。非重症且无重症流感高危因素的患者，应当充分评价风险和收益，考虑是否给予抗病毒治疗。

2. 抗流感病毒药 我国目前上市的药物有神经氨酸酶抑制剂、血凝素抑制剂和 M2 离子通道阻滞剂 3 种。

（1）神经氨酸酶抑制剂（neuraminidase inhibitor，NAI） 对甲型、乙型流感均有效。①奥司他韦（胶囊／颗粒）：成人剂量每次 75 mg，每日 2 次，疗程 5 d，重症患者疗程可适当延长。肾功能不全者要根据肾功能调整剂量。奥司他韦也是主要的抗 H5N1 病毒药，推荐尽早使用。②扎那米韦：适用于成年人及 7 岁以上青少年，用法：每次 10 mg，每日 2 次，间隔 12 h。但吸入剂不建议用于重症或有并发症的患者。③帕拉米韦：成人用量为 300~600 mg，静脉滴注，每日 1 次，疗程 1~5 d，重症病例疗程可适当延长。目前临床应用数据有限，应严密观察不良反应。

（2）血凝素抑制剂　阿比多尔：可用于成人甲、乙型流感的治疗。用量为每次 200 mg，每日 3 次，疗程 5 d。需密切观察疗效和不良反应。

（3）M2 离子通道阻滞剂　金刚烷胺和金刚乙胺：对目前流行的流感病毒株耐药，不建议使用。

（4）其他　目前并不建议使用利巴韦林治疗人禽流感确诊或高度疑似病例，特别是其致畸作用，对妊娠期妇女而言，不应用于治疗或预防性治疗。阿昔洛韦或更昔洛韦为抗病毒 DNA 药，对人禽流感确诊或高度疑似病例无效。

（四）重症病例的治疗

治疗原则：积极治疗原发病，防治并发症，并进行有效的器官功能支持。

1. 对于重症流感患者，抗病毒治疗疗程尚不明确，有条件的医院可根据核酸检测结果适当延长抗病毒治疗时间。不推荐双倍剂量或联合应用两种神经氨酸酶抑制剂治疗。

2. 低氧血症或呼吸衰竭是重症和危重症患者的主要表现，需要密切监护，及时给予相应的治疗，包括常规氧疗、鼻导管高流量氧疗、无创通气或有创机械通气等。对难治性低氧血症患者，可考虑使用 ECMO。出现其他器官功能损害时，给予相应支持治疗。

3. 重症流感患者可合并细菌或真菌感染，需密切关注病情变化，积极留取标本送检病原学，及时、合理应用抗细菌或抗真菌药。

4. 合并神经系统并发症时，应当给予降颅压、镇静、止痉挛等对症处理；急性坏死性脑病无特效治疗，可给予糖皮质激素和丙种球蛋白等治疗。

5. 免疫调节治疗。①激素：目前尚未证实糖皮质激素对人禽流感患者的预后有益，尤其是大剂量激素可增加继发感染的风险，一般不推荐常规使用。仅当患者合并感染性休克，经积极液体复苏无效或考虑存在肾上腺皮质功能不全时，可考虑短期内给予适量激素治疗，如氢化可的松 200 mg/d 或甲泼尼龙 0.5~1.0 mg/（kg·d），临床状况控制好转后，应及时减量停用，疗程控制在 5 d 左右。②冻干静脉注射用人免疫球蛋白：具有免疫替代和免疫调节双重作用，但对 H5N1 病毒感染尚缺乏临床治疗有效的循证医学证据。

六、注意事项

1. 接种流感疫苗是预防流感最有效的手段，可以显著降低接种者罹患流感和发生严重并发症的风险。推荐 60 岁及以上老年人、6 月龄至 5 岁儿童、孕妇、6 月龄以下儿童家庭成员和看护人员、慢性病患者和医务人员等人群，每年接种流感疫苗。

2. 药物预防不能代替疫苗接种，只能作为没有接种疫苗或接种疫苗后尚未获得免疫能力的重症流感高危人群的紧急临时预防措施。可使用奥司他韦、扎那米韦等。

3. 保持良好的个人卫生习惯是预防流感等呼吸道传染病的重要手段。

（陈旭岩）

▶▶▶　第五节　肾综合征出血热 🌐 ◀◀◀

▶▶▶　第六节　狂　犬　病 🌐 ◀◀◀

▶▶▶　第七节　突发公共卫生事件救援 🅔　◀◀◀

数字课程学习……

📘 教学 PPT　　　▶️ 微视频　　　📖 拓展阅读　　　📝 自测题

第四篇
急诊危重症

第一章

生 命 支 持

▶▶▶ 第一节　基础生命支持 ◀◀◀

基础生命支持(basic life support,BLS)又称现场急救或初期复苏处理,是指专业或非专业人员进行徒手抢救,是心肺复苏中的初始急救技术,是心搏骤停后挽救生命的基础,其主要目的是在短时间内快速建立人工循环和人工呼吸,保证患者心、脑及全身重要器官的供血、供氧,为进一步的救治赢得更多的时间。

一、基础生命支持的步骤

(一) 现场评估

在事发现场进行救护时,急救人员的生命安全有可能受到威胁和伤害,所以为了保障自身及患者的安全,急救人员应同所有急救操作要求一样,首先查看现场环境是否安全,如现场环境安全,应尽可能就地进行急救;如不安全,应在做好必要防护的情况下,在最短时间内将患者移至安全的地方进行急救。

(二) 快速识别心搏骤停并启动应急反应系统

1. **迅速判断患者反应**　急救人员靠近患者,双手拍打患者双肩并呼唤患者,同时观察患者有无发出声音,眼部、肢体有无活动,快速综合判断意识情况。

2. **启动应急反应系统**　如果患者没有反应,急救人员应立即启动急救医疗服务系统(EMSS),并呼叫旁人拿取除颤仪或 AED。

3. **判断呼吸及脉搏**　为了减少心肺复苏的延迟,急救人员应同时检查呼吸和大动脉搏动,用一手示指和中指指腹触摸到甲状软骨,并向自己一侧滑动约 2 cm,在肌间沟处即可触摸到颈动脉,感受其搏动,同时目光扫视患者胸腹部,观察有无起伏。判断时间至少 5 s,但不超过 10 s。

操作中应注意不能同时触摸左右两侧的颈动脉,防止加重脑缺血,如 10 s 内不能确定有无脉搏应立即按心搏骤停处理。观察到患者出现濒死叹息样呼吸,也是心搏骤停的标志。

如果患者没有反应,有脉搏无呼吸,应尽快实施辅助人工通气,即每 5~6 s 给予一次呼吸,每分钟 10~12 次呼吸,每次呼吸 1 s,呼吸时可见胸廓起伏,约每 2 min 检查一次脉搏。

(三) 闭胸心脏按压

如果患者无脉搏、无呼吸或仅有濒死叹息样呼吸,立即从闭胸心脏按压开始心肺复苏。

1. **体位**　急救人员跪于患者身体一侧,左右两边均可;双膝与肩同宽,靠近患者头侧膝盖与患者肩部齐平,方便操作。

患者体位为平卧位,应躺在坚硬、平坦的表面,如地板或硬板床上。如果患者呈俯卧位,则应小心将其翻转至仰卧位,在将患者翻转时要尽量使其头部、颈部和躯干保持在同一条直线上。

2. 按压部位 闭胸心脏按压部位为患者胸部正中胸骨的下半部分。

定位的方法：①两乳头连线与正中线的交叉点（图4-1-1）；②难以准确判断乳头位置（如肥胖、乳房下垂、乳房缺失等特殊情况）的，可使用滑行法，即右手中指沿肋骨弓向中间滑行至剑突处，然t后将示指紧贴中指并拢，左手掌根紧贴右手示指处，此处即为按压区（图4-1-2）。

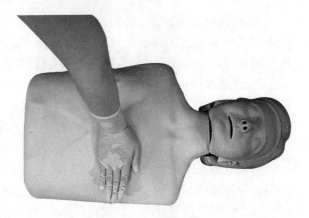

图 4-1-1 快速定位法

3. 按压方法 将一只手的掌根放于按压处，另一手掌根置于第一只手上，两手相扣，指尖抬起，手掌根部接触面为着力点。双臂伸直，身体前倾，确保每次按压的方向与胸骨垂直，以髋关节为支点，利用杠杆的原理，用上半身的质量向下用力按压（图4-1-3）。

4. 按压频率 为 100~120 次 /min。

5. 按压深度 垂直按压深度 5~6 cm。

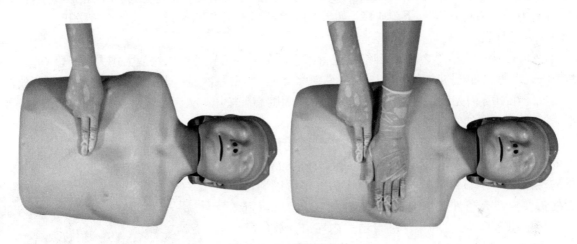

图 4-1-2 滑行定位法

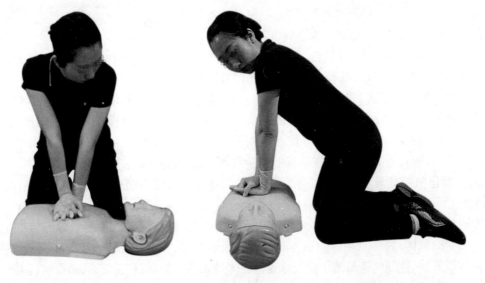

图 4-1-3 按压姿势

6. 使胸廓充分回弹　每次按压后应在掌根不离开患者胸壁的情况下使胸廓充分回到原来的位置。胸廓回弹使血液流回到心脏,如果胸廓回弹不充分将减少回心血量,降低下一次按压时的血流量。每次闭胸心脏按压与胸廓回弹放松时间应该大致相同。

7. 尽量减少中断　操作时应尽量减少中断按压的时间以及次数,如遇不得不中断按压的情况(如除颤和分析心律时)时间应控制在 10 s 以内。闭胸心脏按压的任何中断均可导致低血流量,并使自主循环恢复(ROSC)的可能性降至最低水平。因此,在施救过程中应尽量持续按压,减少不必要的中断。

(四) 开放气道

当患者意识丧失后,全身肌张力下降,包括咽喉部的肌张力也下降,导致舌后坠,从而造成气道阻塞。所以要使呼吸道畅通,关键是解除舌肌对呼吸道的堵塞。在开放气道前需检查患者口腔内有无活动性义齿、血凝块、呕吐物等异物。如发现有异物,在颈椎没有损伤的情况下,将头偏向一侧,用手指从上口角进入,将异物从下口角勾出。常用开放气道的方法有仰头提颏法、推举下颌法。

1. 仰头提颏法　适用于无颈椎损伤的患者。急救人员位于患者一侧,一手放于患者前额,向后施加压力,另一手示指和中指放在下颌骨性部分向上抬起。一压一抬,使头部后仰,即下颌角和耳垂连线与地面呈 90° 角。

2. 推举下颌法　适用于头、颈部受伤,怀疑有脊柱损伤可能的患者。急救人员位于患者头侧,将双手分别放于患者头部两侧,肘部支撑在患者仰卧的平面上,两手拇指位于口角旁,其余四指放在患者下颌角下方,并有力向上抬起下颌,使下颌前移。如果双唇紧闭,可以用拇指推开下唇,使嘴角张开。

(五) 人工呼吸

当按压 30 次后应给予 2 次人工呼吸,进行人工呼吸时要避免速度太快或太用力,使气体进入胃里,导致胃胀气。每次通气的时间持续 1 s,且可见胸廓隆起。如第一次通气未见胸廓隆起,可重新开放气道,再次通气。在 10 s 内完成 2 次人工呼吸,然后继续闭胸心脏按压。人工呼吸包括口对口人工呼吸、口对面罩通气、球囊面罩通气 3 种方式。

1. 口对口人工呼吸　是向患者提供氧气最方便、最快捷有效的通气方法。人体吸入的空气中约含 21% 的氧气,呼出的气体中约含 17% 的氧气,因此呼出的气体可以满足患者的需要。在有条件的情况下,可使用人工呼吸膜以避免直接接触患者口鼻,以利于保护自己。在气道开放的状态下,用放在前额手的拇指和示指捏紧患者的鼻孔;急救人员自然吸气后,用自己的口完全包住患者的口,呈密封状,将气体吹入患者肺中,可见其胸廓抬起(图 4-1-4)。第一次通气以后,离开患者的口,松开捏鼻的手指,见患者胸廓回落,继续第二次通气。如牙关紧闭不能张口、口唇创伤等不能经口进行通气的,可口对鼻人工呼吸。

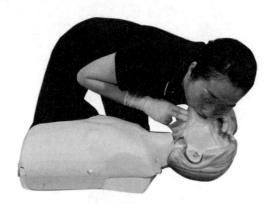

图 4-1-4　口对口人工呼吸

2. 口对面罩通气　便携面罩有一个单向阀门,可以使急救人员吹出的气体进入患者口鼻,也可以阻止患者呼出的气体、血液和体液进入施救者口中。

使用便携面罩时,急救人员位于患者身体一侧,以鼻梁为参照,将便携面罩放于患者面部,罩住患者口鼻,利用近患者头侧手的示指和拇指压住面罩两侧缘,另一手拇指压住面罩下缘,封闭面罩;其余手指放在下颌骨缘,用力抬起下颌,以打开气道(图 4-1-5);予以 2 次通气,每次吹气 1 s。

3. 球囊面罩通气　球囊面罩又称"简易呼吸器""复苏球",球囊面罩装置用于为无呼吸或呼吸不正确的患者提供正压通气。

球囊面罩使用时可以连接氧气源,氧流量调至 12~15 L/min。无氧气源时,也可以直接使用。单人操作时用一只手持球体,另一只手持面罩。面罩罩住患者口鼻,不要压住眼,用"E-C 手法"固定面罩(图 4-1-6),保持气道开放,达到气密封闭。挤压球囊将气体送入患者肺部,挤压 2 次,每次挤压时间不少于 1 s,挤压强度以看到胸廓有起伏动作为宜。

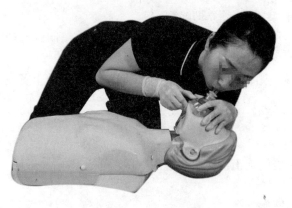

图 4-1-5　口对面罩通气

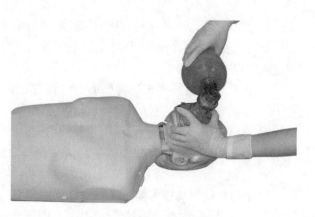

图 4-1-6　球囊面罩通气

二、按压与呼吸的比例

成人心肺复苏不管是单人还是双人,按压与呼吸的比例均为 30:2,即进行胸外心脏按压 30 次,再进行 2 次人工呼吸。

三、电除颤

电除颤(electric defibrillation)即非同步电复律,适用于 QRS 波和 T 波分辨不清或不存在时(如心室颤动或无脉性室性心动过速),不启用同步触发装置,除颤器可在任何时间放电。心搏骤停时最常见的心律失常是心室颤动,而终止心室颤动最有效的方法是早期电除颤。如果能在心搏骤停发生后 3~5 min 内行电除颤,则复苏成功率可高达 50% 以上。每延迟 1 min 除颤,复苏成功率下降 7%~10%。因此,一旦心电监测显示为无脉性室性心动过速或心室颤动,应立即进行电除颤。任何时候除颤器到达现场都应该立即检查心律,如果是可除颤心律,应当立即除颤。除颤完成后立即进行以闭胸心脏按压开始新一轮心肺复苏。

目前除颤设备分为两类:一类为专业人员使用的手动除颤器,另一类为可供非专业人员使用的 AED。

(一)手动除颤器的使用方法及技术要点

1. **手动除颤器的使用方法**　手动除颤器作为急救设备(图 4-1-7),应始终处于备用状态,定期检查除颤器各项功能是否完好,电源有无故障,充电是否充足,各种导线有无断裂和接触不良,同步性能是否正常,保证随时可以正常使用。其在心搏骤停患者抢救中的操作流程如下。

(1)判断患者呼吸、心搏停止后,立即请专人快速拿取除颤器及其他抢救设备。

(2)将患者摆水平仰卧位,充分暴露胸壁,在除颤器到来之前先持续闭胸心脏按压和人工通气。

(3)除颤器到达后,立即开机,调至监护位,将电极板取下置于患者胸前正确位置(图 4-1-8)。

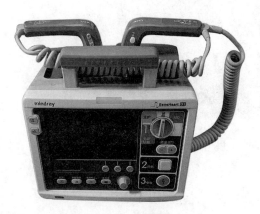

图 4-1-7　手动除颤器

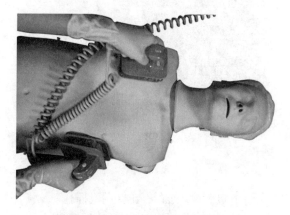

图 4-1-8　电极板的正确位置

（4）查看患者心电图,确认是否具备除颤指征,如为心室颤动,须立即除颤。

（5）清洁患者胸前皮肤,将导电膏均匀涂抹于电极板上,选择非同步电除颤,除颤能量,单向波选择360 J,双向波选择200 J。

（6）再次将电极板置于患者胸前正确位置,按下手板上的充电按钮,同时确认周围无人接触患者身体、病床以及与患者相连接的仪器设备,以免触电。

（7）确认电极板紧贴患者皮肤,按下放电键。

（8）电击后立即进行常规心肺复苏,5 个循环后复检。

（9）抢救完毕后,将除颤器关机,清洁电极板,检查仪器处于正常使用状态后放回。

2. 手动除颤器的技术要点

（1）尽早除颤,除颤器一旦到达现场,立即停止按压,开始除颤。

（2）除颤时电极板安放位置要正确,两个电极板之间的距离不少于10 cm,而且两个电极板之间不能有导电糊或者能导电的液体相连。

（3）除颤时两个电极板要同时放电,放电时电极板须紧贴患者的皮肤,不留空隙。

（4）除颤时,任何人包括操作者都不能接触患者,以免触电。

（5）除颤后立即进行5 个周期闭胸心脏按压和人工呼吸,之后再判断是否除颤成功。

（6）如果心室颤动波细小,可以推注肾上腺素让颤动波变粗大再除颤,以提高除颤成功率。

（二）自动体外除颤器的使用方法及技术要点

自动体外除颤器(AED)又称自动体外电击器、自动电击器、自动除颤器、心脏除颤器及傻瓜电击器等,是一种便携式的医疗设备,它可以诊断特定的心律失常,并且给予电击除颤,是可被非专业人员使用的用于抢救心搏骤停患者的医疗设备。在心搏骤停时,只有在最佳抢救时间的"黄金四分钟"内,利用自动体外除颤器(AED)对患者进行除颤和心肺复苏,才是最有效制止猝死的办法。一般在机场、车站、大型商场等公众场所会有 AED 的配置(图 4-1-9)。

1. 自动体外除颤器(AED)的使用方法

（1）判断患者呼吸、心搏停止后,立即请旁人快速寻取 AED。

（2）在周围环境安全的前提下,将患者置仰卧位,充分暴露胸壁,在 AED 到来之前先做闭胸心脏按压和人工通气。

（3）AED 到达后,立即开机,将电极片取出撕掉垫片,根据电极片上的图示,将其紧贴于患者胸前正确位置(图 4-1-10)。

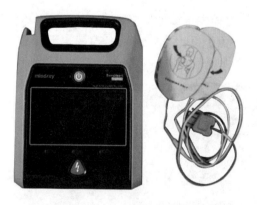

图 4-1-9 自动体外除颤器

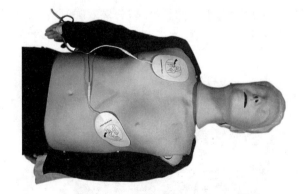

图 4-1-10 电极片的正确位置

（4）将电极片插头插入 AED 主机插孔。

（5）连接后,AED 将自动分析心律,其间不可触碰患者身体,以免影响分析结果。

（6）分析完毕后，AED 将会发出是否进行除颤的建议，若需要除颤，会自动进行充电。

（7）提醒并确认周围人员不要接触患者，充电完毕待除颤指示灯闪烁后，迅速按下"放电"键，进行除颤。

（8）除颤完毕，立即对患者进行心肺复苏，2 min 后，AED 会再次自动分析心律，根据分析结果进行下一步抢救操作。

2. 自动体外除颤器的操作要点

（1）尽早除颤，AED 到达后，立即使用。

（2）AED 使用时，要根据主机语音提示进行操作。

（3）粘贴电极片时，注意粘贴到准确部位，以及粘贴部位的皮肤状态，若皮肤过湿、过脏，或毛发较浓密，须进行快速清理后再粘贴，以免影响除颤效果。

（4）自动分析心律、充电准备除颤时，要注意检查，勿使人触碰患者身体。

（5）除颤后，勿撕下电极片，AED 会每隔 2 min 自动分析患者心律。

（6）若 AED 提示患者暂时不需要进行除颤，则立即进行心肺复苏。

（7）除颤完毕后，要立即进行心肺复苏，以达到最佳抢救效果。

四、高质量心肺复苏的要求

为达到高质量心肺复苏，急救人员可以每 2 min 更换一次，或在感到累的时候进行更换。

1. 在识别心搏骤停后 10 s 内开始按压。

2. 用力、快速地按压。①以 100~120 次 /min 的频率进行按压；②按压胸部深度 5~6 cm。

3. 每次按压后让胸廓充分回弹。

4. 尽量减少中断按压的时间及次数。

5. 给予有效的人工呼吸使胸廓隆起。

6. 避免过度通气。

五、终止心肺复苏

心肺复苏成功的标志是自主循环恢复（ROSC），其临床表现包括自主心搏恢复，如可听到心音，触及大动脉搏动，心电图示窦性、房性或交界性心律，即使为心房扑动或颤动亦是自主心脏恢复的表现；自主呼吸恢复；患者开始咳嗽、活动等。

判断手法同心搏骤停的识别：触摸有无大动脉搏动和判断呼吸。初级心肺复苏成功仅代表患者自主循环恢复，此时患者还需要由专业医务人员进行高级心肺复苏进一步抢救和治疗，包括患者心搏骤停的病因诊断治疗和进一步的器官支持治疗。

（一）终止心肺复苏的指标

1. 自主循环恢复，此时患者转入高级生命支持进一步抢救。

2. 经 30 min 以上的积极正规抢救，其间无任何心电活动或仍未恢复自主循环者，此时可终止复苏。但溺水和电击所致的心搏骤停要适当延长抢救时间。

（二）心肺复苏成功后处理

心肺复苏后呼吸、脉搏恢复但意识还没有恢复的患者，施救者应将其摆放为复原体位（图 4-1-11）。

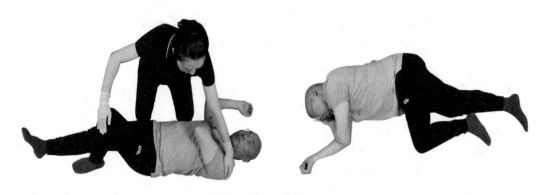

图 4-1-11　复原体位

（马　渝董　荔）

▶▶▶ 第二节　加强生命支持 ◀◀◀

加强生命支持（advanced life support，ALS）是在基础生命支持（BLS）的基础上，通常由专业急救人员到达患者发病现场或在医院内通过应用辅助设备、特殊技术（如建立人工气道或机械通气、亚低温技术）和药物等，对自主循环已恢复或尚未恢复自主循环的心搏骤停患者，进一步提供更有效的呼吸、循环等支持，以恢复自主循环或维持呼吸、循环和其他重要器官功能。ALS 可简单归纳为高级 A、B、C、D，即 A（airway，气道）——人工气道；B（breathing，呼吸）——机械通气；C（circulation，循环）——建立液体通道，使用血管加压药及抗心律失常药等；D（differential diagnosis，鉴别诊断）——寻找心搏骤停的原因。

一、人工气道与机械通气

心肺复苏（CPR）过程中，人工通气的目的是维持血液充分氧合和清除二氧化碳潴留。在 BLS 和 ALS 的早期阶段应给患者 100% 的吸氧浓度（fraction of oxygen，FiO_2），使动脉血氧饱和度（oxygen saturation，SaO_2）最大化，以迅速纠正机体的严重缺氧，而自主循环恢复后可只给能维持 $SaO_2 \geqslant 94\%$ 的最低浓度氧气。

心搏骤停最初数分钟内，心、脑供氧受到血流中断的影响最大，此时闭胸心脏按压较人工通气更为重要，应尽可能避免因建立人工气道而影响闭胸心脏按压。CPR 时应权衡高级气道管理的利弊，如球囊面罩能够维持有效通气，不建议中断按压而置入高级气道，但如果复苏团队的技术过硬，且高级气道的置入不影响正常的 CPR 过程（保持按压的连续性），则可以考虑实施。

（一）人工气道

仰头抬颏法开放气道，或使用口咽通气道或鼻咽通气道可保持患者的气道通畅。如果需要，可尽早建立高级气道（如喉罩、喉管、气管插管联合导管、气管插管等）。妊娠期气道会出现黏膜水肿、充血等生理现象，使气道内径稍变窄，增加了气管内插管难度，因此，最好由有经验的医师使用内径较小的气管导管进行插管，以增加成功率。重要的是，建立人工气道行机械通气后可不再因人工通气而中断连续闭胸心脏按压。

1. 气管导管位置　由于气管导管被牵拉或患者被搬动，很容易造成气管导管移位、脱出或过深插入右侧主支气管内。如果有效通气时，血氧饱和度仍持续偏低，首先需要考虑导管插入过深的可能性。一般从气管导管刻度、双肺听诊、两侧呼吸动度和胸廓起伏是否对称不难发现。呼气末 CO_2 分压（partial pressure of end-tidal carbon dioxide，$ETCO_2$）有助于气管导管位置的判断。

2. 气管导管的维护

（1）保持导管通畅　由于患者可能出现咀嚼肌痉挛，咬瘪导管，需用牙垫固定及保护。气道分泌物干结阻塞易造成导管不通畅，要预防性湿化气道，吸痰，及时清除管腔内分泌物，必要时重新更换导管或行气管切开术。

(2) 导管保护 患者意识恢复中可出现烦躁不安,常会吐出或自行拔除导管。需加强护理观察,固定气管导管,对患者上肢予以必要的束缚,并适当使用镇静剂。

(3) 导管套囊维护 适当掌握气囊能使气道密封的充气量,有助于机械通气,防止胃内容物及口咽分泌物的误吸。应采用分次少量注气的方法,直至正压通气时听不到套囊周围漏气声,监测套囊内压<25 mmHg。

(二) 机械通气

机械通气是目前临床上使用确切而有效的呼吸支持手段,其目的是:①纠正低氧血症,缓解组织缺氧;②纠正呼吸性酸中毒;③降低颅内压,改善脑循环;④保障镇静剂使用安全,减少全身及心肌氧耗。

当患者无自主呼吸时需要采用控制通气(control ventilation,CV)模式,设置所需通气参数,有规律地强制性通气。CV 可分为两种类型。①容积控制通气(volume control ventilation,VCV):应用 VCV 时一般预设潮气量、每分通气量、呼吸频率(respiratory rate,RR)、吸气时间、吸气流速、吸/呼比(expiration/inspiration ratio,I/E)等参数。②压力控制通气(pressure control ventilation,PCV):应用 PCV 时预设吸气压力、吸/呼比和呼吸频率等参数,此时潮气量随肺顺应性、气道阻力而改变。应用 PCV 时肺通气量相对不稳,应监测呼出气潮气量,最好用于呼吸力学状况稳定、气道阻力较小的患者。

机械通气是一种非自然呼吸的方式,会影响正常的呼吸生理过程,随着患者呼吸、循环状况的逐渐改善,机械通气的使用应根据患者的全身情况、血气分析,选择合适的通气模式,调整呼吸机参数,以达到最佳治疗效果,减少机械通气带来的气压损伤和感染等并发症。

二、复苏药物的应用

(一) 给药途径选择

静脉通路是各种抢救中最常用的给药途径,但在心搏骤停的情况下,建立静脉通路会存在一定的困难,因此可能要考虑建立其他的通路给予复苏药物。临床抢救中常用的给药途径包括外周静脉通路、骨髓腔通路、中心静脉通路和其他通路。

1. 外周静脉通路 施救人员对心搏骤停患者应首先尝试建立静脉通路给药,最好是较大的外周静脉。一般药物经由外周静脉到达心脏需要 1~2 min 的时间,药物静脉注射后再推注 20 mL 液体,有助于药物进入中心循环。需要注意的是,建立外周静脉通路时不应中断 CPR 操作。

2. 骨髓腔通路 由于骨髓腔有不会塌陷的血管丛,是另外一种可供选择的给药途径,其效果相当于中心静脉通路。如果静脉通路尝试不成功或不可行,可考虑建立骨髓腔通路给药。

3. 中心静脉通路 如果外周静脉通路和骨髓腔通路尝试不成功或不可行,经过充分培训的施救人员可考虑建立中心静脉通路。

4. 气管通路 如果上述通路都不可行,可采用气管内给药,但药物用量是经静脉给药剂量的 2~2.5 倍。

(二) 给药时机

复苏抢救的一般流程是:在一次电击和 CPR 后,如心室颤动、室性心动过速(VF/VT)持续存在,推荐给予血管加压药,但应强调的是,不能因给药中断 CPR,而是在 CPR 的过程中检查心律并尽快给药。对于不可除颤心律的心搏骤停,尽早给予肾上腺素是合理的。可除颤心律的心搏骤停,在最初数次除颤失败后,也应当给予肾上腺素。

反复电除颤、CPR 和应用血管加压药后,如果 VF/VT 仍持续存在,可使用抗心律失常药,首选胺碘酮 300 mg 静脉注射;对于长 Q-T 间期的尖端扭转型室性心动过速,可选用镁剂。

(三) 复苏药物的选择

CPR 过程中,使用的复苏药物主要包括血管活性(加压)药和抗心律失常药及其他。

1. 血管活性(加压)药 主要作用在于收缩血管,提高器官灌注压力,从而保证重要器官(尤其是心、脑等)的血氧供应;但其可能增加器官氧耗,增加氧化应激和炎症激活,从而有导致器官损伤加重的可能。

因此,对于血管活性药的使用仍存在争议。

(1)肾上腺素　在复苏过程中的作用主要是激动 α 受体,α 受体的作用是提高复苏过程中心脏和脑的灌注压。一般情况下,成人心搏骤停时首选肾上腺素 1 mg,每隔 3~5 min 可重复使用,不常规使用高剂量肾上腺素。

(2)加压素　是非肾上腺素能外周血管收缩药,能同时导致冠状动脉和肾动脉收缩,联合肾上腺素使用可能提高自主循环恢复。心搏骤停时,可单独使用加压素或加压素联合肾上腺素,但作为肾上腺素的替代治疗,其并未体现出任何优势。

2. 抗心律失常药　CPR 过程中,给予抗心律失常药的目的在于终止 VF/VT,提高自主循环恢复成功率。目前临床实践中广泛使用的抗心律失常药包括胺碘酮、利多卡因和镁剂等。

(1)胺碘酮　已证明胺碘酮(300 mg 或 5 mg/kg)能够提高入院存活率,提高 VF/VT 对电除颤的成功率。对初始除颤无反应的 VF/VT 患者,首选胺碘酮,初始剂量为 300 mg,静脉注射,无效可再加用 150 mg。

(2)利多卡因　作为无胺碘酮时的替代药物,初始剂量为 1~1.5 mg/kg 静脉注射。如 VF/VT 持续,可给予额外剂量 0.5~0.75 mg/kg,每隔 5~10 min 静脉注射一次,最大剂量 3 mg/kg。

(3)镁剂　能有效终止尖端扭转型室性心动过速。1~2 g 硫酸镁溶于 5% 葡萄糖溶液 10 mL 中,缓慢静脉注射,而后可用 1~2 g 硫酸镁溶于 5% 葡萄糖溶液 50~100 mL 中缓慢静脉滴注。

(4)阿托品　对心室静止或无脉性电活动(pulseless electrical activity,PEA)有益,但由于迷走神经张力过高可导致和(或)加剧心室静止,不常规使用阿托品救治心室静止或无脉性电活动。

3. 其他　除上述药物外,碳酸氢钠、激素等可能在减轻炎症损伤、改善循环状态等方面具有一定作用。碳酸氢钠只在特定情况下考虑应用,如心搏骤停前存在代谢性酸中毒、高钾血症或三环类抗抑郁药过量,初始剂量为 1 mmol/kg,同时应尽可能在血气分析监测的指导下应用。

三、体外心肺复苏

体外心肺复苏(extracorporeal cardiopulmonary resuscitation,E-CPR)通过股动脉和股静脉连接旁路泵而不必开胸,对于接受临时呼吸与循环支持的、具有潜在可逆性的心搏骤停,可实施 E-CPR。

四、心搏骤停后综合征的救治

临床资料表明,仅有不到 1/3 的经抢救自主循环恢复的心搏骤停患者能够最终保持神经功能良好出院。心搏骤停复苏后自主循环恢复患者的高病死率与其特有的病理生理特征相关。第一,与局灶性血管病变所致的组织缺血性损伤不同,心脏停搏所致的全身组织缺氧性损伤,相互间是无代偿的,组织的半数细胞死亡即意味着组织功能不可逆;第二,自主循环恢复不等于大循环恢复,自主循环恢复仅仅是自主心搏恢复,而大循环的恢复则意味着有效的血流动力学的状态,即心排血量(cardiac output,CO)、外周血管阻力(systemic vascular resistance,SVR)与血压(blood pressure,BP)三者间的相互作用达到某种平衡或稳定;第三,大循环复苏并不等同于微循环恢复,完全停灌注 15 s 后自主循环恢复,50% 组织微循环 5 min 内无复流,导致氧供仍不足,即使自主循环完全恢复正常的条件下,脑循环的全面恢复根据断流时间、严重度、基础病的情况而不同,需 6~12 h;第四,微循环灌注后存在缺血再灌注损伤,后者可能涉及炎症因子介导、自由基损伤、钙超负荷损伤等多种机制。

心搏骤停经过有效心肺复苏而自主循环恢复后,因严重的缺血、缺氧、酸中毒及各种氧自由基和炎症细胞因子的释放,很多有害物质进入细胞内,造成组织细胞损伤,出现包括脑、心、肺、肾、肝、胰腺等全身多个重要器官的功能紊乱或障碍,称为心搏骤停后综合征(post-cardiac arrest syndrome,PCAS)。PCAS 是一个独特而复杂的病理生理综合征,包括心搏骤停后脑损伤、心搏骤停后心功能障碍、全身缺血再灌注损伤、持续性病理恶化的基础疾病。

与心搏骤停的时间和 CPR 的质量一样,自主循环恢复后的治疗对于患者的预后同样至关重要。获得自主循环恢复的 PCAS 患者,均应尽早送入急诊重症监护病房(EICU)或 ICU 进行强化监测(尤其是高级血流动力学监测),为进一步的积极治疗特别是容量管理提供科学的依据和参考。

(一) 监测指标

PCAS 患者的监测一般包括:①常规监测指标:连续心电监护、体温、尿量、动脉血气、血乳酸、血糖、电解质、血常规、肝肾功能和 X 线胸片,动脉内血压、中心静脉压(central venous pressure,CVP)、中心静脉血氧饱和度(central venous oxygen saturation,ScvO$_2$)等。②高级血流动力学监测:超声心动图、肺动脉导管(pulmonary artery catheterization,PAC)、脉搏指示连续心排血量(PICCO)监测。③脑功能监测:脑电图(EEG)、CT、MRI。

(二) 血流动力学早期优化目标

目前较理想有效的证据认为,自主循环恢复后早期血流动力学优化的目标是:CVP 达 8~12 cmH$_2$O,平均动脉压(MAP)达 65~90 mmHg,ScvO$_2$>70%,血细胞比容 >30% 或血红蛋白 >80 g/L,乳酸 ≤2 mmol/L,尿量 ≥0.5 mL/(kg·h),氧输送指数 >600 mL/(min·m^2)。

(三) 容量管理和循环支持

自主循环恢复后血管内容量迅速减少,通常需要容量复苏,主要的治疗手段是静脉补液、使用血管活性(加压)药。

容量管理既是危重病救治的基础工作,也是救治成功与否的重点及难点,其中液体选择是首要考虑的问题之一。胶体溶液相对分子质量大,不易透过血管内皮,可以在血管内停留更长时间,维持血浆胶体渗透浓度,更好地恢复血管内容量,更快地恢复血压;但诸多随机对照试验(RCT)一致性提示,人工胶体可引起人体超敏反应,可造成危重患者的凝血功能异常,增加出血风险,并对肾功能有一定影响,增加肾脏替代治疗风险。晶体溶液来源广泛,费用低廉,而且相对安全,不良反应少,没有明显的超敏反应,对肾功能的影响小。重要的是,RCT 证实与晶体溶液相比,人工胶体溶液并没有获得生存优势,且其不良反应似显突出,正因如此,晶体溶液作为复苏液体的首选依旧合理。但晶体溶液相对分子质量小,容易透过血管壁向组织间隙渗透,特别是在危重患者存在全身毛细血管渗漏的情况下,输入的晶体溶液易向组织间隙渗透,造成组织水肿(尤其是肺水肿),也在一定程度上限制了晶体溶液在危重患者救治中的应用。

尽管经过静脉输液获得最佳的心脏前负荷,但血流动力学仍难达标,表现为心律失常、低血压和低心指数,其基本机制多属血管调节受损和心肌功能障碍,此时应使用正性肌力药和血管加压药。心律失常除可通过维持正常的电解质浓度、抗心律失常药和电除颤治疗外,由于心律失常的病因最常见的是心肌缺血,早期再灌注治疗可能是最好的治疗方法。最后,心搏骤停的幸存者皆应评估原发性心律失常是否应安装心脏起搏器或者植入型心律转复除颤器。

如果容量补足后,使用血管加压药和正性肌力药仍不能恢复足够的器官灌注,应考虑机械循环辅助治疗。主动脉内球囊反搏(IABP)可增加心肌灌注,其支持治疗多在自主循环恢复后 24~48 h,存在短暂严重心功能障碍的阶段。如果必须给予额外的心脏支持,可以考虑其他侵入性治疗如经皮体外循环、ECMO 或经皮心室辅助装置。

(四) 呼吸支持

目前尚无充足的证据说明自主循环恢复后早期最佳的氧合和通气,因此,通气的目标仍是维持动脉血氧分压和二氧化碳分压正常。与 CPR 时提供足够的氧气策略不同,一旦患者自主循环恢复后,吸氧浓度应该逐渐下调直至可以维持 SPO$_2$≥94% 的最小吸氧浓度,ETCO$_2$ 维持于 35~40 mmHg 的正常范围之内。通气频率一般选择 10 次/min。

研究表明,有脑损伤的患者,过度通气引起的脑血管收缩可能产生潜在的脑缺血,过度通气也可增加胸膜腔内压,从而降低心排血量;通气不足也可能因为缺氧和高碳酸血症增加颅内压(ICP)或代谢性酸中毒产物。因此,应避免在心搏骤停期间过度通气或低通气。

(五) 鉴别诊断

尽快收集完善 PCAS 患者的临床资料,完成必要的实验室检查及有条件的相关影像学检查,综合评价,明确患者的诊断,特别注意鉴别是否存在"5H" 和"5T","5H" 即低血容量(hypovolemia)、低氧血症(hypoxemia)、酸中毒(acidosis)、低钾/高钾血症(hypokalemia/hyperkalemia)、低温(hypothermia);"5T"即张力性气胸(tension pneumothorax)、心脏压塞(tamponade, cardiac)、中毒(toxins)、肺栓塞(thrombosis, pulmonary)和心肌梗死(thrombosis, coronary)。

(六)冠状动脉造影和介入治疗

患者自主循环恢复后应该尽快完成 12 或 18 导联心电图,明确有无急性心肌梗死(AMI)可能。对高度怀疑心脏原因引起的院外心搏骤停或复苏后心电图提示 AMI(ST 段明显升高或新出现的完全性左束支传导阻滞)患者,应及时送导管室行急诊冠状动脉介入治疗(PCI)。基于目前 PCI 技术的安全性,常规对心源性心搏骤停患者在自主循环恢复后尽快实施急诊 PCI 是有益的。

(七)癫痫样发作的控制

缺血再灌注导致的脑损伤是自主循环恢复后普遍面临的问题,而脑损伤后导致的各种癫痫样发作临床常见,因此,宜对自主循环恢复后所有昏迷患者行脑电图(EEG)检查,辅助癫痫诊断。成人心搏骤停幸存者若有临床癫痫样发作,应进行相应治疗,方法与其他病因导致的癫痫治疗相同。

(八)目标体温管理

亚低温治疗是目前已经确认的对于 PCAS 患者能产生器官保护作用的为数不多的手段之一。自主循环恢复后,如果患者仍处于昏迷状态,应尽快使用多种可能的方法(如降温毯、冰块、血管内低温设备、腹腔灌洗等)使患者的核心体温控制在 32~36℃,并稳定维持至少 24 h,但不建议在院前条件下使用冰凉生理盐水快速输注来进行低温诱导。对患者体温的监测应选择食管、膀胱或右心房等处的核心温度,肛门和体表温度易受环境因素影响,不建议作为目标体温管理(targeted temperature management, TTM)的监测部位。对于成人而言,TTM 的最佳时间尚无定论,但新生儿持续进行 TTM 的时间达 72 h 是安全的。TTM 结束后应积极预防患者再次发热(体温 >38℃)。在自主循环恢复后的 72 h 内一般不采用临床神经功能检查来评估预后。

应特别注意,亚低温治疗过程中会使患者产生寒战,引起水、电解质紊乱,凝血功能障碍等并发症,需要有详细的实施方案和专业的团队才能进行,否则有可能出现严重的不良后果。未控制的出血和顽固性休克是应用亚低温治疗的禁忌证,MAP<60 mmHg 的患者虽不是亚低温治疗的绝对禁忌,但最好是在经积极复苏以改善 MAP 和器官灌注后实施。严重感染的患者不宜应用亚低温治疗,而接受亚低温治疗的患者不使用降钙素原辅助诊断感染。

(九)神经功能的监测和保护

自主循环恢复后准确的神经功能监测与评价具有重要意义,既可避免在有可能达到更好的神经恢复的患者中不恰当地终止治疗,也可避免在不良结局难以避免的情况下继续无效的救治。对于 PCAS 昏迷患者,可采用多模式神经预测的策略而不是单一的指标,如综合临床检查、血清标志物、EEG 和神经影像学等几个方面。神经功能评价预测一般是延迟至药物或创伤早期导致的混杂因素的影响去除之后,或是可在体温恢复正常最少 72 h 后,当然,部分检测也可提前进行。治疗期间,应与患者家属进行充分的沟通。

(十)其他

心搏骤停导致循环中断,出现组织缺氧和二氧化碳潴留,引起无氧代谢,乳酸及其他酸性代谢产物堆积,造成代谢性酸中毒。严重酸中毒时,一般先将血 pH 纠正至 7.2 左右而非到正常,此时虽然仍呈酸中毒,但心肌收缩力对儿茶酚胺的反应性多恢复,心律失常发生的机会大为减少。

PCAS 常见高血糖,血糖一般控制在 6~8 mmol/L。

PCAS 昏迷患者最重要的并发症是吸入性肺炎或呼吸机相关肺炎。心搏骤停的患者在气管插管后的最初 48 h 内,发生肺炎的风险特别高。

五、孕产妇的加强生命支持

需要组建孕产妇心搏骤停救治团队并制订一个能快速启动急救的计划,该计划应与产科、新生儿科、急诊科、麻醉科、重症监护及心搏骤停医疗服务部门协作制订。孕产妇心搏骤停的可能病因有麻醉并发症、出血、心血管疾病、药物、栓塞、发热、心搏骤停的非产科原因、高血压等。

对于心搏骤停的孕妇,除了提供高质量的 CPR,应优先考虑实施子宫侧移手法,以缓解动脉 – 下腔静脉压迫。生理性主动脉 – 下腔静脉压迫在单胎妊娠中最早出现在 20 周,此时宫底通常位于脐水平,此类孕妇复苏可参考成人心肺复苏流程。对于子宫底处于脐水平或以上的妊娠患者,需使其子宫向左侧移位,以降低主动脉 – 下腔静脉压迫,增加静脉回流,利于在 CPR 期间产生足够的每搏量,同时保持上半身处于仰卧位。具体操作:在子宫右上缘用手将子宫尽量向左推,使子宫偏离中线约 4 cm。如果不能实施,可倾斜手术台,或在患者身下垫枕头、复苏用衬垫,可以卷起的毛巾或毯子使患者倾斜,角度不超过 30°。膈肌水平以上建立静脉通路经上腔静脉回流,而在胎儿娩出前下腔静脉处于压迫状态,因此通过下腔静脉给予的药物(肾上腺素、血液制品)可能难以到达母体心脏。

与非孕妇相比,孕妇的氧储备下降与代谢需求增加,因此,早期通气支持是必要的。应由最有经验的专业人员来建立高级气道(气管插管或声门上高级气道),通过描记二氧化碳波形图或二氧化碳测定,确认并监测气管插管的放置。建立高级气道后,每 6 s 进行一次通气(10 次 /min),并持续进行闭胸心脏按压。孕妇心搏骤停期间的药物治疗与非孕妇没有区别。心肺复苏期间,不建议进行胎儿评估,胎儿监护仪应尽快移除,使围死亡期剖宫产不被延迟或阻碍。如果 5 min 内没有实现自主循环恢复,考虑立即进行围死亡期剖宫产。孕妇的 TTM 与非孕妇的标准一致,TTM 期间,应持续胎心监护。

(王　凡　张新超)

数字课程学习……

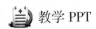教学 PPT　　　　微视频　　　　拓展阅读　　　　自测题

第二章

休　克

▶▶▶ **第一节　低血容量性休克** ◀◀◀

一、概述

低血容量性休克（hypovolemic shock）是指因为血管内容量降低（即前负荷降低），进而心排血量减少、有效循环血量减少、组织器官灌注不足、细胞代谢紊乱和功能受损的病理生理过程，根据低血容量的原因一般可分为失血性休克和非失血性休克，其中前者占绝大多数。非失血性休克定义为血液之外的液体丢失所致血管内容量减少引起的休克。

二、病因与发病机制

（一）病因

1. 失血性休克　最常见的为钝挫伤或穿透伤（包括严重骨折所致失血），其次为上消化道出血（如食管曲张静脉破裂出血、消化性溃疡）或下消化道出血（如憩室出血、动静脉畸形），其他原因包括：产后出血、子宫或阴道出血、手术相关出血、腹主动脉瘤或左心室室壁瘤破裂、肿瘤或脓肿侵犯大血管、血小板减少或凝血功能异常所致出血等。

2. 非失血性休克　多种解剖部位容量丢失或进出机体的容量失衡皆可导致血容量不足。①经胃肠道丢失：胃、胰腺、胆囊和肠道每日分泌 3~6 L 液体至胃肠腔内，正常情况下，几乎所有分泌的液体均被重吸收，经粪便丢失的液体仅 100~200 mL。分泌的液体不能被重吸收可能导致容量不足，如腹泻、呕吐和外部引流。②经皮肤丢失：如中暑、烧伤和严重皮肤疾病。③经肾丢失：如肾小管重吸收障碍、过度的药物利尿或高血糖引起的渗透性利尿、低醛固酮症。④经第三间隙丢失：液体进入到血管外间隙或体腔，不能与细胞外液维持平衡，如肠梗阻。老年人因各种原因导致进食水障碍也是引起非失血性休克的一个重要原因。

（二）发病机制

低血容量性休克是由于血管内容量的减少引起的临床综合征。随着血管内容量减少，机体通过压力感受器激活交感神经系统以增快心率、加强心脏收缩力和收缩外周血管，来代偿容量损失。

随着心室舒张充盈的持续下降，心排血量减少，收缩压下降。由于交感神经系统的激活，血液从非关键器官和组织转移出去，以保持心脏和大脑等重要器官的血液供应，在优先保障心脏和大脑供给的同时，也势必会导致其他组织的进一步缺血缺氧，乳酸增加，酸碱平衡失调，如不能及时纠正，终会导致外周血管收缩功能丧失，血流动力学恶化和患者死亡。必须指出的是，机体的代偿反应在不同个体之间因年龄、有无心肺共病和药物因素等而存在差异,由于这些差异的存在,心率和血压的反应是极其多变的,因此,不能依赖其作为唯一的诊断与评价手段。

低血容量状态会兴奋肾素-血管紧张素-醛固酮系统,促进醛固酮分泌增加,同时刺激压力感受器促使神经垂体分泌血管升压素增多,结果导致肾小管对钠和水的重吸收增加,尿量减少。代偿机制对心脑灌注的保护是以牺牲其他器官灌注为代价的,肾缺血可导致急性肾损害,胃肠黏膜缺血可诱发细菌移位,导致肠源性菌血症等。菌血症与缺血再灌注损伤可进一步诱发炎症介质释放入血,促使休克向不可逆方向发展,终致多器官功能衰竭。

创伤失血性休克有一个特殊的病理生理学特征即凝血障碍。凝血因子的丢失和稀释,继发于酸中毒和低温的凝血功能障碍,以及液体复苏致使血液稀释是创伤引起凝血功能障碍的主要原因。研究表明,25%~56% 的失血性休克患者在复苏开始前就出现一定程度的凝血障碍,这主要是由于酸中毒和低温的存在,导致凝血因子活性下降、纤维蛋白原消耗和血小板数量减少。低温(低于 34℃)是失血性休克死亡的独立危险因素。

三、临床表现

(一) 病史和症状

低血容量性休克的临床表现与有效容量不足、电解质紊乱或酸碱平衡失调、组织器官低灌注所致功能不全有关,相关的临床表现可以归于休克的病因,或是休克的结果。

病情较轻的患者会有口渴、头晕、尿少或直立性低血压,严重低血容量性休克可出现意识障碍,系脑灌注不足所引起。

(二) 体格检查

有效容量减少的征象包括皮肤黏膜与口舌干燥,皮肤弹性减低,一般会有心动过速和低血压伴随尿量减少,严重患者会出现四肢冰凉或发绀。

(三) 辅助检查

1. 实验室检查

(1) 血细胞比容和血红蛋白　在失血性休克时可降低;在非失血性休克时,由于血液浓缩,血细胞比容和血红蛋白会升高。

(2) 血尿素氮和血清肌酐　容量减少导致肾前性肾功能不全。出血可引起肠源性血尿素氮和血清肌酐增高。

(3) 凝血功能监测　包括血小板计数、凝血酶原时间(PT)、活化部分凝血活酶时间(APTT)、国际标准化比值(INR)和 D- 二聚体。血栓弹力图(TEG)对于凝血功能的了解也有一定作用。

2. 氧代谢监测

(1) 氧代谢　氧代谢障碍是休克导致组织器官功能障碍的本质,氧代谢监测的进展改变了既往对休克的评估方式,同时使休克的治疗由以往狭义的血流动力学指标调整转向氧代谢状态的调控。监测和评估某些全身性灌注指标如氧输送(oxygen delivery,DO_2)、氧消耗(volume of oxygen consumption,VO_2)、血乳酸、混合静脉血氧饱和度(mixed venous oxygen saturation,SvO_2)或中心静脉血氧饱和度($ScvO_2$)等,以及局部组织灌注指标如胃黏膜 pH 具有较大的临床意义。

(2) 动脉血乳酸浓度　是反映组织缺氧的高度敏感指标之一,乳酸增高常较其他休克征象先出现。持续动态的动脉血乳酸以及乳酸清除率监测对休克的早期诊断,判定组织缺氧情况,指导液体复苏及预后评估具有重要意义。动脉乳酸升高到一定程度,可导致乳酸酸中毒,但在某些特别情况下(如合并肝功能不全),血乳酸浓度难以充分反映组织的氧合状态,这种情况下计算乳酸清除率更准确。

(3) 动脉血气分析　可提供动脉氧分压、二氧化碳分压、血氧饱和度、酸碱紊乱等重要信息,中心静脉血氧饱和度是提示组织灌注氧合的良好参数。碱剩余与血乳酸结合是判断休克组织灌注较好的方法。

3. 血流动力学监测

(1) MAP 的监测　持续低血压状态时,无创动脉测压难以准确反映实际大动脉压力,而测定有创动脉压力较可靠,并可连续观察血压变化。

(2) CVP 的监测　CVP 是最常用的、易于获得的监测指标,用于监测前负荷容量状态和指导补液。结合补液试验并有助于了解机体对液体复苏的反应性,指导调整治疗方案。

(3) 脉搏指示连续心排血量(PICCO)监测　连续监测每搏量(stroke volume,SV)与心排血量(CO)有助于动态判断容量复苏效果和心功能状态。通过对失血性休克患者心排血量、脉压变异率(pulse pressure variation,PPV)、血管外肺水(extravascular lung water,EVLW)、胸腔内血容量(intrathoracic blood volume, ITBV)的监测来进行容量管理,提高对低血容量性休克患者容量评估的准确性。而对于控制性正压通气的患者,应用每搏量变异(stroke volume variation,SVV)与 PPV 可能具有更好的容量状态评价作用。

4. 影像学检查

(1) 床旁超声　有助于容量的评估和出血部位的确定。

(2) 多部位 CT 检查　对于出血部位的明确有重要意义。

(3) 消化道内镜检查　对于明确胃肠出血部位和局部止血最有价值。

5. 其他　如妇科经阴道后穹隆穿刺对明确盆腔积液性质很重要。

四、诊断与鉴别诊断

首先确立休克诊断,其次确立是否低血容量性休克(注意与其他类型休克的鉴别),第三注意失血性休克或非失血性休克的鉴别。

详细的病史采集和体格检查可为诊断低血容量性休克提供依据。注意有无外伤史或近期手术史,有无呕血、便血等消化道出血情况;女性患者特别注意相关信息,如末次月经时间,异位妊娠危险因素,有无阴道出血等;老年患者长期进食水减少或合并糖尿病急性并发症如高渗性高血糖状态、糖尿病酮症酸中毒者更容易出现低血容量性休克。对于因体液流失引起的低血容量性休克,病史和体格检查应寻找可能的胃肠道、肾、皮肤或第三间隔体液流失的原因。

评估休克的严重程度至关重要。高级创伤生命支持(ATLS)策略将失血性休克分为 4 级(表 4-2-1)。

表 4-2-1　失血性休克的严重程度评估

分级	血容量损失	临床表现
I级	总血容量的 0~15%,约 750 mL	血压、脉压或呼吸频率可无变化或心率轻度升高
II级	总血容量的 15%~30%,750~1 500 mL	心率(100~120 次/min)和呼吸频率加快(20~24 次/min);收缩压可能不变或略有下降
III级	总血容量的 30%~40%	血压显著下降,精神状态发生改变;心率 >120 次/min 和呼吸频率显著升高;尿量减少,毛细血管再灌注时间延长
IV级	总血容量的 40% 以上	低血压伴脉压差变小(< 25 mmHg);心动过速更显著(>140 次/min);精神、神志状况差;尿量极少或无尿;毛细血管再灌注时间明显延长

五、急诊处置

(一)病因治疗

低血容量性休克所致的组织器官功能障碍程度与容量丢失量和低灌注持续时间密切相关。如果休克持续存在,组织缺氧不能缓解,休克导致的器官功能不全会进一步加重。尽快找到并纠正引起血容量丢失的病因是治疗低血容量性休克的关键措施。创伤与失血性休克的相关研究较多,创伤后存在进行性失血需要急诊介入或外科手术的患者,尽可能缩短失血至接受决定性手术的时间能够改善预后,提高存活率。

（二）液体复苏

低血容量性休克时进行液体复苏非常重要，越早越好。输液的速度应能够快速补充丢失液体，以改善组织灌注。因此，在紧急容量复苏时必须迅速建立有效的静脉通路，尽量选择粗大的静脉或中心静脉导管进行容量复苏。液体种类有晶体溶液(如生理盐水和平衡盐溶液)和胶体溶液(如人工胶体和白蛋白)，以及血液制品。目前，尚无足够的证据表明晶体溶液与胶体溶液用于低血容量性休克液体复苏的疗效与安全性方面有明显差异。对于失血性休克患者，早期使用血液制品而不是晶体溶液复苏可能获得更好的结果。

（三）输血治疗

输血及输注血制品在低血容量性休克中应用广泛，特别是失血性休克时，与此同时，输血可能带来的不良反应也应引起重视。

1. **浓缩红细胞** 为保证组织的氧供，Hb 降至 70 g/L 时应考虑输血。对于有活动性出血的患者、老年人以及有心肌梗死风险者，Hb 保持在较高水平更为合理。

2. **血小板** 血小板输注主要适用于血小板数量减少或功能异常伴有出血倾向的患者。

3. **新鲜冰冻血浆** 输注的目的是补充凝血因子的不足。新鲜冰冻血浆含有纤维蛋白原与其他凝血因子。大量失血时，输注红细胞的同时注意使用新鲜冰冻血浆。

4. **冷沉淀** 内含凝血因子 V、Ⅶ、Ⅻ，纤维蛋白原等。对大量输血后并发凝血异常的患者及时输注冷沉淀可提高血液循环中凝血因子及纤维蛋白原等凝血物质的含量，缩短凝血时间，纠正凝血异常。

损害控制性复苏(damage control resuscitation)作为针对严重创伤失血患者的系统救治方法，理念最初来源于战争创伤的救治。通过积极有效地阻止或纠正"死亡三联征"(低体温、酸中毒和凝血功能障碍)，可改善失血性休克患者的预后，其核心原则是：①允许性低血压：对于不太可能迅速控制的重度持续性出血(非控制性出血)的患者，宜采用限制性液体复苏(也称低压复苏或延迟复苏)，维持收缩压 80~90 mmHg 或 MAP 50 mmHg，保证重要器官灌注。②限制晶体溶液输注量。③对于不太可能迅速控制的重度持续性出血的创伤患者，可立即按照 1∶1∶1 的比例输注红细胞、新鲜冰冻血浆(fresh frozen plasma，FFP)和血小板，这种情况下，应立即启动医院的大量输血预案(massive transfusion protocol，MTP)。传统的大量输血预案(MTP)是指在 24 h 内输注≥10 U 的红细胞，但考虑到血液制品用量相关问题，当前 MTP 比较普遍的方案是按照 1∶1∶1 的比例输注红细胞、新鲜冰冻血浆和血小板。有研究对比了 12.2 mL/kg 和 33.5 mL/kg 的血浆输注量，发现只有足够的血浆输注量才能促使凝血因子达到或超过目标水平，发挥其生理功能。虽然 MTP 具有一定的治疗优势，但是临床上只有很小一部分严重创伤失血患者需要接受 MTP，MTP 一旦启动就需要动用大量的血液制品，不必要的 MTP 不仅会造成宝贵医疗资源的浪费，也会带来严重的输血并发症，因此快速、准确地鉴别哪些患者需要接受 MTP 在临床上就显得尤为重要。

（四）血管活性药

低血容量性休克的患者不首先使用血管活性(加压)药，因其有进一步加重器官灌注不足和缺氧的风险。临床上，通常仅对于足够液体复苏后仍存在低血压或严重低血压时临时应用。

1. **多巴胺** 是一种中枢和外周神经递质，是去甲肾上腺素的生物前体，它作用于血管多巴胺受体、心脏 β_1 受体和血管 α 受体。在低剂量时[<5 μg/(kg·min)]，它可作用于 DA_1 与 DA_2 受体而使肾、内脏和冠状动脉血管舒张，在中等剂量时[5~10 μg/(kg·min)]，它以作用于 β 肾上腺素受体为主，增加心率与心肌收缩力，当应用剂量较高时[≥20 μg/(kg·min)]，它以作用于 α 肾上腺素受体为主，能导致明显的血管收缩。

2. **多巴酚丁胺** 作为 β_1、β_2 受体激动药，可使心肌收缩力增强，同时扩张血管和减少后负荷。如果低血容量性休克患者进行充分液体复苏后仍然存在低心排血量，使用多巴酚丁胺可增加心排血量。

3. **其他常用血管活性药** 去甲肾上腺素和间羟胺，其主要效应是通过增加外周阻力来提高血压，都有一定程度加重外周组织缺氧的风险。

（五）代谢性酸中毒的处理

低血容量性休克时有效循环血量减少可导致组织灌注不足，产生代谢性酸中毒，其严重程度与休克持续时间相关。快速发生的代谢性酸中毒进一步加重低血压，并导致心律失常和死亡风险增加。对代谢性酸中毒应积极予以处理病因、容量复苏、补充血液制品等干预治疗，在组织灌注恢复过程中酸中毒状态可逐步纠正，过度的血液碱化使氧解离曲线左移，不利于组织供氧。因此，在低血容量性休克的治疗中，$NaHCO_3$ 一般只用于紧急情况血液 pH<7.20 时。

（六）防治低体温

严重低血容量性休克常伴有顽固性低体温、严重酸中毒和凝血功能障碍。低体温（<35℃）可影响血小板的功能，降低凝血因子的活性，影响纤维蛋白的形成。低体温可增加创伤患者严重出血的危险性，是出血和病死率增加的独立危险因素。严重低血容量性休克伴低体温的患者应及时复温，维持体温正常。

六、注意事项

1. 第一，确立休克诊断；第二，判断是否为低血容量性休克（注意与其他类型休克的鉴别）；第三，注意失血性休克或非失血性休克的鉴别，以及失血性休克的出血部位。

2. 评估休克的严重程度及临床动态监测对休克患者的病情判断和治疗调整有重要意义。

（胡　振　张新超）

▶▶▶ 第二节　心源性休克 ◀◀◀

一、概述

心源性休克（cardiac shock，CS）是指由于心脏泵功能极度减退，导致心排血量显著减少从而引起终末器官灌注不足和严重缺氧状态的急性周围循环衰竭综合征。诊断 CS 可以根据以下临床标准：持续性低血压，容量复苏没有反应，以及伴有器官灌注不足的临床特征，如四肢湿冷、少尿、精神状态改变，伴有动脉乳酸升高、心指数降低、肺毛细血管楔压升高（表 4-2-2）。

表 4-2-2　心源性休克的定义和体征

分类	体征
血流动力学改变	1. 收缩压 <90 mmHg，持续时间 >30 min，或应用血管收缩药/正性肌力药保持收缩压大于 90 mmHg 2. 心排血量降低，< 2.2 L/(min·m²)，同时伴有肺动脉楔压升高
组织低灌注体征	1. 心动过速 2. 面色苍白，四肢湿冷，毛细血管充盈时间延长 3. 少尿 4. 意识改变/昏迷 5. 血乳酸增高 6. 混合静脉血氧饱和度 <65%

CS 占急性心力衰竭的 2%~5%。急性心肌梗死并发 CS 的发生率为 4%~12%。尽管早期血运重建被更广泛实施，CS 仍然是急性心肌梗死患者死亡的一个主要原因，达 30%~60% 的院内病死率。

二、病因与发病机制

（一）病因

急性心肌梗死（AMI）后心室衰竭仍是最常见的 CS 原因（表 4-2-3），占 80% 以上。急性心肌梗死的机械性并发症是引起 CS 的较少见的原因 [室间隔破裂(4%),游离壁破裂(2%),二尖瓣脱垂或腱索断裂导致的急性严重二尖瓣反流(7%)]。非梗死相关 CS 可能由不同疾病引起,如失代偿性慢性心力衰竭、瓣膜性心脏病、急性心肌炎、Takotsubo 综合征和持续性室性心动过速。

表 4-2-3 心源性休克的原因

分类	原因
不伴有机械并发症的 AMI	1. 严重的左心室功能不全(新发的或之前就存在的) 2. 严重的右心室功能不全(伴或不伴左心室功能不全) 3. 继发于缺血的心律失常
伴有机械并发症的 AMI	1. 乳头肌或腱索断裂导致二尖瓣反流 2. 左心室扩大致二尖瓣关闭不全 3. 室间隔破裂 4. 心室游离壁破裂 5. 升主动脉夹层累及冠状动脉或主动脉瓣
与 AMI 无关的心源性休克的原因	1. 暴发性心肌炎 2. 伴流出道梗阻的肥厚型心肌病 3. 失代偿的扩张型 / 限制型心肌病 4. 应激性心肌病(Takotsubo 综合征) 5. 围生期心肌病 6. 心脏外科术后 7. 严重的肺栓塞

(二)发病机制

尽管病因差异很大,CS 的病理生理包括几个独特但重叠的组成部分:起始心肌损伤导致 CO 减少,中枢性血流动力学改变(包括随着左心室和右心室充盈压力的增加使压力和容积关系发生改变),微循环功能障碍,全身炎症反应综合征(SIRS)和多器官功能障碍。这些机制可能被视为 CS 的某一时间阶段,也可能同时发生。

CS 患者的心指数偏低(<2.2 L/min/m^2),肺动脉楔压(PCWP)>15 mmHg,和(或)右心室充盈压升高(CVP>10 mmHg)。在 CS 期间,代偿机制被激活以增加交感神经张力,释放内源性血管加压因子如去甲肾上腺素和血管紧张素Ⅱ,增加心率和收缩力,增加外周血管阻力,刺激肾素 – 血管紧张素 – 醛固酮系统,导致液体潴留,前负荷增加,血管收缩以维持全身血压。全身炎症反应的增加通常是长时间组织低灌注的结果。炎症级联反应的激活诱发一氧化氮释放和活化,导致血管舒张,进一步降低血压和组织灌注。此外,该级联反应的激活导致了在 SHOCK 试验中观察到的异常低系统性血管阻力,并可能导致顽固性 CS 和死亡。

(三)病理

急性心肌梗死导致的 CS,病理可见心肌呈凝固性坏死,心肌间质充血、水肿,伴大量炎症细胞浸润,坏死心壁向外膨出或逐渐形成室壁瘤。暴发性心肌炎的病理学改变主要为心肌细胞水肿、凋亡和坏死、炎症细胞浸润。

三、临床表现

(一)病史与症状

1. **病史** 多有高血压、糖尿病病史,多支冠状动脉病变、既往心肌梗死等病史。心肌炎患者多有上呼吸道感染或腹泻病史。

2. **症状**

(1)大部分患者表现为四肢湿冷、呼吸困难、面色苍白、烦躁不安、大汗,有的伴胸骨后或心前区疼痛。

（2）部分可发生神志改变,表现为嗜睡、意识模糊或谵妄状态。

（3）可出现呼吸急促、潮式呼吸和颈静脉扩张。

（4）普遍存在少尿（每小时尿量 <30 mL）。

（二）体格检查

1. 大部分脉搏细弱、心动过速或由于高度传导阻滞导致严重心动过缓。

2. 收缩压低于 90 mmHg,伴有脉压减小（<30 mmHg）,但偶尔见血压正常是全身小动脉显著收缩所致。

3. 心尖冲动及心音减弱,第一心音减弱,可闻及第三心音奔马律。

4. 急性严重的二尖瓣关闭不全,心尖区可闻及舒张期吹风样杂音;室间隔穿孔,胸骨左缘可闻及粗糙的全收缩期杂音。

5. 伴有左心室衰竭的 CS 患者双肺可闻及湿啰音。

（三）辅助检查

1. **诊断 CS 的血清标志物**　血常规示白细胞计数增高,伴核左移。通常早期肾功能是正常的,但随之尿素氮和肌酐逐步升高。肝低灌注可导致氨基转移酶明显升高。组织低灌注导致阴离子间隙酸中毒和乳酸水平增高。动脉血气分析结果通常显示为低氧血症和代谢性酸中毒,部分可被呼吸性碱中毒所代偿。心肌炎和急性心肌梗死导致 CS 患者的心肌损伤标志物肌酸激酶同工酶（CK-MB）及肌钙蛋白 I 和 T 均明显升高。

2. **心电图**　在急性心肌梗死导致的 CS 患者中,心电图常可见到病理性 Q 波和（或）多个导联 ST 段抬高大于 0.1 mV,或完全性左束支传导阻滞,半数以上为前壁急性心肌梗死患者。或是严重的左主干狭窄导致全心心肌缺血,表现为广泛导联 ST 段压低,aVR 导联 ST 段抬高。对暴发性心肌炎患者,窦性心动过速最为常见;出现束支传导阻滞或房室传导阻滞提示预后不良;肢体导联特别是胸前导联低电压提示心肌受损广泛且严重;ST-T 改变常见,代表心肌复极异常,部分患者心电图甚至可表现类似急性心肌梗死图形,呈现导联选择性的 ST 段弓背向上抬高,单纯从心电图上两者难以鉴别。

3. **影像学检查**

（1）胸部 X 线表现　典型表现是肺循环淤血和肺水肿,但近 1/3 患者无此表现。在首发急性心肌梗死患者中,心脏大小常常是正常的,但在既往有心肌梗死病史患者中,心脏常常增大。

（2）心脏彩超　可协助排除机械并发症（如室间隔缺损、二尖瓣反流）,明确 CS 的病因,评估心脏功能,也能发现合并主动脉瓣反流的主动脉夹层、心脏压塞或是肺动脉栓塞。

4. **肺动脉导管检查**　对于确诊或怀疑 CS 患者,肺动脉漂浮导管（Swan-Ganz）检查仍存争议。此项检查一般用于测量充盈压及心排血量,对持续性休克患者可做出明确诊断,及合理应用静脉液体、正性肌力药及升压药。

5. **左心导管检查及冠状动脉造影**　左心室压力测定及造影确定冠状动脉解剖对急性心肌梗死合并 CS 患者价值较大。在有能力立即进行介入治疗的中心,或常规检查不能确诊者,均应行心导管检查。

四、诊断与鉴别诊断

（一）诊断

CS 的诊断标准为:①收缩压（SBP）≤90 mmHg 或 MAP 下降≥30 mmHg,或高血压患者较原收缩压下降 60 mmHg,至少持续 30 min。②器官低灌注,如神志改变、发绀、四肢湿冷、尿量减少［<0.5 mL/（kg·h）］。③心指数（CI）≤2.2 L/（min·m²）。④肺动脉楔压（PCWP）≥15 mmHg。

（二）鉴别诊断

1. **感染性休克**　有休克的表现,但多有明确的感染灶,多伴发热、寒战,血常规示白细胞升高或异常降低,降钙素原多明显升高,但心指数多正常或增强。

2. **低血容量性休克**　有休克的表现,但多有失血、失液的病史,如创伤、腹泻、呕吐,下腔静脉塌陷和

(或)变异度增大,心指数多正常。

3. 急性呼吸窘迫综合征 可表现为呼吸困难、低血压,但多有肺炎、胃内容物吸入、创伤、肺挫伤、烧伤、溺水等病史,胸部 X 线或 CT 检查显示双肺浸润影,心指数多正常,PCWP 一般 <18 mmHg。

(三)危险分层

ORBI 评分系统可以识别急性心肌梗死患者发生 CS 的风险(表 4-2-4)。根据 ORBI 评分分为低危(0~7 分),低到中危(8~10 分),中到高危(11~12 分)和高危(>13 分),观察 CS 发生率分别为 1.3%,6.6%,11.7% 和 >31.8%。Card-Shock 评分预测了多种病因的 CS 患者的病死率。根据 Card-Shock 风险评分分为低危(0~3 分),中危(4~5 分)和高危(6~9 分),观察病死率分别为 8.7%,36% 和 77%(表 4-2-5)。

表 4-2-4 ORBI 评分——急性冠脉综合征患者发生心源性休克的风险评估

变量	分值
年龄 >70 岁	2
既往有脑卒中 /TIA 病史	2
心搏骤停	3
前壁心肌梗死	1
首次医疗接触至开通冠状动脉时间 >90 min	2
入院时 Killip 分级 II 级	2
入院时 Killip 分级 III 级	6
入院时心率 >90 次 /min	3
入院时收缩压 <125 mmHg	4
入院时血糖 >10 mmol/L	3
左主干病变	5
介入术后 TIMI 血流 <3 级	5

危险分层		
分级	分值	CS 发生率(%)
低危	0~7	1.3
低到中危	8~10	6.6
中到高危	11~12	11.7
高危	>13	>31.8

表 4-2-5 Card-Shock 风险评分——预测各种原因导致的心源性休克院内病死率的危险分层

变量	分值
年龄 >75 岁	1
意识模糊	1
既往心肌梗死或 CABG 病史	1
病因为急性冠脉综合征	1
LVEF<40%	1

续表

变量	分值
血乳酸	
<2 mmol/L	0
2~4 mmol/L	1
>4 mmol/L	2
肾小球滤过率（GFR）	
>60 mL/(min·1.73 m²)	0
30~60 mL/(min·1.73 m²)	1
<30 mL/(min·1.73 m²)	2
总分	9

（四）分期

根据患者的临床表现、体格检查、实验室检查及血流动力学指标等可将 CS 分为 5 期（表 4-2-6）。

表 4-2-6 心源性休克的分期

分期	描述	体格检查	生物标志物	血流动力学
A 期：风险期	当前未出现心源性休克症状或体征，但存在进展为心源性休克的风险 患者可能表现良好，体格检查和实验室检查结果正常	颈动脉搏动正常 双肺呼吸音清 四肢温暖且灌注良好，精神状态正常	实验室指标正常 肾功能正常 乳酸正常	血压正常 血流动力学指标：心指数 ≥2.5 L/(min·m²) CVP<10 cmH₂O 肺动脉血氧饱和度≥65%
B 期：开始期	患者可能出现血压相对降低或心动过速，但无低灌注临床证据 体格检查可能出现轻度的容量超负荷，实验室检查结果可能正常	颈动脉搏动升高 肺部啰音 肢体温暖且灌注良好，精神状态正常	乳酸正常 轻度肾功能损害 BNP升高	收缩压 <90 mmHg，或 MAP<60 mmHg 或较基线下降 >30 mmHg 脉搏≥100 次/min 心指数≥2.2 L/(min·m²) 肺动脉血氧饱和度≥65%
C 期：典型期	患者表现为低血压、低灌注，除容量复苏外，还需要正性肌力药、缩血管药或机械辅助包括 ECMO 以改善组织灌注	可能包括以下任何一项：状态不佳，惊恐，面色苍白、灰暗，容量过负荷，肺底大量水泡音，Killip 3 或 4 级，无创或有创机械通气，湿冷，精神状态的急剧改变，尿量 <30 mL/h	可能包括以下任何一项：乳酸≥2 mmol/L，肌酐升高一倍或 GFR 减少一半，肝功能异常，BNP 显著增高	可能包括以下任何一项：SBP<90 mmHg 或 MAP <60 mmHg 或较基础血压降低 >30 mmHg，需要药物或设备维持血压在这些靶目标以上 血流动力学参数 • 心指数 <2.2 L/(min·m²) • PCWP>15 mmHg • RAP/PCWP ≥0.8 • PAPI <1.85 • 心脏输出功率≤0.6
D 期：恶化期	类似 C 期表现，但状况更差，对初始的治疗无反应	同 C 期	同 C 期，但更差	同 C 期，但需要更大量的血管活性药或额外的机械循环辅助设备以维持灌注
E 期：终末期	患者出现心搏骤停，正在进行 CPR 和（或）ECMO，并通过多种干预措施支持	脉搏几乎摸不到 心力衰竭 机械通气 电除颤	接近死亡 心肺复苏 pH ≤7.2 血乳酸 ≥5 mmol/L	不复苏就没有血压 无脉性电活动 或顽固性室性心动过速/心室颤动 尽管给予最大强度支持治疗，仍表现为低血压

注：RAP，右心房压力；PAPI，肺动脉搏动指数。

1. A 期　患者无容量超负荷或灌注不足表现。范围较广,可能包括 NSTEMI、既往有心肌梗死及失代偿性收缩期或舒张期心力衰竭患者;通常,前壁或大面积梗死患者发生 CS 的风险较高,但既往有左心室功能障碍的患者即使是较小的梗死也可能发生 CS。

2. B 期　患者可能有容量超负荷、心动过速和(或)低血压,但查体或实验室检查无低灌注证据。低血压定义为收缩压 <90 mmHg,或平均动脉血压(MAP)<60 mmHg 或较基线时下降 >30 mmHg。低灌注由临床定义,包括皮肤冷、尿量不足和精神错乱等。

3. C 期　C 期及以上均存在低灌注。

4. D 期　为初始干预后至少 30 min 未能恢复稳定性和适当灌注,表明干预失败,需要升级治疗,增加静脉治疗的数量或强度以解决低灌注问题,或增加机械循环支持。

5. E 期　为终末期,患者高度不稳定,通常伴有循环衰竭和(或)顽固的心搏骤停,需要进行心肺复苏;或由多个同时进行的急性干预支持,包括 ECMO 辅助 CPR(ECPR)。

五、急诊处置

(一)病因及诱因治疗

早行血运重建是治疗 ACS 合并 CS 患者的基石。急性心力衰竭合并 CS 应尽早给予血流动力学(有创和无创)及水、电解质和酸碱平衡的监测,在治疗致 CS 的病因和诱因的同时应用血管活性药稳定血流动力学状况。CS 的早期治疗旨在保留或恢复足够的心排血量以维持组织灌注。CS 的处理原则见表 4-2-7。

表 4-2-7　心源性休克的处理原则

病因/诱因	处理原则
伴低血压与休克	正性肌力药、缩血管药 主动脉内球囊反搏(IABP) 必要时行急诊冠状动脉造影及血运重建术
并发心脏破裂、急性严重二尖瓣反流等	心外科急症手术
右心室梗死	积极扩容、液体复苏治疗
急性心脏压塞	紧急心包穿刺引流
严重快速性心律失常	血流动力学不稳定——电复律 血流动力学稳定——抗心律失常药
严重缓慢性心律失常	药物治疗——阿托品或异丙肾上腺素 临时起搏治疗
暴发性心肌炎	ECMO+IABP
心脏瓣膜病	可考虑心外科急诊手术治疗

(二)液体复苏治疗

近 1/3 的 CS 患者血容量是正常的,但液体复苏可有反应性,可增加每搏量。超声心动图指导容量反应性评估。CS 的液体复苏主要基于病理生理因素,如果没有淤血体征,容量负荷试验应作为一线治疗方案:即在 15~30 min 内输注生理盐水或乳酸林格液 250 mL。建议对 CS 合并右心室功能障碍患者谨慎给予液体弹丸式输注,且仅用于无创或有创评估心排血量时使用,这是由于容量超负荷过度膨胀右心室,可影响左心室充盈,减少全身心排血量。

(三)血管活性药和正性肌力药的应用

由于其良好的血流动力学效果,正性肌力药和血管加压药被用于治疗 CS 患者。它们分别通过增加心肌收缩力和外周血管张力来改善心排血量和组织灌注。使用此类拟交感神经药物时,重点应是尽可能将剂量控制在最低,因为它们在细胞水平上存在有害的影响,可导致过高的病死率。通过正性肌力药和

(或)血管活性药治疗可使平均动脉压(MAP)至少达到 65 mmHg,或既往有高血压病史的患者允许更高。

1. 升压药的应用 如血流动力学监测存在循环血量不足,在充分补液后,或在紧急处理病因和其他诱因的同时,收缩压仍 <85 mmHg,且 PCWP>18 mmHg,需应用升压药。

(1) 去甲肾上腺素 作为一线治疗药物推荐,在补液治疗后,收缩压仍然 <90 mmHg 且有器官灌注不足时,考虑应用。通常剂量 0.01~3.0 μg/(kg·min)静脉滴注,建议通过中心静脉导管应用。

(2) 多巴胺 既有升压作用,也有正性肌力作用。通常剂量 2~20 μg/(kg·min),静脉滴注,最大剂量可至 50 μg/(kg·min)。但在 SOAP-Ⅱ试验中,亚组分析显示,与去甲肾上腺素相比,多巴胺组 CS 患者心律失常发生率和 28 天病死率更高。

(3) 间羟胺 多巴胺升压效果欠佳时可合用间羟胺,其剂量通常为多巴胺剂量的一半。

2. 血管扩张药的应用 应用升压药后,收缩压 >85 mmHg,PCWP>18 mmHg,可应用血管扩张药(如硝酸酯类或硝普钠)降低心脏前、后负荷,此时选用血管扩张药治疗是有益的,但血管扩张药易导致血压下降,临床需密切注意血压变化。

3. 正性肌力药的应用 经升压药及血管扩张药(收缩压 >85 mmHg 时用)治疗后,心功能仍改善不佳,外周微循环仍未明显改善,需应用正性肌力药。建议首选多巴酚丁胺。

(1) 多巴酚丁胺 剂量常为 2~20 μg/(kg·min)静脉滴注,静脉滴注速度根据症状、尿量变化或临床情况加以调整。其血流动力学作用与剂量成正比,剂量最大可增加到 40 μg/(kg·min)。

(2) 左西孟旦 作为钙离子增敏剂,可用于长期使用 β 受体拮抗药治疗的特定 CS 患者,以及合并急性右心衰竭或肺动脉高压(pulmonary hypertension,PHT)的 CS 患者,因为它对肺血管阻力有良好的作用。通常先给予 12~24 μg/kg 的负荷剂量(静脉注射 >10 min),再给予 0.05~0.2 μg/(kg·min)静脉滴注的维持剂量。

(四) 机械辅助循环治疗

目前的指南建议对液体复苏和正性肌力药/血管加压药疗效不好的顽固性 CS 患者早期使用机械辅助循环(mechanical circulatorysupport,MCS)治疗(Ⅱb/C),作为恢复、重新评估、移植或永久性植入左心室辅助装置(LVAD)的桥接治疗。

1. 主动脉内球囊反搏(IABP) 增强冠状动脉和周围灌注,可使心排血量适度增加 0.5 L/min。IABP 仅适用于存在机械性并发症的患者,或用于转移到更高水平的机械辅助循环治疗如 V-A ECMO。

2. 经皮机械循环辅助装置(Impella) Impella 2.5、Impella CP、Impella 5.0 能够增强循环支持,可使心排血量分别增加 2.5 L/min,3.0 L/min 和 5.0 L/min。Impella 2.5 提供了优于 IABP 的血流动力学支持;然而,与 IABP 相比,Impella 2.5 未能降低 30 天病死率,并且与较高的溶血发生率相关。

3. 体外膜氧合器(ECMO) V-A ECMO 显著改善 CS 合并心搏骤停患者的 30 天存活率。V-A ECMO 潜在并发症包括远端肢体缺血、血栓栓塞、脑卒中、出血、溶血、感染和主动脉瓣功能不全,增加左心室后负荷,可能影响心功能恢复,加重肺水肿。ECMO 的相对禁忌证包括高龄(>75 岁)、预期寿命 <1 年、严重周围血管疾病、晚期肝病、全身抗凝禁忌证。

(五) 机械通气治疗

几乎所有 CS 患者都存在急性呼吸衰竭。低氧血症和高碳酸血症是肺充血所产生的肺内分流,通气-灌注不匹配导致的肺间隙减少,脑灌注不足导致的呼吸驱动改变的结果。研究表明,78%~88% CS 患者实施了有创机械通气治疗,主要是改善急性低氧血症,进行气道保护,稳定血流动力学。

(六) 连续性肾脏替代治疗

据报道,在 CS 患者中,13%~28% 的患者会出现急性肾损伤,多达 20% 的患者需要肾脏替代治疗。CS 患者通常不具备耐受间歇性血液透析的血流动力学。相反,对于 CS 患者,更常用的是连续性肾脏替代治疗(CRRT)。KDIGO 指南急性肾损伤 2 期[血清肌酐≥2.0 倍基线和尿量 <0.5 mL/(kg·h),持续 12 h 以上]以上或存在"危及生命的水、电解质紊乱和酸碱平衡失调",可考虑行连续性肾脏替代治疗。

（七）心脏移植

对于应用上述所有方法都无法解决血流动力学稳定问题的心脏病，可考虑心脏移植。

六、注意事项

1. 血管活性药的应用会增加患者短期和长期的病死率，因此应尽早应用且在组织灌流恢复时及时撤药。

2. 大部分的血管活性药都可以增加房性和室性心律失常的发生，如在心房颤动患者中，应用多巴胺可以加速房室结的传导导致心动过速，因此需要持续的心电监测。

（季宪飞　商德亚）

第三节　过敏性休克

一、概述

过敏性休克（anaphylactic shock）是外界某些抗原物质作用于已致敏的机体后，通过全身性速发型超敏反应，在短时间内发生的一种强烈的多器官受累的症候群。过敏性休克是一种非常严重的急症，95%的患者在接触过敏原后 2 min 内突然发作，若不尽快治疗会危及生命。其主要的表现包括血压突然下降，并伴有皮肤黏膜改变，呼吸系统、神经系统和消化系统等症状。过敏反应的发病率为每年(50~112)/10 万，病死率为每年(0.35~1.06)/100 万。

二、病因与发病机制

（一）病因

引起过敏性休克的过敏原主要包括药物、食物、昆虫毒液三大类。其中常引起过敏性休克的药物包括抗生素（如青霉素）、非甾体抗炎药(nonsteroidal anti-inflammatory drug, NSAID)、生物制剂、化学治疗药物、造影剂、质子泵抑制剂(PPI)及一些中药注射剂等，食物包括牛奶、鸡蛋、花生、贝类、坚果、小麦、芹菜和芝麻等，昆虫叮咬则包括蜜蜂、黄蜂、火蚁等。除此之外，一些吸入性物质（如花粉）及某些寄生虫感染也会引起过敏反应进而引起过敏性休克。药物在过敏性休克的病因中排第一位，其中最主要的是青霉素与头孢类药物。

（二）发病机制

过敏性休克的发病机制目前尚不完全清楚，其主要发病机制一般认为包括 IgE 介导的过敏反应和非 IgE 介导的过敏反应两种。非 IgE 介导的过敏反应主要由 IgG 介导，涉及的通路包括 IgG 诱导的中性粒细胞脱颗粒及补体系统的激活，同时补体也可协同 IgG 抗体与中性粒细胞结合，增强过敏反应。两种过敏反应有可能同时发生，而中性粒细胞的脱颗粒可能会加重过敏反应，并增加过敏性休克的风险（图 4-2-1）。

三、临床表现

（一）病史与症状

1. **病史**　多有短期内使用药物的病史（如青霉素类、造影剂等），尤其在注射用药时；有其他如食用、吸入、接触过敏原病史，或有昆虫叮咬及寄生虫病史等。应重点询问有无诱发休克的病因及发病经过，明确具体的致病诱因。

2. **症状**　患者常有血压急剧下降伴意识障碍，并有与过敏相关的伴发症状。

（1）皮肤黏膜　潮红、瘙痒、口唇、舌、四肢麻木，继以广泛荨麻疹和(或)血管神经性水肿。

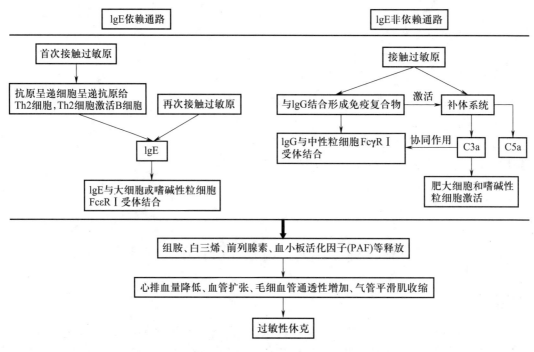

图 4-2-1 过敏性休克的发病机制

(2) 呼吸系统 呼吸道痒、干咳、连续打喷嚏,甚至声音嘶哑、憋闷、哮喘、呼吸困难。

(3) 循环系统 心悸出汗、面色苍白、脉弱,迅速发展为肢冷、发绀、血压下降,甚至无脉、心律失常、心搏停止。

(4) 神经系统 出现身体不适、焦虑、濒死感,意识障碍、抽搐、强直、幻视,甚至意识丧失,大小便失禁,反射消失。

(5) 消化系统 恶心、呕吐、腹胀、腹痛、腹泻、血便、大便失禁等。

(二) 体格检查

1. 生命体征 脉搏、血压、心率、呼吸等(表 4-2-8)。

表 4-2-8 休克的临床表现

表现	休克程度		
	轻度	中度	重度
神志	清楚	尚清	模糊甚至昏迷
表情	痛苦表情,精神紧张	淡漠	非常淡漠
瞳孔	大小正常,对光反射灵敏	大小正常,对光反射灵敏	正常或扩大,对光反射迟钝或消失
皮肤及黏膜	面色开始苍白,口唇轻度发绀	面色苍白,全身发绀	面色显著苍白,肢端发绀甚至呈花斑状
四肢皮温	发凉,干燥	发冷,潮湿出汗	厥冷,无汗
脉搏	<100 次/min,尚有力	100~120 次/min	脉速,细弱或摸不到
血压	收缩压正常或稍高,舒张压高	70~90 mmHg	<70 mmHg 或测不到
脉压差	30~40 mmHg	20~30 mmHg	<20 mmHg
尿量	正常或减少	少尿	少尿或无尿
口渴感	口渴	很口渴	非常口渴,但很可能无主诉
呼吸	深快	急促,浅快	表浅不规则,或深慢,甚至呼吸停止
心率	轻微加快	明显加快	明显加快

2. 一般检查 神志与表情,皮肤黏膜的颜色及温度,末梢循环,尿量,瞳孔,有无口渴感。

(三) 实验室检查

过敏性休克常呈闪电样发病,一般不必做实验室检查即可确诊,但仍可通过检测血常规、动脉血氧分压及ECG予以监测病情。

1. **血常规** 可能发现有血液浓度的变化(血细胞比容变大和高白蛋白血症)。

2. **ECG** 可以评估是否存在冠状动脉病变。

3. **血气分析** 可以检测有无酸中毒和高碳酸血症。

4. **其他** 在严重过敏反应急性期,血清类胰蛋白酶水平在发病后0.25~3 h甚至更长时间内升高,在发病后1~2 h达到峰值,36%~40%维持在 <11.4 μg/L。尽管类胰蛋白酶水平升高支持过敏性休克的诊断,但其水平正常亦不能排除严重过敏反应(如儿童食物诱发过敏性休克)。建议在严重过敏反应症状缓解后至少24 h评估血清基础类胰蛋白酶水平。

四、诊断与鉴别诊断

(一) 诊断

过敏性休克的诊断见图4-2-2。

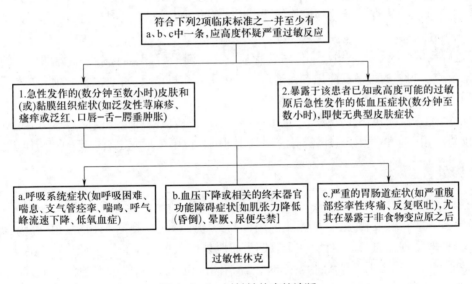

图 4-2-2 过敏性休克的诊断

(二) 鉴别诊断

1. **低血容量性休克** 患者常有因动脉、静脉、皮肤、肌肉的创伤所引起的活动性出血,或有因消化道病变而出现的呕血或黑便。低血容量性休克也可发生在严重的霍乱样腹泻、烧伤、急性肠梗阻等一系列引起机体大量失液的疾病后,由于失血或失液,血流动力学指标常提示心排血量减少,充盈压降低,体循环动脉阻力升高,总供氧指标常提示动静脉氧含量差增大,静脉血氧饱和度降低。

2. **心源性休克** 多继发于急性心肌梗死、严重心律失常、心力衰竭等疾病,核心是心排血量降低引起的低血压和组织灌注不足,左室充盈压升高;除休克常见的临床表现外,还包括原发性心脏疾病的表现,如胸背痛、胸闷、呼吸困难、双肺湿啰音、心动过速或过缓、奔马律等,查体还可发现与基础心脏疾病相关的特异性体征。

3. **神经源性休克** 患者血容量正常,但由于脊髓创伤或迁延性昏迷,出现中枢交感耗竭,进而引起严重的全身血管麻痹,使得体循环血管阻力降低,最终导致低血压,这种低血压可以由心排血量增加而得到部分补偿,临床表现通常为肢体暖和,灌注充足。

4. 感染性休克(脓毒性休克)　最常合并多器官功能衰竭,有明确的感染灶及全身炎症反应存在,既往可能有感染性疾病病史。高阻力型由革兰氏阴性杆菌感染引起,症状多以神志淡漠,脉搏细速,皮肤湿冷、苍白、发绀等为主;低阻力型较少见,由部分革兰氏阳性杆菌感染引起,症状表现为神志清醒,脉搏慢而搏动清楚,皮肤温暖,潮红。

(三) 并发症

1. 心血管系统并发症　过敏性休克在某些罕见情况下可引起心肌梗死,病因可能是 Kounis 综合征。Kounis 综合征是指过敏反应并发的急性冠脉综合征(包括冠状动脉痉挛、急性心肌梗死和支架血栓形成)与肥大细胞和血小板活化。其病因可能是组胺、血小板活化因子(platelet activating factor,PAF)等炎症介质导致的冠状血管收缩、血小板活化。除此之外,肾上腺素静脉注射和肾上腺素过量也可能会增加心血管系统并发症的风险(心肌梗死、心律失常等)。

过敏反应还可引起心房颤动等心律失常,同时过敏性休克期间释放的大量炎症介质及血管活性物质也会进一步导致心功能减退和心排血量严重降低,进而发生心源性休克,严重时可危及生命。

2. 呼吸系统并发症　过敏性休克的呼吸道并发症主要表现为两种形式,一种是喉头或会厌水肿导致的上气道梗阻,另一种则是气管痉挛及支气管上皮分泌物增多和上皮剥落形成黏液栓引起的支气管堵塞。两种形式的并发症均可危及生命。喉头或会厌水肿应尽早行气管切开术,支气管阻塞则应使用吸入性 β_2 受体激动药治疗,还可使用静脉注射氨茶碱、糖皮质激素等药物,结合吸氧等呼吸支持方法治疗。

3. 脑损伤　过敏性休克可导致脑供血不足,引起意识丧失,若不及时处理,可能会引起永久性的中枢神经系统损伤。

4. 双相过敏反应　第一次过敏反应经过治疗症状完全消失后,无需接触过敏原即再发的过敏反应被称为双相过敏反应。20% 的过敏反应患者在治愈后发生了双相过敏反应,通常发生在第一次反应后 1~48 h 内。症状较重、肾上腺素给药不足或延迟给药与双相过敏反应的发生相关。因此,严重过敏反应及过敏性休克的患者在症状消失后仍需密切观察,一旦出现再发过敏反应应立即进行治疗。早期足量的肾上腺素注射可以有效预防双相反应的发生,另外,静脉应用氢化可的松或甲泼尼龙也有一定的预防作用。

五、急诊处置

(一) 急性期治疗

1. 现场急救　解除触发物暴露(如停止使用可疑药物或诊断类制剂),评估气道、呼吸、循环、精神状态和皮肤状况,同时立即拨打急救电话,并于股四头肌股外侧肌(大腿前外侧)肌内注射肾上腺素,根据患者症状特点放置体位。大多数患者症状发作时应置于仰卧位,除非有呼吸窘迫的患者,应保持坐位利于呼吸;如意识不清,则置患者于复苏体位。

2. 院内救治　肾上腺素肌内注射是过敏性休克的一线治疗措施,建议给药剂量为 0.01 mg/kg,成人和青少年最大剂量为 0.5 mg,<12 岁儿童最大剂量为 0.3 mg,简化用药剂量见表 4-2-9。

表 4-2-9　肾上腺素肌内推荐给药剂量

年龄	剂量
10 kg 以下的婴儿	0.01 mg/kg=1 mg/mL(1∶1 000)肾上腺素溶液 0.01 mL/kg
1~5 岁儿童	0.15 mg=0.15 mL 1 mg/mL(1∶1 000)药液
6~12 岁儿童	0.3 mg=0.3 mL 1 mg/mL(1∶1 000)药液
青少年和成人	0.5 mg=0.5 mL 1 mg/mL(1∶1 000)药液

如治疗反应欠佳,间隔 5~15 min 应再次给药。及时应用肾上腺素可避免相当一部分过敏性休克疾病进展和死亡。肾上腺素肌内注射给药与静脉给药相比,总体耐受性好。肾上腺素大剂量静脉注射可产生

潜在致命性心律失常,因此,静脉途径不作为过敏性休克的初始治疗,如使用,应在有监护条件且需要由具备使用经验的医务人员操作,最好经输液泵静脉滴注。

在转送至医疗机构后(包括在救护车内),过敏性休克进一步救治措施如下:对所有有呼吸窘迫和接受第二次肾上腺素治疗的患者予高流量氧气吸入,使用带宽孔套管针或建立导管通路(成人14或16号口径),对循环系统不稳定患者予静脉补液(20 mL/kg晶体溶液)。

对于伴有支气管痉挛症状的过敏性休克患者,可予吸入速效 β₂ 受体激动药(如沙丁胺醇)。需要注意的是,当症状持续不缓解时,吸入或雾化支气管舒张剂不能替代肌内肾上腺素再次给药。当出现上气道梗阻时,考虑雾化吸入肾上腺素。定时密切评估患者血压、心率、灌注、呼吸和精神状态,必要时考虑有创监测。

二线治疗药物包括 β₂ 受体激动药、糖皮质激素和抗组胺药。过敏性休克通常用糖皮质激素预防症状迁延,尤其是有哮喘症状的患者,同时可预防双相反应(如静脉应用氢化可的松或甲泼尼龙),但近年其在过敏性休克急性期治疗中的作用受到争议。有限证据表明,部分对肾上腺素治疗反应不良的患者,尤其对于正在服用 β 受体拮抗药的患者,可静脉使用胰高血糖素治疗。

约有50%的双相休克发生在首次发作后的6~12 h内,因此过敏性休克患者需要观察,尤其对于症状重及需要肾上腺素重复给药的患者。过敏性休克的患者经治疗脱离危险后,应当在医院监护至少12 h,监测心率、血压、呼吸、血氧饱和度和尿量。

过敏性休克的治疗流程见图4-2-3。

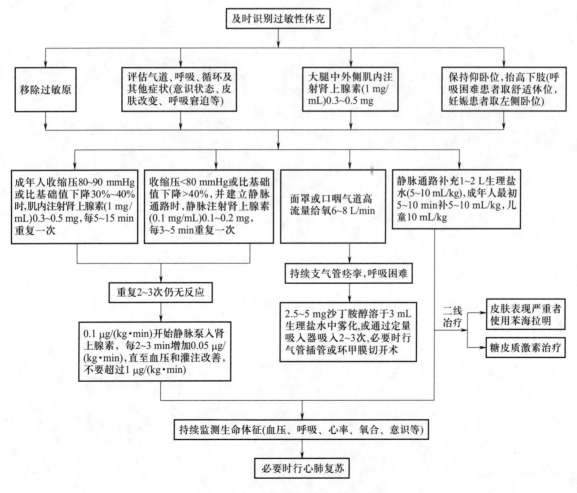

图 4-2-3 过敏性休克的治疗流程

（二）预防治疗

应教育患者知晓过敏性休克的危险性和一旦复发时的自我救治策略,建议患者随身携带个体化的过敏性休克书面急救计划,包括如何识别过敏性休克症状(如四肢麻刺感、发热感、头晕/昏厥感、唇-舌-腭垂肿胀、气促、喘息、喘鸣和肢体瘫软倒地)和现场救治方法。

过敏性休克患者需转诊至变态反应与免疫专业医师,以确定可疑的触发因素,预防复发建议指导,以及在有指征的情况下,考虑行过敏原免疫治疗(如昆虫毒液)。对于药物诱发过敏性休克,应避免使用相关药物,可使用安全替代制剂,如有指征,可行青霉素类或其他药物皮肤过敏试验。

六、注意事项

1. 过敏性休克与其他类型的休克相比,病程更凶险,发展极为迅速,因此,应注意与其他休克类型的鉴别,一旦识别为过敏性休克后应立即进行处理。

2. 过敏性休克的一线治疗是肾上腺素肌内注射。相比于抗组胺药和糖皮质激素,早期及时使用肾上腺素可避免相当一部分严重过敏反应疾病的进展和死亡,且肌内注射比静脉注射耐受性更好,不良反应更小。

（赵 剡）

数字课程学习……

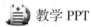 教学 PPT   微视频    拓展阅读   自测题

第三章

脓毒症和多器官功能障碍综合征

▶▶▶ **第一节　脓毒症和感染性休克** ◀◀◀

一、概述

脓毒症的概念是于 1991 年被提出的,即由感染引起的全身炎症反应综合征(systemic inflammatory response syndrome,SIRS)。2016 年,脓毒症被重新定义,指感染引起反应失衡,导致器官功能障碍的临床综合征;感染性休克是脓毒症患者在充分容量复苏的情况下,仍持续存在的低血压状态,需要升压药维持 MAP>65 mmHg,且乳酸水平 >2 mmol/L。脓毒症的年发病率大于 300/10 万,感染性休克的病死率高达40%。

二、病因与发病机制

临床上常见感染为肺炎、腹膜炎、胆管炎、蜂窝织炎、脑膜炎、血液感染(深静脉置管引起)等,也常见于严重烧伤、多发伤、外科术后等严重疾病或糖尿病、慢性阻塞性肺疾病等慢性基础疾病患者,新生儿及老年人发病率较高,革兰氏阴性菌因可产生内毒素,相对易于引起感染性休克。

感染的转归取决于病原菌毒力和数量、宿主免疫防御功能和医疗措施三方面因素。如病原菌数量多,毒力强,在血液循环中繁殖快,超过人体的免疫清除能力,则将迅速发展为脓毒症。当人体免疫功能下降,如局部或全身黏膜屏障丧失、严重烧伤或大手术后、营养不良、AIDS;合并糖尿病、结缔组织病、肝硬化、尿毒症、慢性肺部疾病等慢性基础病;各种原因导致的中性粒细胞缺乏或减少,尤其是中性粒细胞少于 0.5×10^9/L,如急性白血病、骨髓移植、恶性肿瘤接受化学治疗后或再生障碍性贫血等;老年人或新生儿由于免疫功能低下,发生脓毒症的危险性增加。医疗措施方面,如免疫抑制剂、糖皮质激素和广谱抗生素的滥用;有创性的医疗诊治技术如动静脉留置、尿管留置等均能破坏局部或全身防御功能,增加脓毒症发生的风险。

脓毒症状态下的病理生理学是复杂的,致病菌的入侵、细菌毒素对内皮细胞的损伤及各种炎症介质的明显释放,致使毛细血管通透性增高、病理性血管舒张、低灌注和微血栓的形成等多种病理生理变化,进而发展成为多器官功能障碍综合征(MODS),严重者出现感染性休克、ARDS、DIC、MOF。然而后来的研究表明,MODS 具有双相预激和双向免疫失衡的特点,即初始打击后免疫系统预激活,产生 SIRS 及对抗性的代偿性抗炎症反应综合征(compensatory anti-inflammatory response syndrome,CARS),对器官功能影响尚不明显,若病情未得到及时控制,免疫系统将爆发性激活,触发"炎症因子风暴",对器官造成严重打击。CARS 与 SIRS 相互对抗并逐渐加重的过程,被称为失代偿性炎症反应综合征,也叫混合性拮抗反应综合征(mixed antagonist response syndrome,MARS),持续炎症 – 免疫抑制 – 分解代谢综合征(persistent inflammation-immunosuppression-catabolism syndrome, PICS) 在上述"SIRS-CARS-MARS"免疫模型基础上进一步发展,机体促炎反应对抗炎反应的优势逐步逆转,最终形成持续低水平炎症和严重免疫抑制。PICS 描述了患者在脓毒症或创伤等疾病严重打击后期进入慢性危重病(chronic critical illness, CCI)阶段,表现出严重免疫失衡、营养代谢紊乱和多器官持续受损,需要长期的紧急医疗支持。

1. 微循环障碍

(1) 缺血性缺氧期 大量缩血管物质如儿茶酚胺、血管紧张素Ⅱ等的释放使微血管发生强烈痉挛,微循环灌注减少,毛细血管网缺血缺氧,此期血压可不下降或轻微下降,但脉压下降,其意义在于血液再分配,维持血压,保持心、脑等重要器官供血。

(2) 淤血性缺氧期 酸中毒导致平滑肌对儿茶酚胺反应性降低及组胺等扩血管物质的增多,血管反应性和收缩性降低,此期有效血容量进一步减少,心排血量降低,血压明显下降。

(3) 微循环衰竭期 毛细血管网血流淤滞加重,血细胞聚集,血管内皮损伤,凝血途径被激活,导致DIC,大量微血栓形成,继而纤溶亢进,常出现 MODS 甚至 MOF,休克很难纠正。此期微血管平滑肌麻痹,对血管活性药物无反应。

感染性休克根据血流动力学特点分为:①低排高阻型休克,心排血量降低,而总外周血管阻力高,由于皮肤血管收缩,血流量减少,使皮肤温度降低,故又称为"冷休克",此型在临床上最为常见。②高排低阻型休克,心排血量增加,总外周阻力降低,由于皮肤血管扩张,使皮肤温度升高,此时患者皮肤比较温暖干燥,又称为暖休克。代偿期血压稍降,脉压增大,脉搏有力,静脉穿刺可见血液极易凝固。③低排低阻型休克,为休克失代偿,心排血量、总外周阻力血压均明显降低。

2. 休克细胞 休克时发生损伤的细胞称为休克细胞,可由毒素或炎症介质直接引起,也可继发于微循环障碍,是器官功能障碍的基础。

3. 酸碱平衡失调 休克早期因过度换气可出现呼吸性碱中毒;之后可因组织摄氧不足,乳酸增多,出现代谢性酸中毒;后期可因肺、脑等器官严重损伤而出现混合型酸中毒,偶见代谢性碱中毒。

三、临床表现

(一) 症状与体格检查

脓毒症的临床表现、体征和症状通常涉及多器官系统,致病菌的入侵、细菌毒素对内皮细胞的损伤以及各种炎症介质的明显释放,引起血管通透性增高、病理性血管舒张、低灌注和微血栓的形成等多种病理生理变化,进而发展成为 MODS。

1. 心血管系统 脓毒症患者的心血管功能障碍通常表现为低灌注、有效循环容量不足与心力衰竭。脂多糖(lipopolysaccharide, LPS)可能是革兰氏阴性杆菌感染脓毒症反应最重要的触发机制,它导致了内皮细胞功能障碍、血管通透性增高,引起血管内液体的丢失,同时损伤的内皮细胞会释放一氧化氮(nitric oxide, NO),导致病理性血管舒张和低灌注,这些共同造成有效循环容量的绝对和相对不足。此外,在高达60%的脓毒症患者中,还可以发现心肌抑制,心肌顺应性、弹性、收缩与舒张功能发生改变,导致心排血量下降和氧输送不足,但这种心功能障碍是可逆的。

2. 呼吸系统 部分脓毒症患者会出现急性呼吸窘迫综合征(ARDS),ARDS 在脓毒症中的发生率约为7%,发病急、进展快、损害广、预后差、病死率高。其发病机制为多种炎症细胞(主要为中性粒细胞和巨噬细胞)以及其释放的介质和细胞因子(TNF、IL-1、补体、超氧化物和黏附分子等)的综合作用,加上抑炎因子(IL-4、IL-10、IL-13 等)的不足,导致肺泡毛细血管内皮细胞和肺泡上皮细胞损伤,毛细血管基膜通透性增加,造成肺泡内富含蛋白质的液体渗出、肺间质广泛充血水肿和肺泡内透明膜形成,出现以肺容积减少、肺顺应性下降和通气/血流(V/Q)比例失调为主的病理生理改变,临床上表现为急性呼吸窘迫、难治性低氧血症和非心源性肺水肿。

3. 肾 脓毒症患者急性肾损伤(acute kidney injury, AKI)的发生率为11%~31%,而在感染性休克患者中高达41%~78%,高龄、慢性肾疾病和心血管疾病是 AKI 发展的高危因素,临床上最常见的表现为少尿或无尿和血肌酐升高,其病理生理学改变包括肾微循环障碍引起肾组织缺血缺氧、肾实质炎症性损伤、凝血级联反应激活引起微血管内血栓形成,以及坏死细胞和碎片对肾小管的阻塞。

4. 血液系统　主要的血液系统表现为贫血、血小板减少和弥散性血管内凝血(DIC),脓毒症的 DIC 可以表现为多个部位出血或小和中等血管内血栓形成,可通过血小板减少、凝血酶原时间或活化部分凝血酶原时间的延长而诊断。同时,凝血功能障碍也常见于脓毒症患者中,通常表现为血液高凝状态和微血栓形成,发生机制主要为以下三个方面:组织因子(TF)介导凝血通路强化,凝血酶生成增加;抗凝血酶Ⅲ减少,生理性抗凝作用受损;由于纤溶酶原激活物 –1(PAI-1)增加,纤溶作用受到抑制。

5. 肝　肝衰竭是感染性休克的一种不常见但严重的并发症,发生在低于 2% 的感染性休克患者中,对发病率和病死率有显著影响。脓毒症肝功能障碍被诊断为胆红素浓度增加大于 34.2 μmol/L(2 mg/dL),凝血障碍的 INR 大于 1.5。病理生理学归因于血流动力学、细胞、分子和免疫学的变化,造成组织细胞缺氧,临床表现包括缺氧性肝炎、脓毒症引起的胆汁淤积、凝血病和高氨血症,导致肝性脑病。

6. 内分泌系统　由于应激诱导的胰高血糖素、儿茶酚胺、皮质醇和生长激素的升高刺激细胞因子释放引起的胰岛素抵抗,导致血糖升高。8%~9% 的严重败血症患者有肾上腺功能不全的证据,这可能进一步导致儿茶酚胺不敏感。

7. 中枢神经系统　脓毒性脑病是感染性休克的常见表现。症状包括精神状态的变化、睡眠 – 觉醒周期的改变、方向障碍、躁动和幻觉。精神状态的改变可能是老年患者唯一的表现症状。局灶性缺陷并不是典型的脓毒性脑病,应该通过神经影像和脑卒中检查来进行评估。

(二) 辅助检查

1. 一般检查　外周血白细胞总数多增高,(10~30)× 10^9/L,中性粒细胞比例增高,明显核左移及细胞内中毒颗粒。某些革兰氏阴性菌感染者白细胞数可正常或降低,但中性粒细胞比例常增高。体液丢失时,血液浓缩,血细胞比容可增高。病程长或并发出血时可有贫血,DIC 时血小板计数进行性减少。

2. 病原学检查

(1) 细菌培养和药物敏感试验　血液、骨髓、脓液、痰液、尿液、粪便、脑脊液等培养是诊断的重要依据之一,尽可能在抗感染药物应用前留取标本。静脉血每次最好能采集 2~3 份进行培养,且注意成人每份血量不少于 10 mL,儿童不少于 5 mL,骨髓培养骨髓最少 2 mL。

(2) 涂片检查　流行性脑脊髓膜炎时取皮肤瘀点或脑脊液涂片和革兰氏染色后镜检。新生隐球菌感染,可应用印度墨汁负染。

(3) 免疫学及分子生物学检查　生长缓慢或不易培养的细菌或真菌应用免疫学方法可检测病原菌抗原或抗体,PCR 可检测病原体 DNA 或 RNA。

(4) 其他检查　血液半乳甘露聚糖含量有助于诊断曲菌感染。

3. 炎症相关指标　血浆 C 反应蛋白、降钙素原等的水平有助于判断炎症反应的强度。

4. DIC 检查　早期血液呈高凝状态,进展过程中血小板计数进行性降低,后期凝血因子显著减少,出血时间、凝血时间、凝血酶原时间、凝血活酶时间均延长,纤维蛋白原减少,FDP 增多,血浆鱼精蛋白副凝(3P)试验阳性,纤维蛋白降解产物、D- 二聚体是判断继发性纤溶亢进的重要指标。

5. 器官功能检查　氨基转移酶及胆红素(Bil)升高,提示肝功能受损。尿中出现蛋白、红细胞、白细胞或管型尿,相对密度 <1.015 且固定,尿 / 血肌酐比值 <10∶1,尿钠 >40 mmol/L,尿渗透压降低(<350 mOsm/kg 或尿 / 血渗透压比值 <1.5)提示肾衰竭由功能性转为器质性。肌酸激酶、乳酸脱氢酶同工酶升高提示心肌受损,血气分析有助于判断酸碱平衡失调及缺氧状况等。

6. 其他辅助检查

(1) X 线检查　骨髓炎或化脓性关节炎多在发病 2 周后发现相关病变。

(2) B 超检查　有助于了解腹腔及其深部的脓肿或积液。

(3) 其他检查　根据临床情况还可行心电图、CT、MRI 等检查。

7. 血流动力学改变及监测

（1）动脉压与脉压　收缩压降低至 80 mmHg 以下或原有高血压者，血压较基础水平降低 20%~30%，脉压差 <20 mmHg，并有组织低灌注表现，即可诊断为休克，低血压程度一般与休克程度相关，但也有例外。

（2）中心静脉压（CVP）和肺动脉楔压（PAWP）　CVP 正常值 0.59~1.18 kPa（6~12 cmH$_2$O），主要反映回心血量和右心室搏血功能，也可作为了解容量血管张力的参数，应结合血压加以判断。在心功能受损时，PAWP 正常值为 1.06~1.6 kPa（8~12 mmHg），能较好地反映左心室搏血功能。PAWP 增高提示肺淤血，在临床上常用来监测输液，PAWP>2.4 kPa（18 mmHg）应限制液体。

（3）PICCO 监测　是一种对重症患者主要血流动力学参数进行检测的工具，利用经肺热稀释技术和脉搏波型轮廓分析技术，进一步进行血流动力监测和容量管理。相比于肺动脉漂浮导管，PICCO 留置过程简单，创伤小，对于感染性休克患者的容量管理、心功能评估、肺间质水肿监测起到重要的作用。

（4）超声心动图　在重症患者中，脓毒症是引起心功能不全的一个重要原因，导致一系列生理的变化，并需要快速的评估、治疗及干预后的再评估。在这种情况下，超声心动图检查因其无创、便携、安全而成为一个很适合的工具，它能迅速发现低血容量，左、右心室功能障碍/衰竭，心脏压塞等，与肺超声联合应用，可提高肺水肿或肺栓塞的预测价值。

四、诊断与鉴别诊断

（一）诊断

通过详细询问病史、体格检查和快捷的实验室及影像学检查（如血气分析、床边 X 线胸片、B 超等），结合脓毒症相关性器官功能衰竭评价（sepsis-related organ failure assessment, SOFA）和临床表现，并应特别注意患者是否存在感染的易感因素，如创伤、外科手术、器官移植或免疫抑制（如 HIV 感染、化学治疗、恶性疾病等），综合以上初步考虑脓毒症或高度可疑脓毒症。完善实验室检查和血流动力学检测，符合 SOFA 评分 >2 分者即可诊断。

SOFA 是评估器官衰竭的量表中运用最广、准确度最高的量表之一，其对脓毒症患者的病死率有着良好的预测性（表 4-3-1）。

表 4-3-1　脓毒症相关性器官功能衰竭评价（SOFA）

系统	变量	0分	1分	2分	3分	4分
呼吸	PaO$_2$/FiO$_2$（mmHg） 呼吸机支持	>400	301~400	201~300	101~200 是	≤100 是
血液	血小板（10^9/L）	>150	101~150	51~100	21~50	≤20
肝	胆红素（μmol/L）	<20.5	20.5~34.1	34.2~102.5	102.6~205.1	>205.2
循环	MAP（mmHg）	≥70	<70（未使用血管活性药）			
	多巴胺剂量[μg/(kg·min)]			≤5	5~15	>15
	多巴酚丁胺			是		
	肾上腺素剂量[μg/(kg·min)]				≤0.1	>0.1
	去甲肾上腺素剂量[μg/(kg·min)]				≤0.1	>0.1
神经	GCS 评分	15	13~14	10~12	6~9	0~5
肾	肌酐（μmol/L）	<106.0	106.1~176.0	176.1~308.0	308.1~442.0	>442.0
	尿量（mL/d）				200~500	<200

1. **脓毒症**　感染；SOFA 评分≥2。
2. **感染性休克**　顽固性低血压状态，充分容量复苏仍需升压药维持 MAP>65 mmHg，且乳酸水平 >
2 mmol/L。

(二) 鉴别诊断

1. **不同病原菌的感染**　包括常见不同致病菌感染之间，细菌与真菌、病毒、寄生虫感染之间的鉴别等。

2. **血液系统恶性疾病**　与淋巴瘤、急性白血病、恶性组织细胞病等血液系统恶性疾病相鉴别，并注意其可与脓毒症同时存在，需行血液和骨髓病原学检查、淋巴结或其他组织活检等。

3. **成人 Still 病**　主要表现为发热、皮疹、关节痛、眼痛、淋巴结及肝脾大、中性粒细胞增高。本病与脓毒症的不同之处为：①高热病程可达数周或数月，但无明显其他毒血症状；②皮疹短暂但反复出现；③可有缓解期；④反复培养均阴性；⑤糖皮质激素和(或)非甾体抗炎药可使症状缓解；⑥抗菌药物治疗无效。

此外，脓毒症还应与系统性红斑狼疮、伤寒、粟粒性结核、风湿病、疟疾、流行性脑脊髓膜炎等相鉴别。感染性休克应与低血容量性休克、过敏性休克、心源性休克、神经源性休克等相鉴别。

五、急诊处置

(一) 病因治疗

病因治疗的前提是尽早识别出脓毒症患者或者高度可疑的病例，在等待进一步的诊断时不应延迟初始管理和治疗。在抗生素使用之前，应及时留取体液或分泌物标本进行培养，肺炎患者留取痰标本，尿路感染者应收集中段尿培养，感染病灶不明确时，血培养也应及时抽取，尤其是感染性休克患者。仔细检查患者是否有局部病源，如感染的压疮或发炎的血管导管部位，移除侵入性设备(如透析导管、受感染的骨科硬件或起搏器)或手术清除腹腔脓肿等。

(二) 病原学治疗

病原学治疗是成功救治脓毒症的根本措施。

1. **抗菌药物的选用依据**　①病原菌方面：病原菌的种类、特点与药物敏感试验结果；②患者方面：原发局部炎症与迁徙性炎症，患者的生理特点、基础疾患、既往治疗措施、白细胞总数与分类及肝肾功能；③抗菌药物方面：抗菌药物活性与其药代动力学特点。

2. **抗菌药物选用步骤**　尽快给予经验性抗生素治疗，一旦获得致病菌依据，根据药物敏感试验结果结合临床情况尽快改用有效的窄谱抗生素，可以避免抗生素耐药的发生。

降阶梯治疗适用于危及生命的严重病例，目的是迅速控制病原菌，先使用广谱强效的抗菌药物治疗，获得细菌培养结果后根据药物敏感试验调整治疗方案，改用窄谱抗生素，但不能无原则地作为普遍的经验性治疗方案，尤其是对免疫缺陷患者。

抗菌药物联合用药可获得协同作用，但须注意菌群失调等不良反应。临床上最常考虑 β- 内酰胺和氨基糖苷类抗生素的联合，一般早期或病原菌未明确前两种抗生素联合应用，待病情好转单一抗菌药物可达到有效治疗后，最好避免不必要的联合用药。

病原菌培养及药物敏感试验结果是选择抗菌药物的重要依据，但体外药物敏感试验与体内药物敏感模式常存在差异。

(1) 革兰氏阳性菌脓毒症　社区获得性感染多为不产青霉素酶的金黄色葡萄菌或 A 群溶血性链球菌，可选用普通青霉素、苯唑西林、头孢噻吩、头孢唑林。MRSA 及 MRSE 脓毒症患者，可选用万古霉素、去甲万古霉素、替考拉宁、利奈唑胺等。

(2) 革兰氏阴性菌脓毒症　以第三代头孢菌素为主，或与氨基糖苷类或亚胺培南联合治疗。大肠埃希菌、克雷伯菌、肠杆菌属感染可选用头孢噻肟、头孢曲松、头孢吡肟。铜绿假单胞菌感染可选用头孢哌酮、头孢他啶、亚胺培南 / 西司他汀、美罗培南、环丙沙星等。不动杆菌感染可选用头孢他啶、阿米卡星或氨苄西林/舒巴坦,或多黏菌素等。

(3) 厌氧菌所致的脓毒症　可选用替硝唑或奥硝唑,脆弱杆菌属可选用头孢西丁、头孢替坦、亚胺培南,需氧菌常与兼性厌氧菌混合感染,治疗应兼顾需氧菌。

(4) 真菌所致的脓毒症　可用氟康唑、伏立康唑、伊曲康唑、两性霉素 B 脂质体、卡泊芬净等治疗。

3. 剂量与疗程　药物足量足疗程,尽可能在诊断后 1 h 内开始使用,应用至体温正常,感染症状及体征消失后 5~10 d,合并感染性心内膜炎时疗程 4~6 周。

(三) 支持治疗

足够的支持治疗是降低严重脓毒症患者病死率的重要措施,其目的在于纠正由于器官功能障碍造成的生理紊乱,防止器官功能进一步损害。

1. 呼吸功能支持　脓毒症是引起急性呼吸窘迫综合征(ARDS)的常见原因,其他原因包括肺炎、胃内容物的误吸、肺挫伤、高容积和高压力支持的机械通气、严重创伤、大量输血、药物过量、重症急性胰腺炎和吸入性损伤等,均需要进行呼吸功能支持。呼吸功能支持的目标是改善或维持气体交换,纠正低氧血症,提高全身氧输送,防治组织缺氧。可根据病情采用面罩持续气道内正压给氧、无创机械通气、有创机械通气治疗。脓毒症导致的严重 ARDS 患者在进行机械通气时主张保护性通气策略,减轻呼吸机相关性肺损伤,推荐潮气量为 6 mL/kg,平台压上限为 30 cmH$_2$O,建议使用高呼气末正压(PEEP)通气,并使床头抬高 30~45° 以减少反流误吸,防止呼吸机相关性肺炎(ventilator-associated pneumonia, VAP)的发生。对于氧合指数 <150 mmHg 的严重 ARDS 患者,推荐进行俯卧位通气,在无组织低灌注的情况下,推荐采用限制性液体治疗策略,在准备撤机之前,需进行自主呼吸试验。

2. 循环功能支持

(1) 液体复苏　对脓毒症患者及时进行液体复苏可逆转受损器官的灌注与低血压。晶体溶液是液体复苏治疗的主要手段。成人感染性休克第一个 24 h 内常需输 5 000~10 000 mL 晶体溶液,常用平衡液、乳酸林格液、1.4% 或 5% 碳酸氢钠溶液、0.9% 生理盐水等,平衡盐液、乳酸林格液所含的各种离子浓度较生理盐水更接近血浆中的水平,可提高功能性细胞外液容量,并可部分纠正酸中毒,明显肝功能不全时多选用碳酸氢钠溶液。

胶体溶液初期治疗最好用 5% 白蛋白,无贫血者不必使用全血,已发生 DIC 者输血应谨慎,血细胞比容应维持在 35%~40% 较合适,低分子右旋糖酐有出血倾向或心肾功能不全者慎用,过敏者禁用。

完成初始液体复苏后,需要通过反复评估血流动力学以指导后续液体复苏。如血流动力学仍不稳定,需要应用血管活性药,目标是在复苏过程中严密监护,根据患者的反应性(血压升高和尿量增加)和耐受性来决定是否再次给予快速补液试验,同时需要严密观察肺部湿啰音等肺水肿的征象。液体复苏成功的标志是神志改善、血压升高、心率减慢、尿量增加。复苏时液体输入过多的临床标志是呼吸加快、SaO$_2$ 降低、颈静脉压升高或出现 S3 心音奔马律。通过测定液体出入量及体重变化来评估液体复苏是否充分,对于有毛细血管渗漏的患者是不准确的,可以使用肺动脉导管、PICCO 监测和超声心动图等有创或无创的手段进行动态评估。乳酸作为反映组织灌注的重要临床指标,推荐通过监测来指导治疗,并使之降至正常,复苏的最终目标是恢复组织灌注,维持平均动脉压(MAP)≥65 mmHg。

(2) 血管活性药与正性肌力药　液体复苏是对感染性休克患者血流动力学不正常的最初干预,在给予足够的液体复苏后,血压和(或)组织灌注仍无改善,则需血管活性药支持,目的是:①提高血压是感染性休克应用血管活性药的首要目标。②改善内脏器官灌注。内脏器官灌注减少是休克的主要病理生理特点,也是最终导致 MODS 的主要原因。理想的血管活性药物应符合:迅速提高血压,改善心脏和脑血流灌注,改善肾和肠道等内脏器官血流灌注。

1) 去甲肾上腺素　是感染性休克的首选升压药。临床常用重酒石酸去甲肾上腺素,剂量一般为 0.03~0.3 μg/(kg·min),去甲肾上腺素进入体内后直接激动 α 受体,对 α$_1$、α$_2$ 受体作用无选择性,对 β$_1$ 受体激动作用较弱,对 β$_2$ 受体几乎无激动作用。去甲肾上腺素的 α 肾上腺素能活性使血管收缩,升高平均动脉压(MAP)。研究表明,去甲肾上腺素可迅速改善感染性休克患者血流动力学状态,显著增加尿量和肌酐清除率,改善肾功能。并且试验显示,去甲肾上腺素能升高氧运输与氧利用,因此作为感染性休克首选药物。

2) 肾上腺素 有明显的 α 和 β 肾上腺素能活性,该药物主要是通过增加心排血量来升高患者的 MAP。此外,肾上腺素也可增加心率与全身血管阻力,可增加氧输送与氧耗;但它也有潜在的升高乳酸浓度的作用,推测可能是由于血管收缩使器官灌注减少或直接增加氧耗,尤其加重肠道缺氧。另外,研究证明,肾上腺素可增加严重感染患者的全身氧输送,也增加肾血流量;但同时降低肾小球滤过率,加重肾损害。与多巴胺联合应用,肌酐清除率降低更为显著,可见,尽管肾上腺素能够增加肾血流灌注,但肾小球滤过率明显降低,加重肾损害,所以应充分认识肾上腺素的肾损害作用。虽然肾上腺素不是治疗感染性休克一线用药,但其他治疗措施无效时,可考虑使用肾上腺素。

3) 多巴胺 是体内一种天然的儿茶酚胺,有直接激动 β 受体和 α 受体作用,也可激动多巴胺受体。多巴胺(DA)的药理学作用是与其剂量相关的,在低剂量时,即 <5 μg/(kg·min),它可作用于 DA_1 与 DA_2 受体而使内脏和冠状动脉血管舒张;在中等剂量时,即 5~10 μg/(kg·min),以作用于 β 受体为主,增加心率与心肌收缩力;当应用剂量较高时,如 ≥20 μg/(kg·min),以作用于 α 受体为主,导致明显的血管收缩。值得注意的是,多巴胺治疗使肠黏膜的血流重新分布,这导致胃黏膜 pH 降低。近年来,在治疗脓毒症时多巴胺作为升压药已经被去甲肾上腺素代替,长期应用多巴胺也可以导致免疫抑制,引起生长激素与催乳素分泌的变化。

以前认为小剂量多巴胺可增加肾血流,改善肾功能或保护肾,所以低剂量的多巴胺常曾被应用于严重脓毒症患者。然而,近年来多中心试验并没有证实应用低剂量多巴胺可保护肾功能及明显降低危重症患者肾衰竭的发生率,故应重新评价低剂量多巴胺的肾保护效应。最近认为,小剂量的多巴胺常规应用于危重病患者,难以发挥肾保护作用,不建议常规使用。

4) 多巴酚丁胺 具有强烈的 β 肾上腺素能活性,具有增加心肌收缩力、提高心排血量的作用,常用于心功能降低的患者,使用标准剂量可使心指数增加 25%~50%,而且不升高血压。多巴酚丁胺增加器官灌注的作用是因为增加心指数,而不是刺激 DA_1 与 DA_2 受体的结果。对于严重脓毒症患者,多巴酚丁胺可增加氧输送与氧耗,与多巴胺相比,多巴酚丁胺降低 PAWP 更明显,无论充盈压和血压是否升高,只要心指数较低的脓毒症患者均应考虑应用多巴酚丁胺。

5) 加压素 是具有复杂的心血管作用的激素,共有 3 种受体,分别是 V_1、V_2、V_3 受体,其中 V_1 受体主要分布在血管平滑肌细胞,激活后使血管收缩,增加血管阻力,可以升高血压,减少内脏血流,增加有效循环血容量和心排血量。然而鉴于大剂量加压素的不良反应,建议在使用去甲肾上腺素时,为达到目标平均动脉压(MAP),可以联合加压素(最大剂量 0.03 U/min)以降低去甲肾上腺素的剂量,但是限定其使用剂量。

3. **肾脏替代治疗** 脓毒症患者 AKI 的发生率为 11%~31%,而在感染性休克患者中高达 41%~78%,AKI 是脓毒症患者死亡风险增加的独立危险因素。虽然治疗措施不断改善,但发生肾衰竭的脓毒症患者病死率超过 50%,维持血流动力学稳定和改善肾微循环灌注不仅对脓毒症患者的预后十分重要,对于避免 AKI 发生、促进肾功能恢复也有重要意义。如果患者经适当的治疗仍出现少尿性急性肾衰竭,那么应当考虑使用肾脏替代治疗(RRT),治疗措施包括间断血液透析和持续性肾脏替代治疗(CRRT),后者可以更好地控制液体,更少地影响血流动力学和更稳定地调节代谢。目前关于脓毒症相关 AKI 患者开始肾脏替代治疗的时机、透析方式、透析剂量和停止透析的时机均无定论。多数观点认为,当患者发生 RIFLE(Failure)/KDIGO-AKI 3 期时,应该开始肾脏替代治疗;如果处于 RIFLE(Injury)/KDIGO-AKI 2 期,应综合全身状态进行判断,原则上应在患者发生明显 AKI 并发症前开始透析治疗。

4. **控制血糖** 对于 ICU 脓毒症患者,建议使用基于规范流程的血糖管理方案,若两次血糖 >10 mmol/L,则启动胰岛素治疗,目标是血糖上限 ≤10 mmol/L。建议每 1~2 h 实施血糖监测,直到血糖水平及胰岛素剂量达到稳定,随后改为每 4 h 的血糖监测,由于床旁毛细血管血糖值测量方法可能无法准确地估计动脉血或者血浆的血糖水平,因此需要谨慎地解读,如果患者有动脉置管,建议使用动脉血监测血糖。

5. **糖皮质激素在感染性休克中的应用** ①对于经足够液体复苏治疗及升压药可以维持血压的感染性休克患者,不推荐静脉使用糖皮质激素;如不能达到血流动力学目标,可使用氢化可的松 200 mg/d。

②ACTH 刺激试验有助于判断感染性休克患者的肾上腺皮质功能,但临床医师不应该等待 ACTH 刺激试验的结果再给予糖皮质激素治疗。③无休克的全身性感染患者,不推荐使用糖皮质激素,但对于长期服用糖皮质激素或有内分泌疾病的患者,则继续使用维持量或冲击量的糖皮质激素。

6. 纠正酸中毒　休克时的酸中毒通常为乳酸酸中毒,适当范围的酸中毒在缺氧时对组织细胞具有代偿性保护作用,因此在 pH≥7.15 时,不推荐过度纠酸治疗。但当 pH<7.15 时,应积极纠正酸中毒,首选 5% 碳酸氢钠溶液,注意纠正酸中毒的同时,必须同时改善微循环的灌注。

7. 营养支持　营养是脓毒症治疗的重要组成部分,在没有禁忌和肠内营养耐受的情况下,推荐早期及逐步增加肠内营养。危重病患者肠道上皮内稳态的紊乱可导致促炎细胞因子的产生、肠屏障功能障碍和细胞凋亡,这被认为是导致多器官功能衰竭的原因。而肠内营养(enteral nutrition,EN)的生理优势包括:①维持肠道结构、功能的完整,从而降低肠道黏膜通透性;②减轻氧化应激和炎症反应,同时维持体液免疫应答;③代谢调节以降低胰岛素抵抗。同时,许多前瞻性研究推荐应用高剂量蛋白,与低蛋白相比[0.8 g/(kg·d)],高蛋白[1.3 g/(kg·d)]可以明显降低病死率,改善预后。

8. 防治 DIC　DIC 早期应尽早给予肝素 0.5~1 mg/kg(1 mg =125 U),每 4~6 h 静脉滴注 1 次,同时使凝血时间保持在正常的 2~3 倍,亦可低分子量肝素皮下注射,酌用双嘧达莫、小剂量阿司匹林、丹参注射液、抑肽酶。低凝期时补充新鲜血浆、凝血酶原复合物、纤维蛋白原、血小板等,继发纤溶亢进时,可酌情用氨基己酸、氨甲苯酸。

六、注意事项

1. 多种因素决定脓毒症患者的最终预后,主要包括患者的生理学状态、严重基础疾病、伴随疾病、器官功能不全、免疫状况以及营养不良等,这些均可增加脓毒症的病死率。此外,微生物因素如致病菌的种类、感染部位和程度以及是否及时给予有效合理的抗菌药物等也影响脓毒症患者的预后。同样,充分的血流动力学与通气支持、体温调节等可改善脓毒症患者的预后,早期诊断、早期抗感染、早期复苏以及不断完善的护理、支持治疗与脓毒症的预后密切相关。

2. 病原学治疗是成功救治脓毒症的根本措施。在抗生素使用之前,应及时留取体液或分泌物标本进行培养,肺炎患者留取痰标本,尿路感染患者应收集中段尿培养,感染病灶不明确时,血培养也应及时进行,尤其是感染性休克患者。

3. 足够的支持治疗是降低严重脓毒症患者病死率的重要措施,其目的是纠正由于器官功能障碍造成的生理紊乱,防止器官功能进一步受到损害。

(林兆奋)

▶▶▶ 第二节　多器官功能障碍综合征 ◀◀◀

一、概述

多器官功能障碍综合征(multiple organ dysfunction syndrome,MODS)是指严重创伤、感染和休克等急性危重病情况下,导致 2 个或 2 个以上器官系统同时或序贯发生功能障碍或衰竭的临床综合征。需要注意,以下 3 种情况不归属于 MODS:器官功能障碍所致相邻器官并发症,多种病因分别所致多个器官功能障碍,慢性疾病终末期多器官功能障碍。

MODS 概念上强调:①原发致病因素是急性而继发受损器官可在远隔原发伤部位,不能将慢性疾病器官退化失代偿时归属于 MODS;②致病因素与发生 MODS 必须间隔一定时间(>24 h),常呈序贯性器官受累;③机体原有器官功能基本健康,功能损害是可逆性,一旦发病机制阻断,及时救治器官功能可望恢复。

在各器官中,肺、肾易出现功能损伤;受损器官越多,病死率越高。

二、病因与发病机制

(一) 诱发 MODS 的主要病因

1. **严重创伤** 烧伤、大型手术、多发伤、创伤性休克。

2. **严重的急腹症** 重症胰腺炎、梗阻化脓性胆管炎、肠坏死。

3. **严重的感染** 重症肺炎、菌血症、脓毒症。

4. 心肺复苏后。

(二) MODS 的易患因素

1. **慢性基础疾病** 冠心病、肝硬化、慢性肾炎、糖尿病、慢性阻塞性肺疾病。

2. **免疫力低下** 使用激素、免疫抑制剂、化学治疗药物。

3. **恶性肿瘤** 全身多处恶性肿瘤转移。

4. **营养不良** 恶病质。

5. **高龄** 年龄过大为 MODS 的易患因素之一。

6. **医疗过失** 临床上,医疗过失也可导致 MODS。

(三) 发病机制

MODS 的发病机制复杂,目前尚未完全明确。有全身炎症反应综合征(SIRS)、缺氧损伤、缺血再灌注、促炎因子过量产生、肠道菌群移位、补体过量激活等发病理论,目前对于 SIRS 的发病理论接受比较广泛。

1. **全身炎症反应综合征** 是指机体对致病因子防御性的应激反应过度,最终转变为全身炎症损伤病理过程的临床综合征。

SIRS 是指具备以下 4 项临床表现中的 2 项或 2 项以上者:①体温 >38℃或体温 <36℃;②心率 >90 次/min;③呼吸 >20 次/min 或 $PaCO_2$<32 mmHg;④白细胞 >12×10^9/L 或 <4×10^9/L,其中杆状核 >0.10。有人提出,MODS 由于致病因素不同分为原发性和继发性两种,但一般认为 MODS 的发生应有致病因素,常存在炎症反应。从本质上看,MODS 是机体炎症反应失控(uncontrolled inflammation),炎症细胞激活和炎症介质异常释放,组织缺氧和自由基作用,肠道屏障功能破坏,细菌移位毒素吸收,造成 4 个薄弱环节,即休克、急性肾衰竭、ARDS 和胃肠功能障碍,继而引起 MODS(图 4-3-1)。MODS 各种命名见表 4-3-2。

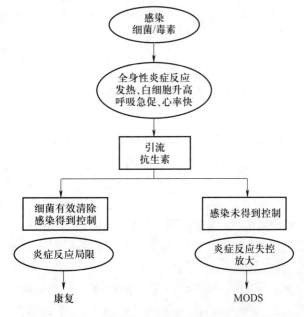

图 4-3-1 多器官功能障碍综合征与炎症反应的关系

表 4-3-2　多器官功能衰竭及多器官功能障碍综合征的命名

中文命名	英文命名	作者	年份
序贯系统衰竭	sequential system failure	Tilney	1973
进行性或序贯性多系统功能衰竭	multiple progressive or sequential systems failure	Baue	1975
多器官功能衰竭	multiple organ failure	Eiseman	1977
远隔器官衰竭	remote organ failure	Polk	1977
多系统功能衰竭	multiple systems organ failure	Fry	1980
急性器官系统衰竭	acute organ-system failure	Knaus	1985
多器官功能障碍综合征	multiple organ dysfunction syndrome	ACCP/SCCM	1991

2. 其他致病学说

（1）组织缺氧　组织缺氧以及由此引起的异常代谢产物、炎症因子均能造成组织细胞的损伤,进而产生器官功能障碍。有氧弥散距离增加、血流分布失调、氧利用障碍 3 种观点。

（2）缺血再灌注损伤　主要是体内自由基生成过多造成组织细胞损伤。正常情况下,自由基在体内数量少,参与正常代谢过程;病理情况下,自由基生成增多而清除自由基物质和抗氧化剂减少。在缺血状况下,两者产生均少,故自由基对组织损伤不重。当血液重新灌注、氧供充分时,自由基大量产生,而清除自由基物质产生缓慢,导致自由基增多。自由基通过破坏细胞膜、脂质、蛋白质、RNA、DNA 造成组织损伤,并且能够激活补体、吞噬细胞,并促进炎症因子释放,增加组织的破坏(图 4-3-2)。

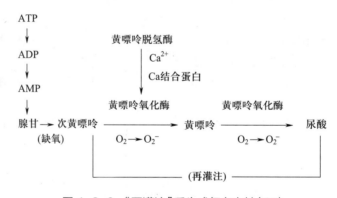

图 4-3-2　"再灌注"后生成氧自由基(O_2^-)

（3）细胞因子过量产生　与 MODS 发生关系密切的细胞因子包括 TNF、IL-1、IL-6 等。正常情况下,炎症反应在时间和空间上均有自限性,当炎症因子过量产生时可引起全身组织损伤。在这一过程中,TNF→IL-1→IL-6 是炎症因子级联反应的基本过程,呈瀑布效应,导致广泛组织细胞损伤、MODS。

（4）肠道菌群移位　在肠道黏膜屏障功能受损、Kuffer 细胞清除功能被阻断的情况下,可出现肠道菌群移位。在肠缺血、长期胃肠道空置、广谱抗生素致菌群失调等情况下,肠道黏膜屏障功能容易受损。临床和实验研究证实:①约 1/3 菌血症患者死于 MODS 而未发现明确感染灶。②肠道对缺血再灌注损伤最为敏感,易发生功能障碍。③应用肠道营养、益生菌微生态制剂保持肠黏膜完整性可降低感染发生率,该理论渐被临床重视。近几年,肠道菌群移位学说,越来越受到临床专家认可,大量基础研究也在进行之中。

（5）补体过量激活　机体在应激状态下,补体系统被激活,从而产生防御抵抗作用,但过量激活会导致免疫活性细胞释放促炎因子、氧自由基、溶酶体酶等损伤自身组织,引起 MODS。

3. MODS 分类　基于不同的致病因素,MODS 分为原发性和继发性两类。

(1) 原发性　指某些打击直接造成的结局,如复苏延迟、肺损伤、挤压伤综合征、ARDS。

(2) 继发性　是指某些打击间接造成的结局,如烧伤、创伤、手术等,在发生 SIRS 的基础上,延伸发展为 MODS,即"二次打击"学说。

三、临床表现

(一) MODS 的临床过程分型

1. 一期速发型　原发诱因发病 24 h 后即有 ≥2 个的器官系统发生功能障碍,此型原发病较重。

2. 二期迟发型　先发生 1 个重要器官系统功能障碍,常为心血管、肾、肺功能障碍,经过一段相对稳定的维持阶段,继而出现其他器官系统功能障碍。

(二) 症状与体格检查

不同器官功能障碍的表现不同,故而 MODS 的临床表现复杂,包括原发伤病、应激、SIRS 和受累器官功能障碍等诸多方面,难以对整个过程进行特征性描述。

1. 早期出现症状　循环系统、肺、肾、脑。

2. 晚期出现症状　肝、血液系统。

四、诊断标准

目前 MODS 诊断标准不统一,主要表现为各个标准所选器官以及用于判断各器官功能状况的指标不完全相同。随着对 MODS 病理生理过程的认识,1995 年 Marshall 提出的计分法 MODS 评估系统通过每天 MODS 评分,可对 MODS 的严重程度及动态变化进行客观的评估(表 4-3-3)。

表 4-3-3　多器官功能障碍综合征计分法评估系统(Marshall,1995)

器官或系统	器官评分				
	0	1	2	3	4
肺(PaO_2/FiO_2)	>300	226~300	151~225	76~150	≤75
肾(血肌酐,$\mu mol/L$)	≤100	101~200	201~350	351~500	>500
肝(血清胆红素,$\mu mol/L$)	≤20	21~60	61~120	121~240	>240
心脏(PAR,mmHg)	≤10	10.1~15	15.1~20	20.1~30	>30
血液(血小板,$\times 10^9/L$)	>120	81~120	51~80	21~50	≤20
脑(格拉斯哥昏迷评分)	15	13~14	10~12	7~9	≤6

1980 年,Fry 提出第一个多器官功能衰竭诊断标准,仅包含了呼吸、肝、肾和胃肠道系统,以终末期功能衰竭为标准,不利于早期诊断和治疗,难以反映器官功能连续性变化的病理生理过程。1997 年提出的修正的 Fry-MODS 诊断标准几乎包括了所有可能累及的器官或系统。虽然该标准未能包括 MODS 的整个病理生理过程,但避免了烦琐的程度评分,较为简便,增加了临床实用性(表 4-3-4)。

1995 年经庐山九五全国危重病急救医学学术会讨论通过的多器官功能障碍综合征(MODS)病情分期诊断及严重程度评分标准成为国内比较权威、使用广泛的 MODS 诊断标准。2015 年重新修订"95 庐山会议"MODS 病情分期诊断及严重程度评分标准,并达成初步共识(表 4-3-5)。MODS 器官病变可分为功能受损期、衰竭早期、衰竭期 3 个阶段,目前多用动态诊断标准。

表 4-3-4 多器官功能衰竭诊断标准（修正的 Fry-MODS，1997）

衰竭器官	诊断标准
循环系统	收缩压低于 90 mmHg，并持续 1 h 以上，或需要药物支持才能使循环稳定
呼吸系统	急性起病，动脉血氧分压 / 吸入氧浓度≤200 mmHg（无论有否应用呼气末正压），X 线正位胸片见双侧肺浸润，肺动脉楔压≤18 mmHg 或无左心房压力升高的证据
肾	血肌酐 >176.8 μmol/L 伴有少尿或多尿，或需要血液净化治疗
肝	血胆红素 >34.1 μmol/L，并伴有氨基转移酶升高，大于正常值 2 倍以上，或已出现肝性脑病
胃肠	上消化道出血，24 h 出血量超过 400 mL，或胃肠蠕动消失不能耐受食物，或出现消化道穿孔或坏死
血液	血小板 <50×10⁹/L 或降低 25%，或出现弥散性血管内凝血
代谢	不能为机体提供所需的能量，糖耐量降低，需要用胰岛素；或出现骨骼肌萎缩、无力等表现
中枢神经系统	格拉斯哥昏迷评分 <7 分

表 4-3-5 2015 年 MODS 计分法评分系统

器官或系统	受累器官评分	诊断依据（分）
外周循环	无血容量不足，MAP≥70 mmHg，尿量 >60 mL/h	0
	无血容量不足，60 mmHg≤MAP<70 mmHg，尿量≈40 mL/h，正常 < 血乳酸≤3.0 mmol/L	1
	无血容量不足；50 mmHg≤MAP<60 mmHg；20 mL/h≤尿量 <40 mL/h，肢端冷或暖；无意识障碍，血乳酸 3.1~6.0 mmol/L	2
	无血容量不足；MAP<50 mmHg；尿量 <20 mL/h；血乳酸 >6.0 mmol/L，肢端湿冷或暖；多有意识恍惚	3
心	无心动过速，无心律失常，心功能正常，无血容量不足；MAP<50 mmHg；尿量 <20 mL/h；肢端湿冷或暖；多有意识恍惚	0
	心动过速，心肌酶正常，BNP> 正常	1
	心动过速，心肌酶异常（LDH、AST、CK-MB 增高），BNP>500 ng/L	2
	室性心动过速；心室颤动等严重心律失常（LDH、AST、CK-MB 增高明显）；明显心功能不全，BNP>1 000 ng/L	3
肺①	呼吸频率正常，PaO₂/FiO₂≥350 mmHg	0
	呼吸频率 20~25 次 /min，300 mmHg<PaO₂/FiO₂<350 mmHg	1
	呼吸频率 >28 次 /min，PaCO₂<35 mmHg，200 mmHg<PaO₂/FiO₂≤300 mmHg，X 线胸片示肺野有渗出改变	2
	呼吸频率 >28 次 /min，PaCO₂>45 mmHg，PaO₂/FiO₂≤200 mmHg，X 线胸片示肺泡实变加重	3
肾②	无血容量不足，尿量 >60 mL/h，尿钠、SCr 正常	0
	无血容量不足，尿量 41~60 mL/h，尿钠 20~30 mmol/L，SCr 正常	1
	无血容量不足；尿量 20~40 mL/h；尿钠 20~30 mmol/L，正常 <SCr<176.8 μmol/L	2
	无血容量不足；无尿或少尿（<20 mL/h 持续 6 h 以上）；尿钠 >40 mmol/L，SCr≥176.8 μmol/L	3
肝③	GPT 正常，血清 TBil<17.1 μmol/L	0
	GPT ≥正常值 2 倍，血清 TBil 17.1~34.2 μmol/L	1
	GPT > 正常值 2 倍以上，血清 TBil>34.2 μmol/L	2
	肝性脑病或血清 TBil>102.0 μmol/L	3

器官或系统	受累器官评分	诊断依据(分)
胃肠道	无腹部胀气,肠鸣音正常	0
	腹部胀气,肠鸣音减弱	1
	高度腹部胀气;肠鸣音近于消失,腹内压升高	2
	麻痹性肠梗阻,应激性溃疡出血,非结石性急性胆囊炎,急性胰腺炎(具备上述一项即可确诊)	3
凝血功能④	PLT≥100×10⁹/L,纤维蛋白原正常,PT 及 TT 正常	0
	PLT<100×10⁹/L,纤维蛋白原正常,PT 及 TT 正常	1
	PLT<100×10⁹/L,纤维蛋白原正常,PT 及 TT 较正常值延长≥3 s,D-二聚体≥正常值2倍,全身性出血不明显	2
	PLT<50×10⁹/L,纤维蛋白原<2.0 g/L,PT 及 TT 较正常值延长>3 s,D-二聚体≥正常值4倍,全身性出血表现明显	3
脑⑤	意识正常(GCS 评分 15 分)	0
	兴奋及嗜睡,语言呼唤能睁眼,能交谈,有定向障碍,能听从指令(GCS 评分 13~14 分)	1
	疼痛刺激能睁眼,不能交谈,语无伦次,疼痛刺激有屈曲或伸展反应(GCS 评分 10~12 分)	2
	对语言无反应,对疼痛刺激无反应(GCS 评分≤9 分)	3
代谢	血糖、血钠正常,pH 7.35~7.45	0
	血糖<3.9 mmol/L 或>5.6 mmol/L;血钠<135 mmol/L 或>145 mmol/L;pH<7.35 或>7.45,正常<血乳酸≤3.0 mmol/L	1
	血糖<3.5 mmol/L 或>6.5 mmol/L;血钠<130 mmol/L 或>150 mmol/L;pH<7.20 或>7.50,血乳酸 3.1~6.0 mmol/L	2
	血糖<2.5 mmol/L 或>7.5 mmol/L;血钠<125 mmol/L 或>155 mmol/L;pH<7.10 或>7.55,血乳酸>6.0 mmol/L	3

注:①PaO_2/FiO_2 为诊断及评分主要依据;②SCr 为诊断及评分主要依据;③血清 TBil 为诊断及评分主要依据;④血小板联合任意一项化验指标即可评分(以血小板动态变化下降意义更大);⑤GCS 评分为诊断及评分主要依据。

五、急诊处置

1. 积极治疗原发病　是早期治疗 MODS、防治 MODS 的关键。

(1) 原发伤处理包括早期清创、止血、引流、固定等。

(2) 有效纠正各种类型休克。

(3) 心搏、呼吸骤停者行规范复苏,骤停原因的处理。

(4) 中毒者终止吸收,促排、解毒药。

2. 防止感染

(1) 原发病无细菌感染时合理使用抗生素,预防感染。

(2) 尽量减少侵入性诊疗操作。

(3) 选择性消化道去污染。

(4) 存在感染灶的脓毒症患者,在有效引流或手术清除感染灶的基础上选用高效、广谱抗生素,并行微生物检测,根据药物敏感试验结果调整抗生素。

3. 加强器官功能监测

(1) 早期监测、早期诊断、早期治疗。

(2) 血常规、电解质、肝肾功能、凝血、血气分析、尿常规。

(3) 心电监护、胸片、血流动力学监测、呼吸监测。

4. 早期器官功能保护和支持　器官系统功能受损早期使用。

(1) 呼吸支持　呼吸机。

(2) 心功能和循环支持　扩容、应用血管活性药物。

(3) 肾功能支持　改善血供、血液净化。

(4) 其他器官功能支持　胃黏膜保护、肠内营养、人工肝、抗凝、脑保护。

5. 营养支持治疗　葡萄糖 4~6 g/(kg·d),脂肪 0.5~1.5 g/(kg·d),蛋白质 2~3 g/(kg·d)。

6. 抗炎治疗、代谢支持治疗　炎症因子拮抗剂、自由基清除剂、中药方剂。

7. 防止医源性疾病的发生

(1) 不当的侵入性操作和损伤。

(2) 药物不良反应。

(3) 过量输血、输液。

(4) 长期使用激素所致的并发症。

(5) 循环监护管理不当、内环境紊乱。

(6) 院内感染。

在 MODS 救治上要做到:①整体性,防止专科诊治的局限性;②主次性,要抓住病因和触发因子主要矛盾兼顾次要矛盾治疗;③连续性,ICU 中急危重症应行昼夜监测与救治,发现新矛盾及时分析处理,重视各项指标动态改变;④预见性,临床医师应考虑下一步会发生什么并发症和新的矛盾,需抓紧预防和处理。

六、注意事项

1. 致病因素与 MODS 的发生间隔一定时间(>24 h),常呈序贯性器官受累

2. 机体原有器官功能基本正常,功能损害是可逆性的,一旦发病机制被阻断、及时救治,器官功能可能恢复。

3. 以下三种情况不属于 MODS:①器官功能障碍所致相邻器官并发症;②多种病因分别致多个器官功能障碍;③慢性疾病终末期多器官功能障碍。

4. 积极治疗原发病是早期治疗 MODS 的关键。

(林兆奋)

数字课程学习……

　　📊 教学 PPT　　　　▶ 微视频　　　　📖 拓展阅读　　　　📝 自测题

第五篇
灾害医学与院前急救

第六篇
急诊急救技术

参 考 文 献

[1] 白雪帆,徐志凯.肾综合征出血热.北京:人民卫生出版社,2013.

[2] 陈红.中国医学生临床技能操作指南.2版.北京:人民卫生出版社,2017.

[3] 陈家伦,宁光,潘长玉,等.临床内分泌学.上海:上海科学技术出版社,2011.

[4] 陈清兰,胡成平.呼吸疾病症状鉴别诊断学.北京:科学出版社,2011.

[5] 陈孝平,汪建平,赵继宗,等.外科学.9版.北京:人民卫生出版社,2018.

[6] 陈玉国.急诊医学.北京:北京大学医学出版社,2013.

[7] 付小兵,王正国,李建贤.中华创伤医学.北京:人民卫生出版社,2013.

[8] 葛均波,徐永健,王辰.内科学.9版.北京:人民卫生出版社,2018.

[9] 胡品津,谢灿茂.内科疾病鉴别诊断学.6版.北京:人民卫生出版社,2014.

[10] 贾建平,陈生弟.神经病学.8版.北京:人民卫生出版社,2018.

[11] 姜保国.严重创伤救治规范.北京:北京大学医学出版社,2015.

[12] 李春盛.急诊医学高级教程.北京:中华医学电子音像出版社,2016.

[13] 李春盛.急诊医学.北京:高等教育出版社,2011.

[14] 李春盛.急诊科诊疗常规.北京:中国医药科技出版社,2013.

[15] 李兰娟,任红.传染病学.9版.北京:人民卫生出版社,2018.

[16] 李兰娟,王宇明.感染病学.3版.北京:人民卫生出版社,2015.

[17] 李小刚.急诊医学.2版.北京:高等教育出版社,2016.

[18] 林果为,王吉耀,葛均波.实用内科学.15版.北京:人民卫生出版社,2017.

[19] 刘又宁.呼吸内科学高级教程.北京:人民军医出版社,2010.

[20] 吕传柱,于学忠.急诊与灾难医学.北京:科学出版社,2020.

[21] 美国心脏协会.基础生命支持实施人员手册.杭州:浙江大学出版社,2016.

[22] 沈洪,刘中民.急诊与灾难医学.3版.北京:人民卫生出版社,2018.

[23] 沈敏,向平.法医毒理学手册.北京:科学出版社,2012.

[24] 孙承业,实用急性中毒全书.2版.北京:人民卫生出版社,2020.

[25] 覃公平.中国毒蛇学.2版.南宁:广西科学技术出版社,1998.

[26] 万学红,卢雪峰.诊断学.9版.北京:人民卫生出版社,2018.

[27] 王辰,王建安.内科学.北京:人民卫生出版社,2015.

[28] 洛斯卡奥.哈里森呼吸及危重症医学.2版.王辰,译.北京:科学出版社,2018.

[29] 王锦帆.医患沟通.2版.北京:人民卫生出版社,2018.

[30] 王学峰,肖波,洪震.癫痫持续状态的诊断和治疗.北京:人民卫生出版社,2010.

［31］王一镗．急诊医学．2 版．北京：清华大学出版社，2015．

［32］魏镜．协和实用临床医患沟通技能．北京：中国协和医科大学出版社，2019．

［33］吴阶平，裘法祖．黄家驷外科学．6 版．北京：人民卫生出版社，2008．

［34］吴肇汉，秦新裕，丁强．实用外科学．4 版．北京：人民卫生出版社，2017．

［35］谢幸，苟文丽．妇产科学．8 版．北京：人民卫生出版社，2013．

［36］杨宝峰，陈建国．药理学．9 版．北京：人民卫生出版社，2018．

［37］叶章群，邓耀良，董诚，等．泌尿系结石．2 版．北京：人民卫生出版社，2010．

［38］于学忠，黄子通．急诊医学．北京：人民卫生出版社，2015．

［39］张连阳，白祥军，张茂．中国创伤救治培训．北京：人民卫生出版社，2019．

［40］张文武．急诊内科学．4 版．北京：人民卫生出版社，2017．

［41］张新超．急危重症容量管理．北京：人民卫生出版社，2018．

［42］赵玉沛，陈孝平．外科学．3 版．北京：人民卫生出版社，2016．

［43］Klaassen CD. Casarett & Doull's Toxicology：The Basic Science of Poisons. 8th ed. New York：McGraw-Hill Education，2013．

［44］Hoffman RS，Howland MA，Lewin NA.Goldfrank's toxicologic emergencies. 10th ed. New York：McGraw-Hill Education，2015．

［45］Marx JA，Hockberger RS，Walls RM，et al. Rosen's Emergency Medicine：Concepts and Clinical Practice. 8th ed. Philadelphia，PA：Elsevier/Saunders，2014．

［46］Marx JA，Hockberger RS，Walls RM. 罗森急诊医学．7 版．李春盛，译．北京：北京大学医学出版社，2013．

［47］Sherman SC，Weber JM，Schindlbeck M，et al. Clinical Emergency Medicine. New York：McGraw-Hill Education，2018．